高等院校放射医学专业系列教材
供五年制放射医学专业、七年制临床医学专业（放射医学方向）用

放射卫生学

主　编：姜德智
审　校：朱昌寿
编写者：姜德智　涂　彧　刘　犁

苏州大学出版社

内 容 简 介

本书是供高等学校放射医学专业及核医学专业方向本科教学用的教材。内容包括作用于人体的电离辐射源、医疗照射中对职业照射工作人员和对患者的防护、工业辐照装置及其安全与防护、发电用压水反应堆及其安全与防护、辐射监测、放射性废物的安全管理、职业照射工作人员的健康管理、核武器和辐射布放器袭击的防护。书中引入了近10年来国内外放射防护的新概念,系统地阐述了放射卫生学的基本理论、基本知识和基本技能,内容丰富,深入浅出,重点突出,实用性强,有可读性。

本书亦可供放射卫生防护工作人员和医疗照射职业工作人员参考。

图书在版编目(CIP)数据

放射卫生学/姜德智主编.—苏州:苏州大学出版社,
2004.5(2021.1重印)
高等院校放射医学专业系列教材 供五年制放射医学专业、七年制临床医学专业(放射医学方向)用
ISBN 978-7-81090-252-6

Ⅰ.放… Ⅱ.姜… Ⅲ.放射卫生学 Ⅳ.R14

中国版本图书馆 CIP 数据核字(2004)第 014840 号

放射卫生学

姜德智　主编

责任编辑　倪　青

苏州大学出版社出版发行
(地址:苏州市十梓街1号　邮编:215006)
常熟高专印刷有限公司印装
(地址:常熟市东山路19号　邮编:215500)

开本 787×1092　1/16　印张 24.5　字数 612 千
2004 年 5 月第 1 版　2021 年 1 月第 6 次印刷
ISBN 978-7-81090-252-6　定价:48.00 元

苏州大学版图书若有印装错误,本社负责调换
苏州大学出版社营销部　电话:0512-67481020
苏州大学出版社网址　http://www.sudapress.com

前 言

放射卫生学是预防医学的分支。随着核科学的发展和核技术的进步,放射卫生学逐渐发展成为一门独立的学科,成为放射医学专业和核医学专业方向本科生课程群的主干课程之一。放射卫生学是研究保护人类免受或少受电离辐射危害的应用性学科。学习放射卫生学须具备某些基础医学、临床医学和公共卫生学等相关学科的基本知识,应具备放射物理学、电离辐射剂量学、放射化学、放射毒理学、放射生物学和辐射损伤等学科的基本知识,并熟识国家的相关法规和标准,以及国际上与放射防护相关的新概念和防护标准的进展及动态。

由于教学的需要,在学校和学院两级领导的关怀和支持下,我们编写了这本《放射卫生学》教材。本教材是以原子能出版社1995年出版的、由刘克良和姜德智编写的《放射损伤与防护》教材中的防护篇为基础,经过认真修改和补充而写成的。全书共14章,其中第一至第五章、第九至第十一章、第十二章中的第一、二节和第十四章由姜德智编写;第六至第八章和第十三章由涂彧编写;第十二章中的第三、四节由刘犁编写。本书由中国疾病预防控制中心辐射防护与核安全医学所的朱昌寿教授审校。

在编写过程中,我们充分注意到对基本理论、基本知识和基本技能的阐述,并引用了近10年来国内外与放射防护相关的新内容和进展情况,力求内容系统,深入浅出,重点突出,具实用性和可读性。

在本书文稿的打印和准备过程中,硕士研究生徐国千等同志给予了很大的帮助,在此谨致衷心感谢。限于编写能力和水平,加上编写和出版时间仓促,书中难免有疏漏和不妥之处,诚恳地希望读者批评和指正。

编 者
2003年11月于苏州大学

目 录

第一章　作用于人体的电离辐射源

第一节　天然辐射源 …………………………………………………………………（1）
　　一、宇宙辐射 …………………………………………………………………（1）
　　二、陆地辐射 …………………………………………………………………（5）
　　三、人类活动给公众增加的天然辐射照射 …………………………………（21）
第二节　人工辐射源 …………………………………………………………………（22）
　　一、人工辐射源对公众产生的照射剂量 ……………………………………（22）
　　二、人工辐射源对职业人员产生的照射剂量 ………………………………（27）

第二章　放射防护的目的和应遵守的三项原则

第一节　放射防护的依据和目的 ……………………………………………………（28）
　　一、放射防护的生物学依据 …………………………………………………（28）
　　二、放射防护的目的 …………………………………………………………（34）
第二节　放射防护应遵守的三项基本原则 …………………………………………（35）
　　一、实践正当化 ………………………………………………………………（35）
　　二、放射防护最优化 …………………………………………………………（35）
　　三、个人剂量限值 ……………………………………………………………（35）
第三节　放射防护三原则的应用 ……………………………………………………（36）
　　一、最优化的过程、方法和计划实施方案 …………………………………（36）
　　二、放射防护三原则在医疗照射中的应用实例 ……………………………（38）

第三章　放射防护标准

第一节　防护标准演变的历史回顾 …………………………………………………（40）
　　一、国际防护标准的历史演变 ………………………………………………（40）
　　二、我国放射防护标准的发展历程 …………………………………………（42）
　　三、与放射防护相关的几个重要国际机构 …………………………………（43）
第二节　我国现行的放射防护标准 …………………………………………………（43）
　　一、行为准则 …………………………………………………………………（44）
　　二、剂量限值 …………………………………………………………………（48）
　　三、辐射实践的豁免准则及豁免水平 ………………………………………（52）

第四章　辐射源的外照射防护

第一节　密封源的种类及其泄漏检验 ………………………………………………（55）

一、密封源的种类 …………………………………………………… (55)
　　二、密封源的泄漏检验 ………………………………………………… (57)
 第二节　密封源在医疗照射中的应用 ………………………………………… (59)
　　一、近距离治疗用的密封源 …………………………………………… (59)
　　二、远距离治疗用的密封源 …………………………………………… (61)
 第三节　医疗照射中应用的辐照装置 ………………………………………… (62)
　　一、医用放射诊断装置 ………………………………………………… (62)
　　二、医用放射治疗装置 ………………………………………………… (67)
　　三、临床放射职业人员的年受照射剂量分布 ………………………… (75)
 第四节　医用照射源外照射的防护措施 ……………………………………… (76)
　　一、工作场所的区域划分 ……………………………………………… (76)
　　二、减少医用照射源对人体外照射剂量的三项措施 ………………… (76)
　　三、屏蔽防护的原理 …………………………………………………… (78)
　　四、辐射源外照射剂量率的估算 ……………………………………… (82)
　　五、屏蔽体厚度的估算 ………………………………………………… (84)
 第五节　医用放射源易发事故及其预防对策 ………………………………… (91)
　　一、易发事故及其发生率 ……………………………………………… (91)
　　二、事故原因分析 ……………………………………………………… (92)
　　三、事故预防对策 ……………………………………………………… (92)
 第六节　航天飞行时的辐射防护 ……………………………………………… (93)
　　一、宇宙辐射防护的特点 ……………………………………………… (93)
　　二、宇宙空间的主要辐射危险源 ……………………………………… (94)
　　三、航天飞行的辐射安全 ……………………………………………… (97)

第五章　非密封源的内照射防护

 第一节　操作非密封源场所的辐射危险 ……………………………………… (99)
　　一、非密封源外照射 …………………………………………………… (99)
　　二、表面放射性物质污染 ……………………………………………… (100)
　　三、工作场所受到的空气污染 ………………………………………… (101)
 第二节　放射性核素进入人体的途径及其在体内的行为 …………………… (101)
　　一、放射性核素进入人体的途径 ……………………………………… (101)
　　二、放射性气溶胶粒子在呼吸道内的沉积规律 ……………………… (102)
 第三节　操作非密封源时的综合防护措施 …………………………………… (104)
　　一、熟识常用放素性核素的毒性 ……………………………………… (104)
　　二、工作场所的分级 …………………………………………………… (106)
　　三、工作场所的区域划分 ……………………………………………… (107)
　　四、工作场所建筑设计应符合的防护要求 …………………………… (108)
　　五、非密封源包容和工作场所的通风换气 …………………………… (109)
　　六、妥善收集和贮存放射性废物 ……………………………………… (109)
　　七、安全稳妥地贮运放射源 …………………………………………… (111)

  八、注意个人防护……………………………………………………………(111)

  九、非密封源易发事故及其防护对策……………………………………(113)

  十、去除表面放射性污染物………………………………………………(113)

第六章　核医学诊断和治疗中对患者的防护

 第一节　患者防护中应遵循的基本原则……………………………………(119)

  一、核医学诊断检查的正当化……………………………………………(119)

  二、核医学诊断检查的最优化……………………………………………(119)

  三、给予患者放射性核素的活度控制……………………………………(120)

 第二节　核医学诊断中患者的受照剂量……………………………………(122)

  一、医疗保健水平的等级划分……………………………………………(122)

  二、核医学诊断检查频次…………………………………………………(123)

  三、核医学诊断检查患者的年龄和性别构成……………………………(123)

  四、各项常规核医学检查致患者的有效剂量……………………………(123)

  五、PET 显像致患者的有效剂量 …………………………………………(124)

  六、儿童核医学显像时典型的有效剂量…………………………………(125)

 第三节　核医学诊断中对患者的防护………………………………………(126)

  一、医生和物理技术人员的职责…………………………………………(126)

  二、核药物选择及检查程序监督…………………………………………(127)

  三、减少患者体内的辐射吸收剂量………………………………………(127)

  四、对育龄妇女的防护……………………………………………………(127)

  五、对孕妇的防护…………………………………………………………(127)

  六、对授乳期妇女的防护…………………………………………………(128)

  七、对患者家属或陪护人员的防护………………………………………(128)

  八、对儿童的防护…………………………………………………………(129)

  九、杜绝给药失误…………………………………………………………(129)

 第四节　核医学治疗中对患者的防护………………………………………(129)

  一、治疗性核药物的选用…………………………………………………(129)

  二、核药物治疗用药的活度………………………………………………(132)

  三、核医学治疗中的防护要求……………………………………………(133)

  四、核医学治疗中对患者的防护应考虑的几个问题……………………(134)

  五、核医学治疗中对患者家属和同室患者的防护………………………(135)

  六、治疗给药失误的应急处理原则………………………………………(136)

  七、正确认识治疗性的远期效应…………………………………………(136)

 第五节　核医学诊断和治疗中的质量保证和质量控制……………………(137)

  一、定义与目的……………………………………………………………(137)

  二、核医学仪器的质量控制………………………………………………(138)

  三、放射性药物的质量控制………………………………………………(141)

  四、文件证明和记录的保存………………………………………………(143)

第七章 医用 X 射线诊断中对患者的防护

第一节 对患者防护应遵循的基本原则 ……………………………………………… (144)
一、X 射线诊断检查的正当化 ……………………………………………… (144)
二、X 射线诊断检查的最优化 ……………………………………………… (145)
三、约束患者的受照剂量 …………………………………………………… (145)

第二节 X 射线诊断检查频次和患者的受照剂量 ………………………………… (147)
一、X 射线诊断检查频次 …………………………………………………… (147)
二、X 射线诊断检查致患者的有效剂量 …………………………………… (148)

第三节 诊断检查中对患者的防护 ………………………………………………… (151)
一、医生的职责 ……………………………………………………………… (151)
二、保证 X 射线发生器的基本条件 ………………………………………… (152)
三、减少患者受照剂量的基本措施 ………………………………………… (153)

第四节 诊断检查中的质量保证 …………………………………………………… (159)
一、验收检验 ………………………………………………………………… (159)
二、医用 X 射线诊断设备的质量控制指标和评价 ………………………… (159)
三、医用 X 射线诊断质量保证的防护意义 ………………………………… (163)
四、人员培训和组织建设是质量保证的前提 ……………………………… (164)

第八章 放射治疗中对患者的防护

第一节 对患者防护应遵循的基本原则 ……………………………………………… (166)
一、放射治疗正当化 ………………………………………………………… (166)
二、放射治疗最优化 ………………………………………………………… (166)
三、合适的处方剂量 ………………………………………………………… (167)

第二节 治疗频次及靶外器官的受照剂量 ………………………………………… (168)
一、治疗频次 ………………………………………………………………… (168)
二、靶区以外的正常组织或器官的受照剂量 ……………………………… (169)

第三节 对患者的防护 ……………………………………………………………… (173)
一、远距离治疗机及辅助设备应满足的防护要求 ………………………… (173)
二、近距离治疗中须考虑的防护问题 ……………………………………… (174)
三、医生须熟识治疗性预期危险 …………………………………………… (175)
四、靶区以外器官的屏蔽 …………………………………………………… (177)

第四节 放射治疗中的质量保证与质量控制 ……………………………………… (177)
一、放射治疗质量保证的概念 ……………………………………………… (178)
二、放射治疗质量保证与质量控制的必要性 ……………………………… (179)
三、放射治疗质量保证与质量控制的内容 ………………………………… (181)

第五节 放射治疗工作人员资格和应具备的相关知识 …………………………… (185)
一、放射肿瘤学医师 ………………………………………………………… (185)
二、放射肿瘤医学物理师 …………………………………………………… (186)
三、放射治疗技术人员 ……………………………………………………… (186)

四、其他工作人员…………………………………………………………(186)

第九章　工业辐照装置及其安全与防护

第一节　γ射线和电子加速器工业辐照装置的安全与防护……………(188)
　　一、γ源活度和电子束能量及装置的用途………………………………(188)
　　二、辐照装置的类型………………………………………………………(189)
　　三、工业用辐照装置的安全防护总目标…………………………………(192)
　　四、工业用辐照装置的安全防护基本原则………………………………(193)
　　五、第Ⅳ类γ辐照装置对产品的辐照方式………………………………(194)
　　六、第Ⅳ类γ辐照装置源的屏蔽、贮存和控制…………………………(196)
　　七、第Ⅳ类γ辐照装置的辐射安全控制措施……………………………(197)
　　八、第Ⅳ类γ辐照装置的建造、运行和维护……………………………(199)
　　九、第Ⅳ类γ辐照装置的事件预见和事故处理…………………………(201)
　　十、对电子加速器辐照装置的特殊安全考虑……………………………(202)
第二节　工业γ射线照相源的安全与防护…………………………………(203)
　　一、工业γ射线照相及所用放射源………………………………………(203)
　　二、工业γ照相设备………………………………………………………(204)
　　三、投射式照相设备的基本结构和安全防护……………………………(205)
　　四、投射式照射容器中源的泄漏检验……………………………………(207)
　　五、照射容器的安全存放…………………………………………………(207)
　　六、γ照相防护程序………………………………………………………(207)
　　七、γ照相中事件的应急处理……………………………………………(208)
第三节　核子计源的安全与防护……………………………………………(209)
　　一、核子计及其类型………………………………………………………(209)
　　二、核子计源的安全设备…………………………………………………(211)
　　三、核子计的辐射防护……………………………………………………(211)
　　四、核子计源的操作………………………………………………………(212)
　　五、核子计维护和源泄漏检验……………………………………………(212)
　　六、核子计的贮存和清点…………………………………………………(213)
　　七、工作人员的防护………………………………………………………(213)
　　八、核子计事件的应急处理………………………………………………(213)
第四节　辐照装置及源退役…………………………………………………(214)
　　一、大、中型γ辐照装置及源退役………………………………………(214)
　　二、γ照相设备的源和核子计及其源退役………………………………(214)

第十章　核反应堆的安全与防护

第一节　核反应堆的用途和类型……………………………………………(215)
　　一、核反应堆的用途………………………………………………………(215)
　　二、核反应堆的类型………………………………………………………(215)
第二节　核反应堆内中子物理的基本概念及堆芯的物理设计原则………(216)

一、核反应堆内中子物理的基本概念 ··· (216)
　　　二、堆芯物理设计原则 ·· (217)
　第三节　发电反应堆类型及其主要系统和堆芯构成 ··· (218)
　　　一、发电反应堆类型 ·· (218)
　　　二、压水反应堆的两个主要系统 ··· (218)
　　　三、压水反应堆堆芯的基本构成 ··· (220)
　第四节　压水反应堆的辐射来源分析 ··· (220)
　　　一、堆芯的核辐射来源 ·· (220)
　　　二、堆芯以外的核辐射来源 ·· (221)
　第五节　压水反应堆的辐射安全与防护措施 ·· (221)
　　　一、核反应堆的自屏蔽设施 ·· (221)
　　　二、降低载热剂系统的 γ 辐射水平 ·· (222)
　　　三、降低检修人员的受照剂量 ··· (222)
　　　四、工作场所的分区管理 ·· (222)
　　　五、反应堆厂房的通风换气 ·· (223)
　　　六、运行人员的资格 ·· (223)
　　　七、运行人员受照剂量的控制 ··· (223)
　　　八、废水净化和固体废物处理 ··· (224)
　　　九、公众成员受照剂量的控制 ··· (225)
　　　十、辐射监测 ··· (225)

第十一章　放射性废物的安全管理

　第一节　放射性废物及其分类和特性鉴定 ·· (227)
　　　一、放射性废物 ·· (227)
　　　二、放射性废物的分类 ·· (227)
　　　三、放射性废物特性鉴定的目标和要求 ·· (229)
　第二节　放射性废物管理的总目标和基本原则 ·· (229)
　　　一、放射性废物管理的总目标 ··· (230)
　　　二、放射性废物管理的基本原则 ·· (230)
　第三节　放射性废物的预处理和处理 ··· (230)
　　　一、放射性废物的预处理 ·· (230)
　　　二、放射性废物的处理 ·· (231)
　第四节　放射性废物的贮存、运输和处置 ·· (233)
　　　一、放射性废物的贮存 ·· (233)
　　　二、放射性废物的运输 ·· (234)
　　　三、放射性废物的处置 ·· (234)
　第五节　少量放射性同位素医学应用单位的废物收集和处理 ································· (235)
　　　一、低放射性气载废物的收集与处理 ·· (235)
　　　二、低放射性液体废物的收集与处理 ·· (235)
　　　三、低放射性固体废物的收集与处理 ·· (235)

第十二章　辐射监测

第一节　个人监测 ……………………………………………………………… (237)
一、外照射个人累积剂量的监测 …………………………………………… (238)
二、放射性核素体内污染的监测 …………………………………………… (240)
三、皮肤污染的个人监测 …………………………………………………… (241)
四、个人剂量测量精度和质量保证 ………………………………………… (242)
五、内、外照射个人剂量的评价 …………………………………………… (242)

第二节　工作场所的监测 ……………………………………………………… (243)
一、工作场所外照射剂量率的监测 ………………………………………… (243)
二、工作场所空气污染的监测 ……………………………………………… (244)
三、工作场所表面污染的监测 ……………………………………………… (245)

第三节　核设施边界外的环境监测 …………………………………………… (247)
一、核设施运行前的环境本底调查 ………………………………………… (247)
二、核设施运行期间环境的常规监测 ……………………………………… (248)
三、样品的采集、保存、管理和分析测量方法 …………………………… (250)

第四节　测量方法的几个实例 ………………………………………………… (260)
一、总 α 放射性和总 β 放射性的测定方法 ………………………………… (260)
二、生物样品中铯-137 的放射化学分析测定方法 ………………………… (263)
三、生物样品灰中锶-90 的放射化学测定方法 …………………………… (265)
四、牛奶中碘-131 的分析测定方法 ………………………………………… (268)
五、水中钾-40 的分析测定方法 …………………………………………… (270)
六、用 BH3103A 测定环境和工作场所 γ 剂量率的方法 ………………… (271)
七、用 FJ2207 测定 α、β 放射性表面污染的方法 ………………………… (273)
八、用 FJ-648 测氡仪测氡法 ………………………………………………… (274)
九、FJ427A1 型微机热释光剂量仪测定法 ………………………………… (277)

第十三章　职业照射人员的健康管理

第一节　就业前的健康检查和就业后的健康监护 …………………………… (279)
一、就业前的健康检查 ……………………………………………………… (279)
二、就业后的定期健康监护 ………………………………………………… (280)
三、不适于从事职业照射的健康条件和原因 ……………………………… (280)
四、关于职业照射工作适应性的意见 ……………………………………… (281)

第二节　过量照射和放射病的诊断管理 ……………………………………… (281)
一、过量照射 ………………………………………………………………… (281)
二、放射病的诊断管理 ……………………………………………………… (281)

第三节　职业照射工作人员享受的待遇 ……………………………………… (282)
一、保健津贴待遇 …………………………………………………………… (282)
二、保健休假待遇 …………………………………………………………… (282)

第十四章　核武器和辐射布放器袭击的防护

第一节　核武器及其种类和爆炸方式 …………………………………………………（283）
　一、核武器 ……………………………………………………………………………（283）
　二、核武器的种类 ……………………………………………………………………（283）
　三、核武器的运载工具 ………………………………………………………………（287）
　四、核武器的爆炸方式 ………………………………………………………………（287）
第二节　核武器爆炸产生的四种物理效应 ……………………………………………（287）
　一、光热辐射和冲击波效应 …………………………………………………………（287）
　二、早期贯穿辐射和放射性沾染效应 ………………………………………………（288）
第三节　核武器袭击的防护 ……………………………………………………………（289）
　一、对光热辐射、冲击波和贯穿辐射的防护 ………………………………………（289）
　二、对放射性沾染的防护 ……………………………………………………………（289）
第四节　辐射布放器及其袭击的防护 …………………………………………………（290）
　一、辐射布放器 ………………………………………………………………………（290）
　二、贫铀辐射及其防护 ………………………………………………………………（291）

附录

　表1　以1990年建议书为根据的次级限值 …………………………………………（292）
　表2　作为申报豁免基础的豁免水平：放射性核素的豁免活度浓度与豁免活度
　　　………………………………………………………………………………………（347）
　表3　X射线摄影受检者器官的剂量转换系数 ………………………………………（353）
　表4　钇-90的衰变因子和生成因子 …………………………………………………（375）

第一章 作用于人体的电离辐射源

可以把作用于人体的电离辐射源分为天然辐射源和人工辐射源两大类。前者存在于宇宙空间和地壳物质中,后者来自人类的一些实践活动或辐射事件。天然辐射源对地球上人类的辐射照射,称为天然本底照射。由于地壳地质结构和表面土壤岩石的特性以及海拔高度、地磁纬度的差异,世界各地或一个国家不同地区的天然本底辐射水平不尽相同。以天然本底辐射水平为基线可以判断一个地区人工辐射水平的高低。

第一节 天然辐射源

天然辐射源包括来自大气层外的宇宙辐射和来自地壳物质中存在的天然放射性核素产生的陆地辐射。在天然放射性核素中有些核素的半衰期之长可以与地球的年龄相比,加上宇宙辐射连续不断地投向地球表面,所以人类无时无刻不在接受着天然辐射源的照射。受照剂量的大小受地磁纬度、海拔高度、居室条件、膳食习惯、年龄和生理代谢等诸因素的影响。住在高原地区的人接受宇宙辐射的剂量会有所增加;住在公寓楼内的居民受氡的照射要比在露天工作的人受到的照射剂量高。

一、宇宙辐射

宇宙空间存在着的许多高能粒子,被称为初级宇宙射线。初级宇宙射线进入地球大气层后与大气层中固有的原子核相互作用产生级联效应或次级反应,从而形成次级宇宙射线。初级宇宙射线与大气层中的某些原子核相互作用生成的放射性核素,称为宇生放射性核素。

(一) 初级宇宙射线的来源

初级宇宙射线来自何处,其加速能量又来自何处,目前尚不清楚。据推测,初级宇宙射线来自地球所在的银河系。通过宇宙飞船上的测量研究证实,超新星爆炸产生的冲击波可为宇宙射线的高能粒子提供加速能量。初级宇宙射线受银河系磁场调抑而继续偏转,于是成为各向同性辐射,向地球大气层的注量随时间的变化相对恒定。

银河系宇宙辐射中的高能粒子在进入地球大气层顶部时,其组成成分是核子和电子,核子占98%,电子占2%。在核子成分中,质子占88%,α粒子占11%,剩下的是更重的原子核。这些高能粒子的能量是 $10^8 \sim 10^{20}$ eV,能量小于 10^{15} eV 的粒子能谱用幂函数 $E^{-2.7}$ 表示,E 的单位以 eV 表示。超过拐点以后的粒子能谱变为更陡的 -3 次方幂函数。能达到地面的主要是次级宇宙射线。迄今为止,在地平面测到的宇宙射线能量最大为 3.2×10^{20} eV。

宇宙粒子始另一个来源是太阳粒子辐射。众所周知,太阳是一个稳定、平衡、发光的气体

"球"。太阳的大气层因受太阳磁场扰动,其局部始终处于激烈的运动状态,称为太阳活动。在靠近太阳的表面因受太阳磁场的扰动而产生的太阳粒子辐射,称为太阳粒子事件。太阳粒子辐射,大部分是能量不足 100 eV 的质子辐射,只有极少数质子的能量大于 10^9 eV。在极高的海拔高度处,太阳粒子辐射产生的剂量率很高,但在地平面处只有少数高能质子辐射对剂量有贡献。太阳粒子事件持续的时间极短,只有几个小时。太阳粒子事件对总的宇宙射线剂量产生的影响可以忽略不计,是公认的。但是,对宇宙射线总剂量有影响的是每 11 年一个周期的太阳火焰喷射事件,称为太阳事件。在太阳事件最活跃的时期,太阳磁场处于最高水平,而银河系宇宙射线强度处于最低水平。

入射到地球大气层中的宇宙高能粒子与大气中的原子或分子相互作用产生的带电的和不带电的次级粒子,包括质子、中子、π 介子和一些低原子序数的原子核。这些次级粒子在大气层中再与某些原子或分子发生核子级联反应,生成更多的核子,称为宇宙射线簇射,见图 1.1。由于中子的平均自由程更长,所以在较低的海拔高度处,它是宇宙射线中主要的核子成分。中子能量为 50～500 MeV;能量为 1 MeV 左右的中子是由激发态原子核发射的。在评价宇宙射线的中子剂量时,这两种中子都是重要的。核子之间相互作用产生的 π 介子是大气层中宇宙射线其他成分中的主要成员。中性 π 介子衰变形成高能 γ 光子,高能 γ 光子产生的高能电子反过来产生 γ 光子等,于是形成了宇宙射线簇射。在中等海拔高度处,电子和正电子是宇宙射线中带电粒子能量注量率较高的主要非核子成分。带电的 π 介子衰变生成 μ 介子。μ 介子在大气层中的平均自由程很长。在靠地面高度处的空气中,μ 介子的通量是带电粒子通量的主体,与 μ 介子相伴的是沿 μ 介子路径产生的通量小的碰撞电子。

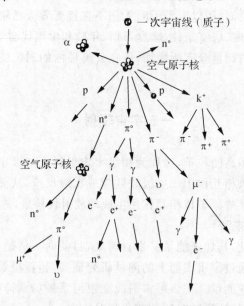

图 1.1　大气中宇宙射线簇射模式图

地磁场对地球大气层顶部的宇宙射线有抑制作用,于是,高能带电粒子趋向地磁场两极处(见图 1.2),出现了宇宙射线的地磁纬度效应:地磁赤道处的宇宙射线强度和剂量率最小,而接近地磁两极处的宇宙射线强度和剂量率最大。

观测结果表明,穿透坚实建筑物屋顶的宇宙射线,屋顶的屏蔽因子为 0.8。这就是建筑物对宇宙射线的屏蔽效应。建筑物对宇宙射线屏蔽因子的大小,取决于建筑物设计和对建筑材料的选用。因此,建筑物对宇宙射线的屏蔽因子只是个大概数值。UNSCEAR2000年的报告中,确认了这个数值。

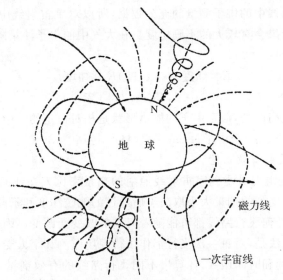

图 1.2 地磁场对宇宙线的影响

综上所述,影响宇宙射线强度和剂量率的主要因素有:海拔高度、地磁纬度和建筑物的屏蔽情况。

(二) 宇宙射线对人体产生的有效剂量

1. 在地平面产生的年有效剂量

在地平面,宇宙射线辐射场的主要源项是 μ 介子。μ 介子的能量在 $1\sim20$ GeV 之间。μ 介子在地平面空气中产生的吸收剂量率占宇宙射线总成分在地面空气中产生的吸收剂量率的 80%,余下的剂量率是由 μ 介子产生的电子和 γ 光子在级联反应中产生的电子共同贡献的。早年的文献中把 μ 介子和电子这两种带电粒子分别称为宇宙射线的"硬"成分和"软"成分。因为电子容易被任何物质吸收,所以称做软成分。随着海拔高度的增高,电子成为剂量率的重要贡献者。国际上已经完成了对带电粒子和光子在不同海拔高度处和近地面处空气吸收剂量的测量工作。宇宙射线中的直接电离成分和光子成分产生的世界年平均有效剂量的估计值是 280 μSv(建筑物的屏蔽因子取 0.8,室内居留因子取 0.8);对宇宙射线中的中子成分估计的年平均有效剂量为 100 μSv。这些估计值和早年的估计值(分别为 300 μSv 和 80 μSv)相比较,稍有差别,但是它们的剂量总和(380 μSv)没有变。全球人口的集体有效剂量大约是 2×10^6 人·Sv。这个集体剂量的 1/2 是由居住在海拔高度 0.5 km 以下、占全世界人口 2/3 的公众接受的。生活在海拔高度 3 km 以上并接近全球总人口数 2%的人,接受了 10%的集体剂量。

多年来,对海平面处宇宙射线的光子和直接电离成分产生剂量的评价方法基本没有变。以离子对生成速率($2.1\ \text{cm}^{-3}\cdot\text{s}^{-1}$)为基础,转换的剂量率为 32 $\text{nGy}\cdot\text{h}^{-1}$,假定的有效剂量是 32 $\text{nSv}\cdot\text{h}^{-1}$。于是,海平面处宇宙射线的年有效剂量是 240 μSv。在此基础上,可用下列公式估算不同海拔高度处宇宙射线的剂量率:

$$\dot{E}(Z)=\dot{E}_1(0)[0.21\mathrm{e}^{-1.649Z}+0.79\mathrm{e}^{0.4528Z}] \tag{1.1}$$

式中,$\dot{E}_1(0)$ 为海平面处宇宙射线的年有效剂量,取 240 μSv;Z 为以 km 计的海拔高度。已知,光子和带电粒子的剂量率随地磁纬度的变化而变化,但这种变化不大,地磁赤道处的剂量率比高地磁纬度处大约低 10%。

由于缺乏对宇宙射线中的中子测量的充分数据,所以对宇宙射线中的中子成分的辐射场和其有效剂量的估算结果会有较大的不确定度。在大气中的中子注量随地磁纬度的变化可以用纬度系数 K_Ψ 表示,即:

$$E_N(纬度) = E_N(90) K_\Psi(纬度) \tag{1.2}$$

式中,$K_\Psi = 1.0, 90°; 0.8, 47°; 0.6, 42°; 0.4, 35°; 0.2, 0°(赤道)$。

在可以居住的海拔高度处,假定中子的能谱形状是相对恒定的。中子注量与有效剂量(各向同性入射)的转换系数是:1 个中子每 cm^2 每秒将产生 720 $nSv \cdot h^{-1}$ 的有效剂量。

2. 在飞机飞行高度的有效剂量

飞机上的乘客和机组人员受到宇宙射线照射的剂量率比人在地面上受到的剂量率大很多。一次规定的飞行中受到的剂量大小取决于所经过的地磁纬度和不同海拔高度处受宇宙射线照射的时间。然而,任何飞行路线都可能随着时间的改变而改变。因此,有两种可选用的剂量评价方法。第一种方法是,对每一次飞行都作飞行现场监测和个人受照剂量监测;第二种方法是,确定辐射场的空间和时间函数,计算出不同飞行路线的有效剂量。对于机组人员来说,其飞行时间是指从离开起点空港开始时间到降落目的空港后再回到起点空港为止的这段航行时间;受照剂量包括在地面上的受照剂量与直达巡航高度为止的不同海拔高度处的受照剂量之和。大于 1 h 的飞行,在巡航高度处的受照剂量可占总剂量的大部分。机组人员每年的飞行时间因人而异,也因航线的不同而有差别;也可能受行政管理政策的限制。一般而言,机组人员每年的飞行时间为 300~900 h,平均 500 h。普通公众乘飞机可能有 3 种情况:一种情况是不乘飞机,飞行时间为零;第二种情况是偶尔乘飞机,飞行时间可以取 3~50 h,平均 10 h;第三种情况是因公事经常乘飞机,如信使人员,每年飞行时间取 50~1200 h,平均 100 h。世界人口中的大多数人属于第一种情况。

商用亚音速飞行的巡航高度为 7~12 km。借助于在飞机上或在气球上的许多测量结果对人员受照剂量作出评价存在以下两个问题:一是,每次测量的结果是针对特定飞行路线,在特定飞行时间内完成的,不能简单地应用到其他航线和飞行时间的机组人员身上;二是,探测器只能对宇宙辐射场中特定的辐射类型响应,用什么样的标准源刻度探测器也有讲究。此外,用有效剂量评价测量结果时,需要具备不同高度处宇宙辐射场特性的基本知识,而这些知识目前尚不充分。近些年来,国际上把由不同探测器在许多航线的测量数据全部采用被称为运用量的周围剂量当量表示。

欧共体的一个工作组分别在 1974 年—1976 年间太阳活动最弱期和 1991 年太阳活动最盛期,在不同海拔高度和不同地磁纬度的航线上测量过宇宙射线剂量率,结果表明,宇宙射线剂量率与海拔高度、地磁纬度和太阳活动之间有明显的相关关系。在地磁纬度 50°处高 LET 辐射剂量和低 LET 辐射剂量是可以比较的,剂量率在整个飞行时间内近似恒定。最近的测量结果和计算结果都表明,在温带海拔高度 9~12 km 处,宇宙射线有效剂量率的范围在 5~8 $\mu Sv \cdot h^{-1}$ 之间,两种结果大体一致。从欧洲到美洲穿越大西洋的一次飞行,航班人员累积受照剂量在 30~45 μSv 之间。在地磁赤道处的剂量率波动在 2~4 $\mu Sv \cdot h^{-1}$ 之间。

少数乘客和机组人员乘超音速飞机(例如协和式客机)在海拔 18 km 的高空旅行,在飞机内测量的结果表明,有效剂量率波动在 10~12 $\mu Sv \cdot h^{-1}$ 之间。在这个结果中可能有太阳粒子事件剂量的贡献。根据对 1988 年 12 月至 1992 年 7 月间 13 次太阳粒子事件产生剂量的估算结果表明,在 11～18 km 的海拔高度处,太阳粒子事件的剂量贡献分别是宇宙射线年有效剂量的 2% 和 7%。1958 年 2 月的太阳粒子事件期间,在 20 km 的海拔高度处,通过计算得出的太阳粒子事件剂量贡献是 $1\ mSv \cdot h^{-1}$。在这次太阳粒子事件中,发射出的粒子能量特别高。

(三) 宇生核素对人体产生的年有效剂量

最重要的宇生放射性核素有 4 个,它们是 ^3H、^7Be、^{14}C 和 ^{22}Na。其他宇生放射性核素在剂量评价方面不受关注,因为它们产生的剂量特别小;然而它们在大气和水文系统作为示踪剂却受到人们的关注。在地球大气层的同温层上部,宇生放射性核素的产生量最多。宇宙射线中的一些能量大的中子或质子在低层大气中与大气中某些原子或分子相互作用也产生宇生放射性核素。宇生放射性核素产生量的多少因海拔高度、地磁纬度不同而有差别,也受每 11 年一个周期的太阳事件的影响,因为太阳事件对宇宙射线进入地磁场有调抑作用。

4 个重要的宇生放射性核素中,^3H、^{14}C 和 ^{22}Na 进入人体后参与生理代谢过程。宇生放射性核素是通过摄入途径进入人体的。4 个重要的宇生核素产生的年有效剂量分别是：$^3H\ 0.01\ \mu Sv \cdot a^{-1}$,$^7Be\ 0.03\ \mu Sv \cdot a^{-1}$,$^{14}C\ 12\ \mu Sv \cdot a^{-1}$ 和 $^{22}Na\ 0.15\ \mu Sv \cdot a^{-1}$;总计为 $12.19\ \mu Sv \cdot a^{-1}$。

二、陆地辐射

陆地上的各种物质和生物组织及器官内都或多或少地存在着天然放射性核素。天然放射性核素统称为原生放射性核素。主要的原生核素是 ^{238}U 系和 ^{232}Th 系的放射性核素及 ^{40}K。它们的半衰期,^{238}U 为 4.47×10^{10} a,^{232}Th 为 1.41×10^{10} a,^{40}K 为 1.28×10^9 a。如此长的半衰期可以和地球的年龄相比。原生放射性核素核衰变释放出的 β 射线和 γ 射线可对人体产生外照射;而人体内存在的痕量原生放射性核素,核衰变释放出的 α 粒子、β 粒子和 γ 射线对人体可产生内照射。当然,在陆地物质和生物组织内还有 ^{235}U 系放射性核素、^{87}Rb、^{138}La、^{147}Sm 和 ^{176}Lu 等原生放射性核素的存在;但由于这些放射性核素对人体产生的照射剂量很小,所以不对它们展开讨论。

(一) 外照射

1. 室外的外照射产生的年有效剂量

室外的外照射除了来自宇宙射线外,主要来自地表岩石土壤中存在的痕量原生放射性核素核衰变释放的 γ 射线造成的外照射。γ 辐射水平受许多因素的影响。例如,形成土壤的岩石种类、原生核素在土壤中的活度浓度、原生核素放射平衡状态和沉积分布、土壤含水量、土壤含的有机质和地表被覆的雪层厚度等。形成土壤的岩石种类不同,土壤中原生核素的活度浓度也不同。属于火成岩的花岗岩、闪绿岩、玄武岩和橄榄岩中,以花岗岩中的 ^{40}K、^{238}U、^{232}Th、^{226}Ra 的活度浓度最高;属于沉积岩的石灰岩、碳酸岩、砂岩和页岩中,以页岩中的原生核素的活度浓度较高,仅次于花岗岩。此外,磷酸岩中的原生核素的活度浓度也较高。土壤中存在的铀系核素中的铀组核素(从 ^{238}U 到 ^{230}Th)释放出的 γ 射线相对强度仅占铀系核素释放出的 γ 射线总强度的 2.1%,低能 γ 射线占多数;铀系中的镭组核素(从 ^{226}Ra 到 ^{210}Po)释放出的 γ 射线相对强度占铀系 γ 射线总强度的 97.9%。可见,铀系核素释放出的 γ 射线几乎全都是镭组核素(^{214}Bi 和 ^{214}Pb)核衰变释放出的。铀系核素并非总是处于放射平衡状态,可能出现偏离。由于铀和镭的化学性质不同,在氧化强烈的土壤环境中铀容易被溶解随水迁移,镭则很少被溶解,于是土壤中出现了贫铀富镭现象,这种酸性土壤的 γ 辐射水平必然明显地较碱性土壤高;而在还原明显的土壤环境中,镭容易被溶解随水迁移,铀则很少被溶解,于是土壤中出现了富铀贫镭现象,这种碱性土壤的 γ 辐射水平会明显地比酸性土壤低。此外,土壤具有吸附某些核素的性能,含有机质较多的土壤这种吸附能力尤为明显。淤泥和沼泽地土壤积聚的 ^{40}K 可能相对较高。如果土壤含水体积为干土壤体积的 30%,土壤密度为 1.3 g·cm^{-3},则由干土壤到湿土壤的转换系数就是 0.81。其由来是,1 cm^3 干土壤的重量为 1.3 g,1 cm^3 湿土壤的重量则为 1.3 g+0.3 g(水)=1.6 g;以干土壤的重量除以湿土壤的重量,商为 0.81。室外空气中的氡子体受雨冲洗作用可能致陆地 γ 射线空气吸收剂量率在短时间内增加 50% 甚至 100%,持续几个小时后降低到比平时正常水平低约 5% 的水平。这是由于雨后土壤含水量增加产生的屏蔽效应所致。地面被覆的雪层对室外陆地 γ 辐射水平有影响,大约每 4 cm 厚的雪层能降低 1% 的 γ 本底。

土壤中 ^{40}K 的活度浓度比 ^{238}U 或 ^{232}Th 的活度浓度要高一个数量级。许多国家的调查汇总结果是,^{40}K、^{238}U 和 ^{232}Th 的中值分别是 400 Bq·kg^{-1}、35 Bq·kg^{-1} 和 30 Bq·kg^{-1}。人口加权平均值分别是 420 Bq·kg^{-1}、33 Bq·kg^{-1} 和 45 Bq·kg^{-1}。将这些核素在土壤中的活度浓度转换为 γ 射线空气剂量率的转换系数,见表 1.1。按表中参数计算得出陆地 γ 辐射室外的空气吸收剂量率年平均值为 60 nGy·h^{-1}。最近几十年间,许多国家已经完成了对室外(陆地)γ 辐射空气吸收剂量率大规模的直接测量工作,包含了世界 70% 的人口。世界人口加权平均值是 59 nGy·h^{-1}。可见,计算结果和直接测量的结果很吻合。各个国家的人口加权平均值波动在 18~93 nGy·h^{-1} 之间。最低值在塞浦路斯、冰岛、埃及、荷兰、文莱和美国,全都小于 40 nGy·h^{-1};最高值在澳大利亚、马来西亚、葡萄牙,全都大于 80 nGy·h^{-1}。

表 1.1 由土壤中原生核素不同活度浓度计算的外照射剂量率

原生核素	土壤中活度浓度/(Bq·kg^{-1})		剂量转换系数	空气吸收剂量率/(nGy·h^{-1})	
	中值	人口加权平均值	nGy·h^{-1}/(Bq·kg^{-1})	中值	人口加权平均值
钾-40	400	420	0.0417	17	18
铀-238 系核素	35	33	0.462	16	15
钍-232 系核素	30	45	0.604	18	27
总　计				51	60

2. 室内的外照射产生的年有效剂量

室内的陆地 γ 辐射剂量率取决于建筑物选用的构筑材料。采用岩石和砖之类的构筑材料,室内陆地 γ 辐射剂量率要高于室外的剂量率;室内四周额外的装修材料的整体效应可能导致室内 γ 辐射剂量率增高约 20%。采用木质材料构筑的建筑物,室内外的 γ 辐射剂量率几乎一致。因此,可以采用室内的 γ 辐射剂量率与室外的 γ 辐射剂量率之商作为观察比值。过去几十年世界上许多国家已经完成了对室内陆地 γ 辐射剂量率的直接测量工作,包含了世界 45% 的人口。人口加权平均值是 84 nGy·h^{-1}。各国的人口加权平均值波动在 20~200 nGy·h^{-1} 之间。最低值在新西兰、冰岛、美国等国家,全都低于 40 nGy·h^{-1},可能与木质结构房屋占优势有关;最高值在中国、匈牙利、马来西亚、阿尔巴尼亚、葡萄牙、澳大利亚、意大利、西班牙、瑞典和伊朗,可能与广泛采用砖、石作为建筑物构筑材料有关。

室内 γ 辐射剂量率与室外 γ 辐射剂量率的比值波动在 0.6~2.3 之间。按人口加权平均值的比值是 1.4。这表明室内陆地 γ 辐射水平比室外高 40%。比值小于 1 的是泰国、冰岛和美国的木质结构住房；比值大于 2 的是瑞典和中国香港及荷兰。

3. 室内外陆地 γ 辐射的年有效剂量

计算陆地室内外 γ 辐射外照射年有效剂量(Sv)所需的参数有：①将空气吸收剂量(Gy)转换为有效剂量(Sv)，成人为 0.7，婴儿和儿童分别为 0.9 和 0.8；②室内居留因子为 0.8，室外居留因子为 0.2，即在一天 24 h 内 80% 的时间是在室内度过的，20% 的时间是在室外度过的。于是室内外的年有效剂量为：

室内：
$$84 \text{ nGy} \cdot \text{h}^{-1} \times 8760 \text{ h} \cdot \text{a}^{-1} \times 0.8 \times 0.7 \text{ Sv/Gy} = 0.41 \text{ mSv} \cdot \text{a}^{-1} \quad (1.3)$$

室外：
$$59 \text{ nGy} \cdot \text{h}^{-1} \times 8760 \text{ h} \cdot \text{a}^{-1} \times 0.2 \times 0.7 \text{ Sv/Gy} = 0.07 \text{ mSv} \cdot \text{a}^{-1} \quad (1.4)$$

陆地 γ 射线外照射对人体产生的年有效剂量率，总计是 0.48 mSv·a^{-1}。

世界上有少数地区的陆地 γ 辐射空气吸收剂量率非常明显地高于世界大多数地区的 γ 辐射本底水平，称为高本底地区。一般认为，陆地 γ 辐射水平、空气中氡浓度和水中氡浓度高于正常本底水平的 3~5 倍以上的地区称为高本底地区。我国广东省的阳江是高本底地区，陆地 γ 辐射剂量率为 370 nGy·h^{-1}，当地住有大约 8 万人口。巴西的圣埃斯皮里图的大西洋海岸上的 γ 辐射剂量率最高达 90000 nGy·h^{-1}；印度的喀拉拉邦阿拉伯海海岸上最高为 4000 nGy·h^{-1}；印度的马德拉斯也是高本底地区；埃及的尼罗河三角洲最高为 20400 nGy·h^{-1}；伊朗的腊姆萨尔和马哈拉地区高达 17000 nGy·h^{-1}；太平洋中的纽埃岛最大值为 1100 nGy·h^{-1}；法国的中部和西南部地区的最大值为 10000 nGy·h^{-1}；意大利的拉齐奥、坎帕尼亚和奥维多城最大值为 560 nGy·h^{-1}；瑞典高本底地区最高为 200 nGy·h^{-1}。已经查明，导致上述地区陆地 γ 辐射水平如此明显增高的原因如下：①土壤中有独居石矿物沉积。独居石是稀土矿物资源之一，其中含有高活度浓度的天然钍和一定活度浓度的天然铀。从独居石中提取稀土元素后，主要的副产品是天然钍和天然铀。属于这类的地区有我国的阳江、巴西的圣埃斯皮里图的大西洋海岸、印度的喀拉拉邦和马德拉斯、埃及的尼罗河三角洲地区。②火成岩土壤，如巴西的米纳斯吉拉斯、太平洋中的纽埃岛、意大利的高本底地区，这些地区的土壤中混有铀的矿物成分。③花岗岩、片麻岩和石砂中的铀矿物成分明显高，影响了土壤的成分，如法国的中部和西南部即是。④含 ^{226}Ra 高的温泉流经的地区，流经地区土壤中有 ^{226}Ra 的沉积效应，如伊朗的腊姆萨尔、马哈拉地区。通常，高本底地区的陆地辐射资料不被纳入正常本底辐射资料内。高本底地区是观察电离辐射生物学效应的天然场所。我国魏履新教授主持的工作组，对广东阳江高本底地区进行了多年辐射流行病学调查研究，业已取得了国际公认的成果。

(二) 除氡以外的原生放射性核素的内照射

通过吸入和食入途径进入人体的原生放射性（以下简称原生核素）核素可产生内照射。吸入产生的剂量是由悬浮在空气中的土壤尘粒内所含的 ^{40}K、铀系和钍系核素贡献的。食入产生的剂量主要是食物和水中所含的原生核素引起的。人体内 ^{40}K 的含量可以通过全身计数装置在体外直接测量，能够获得比较精确的结果，而铀系和钍系中的放射性核素在人体内含量的体外直接测量可能有些困难。但是，可以借助于对食品和水中原生核素的分析测量，或通过某些生物样品（如对尸体组织）的分析测量给出结果，结合已有的有关核素在体内的分布代谢参数，经过合理的计算，能够得出原生核素在体内的含量，给出它们产生的年有效剂量。

1. 吸入原生核素产生的内照射年待积剂量

吸入原生核素产生的内照射待积剂量与空气中气载粒子内原生核素的活度浓度、吸入的空气量、气载粒子的成分和化学性质,以及气载粒子的颗粒度及其在体内分布等因素有直接关系。表 1.2 中给出了原生核素在空气中的浓度和对人体产生的待积有效剂量。由表中可以看到,^{210}Pb 在空气中的浓度比其他原生核素的高,比有的核素高 10 倍甚至 1000 倍,它产生的待积有效剂量也相对较高。日本学者辻本忠报道,^{210}Pb、^{210}Bi 和 ^{210}Po 在烟草中的含量相对较高,在香烟的燃烧温度下这些核素可以汽化,吸烟者体内这些核素的沉积量可能相对较高。应当注意,结合在土壤尘粒上的燃煤尘粒中的天然铀活度浓度要比单纯的土壤尘粒中的高;海面上和在沿海地区的空气尘粒中的天然铀活度浓度比内地或工业区空气尘粒中的可能要低一个数量级。综上所述,吸入原生核素所致人体内照射的待积有效剂量很小,约为 6 μSv·a^{-1}。

表 1.2 吸入原生核素的待积有效剂量①②

核素	在空气中的浓度 μBq·m^{-3}	有效剂量系数 μSv·Bq^{-1}			待积有效剂量/μSv			
		婴儿	儿童	成人	婴儿	儿童	成人	按年龄加权平均值
^{238}U	1	9.4	4	2.9	0.018	0.022	0.021	0.021
^{234}U	1	11	4.8	3.5	0.021	0.027	0.026	0.026
^{230}Th	0.5	35	16	14	0.033	0.045	0.051	0.048
^{226}Ra	1	11	4.9	3.5	0.021	0.027	0.026	0.026
^{210}Pb	500	3.7	1.5	1.1	3.5	4.2	4.0	4.0
^{210}Po	50	11	4.6	3.3	1.0	1.3	1.2	1.2
^{232}Th	0.5	50	26	25	0.048	0.073	0.091	0.084
^{228}Ra	1	10	4.6	2.6	0.019	0.026	0.019	0.021
^{228}Th	1	130	55	40	0.25	0.31	0.29	0.29
^{235}U	0.05	10	4.3	3.1	0.001	0.001	0.001	0.001
总计					5.0	6.0	5.8	5.8

① 假定呼吸率:婴儿为 1900 m³·a^{-1},儿童为 5600 m³·a^{-1},成人为 1300 m³·a^{-1}。
② 待积有效剂量来自年吸入量,年龄分布的加权值:婴儿为 0.05,儿童为 0.3,成人为 0.65。

2. 食入原生核素产生的内照射待积剂量

食入原生核素产生的内照射年待积有效剂量与食物中原生核素的活度浓度及人类对食物和水的年消费量有关。食物中原生核素的活度浓度变化较大,因为产地、农业条件、食物种类和作物的可食部位不同。表 1.3 中给出的食物和水的年消费量是联合国原子辐射效应科学委员会(UNSCEAR)根据世界卫生组织(WHO)有关的消费资料和联合国粮食与农业组织(FAO)的食品平衡资料导出的。这些数据可以很好地代表成年人对食物和水消费量的平均值。尽管表中给出的数据与其他评价是合理一致的,然而,在模式的推导中会存在较大的不确定性。此外,世界各地的消费分布也存在较大的差别。例如,在亚洲,奶制品的消费量可能较低;而在非洲,叶类蔬菜的消费量可能较小。即使是同一个国家,食物和水的年消费量分布也可能有地区差别,但有一个参考值是需要的。表 1.4 中给出了原生核素在不同食物中的活度浓度。食品中原生核素的活度浓度波动范围较大。^{210}Po 在海产品中的活度浓度很高。因此,日本、南非、葡萄牙和马绍尔群岛等国家和地区建议:鱼类产品中 ^{210}Po 活度浓度的代表值应当为 2400 mBq·kg^{-1},软体动物海产品应当为 1500 mBq·kg^{-1},贝壳海产品应为 6000 mBq·

kg^{-1}。UNSCEAR认为,如果全世界各地对鱼类海产品的代表性年消费量为 13 kg,软体动物和贝壳类海产品的年消费量为 1 kg,则食入这些海产品时 ^{210}Po 进入人体内的活度为 52 Bq·a^{-1}。在海产品加工、销售过程中,^{210}Po 的活度会因核衰变而减少。如果海产品中的 30% 用于鲜食,30% 用于冷冻,20% 用于熏制,20% 被制成罐头食品,且经过这些过程到达餐桌上被食入的时间分别为零月、1 个月、2 个月和 12 个月的话,按时间加权的平均值为 93d,比 ^{210}Po 的半衰期(140d)略短,采用修正因子 0.6 修正以后,则在 1 年内经海产品食入 ^{210}Po 的活度为 31 Bq,由此得出 ^{210}Po 在海产品中的加权活度浓度是 2100 $mBq·kg^{-1}$,按照四舍五入的原则,这个结果证实了表 1.4 中 ^{210}Po 在海产品中的参考活度浓度 2000 $mBq·kg^{-1}$ 是合理的。表 1.5 中给出了不同年龄的人每年因食入原生核素而接受的内照射年待积有效剂量。成年人年待积有效剂量为 110 $\mu Sv·a^{-1}$,按年龄加权的平均值为 140 $\mu Sv·a^{-1}$。

表 1.3 不同年龄的人对食物和水的年消费量($kg·a^{-1}$)

	婴 儿	儿 童	成 年 人
奶制品	120	110	105
肉制品	15	35	50
谷物制品	45	90	140
叶类制品	20	40	60
根类蔬菜和水果	60	111	170
鱼制品	5	10	15
水和饮料	150	350	500

表 1.4 不同食品中原生核素参考活度浓度($mBq·kg^{-1}$)

核素	奶制品	肉制品	谷物制品	叶类制品	根类蔬菜、水果	鱼制品	水
^{238}U	1	2	20	20	3	30	1
^{230}Th	0.5	2	10	20	0.5	10	0.1
^{226}Ra	5	15	80	50	30	100	0.5
^{210}Pb	15	80	50	80	30	200	10
^{210}Po	15	60	60	100	40	2000	5
^{232}Th	0.3	1	3	15	0.5	10	0.05
^{228}Ra	5	10	60	40	20	—	0.5
^{238}Th	0.3	1	3	15	0.5	100	0.05
^{235}U	0.05	0.05	1	1	0.1		0.04

表 1.5　年食入原生核素的活度和待积有效剂量

核素	食入活度/Bq			有效剂量系数/(μSv·Bq^{-1})			待积有效剂量①/μSv			
	婴儿	儿童	成人	婴儿	儿童	成人	婴儿	儿童	成人	按年龄加权的平均值
^{238}U	1.9	3.8	5.7	0.12	0.068	0.045	0.23	0.26	0.25	0.25
^{234}U	1.9	3.8	5.7	0.13	0.074	0.049	0.25	0.28	0.28	0.28
^{230}Th	1.0	2.0	3.0	0.41	0.24	0.21	0.42	0.48	0.64	0.58
^{226}Ra	7.8	15	22	0.96	0.80	0.28	7.5	12	6.3	8.0
^{210}Pb	15	21	30	3.6	1.9	0.69	40	40	21	28
^{210}Po	16	39	58	8.8	2.6	1.2	180	100	70	85
^{232}Th	0.6	1.1	1.7	0.45	0.29	0.23	0.26	0.32	0.38	0.36
^{228}Ra	5.5	10	15	5.7	3.9	0.69	31	40	11	21
^{228}Th	1.0	2.0	3.0	0.37	0.15	0.072	0.38	0.30	0.22	0.25
^{235}U	0.1	0.2	0.2	0.13	0.071	0.047	0.011	0.012	0.012	0.011
总　计							260	200	110	140

① 待积年有效剂量来自年摄入量,年龄分布加权值:婴儿为 0.05,儿童为 0.3,成人为 0.65。

^{40}K 在自然界广泛分布的天然钾中的丰度为 1.17×10^{-4},活度浓度为 2.6×10^8 Bq·kg^{-1},剂量转换系数约为 3 μSv·a^{-1}/(Bq·kg^{-1})。钾在人体内几乎呈均匀分布。尽管生病可能会对体内钾的含量产生影响,但钾在人体内的浓度受体内环境的控制通常是恒定的。30 岁的成人体内钾的含量约为 0.18%,而 10 岁的儿童和 1 岁的婴儿约为 0.2%(都是男女的平均值)。^{40}K 在人体组织中产生的年当量剂量,成年人和儿童分别为 165 μSv·a^{-1} 和 185 μSv·a^{-1},大部分剂量是由 β 粒子贡献的。鉴于钾在人体组织内几乎是均匀分布的,所以 ^{40}K 在体内产生的当量剂量与有效剂量在数值上相同。这是合理的。食入陆地原生核素产生内照射的年龄加权的年平均待积有效剂量为 310 μSv,其中 140 μSv 是由 ^{40}K 以外的原生核素产生的,170 μSv 是 ^{40}K 产生的。为了使原生核素照射产生的年待积有效剂量的估算值更具有代表性,UNSCEAR 建议应对指定人群食入原生核素的活度进行广泛的调查,同时还应当对尸体组织中原生核素的含量作分析测量研究。

(三) 氡及其子体的内照射

1. 氡的来源及其衰变子体的理化特性

氡有三个同位素,即 $^{222}_{86}$Rn、$^{220}_{86}$Rn、$^{219}_{86}$Rn,分别是由 ^{238}U 系的 ^{226}Ra、^{232}Th 系的 ^{224}Ra 和 ^{235}U 系中的 ^{223}Ra 衰变产生的。自然界存在的铀称为天然铀。天然铀是由 99.28% 的 ^{238}U、0.714% 的 ^{235}U 和 0.0056% 的 ^{234}U 组成的。由于 ^{235}U 的天然丰度很低,^{219}Rn 的半衰期很短(3.05 s),所以 ^{219}Rn 的卫生学意义不大,故不加讨论。陆地物质中广泛地存在着 ^{238}U 和 ^{232}Tn,^{226}Ra 和 ^{224}Ra 也伴随存在,所以人类到处都会受到氡及其衰变子体的照射。摄入氡及其子体产生的内照射剂量约占天然辐射源对人体照射总剂量的 1/2。在铀矿开采实践中,人们认识到氡及其子体是致肺癌的重要病因之一。自从 20 世纪 70 年代以来,人们对室内空气中氡及其子体的内照射剂量与效应之间的关系开始了广泛深入的调查和研究。

氡是惰性放射性气体核素,无色,无味,在 0℃ 时密度为 9.73 g/L,比空气重。在通常情况下,室内氡的浓度很低,空气中每 10^{18} 个原子中大约有 1 个氡原子。氡通过扩散和空气对流输运。氡极易溶于水,溶解度随水温升高而降低。例如,0℃下氡在水中的溶解度为 510 cm^3 · L^{-1},25℃时为 220 cm^3 · L^{-1},50℃时为 130 cm^3 · L^{-1},而在 100℃时的溶解度很小。氡在水中的溶解度系数 $α$ 与水温 t 的关系可用下式表达:

$$α=0.1057+0.405\exp(-0.050t) \tag{1.5}$$

氡在某些液相中的溶解度系数 $α$ 见表 1.6。在正常体温下,氡能在血液中溶解其吸入体积的 30%,大部分由呼吸道呼出体外,约有 0.1%～0.25% 由尿和皮肤排出体外。据观察,铀矿工人进入矿井 30～60min 后,呼出气体中的氡浓度和吸入空气中的氡浓度便达到动态平衡;离开矿井到地面 30～60min 后,呼出气体中的氡浓度便与大气中氡浓度达到动态平衡。

表 1.6 氡在几种液体中的溶解度系数

液体	在不同温度下的 $α$		液体	在不同温度下的 $α$	
	18℃	0℃		18℃	0℃
酒精	6.17	8.28	醚	15.08	20.9
苯胺	3.80	4.45	乙烷	16.56	23.4
丙酮	6.30	7.99	二硫化碳	23.14	23.4
乙酸乙酯	7.35	9.41	橄榄油	29	
石蜡油	9.2	12.6	汽油	13	
二甲苯	12.75	—	煤油和凡士林	10	
苯	12.82	—	甘油	0.21	
甲苯	13.24	18.4	二氯甲烷	15.08	20.5

理论上认为,在给定的温度下,当液相中氡的分压高于空气中氡的分压时,液相中的氡将向空气中扩散,直到液相与气相中氡浓度达到动态平衡为止。反之亦然。就世界范围而言,井水中的氡浓度为 100 $kBq \cdot m^{-3}$,地下水中为 10 $kBq \cdot m^{-3}$,地表水中为 1 $kBq \cdot m^{-3}$,平均值为 10 $kBq \cdot m^{-3}$。我国对 100 座主要城市的公共水源中氡浓度的调查结果显示,氡浓度波动在 0.04～100 $kBq \cdot m^{-3}$ 之间,平均值为 8 $kBq \cdot m^{-3}$。水中氡向空气中的转移系数取 1×10^{-4}。此外,氡还有一个不容忽视的特性,即某些固体材料对氡有吸附效应。例如,黏土、木材表面、塑料表面、橡胶表面和活性炭等都能吸附氡。其中活性炭是吸附氡的良好材料。

镭的同位素核衰变产生的氡,大部分被束缚在含其母体核素的岩石或土壤晶粒中,氡形成后通过扩散或由地下水载带贮积在岩石的裂隙或孔隙中,或贮积在土壤的微细空隙中,并向外界大气中不断输送。1 g ^{226}Ra 生成 7.7×10^4 $Bq \cdot s^{-1}$ 的 ^{222}Rn。用单位时间生成的 ^{222}Rn 活度去除单位时间析入到岩石或土壤孔隙中的氡活度,商称为氡的析出系数,或称射气系数。氡的析出系数在 0.05～0.7 之间,并受多种因素的影响。例如,岩石或土壤中镭的活度浓度、单位质量岩石或土壤晶粒的比表面积(比表面积越大,析出系数就越大)、岩石或土壤单位面积上的孔隙度、岩石或土壤含水量等。大气压力也对析出系数有影响。气压高,析出系数低,反之,析出系数高。地表面大气中,氡和氧射气浓度的时间变化依赖于氡和氧射气析出率的变化以及氡、氧射气在大气中浓度的梯度分布和水平方向的弥散。通常情况下,在夏季观测到的析出率最大,而冬季最小。但是,由于夏季和春季大气垂直湍流混合剧烈,于是导致地表大气中的氡、氧射气浓度下降;而秋季和冬季大气垂直交换较少,经常发生逆温现象,导致氡、氧射气与大气的混合减少,减少的程度明显超过因析出而减少的程度,最终导致秋季和冬季地表空气中氡、氡射气浓度竟比夏季的高。图1.3显示了地表大气中氡浓度的日变化和季节变化。

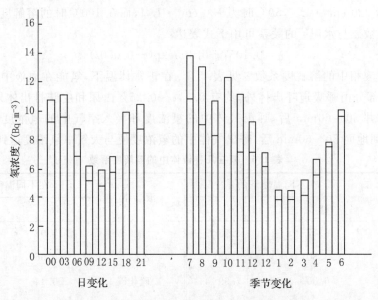

图1.3 地表大气中氡浓度的日变化和季节变化

^{222}Rn 被称为氡射气,其半衰期为 3.824d,衰变生成 ^{218}Po 的半衰期为 3.05min;^{218}Po 衰变生成 ^{214}Pb 的半衰期为 26.8min;^{214}Pb 衰变生成 ^{214}Bi 的半衰期为 19.9min;^{214}Bi 衰变生成 ^{214}Po 的半衰期为 164 μs;^{214}Po 衰变生成 ^{210}Pb 的半衰期为 22 年;^{210}Po 衰变成 ^{210}Bi 的半衰期为 5d;^{210}Bi 衰变生成 ^{210}Po 的半衰期为 140d;^{210}Po 衰变生成稳定核素 ^{206}Pb。在 ^{222}Rn 的放射性子体核素中,^{218}Po、^{214}Pb、^{214}Bi、^{214}Po 称为 ^{222}Rn 的短寿命子体,因为它们的半衰期都比 ^{222}Rn 的短;^{222}Rn 的放射性子体中 ^{210}Pb、^{210}Bi 和 ^{210}Po 称为 ^{222}Rn 的长寿命子体,因为它们的半衰期都比 ^{222}Rn 的长。

^{222}Rn 的短寿命子体中 ^{218}Po 和 ^{214}Po 是 α 辐射体核素,它们释放出的 α 粒子相对强度占 ^{238}U 系中 α 粒子总强度的份额分别为 14.1% 和 18.0%;^{222}Rn 和 ^{210}Po 释放出的 α 粒子的相对强度占 ^{238}U 系中 α 粒子总强度的份额分别是 12.9% 和 12.5%。^{222}Rn、^{218}Po 和 ^{214}Po 释放出的 α 粒子相对强度之和占 ^{238}U 系中 α 粒子总强度的 45%。^{218}Po 和 ^{214}Po 释放出的 α 粒子相对强度之和占 ^{222}Rn、^{218}Po 和 ^{214}Po 释放出的 α 粒子相对强度之和的 71%。说明吸入氡及其短寿命子体产生的 α 剂量主要来自短寿命子体 ^{218}Po 和 ^{214}Po,它们释放出的 α 粒子的能量分别是 6.00 MeV 和 7.68 MeV,是 ^{238}U 系中 α 粒子能量最高者。一般认为,肺支气管上皮细胞的癌变始于其基底细胞核。支气管上皮细胞是由柱状细胞和杯状细胞及其基底细胞构成的。柱状细胞和杯状细胞相间排列。杯状细胞是分泌细胞,能分泌黏液。柱状细胞和杯状细胞朝向支气管腔方向长有许多纤毛,纤毛不停地向喉的方向摆动。纤毛头部被覆黏液。基底细胞在柱状细胞和杯状细胞的根部下呈梭形,其中央是基底细胞核。当支气管上皮细胞的厚度连同纤毛厚度和被覆的黏液厚度之和等于 α 粒子的射程时,基底细胞核可受到 α 粒子的电离辐射作用。假定 ^{218}Po 和 ^{214}Po 的 α 衰变是在支气管上皮细胞纤毛上被覆的黏液表面发生的,那么,大约有 1/5 的段支气管上皮细胞的总厚度在 ^{218}Po 发射出的 α 粒子射程之内。大约有 2/3 的段支气管上皮细胞总厚度是在 ^{214}Po 发射出的 α 粒子射程之内。当 α 粒子射入段支气管上皮细胞的能量衰减到 2 MeV 时,其比电离值大约是其平均比电离值的 2 倍(布拉格效应),所以,段

支气管上皮的基底细胞核可能会受到^{218}Po 和^{214}Po α粒子的电离辐射损伤。支气管上皮的基底细胞是干细胞。

^{220}Rn 被称为钍射气,其半衰期很短,为 55.6 s。^{220}Rn 衰变生成半衰期为 0.15 s 的^{216}Po;^{216}Po 衰变生成半衰期为 10.6 h 的^{212}Pb;^{212}Pb 衰变生成半衰期为 60.6 h 的^{212}Bi;^{212}Bi 衰变生成半衰期为 0.22 s 的^{212}Po;^{212}Po 衰变生成稳定核素^{209}Pb。^{220}Rn 及其衰变子体中有 4 个 α 辐射体核素,即^{220}Rn、^{216}Po、^{212}Bi 和^{212}Po。它们释放出的 α 粒子能量分别是 6.28 MeV,6.77 MeV,6.09 MeV 和 10.5 MeV;α 粒子的总相对强度占^{232}Th 系 α 粒子总强度的 59.8%。陆地大气中氡、钍浓度的垂直分布见图 1.4。从图中可以看出,由于^{220}Rn 的半衰期很短,所以在高于地表面 1m 的空气中其浓度很低,不能把对^{212}Pb 的测量值误认为是^{220}Rn 的浓度。氡、钍在空气中浓度的昼夜差异是因为白天的大气湍流对氡、钍的混合作用比夜间的强。但是,这种情况有区域性差异,因而这个概念未必具有普遍意义。临近沿海地区空气中的氡浓度要比内地同一时间内的浓度低些,因为海面上空气中的氡浓度低,夜间吹来的内陆风中的氡浓度明显地高。

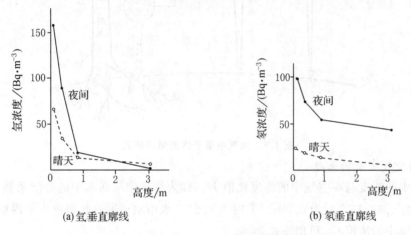

(a)氡垂直廓线　　　　　　　(b)钍垂直廓线

图 1.4　地表氡(a)和钍(b)浓度的垂直分布

刚生成的^{218}Po 是一能量为 117 keV 的反冲核。它在扩散中与物体表面或与空气中固有的凝聚核(下称气溶胶粒子)结合以前,能自由地存在于空气中,称为未结合态氡子体。据研究,在正常情况下,^{218}Po 这种未结合态氡子体和未结合态^{214}Pb 氡子体在空气中的浓度比值(^{214}Pb/^{218}Po)小于 0.1。提示在未结合态氡子体成分中,^{218}Po 是主要的。空气中的未结合态氡子体在扩散过程中与气溶胶粒子相结合成为结合态氡子体。有资料表明,未结合态氡子体的直径约为 0.5 nm,并很快增大为 5 nm 左右的结合态氡子体。大多数未结合态氡子体附着在 20~500 nm 的气溶胶粒子上,其寿命随着气溶胶粒子浓度的增加而缩短,随着空气温度的升高而减低。有资料表明,在正常情况下气溶胶粒子的颗粒度呈对数正态分布,计数中位空气动力学直径(CMAD)为 50 nm,几何标准差为 3,气溶胶粒子的扩散系数为 0.054 cm^2·s^{-1},未结合态氡子体与气溶胶粒子的结合率为 10^{-2} s^{-1},在空气中的平均寿命为 100 s。当室内的气溶胶粒子浓度较高或在吸烟者的房间内,未结合态氡子体的寿命将缩短。在矿山,当 CMAD 为 100 nm 时,单位体积(m^3)空气中气溶胶粒子数为 10^5。未结合态氡子体的结合率为 0.28 s^{-1} 时,其平均寿命约为 4 s。单位时间内氡子体向表面的扩散沉积率 λ_b 可用下式表达:

$$\lambda_b = v_b \times S_b / V \tag{1.6}$$

式中,S_b 为房间表面积(m^2);V 为房间容积(m^3);v_b 为氡子体沉积速率(m·s^{-1})。

氡子体在室外大气中的输运机制是:①氡子体在大气中作为水蒸气的凝聚核;②水蒸气凝

聚核扩散过程中被微小水滴捕获;③降雨过程中,空气中氡子体融进雨滴,随后与雨滴一起降落到地面。整个过程称为氡子体的雨淋效应。而后,氡子体随水蒸气或空气湍流效应回到大气中,形成氡子体在大气中的循环,见图1.5。

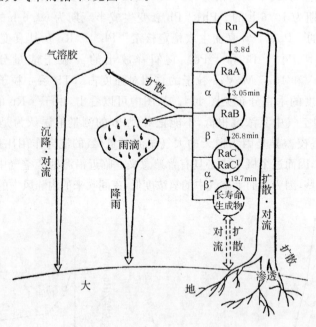

图1.5 大气中氡子体的循环模式

2. 室内空气中氡的来源

氡在水中的浓度与在空气中的浓度比值 K_T,称为空气中氡在水中的分配系数。在0℃时氡的 K_T 值为0.53;15℃时为0.30;25℃时为0.23。水中氡可通过扩散进入室内空气中。

氡在土壤中的浓度 C_{Rn} 可用下式表述:

$$C_{Rn} = C_{Ra} f \rho_s \varepsilon^{-1} (1-\varepsilon) [m(K_T - 1) + 1]^{-1} \tag{1.7}$$

式中,C_{Ra} 为土壤中镭的活度浓度,在下部土壤中的参考值为 50 Bq/kg;f 为氡的析出系数,在下部土壤中的参考值为0.2;ρ_s 为土壤晶粒的密度,在下部土壤中的参考值为 1600 kg·m^{-3};ε 为土壤的空隙度,在下部土壤中的参考值为0.25;m 为水在土壤中的饱和份额(水在孔隙中占的份额),下部土壤中的参考值为0.2;K_T 为氡在水中的分配系数。土壤中的氡可通过扩散进入室内空气中。在多孔均匀无限大的土壤表面,下部土壤中的氡向室内空气的扩散通量密度 J_D 可由下式算出:

$$J_D = C_{Ra} \lambda_{Rn} f \rho_s (1-\varepsilon) L \tag{1.8}$$

式中,λ_{Rn} 为 ^{222}Rn 的衰变常数,为 2.1×10^6;L 是氡的扩散长度,$L = (D_e / \lambda_{Rn})^{1/2}$,$D_e$ 为氡的有效扩散系数,参考值为 2.0×10^{-6} m^{-2}·s^{-1}。式中其他参数 C_{Ra}、f、ρ_s 和 ε 的物理含义及其参考值同式1.7。如果把室内的一面墙或地板视为半无限大的多孔物质,那么,来自一侧墙壁表面或地面的 J_D 值可由下式算出:

$$J_D = C_{Ra} \lambda_{Rn} f \rho L \cdot \tanh(d/L) \tag{1.9}$$

式中,d 为墙壁或地板厚度(m);C_{Ra}、λ_{Rn}、f、ρ 和 L 的物理含义及参考值同式1.7和式1.8。对于半无限厚度为 0.1 m 的混凝土墙面,L 值取 0.18 m,J_D 值为 0.0016 Bq·m^{-2}·s^{-1};对于半无限厚度为 0.05 m 的地板,其 L 值取 0.22 m,J_D 值为 0.0008 Bq·m^{-2}·s^{-1}。由于氡的扩散

长度 L 对墙壁和地板而言,在数值上都比它们的半无限厚度的值大,所以大多数呈自由态的氡能从建筑材料中逸出而进入室内空气中。因此,墙壁厚度和地板厚度是影响 J_D 值的主要因素。式 1.9 和式 1.8 相类似,差别在于引入了双曲正切(pyperbolictangent,tanh)函数项。

在一处参考房间内,氡从建筑物表面和地板表面逸出并在单位时间内进入室内空气中的进入率 U 值可由下式算出:

$$U = 3.6 \times 10^3 S_B J_D / V \qquad (1.10)$$

式中,S_B 为墙壁面积和室内设备面积的总和,参考值为 $450 m^2$;V 为房间容积,参考值为 $250 m^3$;J_D 的物理含义及其参考值同式 1.9。求得的 U 值约为 $10 Bq \cdot m^{-3} \cdot h^{-1}$。当地板的 J_D 值为 $0.0008 Bq \cdot m^{-2} \cdot s^{-1}$,而地板的参考面积为 $100 m^2$ 时,求得的 U 值为 $1.2 Bq \cdot m^{-3} \cdot h^{-1}$。当室内的通风换气次数为 1 次·$h^{-1}$ 时,由室内墙壁表面和由地板表面逸出并进入室内空气中氡的浓度分别大约为 $10 Bq \cdot m^{-3}$ 和 $1 Bq \cdot m^{-3}$。

3. 氡及其子体测量用的单位和专用量

测量空气中氡或钍的浓度时使用的单位为 $Bq \cdot m^{-3}$。测量氡子体或钍子体在空气中的浓度时,其单位是 α 潜能浓度(PAEC)。α 潜能是氡或钍的某一子体衰变成 ^{210}Po 或 ^{212}Po 过程中所发射出的 α 粒子能量的总和,单位是 MeV。而 α 潜能浓度是单位体积空气中氡的短寿命子体混合物发射出的全部 α 潜能之和,单位是 $MeV \cdot m^{-3}$ 或 $J \cdot m^{-3}$。出于放射防护目的,定义 α 潜能浓度的专用量是工作水平(WL)。$1 WL = 1.3 \times 10^8 MeV \cdot m^{-3} = 2.08 \times 10^{-5} J \cdot m^{-3}$。假如某人在给定时间内暴露在铀矿井下,他受氡的照射量是当时所处环境的空气中氡浓度的时间积分,单位用 $Bq \cdot h \cdot m^{-3}$ 表示;接受氡子体的照射量用 α 潜能的时间积分浓度表示,单位用 $J \cdot h \cdot m^{-3}$ 或工作水平月(WLM)表示。$1 WLM = 170 WLh = 2.2 \times 10^{10} MeV \cdot h \cdot m^{-3} = 3.5 \times 10^{-3} J \cdot h \cdot m^{-3}$。$1 J \cdot h \cdot m^{-3} = 285 WLM$。

在室内的空气中氡及其短寿命子体(下简称氡子体)很少处于放射性平衡状态。因此引入平衡当量氡浓度(EEC)这一术语。平衡当量氡浓度是与空气中非放射性平衡状态氡子体混合物的 α 潜能总和相当的氡及其子体处于放射性平衡状态时的氡浓度 C_{eq},单位是 $Bq \cdot m^{-3}$。平衡当量氡浓度 C_{eq} 除以实测的空气中氡浓度 C_m 之商称为平衡系数(或因子),记作 F,即 $F = C_{eq}/C_m$。如果氡浓度平衡系数 F 值已确定,那么将实际测到的空气中的氡浓度 C_m 乘以 F 值就会得到 EEC 的值。图 1.6 中给出的是在公寓房内的 38 次测量结果中 F 值的频次分布。国际公认:室内空气中氡浓度的平衡系数 F 值为 0.4;室外空气中氡浓度的平衡系数 F 值为 0.6。

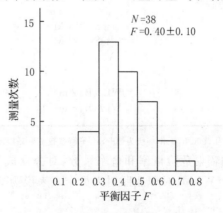

图 1.6 公寓房内 F 值的频次分布

通过下列二式可以分别估算出空气中平衡当量氡浓度和平衡当量钍浓度：

$$EEC^{222}{}_{Rn} = 0.105C_1 + 0.515C_2 + 0.380C_3 \tag{1.11}$$

式中，C_1、C_2 和 C_3 分别为 ^{222}Rn 的子体 ^{218}Po、^{214}Po 和 ^{214}Bi 的活度浓度（$Bq \cdot m^{-3}$）；常数 0.105、0.515 和 0.380 分别是 ^{218}Po、^{214}Po 和 ^{214}Bi 的 α 潜能浓度占单位活度浓度的 ^{222}Rn 及其子体衰变产生的全部 α 潜能浓度的份额。

$$EEC^{220}{}_{Rn} = 0.913C_1 + 0.087C_2 \tag{1.12}$$

式中，C_1 和 C_2 分别是钍子体 ^{212}Pb、^{212}Bi 的活度浓度（$Bq \cdot m^{-3}$）；系数 0.193 和 0.087 分别是钍子体 ^{212}Pb、^{212}Bi 的 α 潜能浓度占单位活度浓度（$Bq \cdot m^{-3}$）的 ^{220}Rn 及子体产生的全部 α 潜能浓度的份额。通过上述方法可以把实际测量的空气中的氡浓度转换为正比于 α 潜能浓度（PABC）的平衡当量氡浓度或平衡当量钍浓度。需要时也可以把氡或钍的 EEC 转换成 α 潜能浓度：

$$EEC^{222}{}_{Rn}: 1\ Bq \cdot m^{-3} = 5.56 \times 10^{-6}\ mJ \cdot m^{-3} = 0.27\ mWL$$

$$EEC^{220}{}_{Rn}: 1\ Bq \cdot m^{-3} = 7.6 \times 10^{-5}\ mJ \cdot m^{-3} = 3.64\ mWL$$

表 1.7 中给出了为氡及其子体使用的单位量之间的转换系数。在住宅内 $1\ mJ \cdot h \cdot m^{-3}$ 氡子体照射与 1.10 mSv 的有效剂量照射是等价的，而在工作场所为 1.4 mSv。

表 1.7　为氡及其子体用的单位量之间的转换系数

量	单　位	转换系数
1. 氡子体转换	$mJ \cdot h \cdot m^{-3}/WLM$	3.54
2. 氡子体/氡照射量转换 　　（$F=0.4$）	$mJ \cdot h \cdot m^{-3}/(Bq \cdot h \cdot m^{-3})$	2.22×10^{-6}
3. 单位氡浓度的子体年照射量[①]		
住宅中	$mJ \cdot h \cdot m^{-3}/(Bq \cdot m^{-3})$	1.56×10^{-2}
工作场所	$mJ \cdot h \cdot m^{-3}/(Bq \cdot m^{-3})$	4.45×10^{-3}
住宅中	$WLM/(Bq \cdot m^{-3})$	4.40×10^{-3}
工作场所	$WLM/(Bq \cdot m^{-3})$	1.26×10^{-3}
4. 单位氡子体照射量所致的有效 　　剂量（惯例）		
住宅中	$mSv/(mJ \cdot h \cdot m^{-3})$	1.1
工作场所	$mSv/(mJ \cdot h \cdot m^{-3})$	1.4
5. 单位氡子体照射量所致的有效 　　剂量：		4
住宅中	mSv/WLM	5
工作场所	mSv/WLM	
6. 氡子体/氡浓度转换：		
$F=0.4$	$WL/(Bq \cdot m^{-3})$	1.07×10^{-4}
一般情况下	$WL/(Bq \cdot m^{-3})$	2.67×10^{-4}

① 假设每年呆在住宅内的时间为 7000 h，工作场所为 2000 h，平衡系数 $F=0.4$。

氡及其子体持续照射的辐射危险概率和概率系数，对公众成员个人而言为 $7.90 \times 10^{-5}/(mJ \cdot m^{-3})$，即 $2.77 \times 10^{-4}/WLM$；对职业照射人员个人来说为 $7.90 \times 10^{-5}/(mJ \cdot m^{-3})$，即 $2.77 \times 10^{-4}/WLM$。

4. 氡及其子体的测量方法

对氡（或钍）及其子体的测量是借助于它们及其子体的辐射特征加以鉴别的。当空气中氡的浓度很低时,可以选用的测量方法有活性炭盒测氡法、双滤膜测氡法、气球测氡法或径迹蚀刻法以及闪烁瓶测氡法。

活性炭盒测氡法是一种被动采样测量法,能够测出采样期间空气中氡的平均浓度。将活性碳盒暴露3d,该方法的探测下限为 6 Bq·m^{-3}。采样盒是由薄塑料板或薄金属板制作而成的,其直径在6～10 cm之间,高3～5 cm;盒内盛装25～100 g 的活性炭。需要预先以120℃的温度对活性炭进行氡解吸处理。在敞开的活性炭采样床的上面要覆盖一层超细纤维滤膜,目的是固定活性炭床,氡可以通过这层膜被活性炭床吸附。在这层滤膜的上方有活性炭床密封盖,为的是使活性炭床与外界空气隔绝。到氡的取样点处则去掉密封盖,放置3～7d 后再将密封盖盖好,取回到实验室采用 NaI(Tl)或半导体探测器配以多道脉冲分析器测量活性炭床吸附的氡,测其特征γ射线峰(或峰群)强度,按特征γ峰面积计算出空气中的氡浓度。

双滤膜测氡法是一种主动采样测氡法。采样系统由抽气泵、衰变筒和空气体积流量计等主要部件组成。衰变筒的两端开口,在其开口处分别装有超细纤维滤膜。启动抽气泵时外界含氡空气从衰变筒的入口端通过超细纤维滤膜进入衰变筒,随后从衰变筒的出口端被抽出衰变筒。在这一过程中,外界空气中的氡子体被附着在衰变筒进气端的滤膜上;进入衰变筒内的氡衰变产生的新子体被附着在衰变筒出气端的滤膜上。测量出气端滤膜上的氡子体α潜能并转换成空气中的氡浓度。该方法能测出采样时间内的氡浓度,探测下限为 3.3 Bq·m^{-3}。

气球测氡法是一种主动采样测氡法。这种方法能测出采样时间内的氡浓度和氡子体α潜能浓度。探测下限,对于^{222}Rn 为 2.2 Bq·m^{-3};对于氡子体α潜能浓度为 5.7×10^{-7} J·m^{-3}。该方法若与马尔柯夫测氡法结合起来,一次操作 26min 可以测出氡子体α潜能浓度。该测氡法的原理与双滤膜测氡法基本相同,差别在于以气球代替衰变筒。

径迹蚀刻测氡法是被动采样测量法,能测量采样时间内氡的累积浓度。暴露 20d 的探测下限达 2.1×10^3 Bq·m^{-3}。采用的探测器是聚碳酸酯片或 CR-39,被放置在给定形状的采样盒的底部。当氡及其子体发射的α粒子轰击探测器时随即便在探测器上留下了亚微观径迹。在给定条件下用化学或电化学方法蚀刻探测损伤径迹后,通过光学显微镜观察并计数出探测器上留下的α粒子径迹。因为探测器单位面积上留下的α粒子径迹数与氡浓度及暴露时间成正比,所以借助已确定的蚀刻系数可将探测器单位面积上的α粒子径迹密度转换成空气中的氡浓度。

闪烁瓶测氡法适于测室外环境中或地下场所空气中的氡浓度。按规定程序将观察地点处的空气引入预先已抽成真空的闪烁瓶,随即密封闪烁瓶,并避光放置 3 h,这期间氡与其短寿命子体在闪烁瓶内基本能达到放射性平衡状态。由于闪烁瓶内表面在制造时涂有 ZnS(Ag),当平衡态的^{222}Rn、^{218}Po 和^{214}Po 发射出的α粒子轰击 ZnS(Ag)时,ZnS(Ag)受激则发光;光子经光电倍增管扩增后,通过探测器光电效应形成的电脉冲被放大,甄别后被定标计数器记录。在给定时间内定标器的净计数率与空气中氡浓度呈函数关系。可依据探测器的刻度曲线,查出与样品氡及其子体所产生的净计数率值在标准刻度曲线上对应的样品氡浓度。

5. 空气中的氡浓度

(1) 室外空气中的氡浓度

室外空气中的氡浓度不仅受岩石或土壤中氡的析出系数大小及其向空气中扩散程度的影响,而且还受当地当时大气温度的影响。例如,晴朗的白天地面吸收了太阳的辐射热,致近地面空气的温度高于远离地面高度处的大气温度,大气的垂直对流增强,而近地面大气湍流减弱,氡则易于离开地面随大气垂直对流向上层大气中扩散;在傍晚以后,地面温度逐渐低于大气温度,而且比大气温度降低得快,大气温度则呈梯度增高,出现逆温现象,于是氡被限制在地面附近的空气中。因此,室外空气中氡浓度有日变化,白天的浓度比夜晚或清晨的浓度低。当然,空气中氡浓度还有季节变化。此外,地理纬度也影响室外空气中的氡浓度。低纬度地区室外空气中的氡浓度高于较高纬度地区。在赤道附近室外和室内几乎相同;在北纬 23 度到 45 度地区室内/室外的比值增高,这是由于不同纬度处的地质和大气条件以及房屋建筑设计上的差异所致。

就世界范围而言,最近的调查结果表明,室外空气中 ^{222}Rn 和 ^{220}Rn 的浓度都是 10 Bq·m^{-3}。^{222}Rn 的长期平均值在 1～100 Bq·m^{-3} 之间。其中的低浓度氡可能出现在海洋中孤岛或海岸地区的空气中;高浓度氡可能出现在氡扩散率高的地方。因为 ^{220}Rn 的半衰期很短,在离地面几厘米高处空气中的浓度大约是离地面 1m 高处的 10 倍。因此,在室外空气中 ^{220}Rn 浓度的垂直梯度非常陡。室外空气中 ^{220}Rn 的平衡当量浓度为 0.1 Bq·m^{-3}。

(2) 室内空气中的氡浓度

室内空气中氡浓度不仅受建筑物类型的影响,还受室内通风条件的影响,也受大气条件和地理纬度的影响。热带地区的雨季和旱季也可能以一种尚不清楚的方式影响着室内氡浓度的平均值。

就世界范围而言,近年来对室内空气中氡浓度的调查结果与 UNSCEAR1993 年报告的结果相比较,似乎没有太大的变化,即室内空气中氡浓度的算术平均值为 40 Bq·m^{-3},几何平均值为 26 Bq·m^{-3},人口加权算术平均值为 16 Bq·m^{-3},98％的氡浓度的估计值不超过 200 Bq·m^{-3},平衡当量浓度不超过 80 Bq·m^{-3}。说明,全世界大约有 2％的住宅内空气中氡浓度可能超过了这个数值。另外,大约有 0.02％的住宅内空气中的氡浓度可能超过 800 Bq·m^{-3}。考虑到人在家中受氡照射的生物学效应,人们普遍认为,当室内氡的几何平均值为 400 Bq·m^{-3} 时采取补救措施是可取的。住房内防氡补救措施能减少因吸入较高浓度氡而产生的较大内照射剂量。

由于 ^{220}Rn 的半衰期很短,所以其在室内空气中的浓度随空间和时间的变化很大,在特定位置处 ^{220}Rn 浓度与其子体浓度之间的联系并不密切。例如,在一幢公寓住宅内离开墙壁或地板不同距离处 ^{220}Rn 浓度变化非常明显,但是由于 ^{220}Rn 衰变子体 ^{212}Pb 和 ^{212}Bi 的半衰期较长(分别为 10.6 h 和 60.6 h),所以它们在室内空气中均匀分布。不能用对 ^{220}Rn 的测量结果代替 ^{220}Rn 衰变子体的测量结果。最近的实验和计算研究支持这一结论。早先的测量资料表明,^{220}Rn 的平衡当量浓度大约为 0.3 Bq·m^{-3}。最近的研究指出,室内空气中 ^{220}Rn 浓度的代表值仍然是 0.3 Bq·m^{-3}。^{220}Rn 在室内空气中的浓度与室外相同。

在北欧的几个国家,由于来自土壤中的氡受空气对流作用强,所以冬季测得室内空气中的氡浓度偏高。因此,他们在计算室内空气中氡的年平均值时采用 0.8 这个修正系数对测量结果作修正。在美国,对冬季的测量结果也作如此修正;而对夏季的测量结果进行反方向修正。

在氡的辐射流行病学研究中,要想获得居室内氡的长期平衡浓度,有以下两种方法:一种是测量沉积在室内平面玻璃表面上氡子体 ^{210}Po 的活度;另一种是以海绵材料作为氡的捕集器,再用放射化学分析方法分离出氡在海绵材料中产生的子体 ^{210}Po 的活度。

为了判断利用室内空气中氡浓度评价室内照射剂量与评价个人照射剂量之间是否存在差异,有位奥地利学者借助于氡个人测量仪对 34 名人员进行了长达 6 个月的氡照射剂量的测量,并对特定的照射条件下在家中、在工作场所以及其他处所的居留时间进行估算。发现两种评价结果之间存在的差异最大达到 3 倍,并探讨了出现差异的原因。例如,在居室内把探测器的灵敏部位放在卧室而不是地下室,可能减小这种差异。

评价氡的长期照射时,室内、外的居留因子分别采用0.8和0.2。对全世界的公众而言,这个数值仍然是合理的估计值。但是,对于较小的公众人群组和个人来说,采用这两个数值时可能会对评价结果产生相当大的影响。

6. 氡对人体产生的年平均有效剂量

吸入单位浓度的氡在支气管关键细胞上产生的吸收剂量受许多因素的影响。例如,气溶胶粒子颗粒度分布,未结合态氡子体α潜能在氡子体α潜能总和中占的份额f_p,呼吸速率,氡子体在呼吸道各个区域内的沉积份额,支气管上皮细胞表面黏液向咽喉方向的廓清率和靶细胞的厚度等。固态相或液态相与气相之间形成的"溶胶"体系,称为气溶胶。含放射性物质的固相或液相的微粒与气体之间形成的"溶胶"体系,称为放射性气溶胶。室内空气中f_p的中值为0.05,可能有两倍的不确定度,取决于当时的室内空气中气溶胶粒子浓度和室内空气的过滤净化情况。在通常情况下,室内气溶胶粒子呈对数正态分布,几何平均值约为100nm,几何标准差为2 nm。成年男子每天8 h的休息状态呼吸速率的估计值为0.45m³·h⁻¹,每天16 h的轻微活动状态中呼吸速率为1.2m³·h⁻¹。成年女子在休息状态时呼吸速率比成年男子低20%,轻微活动状态下则低5%。UNSCEAR最近推荐的呼吸速率,成年男子为22.2m³·d⁻¹,成年女子为17.7m³·d⁻¹。支气管上皮的分泌细胞(即杯状细胞)和基底细胞的平均厚度分别为18μm和28μm。α粒子在人体软组织中的射程R_T可以根据布拉格-克利曼(bragg-kleeman)给出的α粒子在空气中射程R_a与在组织中射程R_T的关系式近似地求得:

$$R_a \times \rho_a \approx R_T \times \rho_T \quad (1.13)$$

式中,ρ_a和ρ_T分别为空气和软组织的密度(g·cm⁻³);$\rho_a=1.226\times10^{-3}$g·cm⁻³,此关系式计算结果误差为±5%,$R_a$可由下式求得:

$$R_a(cm) = \begin{cases} 0.56E & (E<4 \text{ MeV}) \\ 0.318E^{1.5} & (4 \text{ MeV}<E<7 \text{ MeV}) \end{cases} \quad (1.14)$$

式中,E为α粒子能量(MeV)。

研究表明,室内空气中未结合态氡子体经鼻咽腔吸入的沉积量比经口腔吸入到支气管内的沉积量约多15%。经鼻咽腔吸入的沉积量几乎不受年龄的影响。直径小于200 nm的气溶胶粒子在呼吸道内靠扩散沉积,更大的气溶胶粒子靠惯性碰撞沉积。支气管上皮的基底细胞受到每单位浓度氡照射的吸收剂量的估计值在5～25 nGy/(Bq·h·m⁻³)之间。在室内空气中氡的平均浓度条件下,呼吸速率为0.6m³·h⁻¹,气溶胶粒子中值直径为100～150μm,未结合态氡子体的f_p值为0.05时,吸入氡对基底细胞产生的吸收剂量的中位值为9 nGy/(Bq·h·m⁻³)。支气管和细支气管分配的组织权重因子W_T取0.08,α粒子的辐射权重因子W_R取20,于是,每单位平衡当量氡浓度的有效剂量为15 nGy/(Bq·h·m⁻³)。这个剂量对整个肺区不是很重要的剂量。

ICRP根据辐射流行病学的调查结果,以相同的辐射危害为基础,对氡的吸入照射推导出了剂量与危险概率相关的约定转换系数,作为一种替代物理学的剂量估算方法:对于²²²Rn,男女的标称致死危险概率系数为8×10⁻⁵/(mJ·h·m⁻³)。比值是从对矿工的职业危害研究中确定的。与这个标称致死危险概率系数相关的每单位有效剂量的危险系数是:对于矿工取5.6×10⁻⁵/mSv,对于公众取7.3×10⁻⁵/mSv。浓度与剂量的约定转换值对于矿工是8×10⁻⁵÷(5.6×10⁻⁵)=1.43 mSv/(mJ·h·m⁻³)(相当于3.88 mSv/WLM),对于公众是8×10⁻⁵÷(7.3×10⁻⁵)=1.10 mSv/(mJ·h·m⁻³)(相当于5.06 mSv/WLM)。按ICRP取整数习惯,于是对工作场所和家庭中,上述计算结果分别是 1.4 mSv/(mJ·h·m^{-3})和 1.1 mSv/(mJ·h·m^{-3})(相当于 5 mSv/WLM 和 4mSv/WLM)。后一组数值 1.1 mSv/(mJ·h·m^{-3}) 相当于 6 nSv/(Bq·h·m^{-3}),这个数值与由物理剂量学推导出的有效剂量[15 nSv/(Bq·h·m^{-3})]有 2.5 倍的差别。这是由于在剂量学方法推导中包含的复杂物理学和气管-支气管生物学因素的影响所致,这个差别不算是很大的矛盾。

综上所述,由物理剂量学方法和由辐射流行病学的调查资料推导出的吸入氡产生的有效剂量分别为 15 nSv/(Bq·h·m^{-3}) 和 6 nSv/(Bq·h·m^{-3})。而 UNSCEAR1993 年给出的值是 9 nSv/(Bq·h·m^{-3})。近年来对 11 个地下矿井的辐射流行病学的队列调查结果的更新和补充以及其后完成的计算都表明每单位浓度氡的危险概率系数增高了。根据这一调查结果,并考虑到目前的浓度与剂量转换系数的范围,UNSCEAR 在 2000 年的报告中认为,吸入单位浓度氡产生的有效剂量仍然采用 9 nSv/(Bq·h·m^{-3}) 是合理的。

当室内外平衡因子 F 值分别取 0.4 和 0.6,室内外居留因子分别取 0.8 和 0.2,室内外空气中氡浓度分别取 40 Bq·m^{-3} 和 10 Bq·m^{-3},浓度与有效剂量转换系数为 9 nSv/(Bq·h·m^{-3})时,室内外氡的年有效剂量如下:

室内:40 Bq·m^{-3}×0.4×7000h×9 nSv/(Bq·h·m^{-3})=1.0 mSv

室外:10 Bq·m^{-3}×0.6×1760h×9 nSv/(Bq·h·m^{-3})=0.095 mSv

关于 ^{220}Rn 照射诱发肺癌的事实还没有像 ^{222}Rn 子体诱发肺癌的事实那么清楚。根据辐射流行病学的调查资料和 ^{220}Rn 的平衡当量浓度及剂量学评价方法,推导出的浓度与有效剂量之间的约定转换值为 40 nSv/(Bq·h·m^{-3})。这个转换值对估算 ^{220}Rn 的室内外照射有效剂量是合理的。^{220}Rn 在室外空气中的浓度大约是 10 Bq·m^{-3},在室内空气中的浓度与室外空气中的浓度大致相同。然而,由于空气中 ^{220}Rn 的浓度非常依赖于距源项的距离,所以在 ^{220}Rn 的剂量估算中不可能应用 ^{220}Rn 在空气中的浓度,而是以假定的有代表性的平衡当量浓度为据,估算其年有效剂量,方法如下:

室内:0.3 Bq·m^{-3}(EEC)×7000 h×40 nSv/(Bq·h·m^{-3})=0.084 mSv

室外:0.1 Bq·m^{-3}(EEC)×1760 h×40 nSv/(Bq·h·m^{-3})=0.007 mSv

分布于血液中的 ^{222}Rn 和 ^{220}Rn 的浓度与有效剂量转换系数分别取 0.17 nSv/(Bq·h·m^{-3}) 和 0.11 nSv/(Bq·h·m^{-3})。于是,它们的年有效剂量估计值分别如下:

对于 ^{222}Rn:

室内:40 Bq·m^{-3}×7000 h×0.17 nSv/(Bq·h·m^{-3})=0.048 mSv

室外:10 Bq·m^{-3}×1760 h×0.17 nSv/(Bq·h·m^{-3})=0.003 mSv

对于 ^{220}Rn:

室内:10 Bq·m^{-3}×7000 h×0.11 nSv/(Bq·h·m^{-3})=0.008 mSv

室外:10 Bq·m^{-3}×1760 h×0.11 nSv/(Bq·h·m^{-3})=0.002 mSv

来自室内生活用水中的氡对人体的剂量贡献:实际上来自室内饮水中的氡已经包括在室内空气中氡浓度的测量结果中。水中氡浓度的平均值为 10 kBq·m^{-3};水中氡进入室内空气中的浓度贡献是 1 Bq·m^{-3},空气中和水中氡的比值是 10^{-4}。当室内的换气次数为 1 次·h^{-1} 时,水中氡进入室内空气的进入率为 1 Bq·m^{-3}·h^{-1}。前文已经给出,婴儿、儿童和成年人对饮水的年消费量分别是 150 kg、350 kg 和 500 kg。假如婴儿、儿童和成年人在世界总人口中占的比例分别为 0.05、0.3 和 0.65,那么,对年水消费量的加权平均值为 601 kg。采用较保守的食入浓度与有效剂量转换系数是 3.5 nSv/Bq。于是,吸入由水中释放出的氡和饮用含氡的水年有效剂量分别是：

吸入：$10 \text{ kBq} \cdot \text{m}^{-3} \times 10^{-4} \times 7000 \text{ h} \times 0.4 \times 9 \text{ nSv}/(\text{Bq} \cdot \text{h} \cdot \text{m}^{-3}) = 0.025 \text{mSv}$

食入：$10 \text{ kBq} \cdot \text{m}^{-3} \times 601 \times 10^{-3} \text{m}^3 \times 3.5 \text{ nSv}/\text{Bq} = 0.002 \text{ mSv}$

综上所述，氡对人体产生的年平均有效剂量为：吸入空气中存在的各种来源的 ^{222}Rn 及其子体贡献的剂量为 $1.1 \text{ mSv} \cdot \text{a}^{-1}$，溶解于血液中的 ^{222}Rn 贡献剂量为 $0.05 \text{ mSv} \cdot \text{a}^{-1}$，食入自来水中的 ^{222}Rn 贡献剂量为 $0.002 \text{ mSv} \cdot \text{a}^{-1}$，因此 ^{222}Rn 对人体每年产生的有效剂量合计为 $1.15 \text{ mSv} \cdot \text{a}^{-1}$；吸入 ^{220}Rn 及其子体贡献的剂量为 $0.09 \text{ mSv} \cdot \text{a}^{-1}$，溶解于血液中的 ^{220}Rn 贡献剂量为 $0.01 \text{ mSv} \cdot \text{a}^{-1}$，因此 ^{220}Rn 每年产生的有效剂量合计为 $0.10 \text{ mSv} \cdot \text{a}^{-1}$。^{222}Rn 和 ^{220}Rn 对人体产生的有效剂量共计为 $1.25 \text{ mSv} \cdot \text{a}^{-1}$。纵观天然辐射源照射对全世界公众的年平均有效剂量见表 1.8。由表中数值可以看到，全世界公众的年平均有效剂量近似为 2.4 mSv。对估计的平均照射数值不能过分考虑精度，因为它包含变化范围较宽的数值的平均结果。对于个体年照射的有效剂量范围从 1 mSv 延伸到 2 或 3 倍的世界平均值，都可能遇到。UNSCEAR 已经计算出，大约有 65% 的公众受到天然辐射源照射的年有效剂量在 $1\sim3 \text{ mSv} \cdot \text{a}^{-1}$ 之间；而约 25% 的公众不到 $1 \text{ mSv} \cdot \text{a}^{-1}$；另 10% 的公众大于 $3 \text{ mSv} \cdot \text{a}^{-1}$。已经估算出的世界人口谱的一般照射水平是恰当的，是有根据的。

从表 1.8 中也可以看到，氡对人体产生内照射的年平均有效剂量占天然辐射源照射产生的年平均有效剂量的 1/2，所以，自 20 世纪 70 年代以来氡照射引起了人们的关注。

表 1.8　人类受天然辐射源照射的全世界年平均有效剂量(mSv)

辐射源	平均值[①]	典型范围
宇宙射线		
直接电离成分和光子成分	0.28(0.30)	
中子成分	0.10(0.08)	
宇生放射性核素	0.01(0.01)	
总计	0.39	$0.3\sim1.0$[②]
陆地辐射外照射		
室外	0.07(0.07)	
室内	0.41(0.39)	
总计	0.48	$0.3\sim0.6$[③]
吸入照射		
铀、钍系放射性核素	0.006(0.01)	
氡(^{222}Rn)	1.15(1.2)	
钍(^{220}Rn)	0.10(0.07)	
总计	1.26	$0.2\sim10$[④]
食入照射		
^{20}K	0.17(0.17)	
铀、钍系放射性核素	0.12(0.06)	
总计	0.29	$0.2\sim0.8$[⑤]
总计	2.4	$1\sim10$

① 括号内是以前的结果。② 由海平面到高海拔地区的整个范围。③ 与土壤和建筑材料中放射性核素的含量有关。④ 与氡在室内的累积有关。⑤ 与食品和水中放射性核素的含量有关。

三、人类活动给公众增加的天然辐射照射

某些工业活动，如磷酸盐和金属矿石的加工、铀矿的开采、锆矿砂的分选、钛色素的生产、

石油和天然气的提取、建筑石材的加工和利用、钍化合物的生产和利用、废金属的加工和水泥的生产等工业活动中涉及的原材料、产品和副产品以及废物中含有的天然放射性核素释放到环境大气、水体和土壤中,会对周围的公众产生额外的天然辐射源照射。

磷酸盐的加工、水泥的生产、天然气和石油的提取以及燃气发电和家庭燃烧天然气等活动,都会向环境大气中释放 ^{222}Rn。磷酸盐加工场所空气中 ^{222}Rn 浓度增加了 35～780 Bq·m^{-3},加工场所空气中 ^{222}Rn 浓度因季节或场所不同而变化明显。初级磷发光粉和钢铁生产是大气中 ^{210}Po 的重要源项;水泥生产释放更多的 ^{210}Pb。向环境大气中释放天然放射性核素最大的源项是磷酸盐的加工、石油和天然气的提取以及初级钢铁生产。荷兰的两个磷酸厂向水体中排入的 ^{226}Ra 活度达 0.6～0.8 TBq,可以和英国、挪威、荷兰和丹麦的近海石油生产厂每年随工艺水排入北海的 ^{226}Ra 活度估计值相比。每年从上西莱斯台地的一个煤矿向一条有海水稀释的河水中排出的 ^{226}Ra 和 ^{228}Ra 分别增加 20 GBq 和 30 GBq,河道底质泥中镭的沉积量增高。废金属的加工和利用均可导致周围环境介质中的放射活度浓度增高;原因是被加工的废金属物件曾在天然放射性工业生产中服过役,或被人工放射性核素 ^{22}Na、^{54}Mn、^{60}Co、^{137}Cs 或 ^{192}Ir 污染过,或丢失的镭源躲藏在金属管内。

工业活动释放出的天然放射性核素污染范围可能局限在某一局部地区,对人体产生外照射和内照射。由于上述工业活动通常远离居民区,所以大多数居民不太可能受到明显增加的外照射剂量。在靠近矿石贮存堆或废物沉积处,测到的外照射剂量率为 0.1～300 μSv·a^{-1}。吸入和食入增加的天然放射性核素是产生内照射的主要途径,只有在靠近加工厂附近的居民才会发生这样的吸入和食入情况。英国对其钢铁粉末冶金厂附近的关键人群组估计出的内照射年有效剂量为 1.5～18 μSv,剂量来自当地生产的食品。英国对燃煤电厂附近的关键居民估算出的内照射年有效剂量为 250 μSv,剂量来自用煤灰渣制作的建筑材料;其他途径产生的内照射年有效剂量为 0.07～55 μSv。对靠近初级磷发光粉厂附近的较少人群估算出的内照射年有效剂量为 1～10 μSv,剂量来自附近农业区生产的食品。对在靠近加工厂的建筑物内办公室工作的人员估算因吸入天然放射性核素产生的有效剂量为 50 μSv。

由于在工业活动中涉及到的公众成员个人和与其有关的环境条件各不相同,所以还不能对公众的受照剂量作出全面评价。但是,普遍认为在工业活动中,磷酸盐生产和矿砂加工过程中释放的天然放射性核素对周围居民产生的剂量贡献最大,年有效剂量为 1～10 μSv,不可忽视。

第二节 人工辐射源

一、人工辐射源对公众产生的照射剂量

(一) 大气层核武器试验落下灰产生的剂量

在离地面 55y0.4m 或大于 0.4m 高的大气中进行的核武器爆炸试验,称为大气层核武器爆炸试验。y 为千吨爆炸的总 TNT 当量。大气层核试验是环境中人工辐射源对全球公众照射剂量的主要贡献者,所以我国和许多其他国家都主张 1980 年以后停止在大气层进行核武器

试验。这里的公众,是指广大的社会人员。

从 1945 年持续到 1980 年的 35 年间,在大气层中核武器试验的总次数为 543 次,总当量为 440Mt。大气层核试验次数最多的年份依次是 1962 年、1961 年、1958 年和 1954 年。在近地面大气中进行核试验,部分核裂变产物沉降在核试验场(局部沉降)和距试验场数千公里下风向区域(中程沉降)。核裂变产物在局部的沉降量与中程沉降量的比例,因气象条件、爆炸高度、周围地面和材料类型不同而有差异。例如,随地面水体、土壤、塔和气象等条件不同而有变化。核裂变产物中的 ^{95}Zr 和 ^{144}Ce 等难溶性核素,大约有 50% 是局部沉降,25% 是中程沉降;大约 50% 的 ^{90}Sr、^{137}Cs 和 ^{131}I 等核裂变产物是局部和中程沉降;剩下的核裂变产物和所有的在空中爆炸试验产生的核裂变产物一起广泛地向大气层的对流层和平流层弥漫。平流层的大气温度随海拔高度的升高而变化不大(称为同温层),上下的大气湍流较小,南北水平方向的气流不明显。总之,平流层的大气状态相对稳定。但是,平流层有一股强劲的西风带,气流速度达 100~300 km·h^{-1}。因此,进入平流层的核裂变产物便随着这股高速气流向全球呈带状扩散,据估计大约 2~3 周可以绕地球 1 周,几个月后在核试验纬度上空的平流层中核裂变产物呈均匀分布,并靠自身重力和扩散作用不断地沉降到平流层的下部。在赤道附近海拔 16 km 处和中纬度与极地附近海拔 11 km 处的平流层与对流层界面处各有一个"缝隙",沉降到平流层下部的粒径小的核裂变产物可以通过这些缝隙进入对流层中,而粒径较大的核裂变产物能直接穿过平流层与对流层界面进入对流层。进入对流层的核裂变产物靠自身重力和扩散作用不断地沉降到地面,形成落下灰。从平流层沉降到地面的核裂变产物是些长寿命的 ^{137}Cs 和 ^{90}Sr 等核素;核试验期间进入对流层的核裂变产物是些短寿命的核素,如 ^{89}Sr、^{95}Zr、^{106}Ru、^{131}I、^{140}Ba 和 ^{144}Ce 等。一般认为,核裂变产物在平流层中滞留的时间为 0.3~3 年。由于大多数核武器试验是在北半球进行的,所以落下灰在北半球的沉积量大于南半球。

短寿命($T_{1/2}$<100d)的裂变产物及其子体如 ^{95}Nb 是对人体产生外照射剂量的主要贡献者,其次是 ^{106}Ru、^{54}Mn 和 ^{144}Ce 等,较长期外照射剂量的主要贡献者是 ^{137}Cs,因为它的半衰期长达 30 年。由摄入途径进入人体的短寿命核裂变产物是 ^{131}I、^{140}Ba 和 ^{89}Sr 等,它们对人体产生几周或几个月的内照射;^{90}Sr 和 ^{14}C 对人体产生长期的内照射,它们的半衰期分别为 28.8 年和 5730 年。

大气层核武器试验落下灰在南、北半球的沉积量还随时间而变化。据估算,1963 年全球公众受落下灰照射的年平均有效剂量最高达 110 μSv,到 2000 年这个剂量降到 5 μSv,主要是残留在环境中的 ^{14}C、^{90}Sr 和 ^{137}Cs 所致。北半球公众的年平均有效剂量比南半球大 10%。尽管人们对大气层核试验的后果很担心,但仅就向环境中释放人工辐射源最多年份的 1963 年而言,全球人口的年平均有效剂量最多为天然辐射源本底水平的 5%。当然,人们并不希望增加这个无任何利益的照射剂量。

从 1962 年—1990 年的 28 年间,全球每年都要进行 50 次或更多次的地下核武器试验。绝大多数地下核试验的爆炸当量远低于在大气层中试验的爆炸当量,而且地下核试验可以限制所有的核碎片释放。只有当发生裂变气体核素泄漏或排出时,才会对试验场环境产生污染。

(二) 核能发电对公众产生的剂量

核能发电涉及到核燃料循环。核燃料循环是指铀矿开采、铀矿石水冶、铀的浓集与转化、核燃料元件制造、核反应堆运行、乏燃料后处理、退役和放射性废物管理以及有关的科研和开发活动。在这些活动中会对局部地区的公众产生某种程度的辐射剂量。

1. 采矿和水冶对公众产生的剂量

铀矿石水冶过程中,铀系中的^{230}Th和^{226}Ra没有被硫酸溶液从矿砂中浸取出来,它们仍留在矿砂中。尾矿中的^{230}Th($T_{1/2}=83000$ a)衰变后生成^{226}Ra,^{226}Ra($T_{1/2}=1600$ a)衰变后生^{222}Rn,所以^{230}Th和^{226}Ra是铀矿开采和水冶过程中向环境释放^{222}Rn的源头。假如水冶厂的服役期为5年,由尾矿中释放氡的速率的平均估计值为10 Bq·m^{-2}·s^{-1},而被弃置并经过稳定处理的尾矿在10000年中稳定释放氡的速率为3 Bq·m^{-2}·s^{-1},铀矿床蕴藏面积为1公顷(hectare,ha),那么,采矿和弃置尾矿归一化氡释放量分别为3 TBq/Gwa和1 TBq/Gwa。如果用材料覆盖法对尾矿加以覆盖或用水浸法对尾矿加以水饱和处理,氡的释放率则降到0~0.2 Bq·m^{-2}·s^{-1},而大多数正常本底地区土壤中氡的释放率为0.02 Bq·m^{-2}·s^{-1},所以评价时采用低于1 Bq·m^{-2}·s^{-1}的氡释放率数值。在半干燥地区氡的有效释放高度为10 m,在1 km处的稀释系数为5×10^{-7} s·m^{-3};氡浓度与剂量间的转换系数为9 nSv·h^{-1}/(Bq·m^{-3})(EEC),于是,单位释放量的氡产生的有效剂量则为0.0025人·Sv/Gwa。利用这一数据可以估算出每年每单位发电量(Gwa)产生的公众年集体剂量在采矿和水冶运行期为0.2人·Sv/Gwa。而由尾矿释放的氡产生的公众集体剂量为0.00075人·Sv/Gwa,若根据尾矿具有10000年连续释放氡的假设,则归一化的弃置尾矿产生的集体剂量为7.5人·Sv/Gwa。

有资料表明,一座典型铀矿和水冶厂,如果氡释放量为80 TBq/Gwa,铀的主要生产国家年平均铀产量为4000 t,每发出1Gwa的电量需要250t铀,所有的集体剂量都被铀矿和水冶厂周围100 km范围内的居民接受,在100 km范围内的人口密度为3人·km^{-2},总人口为90000人。依上述条件估算出的周围居民个人的年有效剂量在天然辐射源正常本底水平的统计涨落范围内,是微不足道的剂量。

2. 浓缩铀和核燃料元件生产对公众产生的剂量

水冶厂的产品是天然铀化学浓集物重铀酸铵或重铀酸钠。天然铀中,^{238}U的丰度为99.28%,^{235}U为0.714%,^{234}U为0.0056%。水冶厂的产品经过进一步纯化后转化为UO$_2$。UO$_2$氟化后转化为UF$_4$和UF$_6$。以UF$_6$为原料,用气体扩散分离法或离心分离法可将UF$_6$中的易裂变同位素^{235}U,从其0.714%的天然丰度加浓到2%~5%的丰度,这样的铀称为浓缩铀,是低浓铀。将浓缩的UF$_6$还原为UO$_2$。把这种UO$_2$粉末烧结压制成片状物,成为UO$_2$芯片。经过水洗和干燥后的UO$_2$芯片群被密封在锆或不锈钢管内,成为核燃料束棒。许多这样的束棒成方阵排列,成为核燃料组件。轻水慢化水冷却反应堆(LWRs)和先进气冷石墨慢化反应堆(AGRs)运行时需要这种低浓铀作核燃料。把天然铀UF$_4$用镁粉或钙粉还原,则成为天然铀锭。铀锭经轧制和铣切成为天然铀金属芯块。每个芯块装入金属包壳内密封后成为天然铀核燃料元件。重水反应堆(HWRs)和气冷石墨慢化反应堆(GCRs)运行中使用的核燃料是天然铀核燃料。HWRs也可以采用稍加浓的浓缩铀作核燃料。

在天然铀转化、浓缩铀生产和核燃料元件制造过程中,向环境释放的放射性物质主要是天然铀的重铀酸化合物、氧化物和氟化物。典型生产设施释放的铀化物对局部地区公众产生的归一化年集体有效剂量的估计值为0.003人·Sv/Gwa。吸入是主要的照射途径,而液体流出物产生的集体剂量不足总集体剂量的10%。

3. 发电核反应堆对公众产生的剂量

近年来,核能发电量占全球总发电量的17%。核电站在正常运行工况下向环境释放放射性物质的量很少,只有利用放射性物质在环境介质中的弥散模式才能估算出对周围公众产生的微小照射剂量。目前全球核能发电量为250 Gwa,由此估算出的该实践对公众产生的年集体剂量为 200 人·Sv。假定全球核电站周围 50 km 范围内的居民为 2.5 亿人口,那么,估算出的居民个人年有效剂量低于 1 μSv。如果核能发电以目前规模持续 100 年,则估算的全球人口个人的最大剂量将低于 0.2 μSv,与天然本底辐射水平相比,是个很低的剂量。当然,在重大事故工况下将会使局部地区公众受到明显高于天然本底水平的剂量照射。

4. 乏燃料后处理厂对公众产生的剂量

在反应堆中"燃烧"过的并被卸出且不再回到该反应堆使用的核燃料,称为乏燃料。乏燃料后处理是用化学方法回收乏燃料中的铀和钚的实践活动。回收的铀和钚可以被制成反应堆运行所需的核燃料。目前国际上大约有 5%~10% 的乏燃料被送到后处理厂进行处理;大多数核电站的乏燃料被暂时存放在乏燃料水池内,待处理。

乏燃料后处理对公众产生的年集体剂量,是仅根据 3 个国家资料的估计值,为 20~30 人·Sv。液体流出物中的 ^{137}Cs 贡献的剂量占总剂量的 87%。在 1990 年—1994 年的 5 年间 ^{14}C 产生的剂量超过了 ^{137}Cs 的贡献剂量。如果这一集体剂量全部被 50 km 范围内的 310 万人口接受,乏燃料后处理对公众个人产生的待积有效剂量约为 10 μSv。这个剂量仅仅分配在 3 个国家不同设施的周围居民身上。

中、低放射性固体废物处置的归一化集体有效剂量都很低,大约为 0.5 人·Sv/Gwa 的水平。在核燃料循环设施中,各种放射性物质运输对沿途公众产生的有效剂量的假定值为 0.1 人·Sv/Gwa。

到 1999 年底,全球共有 292 座研究性反应堆在运行,总热功率为 3000MW,总运行经验超过 13000 堆年。关于研究性反应堆向环境释放放射性物质的资料,俄罗斯的报告数据可作为参考。从 1993 年—1996 年,俄罗斯的奥布宁斯克(Obninsk)的两座研究性反应堆放射性物质年平均释放量:惰性裂变气体为 0.7 PBq,^{131}I 为 5 GBq,^{90}Sr 为 0.3 GBq,^{137}Cs 为 0.6 GBq,钚为 0.1 GBq。对当地居民个人产生的年有效剂量的估计值不超过 30 μSv。除此以外,尚无核燃料循环其他环节因科研和开发释放放射性物质的资料。

(三) 同位素的生产和应用对公众产生的剂量

放射性同位素被广泛地应用于工业、医学和科学研究实践中。生产和应用过程会有少量的放射性同位素排放,对周围公众产生照射。人们关心的重要核素是 ^3H、^{14}C、^{125}I 和 ^{131}I 及 ^{133}Xe。在上述实践中,产生的年集体有效剂量的估计值为 100 人·Sv。

全球在核医学诊断疾病的实践中,^{131}I 的用量约为 600 TBq。在核医学诊断中,可利用的 ^{131}I 活度剂量转换系数为 0.3 人·Sv/TBq,^{131}I 在生产过程中的释放比例为 0.01%。于是,全球 ^{131}I 的生产和应用产生的年集体有效剂量为 0.02~2 人·Sv(包括医院废物贡献的剂量)。

就 ^{131}I 全球医学应用而言,总用量为 600 TBq。应用中 ^{131}I 的释放比例为 $5×10^{-4}$,^{131}I 随液体流出物排放时活度剂量转换系数为 0.03 人·Sv/TBq。于是,^{131}I 在医学诊断应用阶段对公众产生的年集体剂量只有 0.009 人·Sv。由于其他放射性同位素有些是借助于贮存容器而被应用的,所以像 ^{99m}Tc 等同位素的释放量很少,因而对公众产生的剂量小到可忽略的水平。

近年的研究结果表明,当患者接受核医学治疗时,患者的家属成为患者出院回家的同行人。当患者接受 200~800 MBq ^{131}I 治疗时,用直接测量法测得患者的同行人受到的 γ 射线外照射剂量为 0.04~7 mSv,成年同行人的平均受照剂量为 1 mSv,儿童为 0.1 mSv。对于使用 4~7 GBq ^{131}I 治疗甲状腺癌的患者,其家庭成员受到的外照射剂量低于 0.5 mSv。根据目前的实践,与患者同行的人员受到的 γ 射线外照射剂量率为 0.02~0.5 mSv·h^{-1}。

接受 ^{131}I 治疗的患者家庭成员的集体剂量可按以下方法获得:发达国家,^{131}I 在核医学用量中,20%用于治疗甲状腺癌,80%用于治疗甲状腺功能亢进症,平均用量分别为 5 GBq 和 0.5 GBq,加权平均使用量为 1.4 GBq。全球 ^{131}I 的年使用量为 600 TBq,可以对 43 万名患者进行治疗。如果接受照射的家庭成员为 2~3 名,则平均照射剂量为 0.5 mSv,除了患者以外,对家庭成员产生的集体剂量可达 400~600 人·Sv。

为探讨接受 0.3~1.3 GBq 放射性碘吸入治疗的患者呼出气体中的放射性碘对其家属产生的影响,利用全身计数器对患者家属进行体外直接测量的结果表明,17 位家属受到的有效剂量为 0.3~68 μSv,中位值约为 4 μSv。根据对大多数核医学诊断程序的分析和评价结果认为,陪伴在患者附近的人员受到的累积剂量,估计值通常不超过 40 μSv。处于授乳期的妇女服用放射性碘进行治疗时,继续授乳,婴儿受到的有效剂量可能会超过 1 mSv。应用 ^{99m}Tc 和 ^{67}Ga 治疗时也会产生类似的结果。

现在普遍认为,放射性同位素在工农业、教育和临床医学等领域的应用中,就公众的受照剂量而言,接受核药物治疗的患者家属受到的照射剂量可能是主要的,应当予以关注。

(四)医疗照射中 X 射线诊断对公众产生的剂量

患者接受疾病诊断或治疗受到的辐射照射、扶持患者接受诊断和治疗的自愿者受到的照射和自愿接受医学诊断研究者受到的照射以及接受医学健康检查人员受到的照射,统称为医疗照射。人工辐射源对全球人口因疾病接受 X 射线诊断产生的人均年有效剂量为 0.04~1.0 mSv,平均值为 0.4 mSv。

(五)核事故对公众产生的剂量

在核安全和放射防护范畴内,包括设备故障和操作失误在内凡是能导致或可能导致不可忽视的后果或潜在后果的任何意外事件,称为核事故。

1986 年 4 月 26 日在现乌克兰境内,距今白俄罗斯国境线南部 20 km 处的前苏联切尔诺贝利核电站,其 4 号发电机组发生的反应堆事故,是迄今为止核能发电史上最严重的核事故。在该反应堆处于低功率状态进行工程试验时,由于安全系统被关闭和操作失误,导致反应堆功率骤然升高而无法控制,引起连续不断的蒸汽发生器管道爆炸,损坏反应堆厂房,反应堆本体受到完全破坏。事故头 10 d,^{131}I 和 ^{137}Cs 释放量的估计值分别为 1760 PBq 和 85 PBq。^{137}Cs 在地面的沉积密度为 37 kBq·m^{-2}(37 GBq·km^{-2}),周围约有 11.6 万居民撤离出其原住地。事故反应堆现场的工作人员和消防人员死亡 30 人。这次事故在 1986 年对北半球人口产生的人均年有效剂量为 0.04 mSv,到 2000 年降到 0.002 mSv。事故现场附近的剂量较高。

1993 年以来,全球只发生过一起当地公众受照射的核事故,即 1999 年 9 月 30 日发生在日本东海县的乏燃料后处理厂的超临界事故,是因操作程序不当导致的。事故发生后 24 h 内,因建筑物的屏蔽不良导致距厂区 350 m 范围内的 200 人受到了外照射,直接测到的 γ 和中子剂量达 21 mGy。向环境中释放的裂变气体核素很小。除了核电站事故以外,各国丢失的放射源是失控源,它们会对局部地区公众产生照射剂量,应当重视。

表 1.9 中给出了全球人口受天然辐射源和人工辐射源照射剂量的比较。对于恒定源或仅仅由于天然过程引起变化的源,采用全球人均年有效剂量,而对那些可能在短时间内受到所有源的照射剂量则给出随时间变化的趋势。没有必要给出任一个人受到的剂量,因为个人受到的照射剂量受其所处的位置、生活习惯和饮食习惯不同而变化较大。

表 1.9 2000 年天然辐射源和人工辐射源人均年有效剂量

源	人均年有效剂量/mSv	剂量范围和趋势
天然本底	2.4	
医学 X 射线诊断	0.4	低医疗保健水平国家为 0.04 mSv，高医疗保健水平国家为 1.0 mSv
大气层核试验	0.005	
切尔诺贝利核电站事故	0.002	
核能发电	0.0002	将随技术的完善而降低

由表 1.9 中的数据比较可以明显地看出，人工辐射源的 X 射线医学诊断照射对全球公众产生的年平均有效剂量最大；随着国家经济和医疗水平的发展，放射诊断学、放射治疗学、核医学和介入放射学也会有较大的发展。人们普遍认为，惟一可以明显减少医疗照射剂量的则是 X 射线医学诊断的照射剂量，办法是减少那些对受检者没有任何利益的医学诊断检查和促进 X 射线诊断设备及防护措施的技术进步。

二、人工辐射源对职业人员产生的照射剂量

在核燃料循环、辐射的工业应用、辐射的医学应用、国防活动、教育和兽医学活动中的职业人员都会受到不同程度的辐射照射，这种照射称为职业照射。所谓职业照射，是除了国家法规或标准中豁免的实践源产生的照射以外，职业人员在其工作过程中受到的辐射照射。

在 20 世纪 90 年代早期，人工源的职业照射集体剂量的估算值为 2700 人·Sv，比 20 世纪 70 年代的集体剂量大约低 1/2，现在全球范围的职业人员年平均有效剂量则由 1.9 mSv 降到 0.6 mSv，见表 1.10。

表 1.10 人工源对全球职业人员的照射水平

实 践	受监测人数/($\times 10^3$)	年均有效剂量/mSv
核燃料循环	800	1.8
辐射的工业应用	700	0.5
国防活动	420	0.2
辐射的医学应用	2320	0.3
教育和兽医活动	360	0.1
总 计	6500	0.6

第二章 放射防护的目的和应遵守的三项原则

电离辐射(下称辐射)是能使物质的原子或原子团产生电离的电磁辐射和微粒辐射。辐射对人体有危害。辐射照射对人们及其后代最终产生的总伤害,称为辐射危害。应用人工源伴随着辐射危害。所以,应用人工源和放射防护应如同一驾马车的两只车轮一样并行,二者不可偏废。1895 年,伦琴(W. C. Roentgen)发现 X 射线不到半年,一位工程师在《德国医学周刊》上最早报道了 X 射线的辐射危害;这位工程师也因接触 X 射线而诱发放射性皮炎。辐射应用的早期,人们没有意识到需要放射防护,至少有 336 名死者归因于辐射照射。其中,251 人死于皮肤癌,56 人死于贫血或白血病。自从人们认识到放射防护的重要性以后,这类职业辐射的危害事件明显降低。当然,在后来的原子弹灾害、可移动源事故、辐射的医学应用事故和发电核反应堆事故中也有人遭受到辐射危害,这都是意外事件导致的辐射危害。随着科学和技术的进步,人们已经积累了丰富的防护知识和经验,在通常的职业照射条件下,能够使应用人工源的照射水平降低到可合理做到的可接受水平;人工源的某些意外事件的发生率,也在逐年降低。

第一节 放射防护的依据和目的

人们曾把辐射对人体产生的危害分为躯体效应和遗传效应两类。躯体效应显现在受照射者本人身上;遗传效应显现在受照射者的后代身上。国际放射防护委员会(International Commission on Radiological Protection,ICRP)出于放射防护的目的,在其第 26 号出版物中,把由辐射诱发的生物学效应分为非随机性效应(nonstochastic effects)和随机性效应(stochastic effects)。后来,ICRP 把非随机性效应称为确定性效应(deterministic effects)。这种分类方法对放射防护工作具有重要的理论意义和实践指导意义。

一、放射防护的生物学依据

(一) 确定性效应

人体多数器官或组织的功能并不会因辐射照射杀死少数细胞或一定量的细胞而受影响。但是,如果某一器官或组织被杀死的细胞足够多,而这些细胞又很重要,那么,将会出现可以观察到的病理改变,反映出的是器官或组织功能的丧失。而当受到的照射剂量很小时,这种病理改变的发生概率可能为零;而受到的照射剂量高于某一水平(阈值)时,这种病理改变的发生概率会迅速随着受照剂量的增加而增大到 1(100%),因此确定性效应应是有阈值的(见图 2.1)。

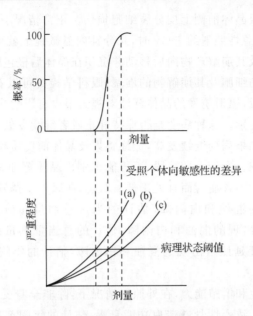

图 2.1 群体中出现的确定性效应

当受照剂量超过某一特定效应的阈剂量以后,病理改变的严重程度将随受照剂量的增加而加重。辐射危害的这种效应,称为确定性效应,是躯体效应。概括地说,辐射危害出现确定性效应的发生概率和严重程度随着受照剂量的增加而增大,剂量与效应的关系曲线呈 S 型,存在阈剂量。确定性效应的表现,主要是皮肤的损害(非恶性损伤但有损美容)、眼晶体白内障、再生障碍性贫血和不育。

除了事故照射以外,在通常的职业照射条件下,睾丸不会受到选择性照射。根据人和狗的比较性剂量与效应研究资料推断,人的睾丸可以耐受 $0.3\sim0.4$ Sv·a^{-1} 的剂量率照射,而不会出现生育能力障碍。所以,接受 0.02 Sv·a^{-1} 剂量照射的职业人员不会对生育能力有影响。但是,当睾丸在一次短暂时间内单独受到 0.2 Sv 剂量照射(这种情况通常十分少见)后,在短时间内有可能出现精子计数降低。睾丸单次受照后引起暂时不育和永久不育的估计阈值分别是 0.4 Sv·a^{-1} 和 2.0 Sv·a^{-1}。这里的阈值是指阈剂量。所谓阈剂量,是指某一特异效应(至少会在 $1\%\sim5\%$ 的受照人员中出现的效应)所需要的照射剂量。

在通常的 0.02 Sv·a^{-1} 剂量率的职业照射条件下,卵巢也不会受到选择性照射,对生育能力也不会有影响。人的卵巢内,成熟卵母细胞是各种生殖细胞成熟阶段中对辐射最敏感的细胞。当双侧卵巢受到超过 $0.65\sim1.5$ Gy 剂量的急性照射后,很可能导致生育能力的暂时障碍。因为,据研究,当卵巢受照剂量低于 $2\sim3$ Gy 时,仍然有大量未成熟的卵母细胞存活,这足以使生育能力得以恢复。卵巢接受低 LET 辐射单次照射和多次长期或迁延照射引起不育的总当量剂量和年剂量率阈剂量的估计值分别为 $2.5\sim6.0$ Sv 和 0.2 Sv·a^{-1}。但是,随着年龄的增长,发生永久性不育的阈剂量会降低,部分原因是:在正常情况下卵母细胞随着年龄的增长而减少,而年龄较大的人卵巢中不含卵原干细胞,于是不能继续补充随年龄的增长和排卵而失去的卵母细胞。从理论上讲,在接受职业照射达 30 年的妇女中,可能有部分人快到更年期,她们的卵巢有可能会受到 6.0 Gy 的累积剂量。但是,这一累积剂量出现在生育能力显著降低年龄段的概率非常小。

从长期接受低剂量职业照射人员的观察资料看,出现白内障的阈剂量大于 8 Sv。眼晶体发生浑浊的机制涉及到眼晶体前侧上皮分裂细胞损伤。正常情况下,这种细胞在一生中持续缓慢增殖。低 LET 辐射急性照射约 1 Gy 时,几分钟内显微镜下就可以检测出这种细胞出现了异常。受损伤的细胞及其崩解产物向后移动并沉积在晶体后极包膜下,致晶体弓向后移位。如果有足够多的这种损伤细胞及其崩解物的堆聚,眼科学检查可以看到眼晶体中央后包膜下的点状浑浊。在这一阶段,辐射诱发的晶体浑浊对视力很少有影响或没有影响,并很容易与其他原因引起的白内障相鉴别。这种病变是否保持静止或者继续发展,则取决于受照剂量,而不能仅靠临床检查预测。如果病变继续发展,最终将累及晶体前皮质和晶体核。在这种情况下,视力最终会受到严重影响。在较晚期阶段,不再能识别出晶体浑浊是因辐射诱发的还是其他原因诱发的。由于晶体中不含血管而且处于低氧状态,所以中子诱发白内障的 RBE 高。在单次照射后,出现可检出的混浊和白内障,估计的当量总剂量阈值分别是 0.5~2.0 Sv 和 5.0 Sv;多次或迁延照射出现的混浊和白内障,估计的总当量剂量阈值分别是 5 Sv 和大于 8Sv;多分次多年照射或迁延照射出现的混浊和白内障,估计的年阈剂量分别大于 0.1 Sv·a^{-1} 和 0.15 Sv·a^{-1}。

鉴于骨髓细胞有再生和增殖能力,在外照射情况下,除非全身受到均匀照射,否则不可能使全部骨髓都受到照射。致死性骨髓造血功能衰竭,估计的年阈剂量将超过 1 Gy·a^{-1}。单次照射和每年多分次地迁延性照射引起骨髓造血功能低下,估计的总当量剂量和年剂量率分别为 0.5 Sv 和大于 0.4 Sv·a^{-1}。成年人睾丸、卵巢、眼晶体和骨髓的确定性效应阈剂量估计值见表 2.1。

表 2.1 成人睾丸、卵巢、眼晶体和骨髓的确定性效应阈剂量的估计值(引自 ICRP,1990)

组织和效应		在单次短时间受到的总剂量/Sv	多分次或迁延照射的总剂量/Sv	多年中多分次照射或迁延照射的年剂量率/(Sv·a^{-1})
睾丸	暂时不育	0.15	NA①	0.4
	永久不育	3.5~6.0	NA	2.0
卵巢	不育	2.5~6.0	6.0	>0.2
晶体	可检出浑浊	0.5~2.0	5	>0.1
	白内障	5.0	>8	>0.15
骨髓	造血功能低下	0.5	NA①	>0.4

① NA(Not Applicable)表示不适用,因为该阈剂量取决于剂量率而不取决于总剂量。

皮肤受到给定剂量照射后出现的确定性效应因解剖部位、血管分布、氧合程度、个人的遗传背景、年龄、激素状态、受照面积和损伤深度不同而不同。皮肤基底层中的生发细胞受辐射照射似乎是发生红斑和脱屑的关键,所以生发细胞受照剂量的大小决定着皮肤受辐射照射后的反应程度。X 和 γ 射线在人体 10 cm^2 皮肤面积上产生红斑的阈剂量取决于照射次数和照射时间的长短。单次短时间照射的阈剂量估计值为 6~8 Gy;多分次长期照射的阈剂量估计值为 30 Gy。短时间单次照射致暂时性脱毛的阈剂量估计值为 3~5 Gy;单次照射 7 Gy,在几周内分次照射总剂量为 50~60 Gy,是永久性脱毛的阈剂量。受低 LET 辐射照射的职业照射人员,当累积剂量达 10~30 Gy 时,用毛细血管显微镜观察到真皮的血管有亚临床改变,而无皮肤伤害的其他征象。日本原子弹受害幸存者皮肤晚期效应中也有类似的亚临床改变的报道。亚临床改变,主要是血管萎缩和纤维化等。表 2.2 中给出的数据适合于核事故医学应急计划用。在这个剂量水平以下不太可能在受照人群中出现皮肤的确定性效应。在严重的发电核反应堆事故情况下,放射性物质的释放可能导致骨髓、肺、甲状腺和皮肤出现确定性效应,其中骨髓受到的伤害也许最为重要。

表 2.2 器官或组织避免确定性效应的阈剂量

器官或组织	确定性效应	阈剂量/Gy
全身	呕吐	0.5
骨髓	死亡	1.0
皮肤	一时性红斑和暂时性脱毛	3.0
肺	肺炎	5
肺	死亡	10
甲状腺	非致死性功能紊乱,黏液性水肿和破坏	10

(二) 随机性效应

如果人体器官或组织受到辐射危害后,细胞没有被杀死而是发生了变异,那么结果与确定性效应完全不同。变异的细胞有可能产生一个变异了的子细胞克隆。虽然人体内有好几种十分有效的防御机制,可是期望这些机制在任何时候都完全有效很不现实。经过长期各不相同的潜伏期以后,由一个变异的但仍然存活的体细胞生成的这个细胞克隆可能导致恶性病变,即癌。发生癌症的概率(而不是严重程度)随着受照剂量的增加而增大,这种效应称为随机性效应,意思是"随机性质的,或统计性质的效应",它是一种躯体效应。如果是具有向后代传递遗传信息的细胞受到辐射危害,那么辐射危害效应将表现在受照射人员的后代身上,这种效应可能有许多不同的种类,严重程度也不同,这种随机性效应称为遗传效应。辐射诱发人类出现超额遗传效应的证据目前尚不充分。

即使人们的受照剂量是已知的,也只能用统计学方法才能预测出发生超额癌症或超额遗传疾病的例数,不可能确认受照个人是否会发生癌症或其后代是否会出现遗传效应。

对于低 LET 辐射而言,低于 0.2 Gy 的剂量属于小剂量;高于 2 Gy 的剂量被认为是大剂量;介于这两个数值之间的剂量为中等剂量。剂量率小于 0.05 mGy·min^{-1} 和大于 0.05 Gy·min^{-1} 的照射分别称为低剂量率照射和高剂量率照射,在这两个数值之间的剂量率为中等剂量率。为评估人群随机性效应的危险,应当对大约 1 h 内的照射剂量率进行平均,这与 DNA 的修复时间是相符的。为了一致性和便于比较在不同照射条件下进行的实验,剂量率应尽量以 Gy·min^{-1} 或 mGy·min^{-1} 表示。上述随机性效应的资料来源,主要来自对已知受到不同剂量照射的人类群体的比较辐射流行病学资料。例如,对日本原子弹受害幸存者的观察资料等。人们感兴趣的是,小剂量和较低剂量率区域职业照射的辐射危害。然而,最有证明力的随机性效应资料却偏偏来自涉及较大剂量和较高剂量率的辐射流行病学资料。要把由人类辐射流行病学得到的因辐射诱发癌症危险概率的估计值,应用到小剂量、低剂量率照射的情况时,考虑到 DNA 修复等因素,需要引入剂量和剂量率有效因子(dose and dose rate effectivenss facter,DDREF)。在低 LET 辐射情况下,DDREF 取值为 2。因为,根据日本原子弹受害幸存者的观察资料,在那些受到低于 0.5 Gy 剂量照射的幸存者中,每 1 Gy 剂量诱发白血病的危险概率是接受 1~2 Gy 剂量照射幸存者诱发同类疾病危险概率的 1/2;其次,从理论上考虑,如果低 LET 辐射照射诱发的癌症效应和剂量的关系是线性项和二次项关系,那么在没有细胞被杀死的前提下,当剂量为 D 时,效应 E 则为:

$$E = \alpha D + \beta D^2$$

式中，α 和 β 分别是拟合辐射效应的线性项和二次项的系数，是常数，且随观察终点不同而异。实验证据提示，当剂量大于 1 Gy 时，线性项和二次项相等，意味着当剂量远低于 1 Gy 时，线性项占优势，也就是说在小剂量照射时，每 1 Gy 诱发的癌症概率仅为大剂量照射时的 1/2。DDREF 在实际应用时，因辐射类型、受照器官、剂量和剂量率的不同而异。对受高 LET 辐射照射推导的危险概率系数不必除以 DDREF 值。通过以上的分析，可以认为在小剂量和低剂量率照射条件下，癌症发生概率 I 和剂量之间的关系可用 $I = aD$ 表达，即癌症发生概率和受照剂量呈线性关系，没有阈剂量。概括地说，在小剂量和低剂量率照射时，随机性效应的发生概率（而非严重程度）随着受照剂量的增加而增大，效应与剂量呈线性关系，没有阈剂量。随机性效应主要的表现是癌症和严重的遗传疾患。

这里需要引入"危险(risk)"这一术语。危险是表述与实在或潜在照射相关的危害、损伤的可能性或后果等多属性的量。它与特定有害后果可能发生的概率和此类后果大小及特性的量有关。可归因于辐射致死癌的发生概率、非致死癌的加权概率和严重遗传效应的加权概率，见表 2.3。对于 18～65 岁的职业照射人员群体，接受单位剂量照射后可能诱发致死癌的危险

表 2.3　发生随机性效应的危险概率系数/(10^{-2} Sv^{-1})

受照人群	致死癌	非致死癌	严重遗传效应	总　计
职业照射	4.0	0.8	0.8	5.6
公众全人口	5.0	1.0	1.3	7.3

概率为 4.0×10^{-2} Sv^{-1}，可能诱发严重遗传效应的危险概率为 0.8×10^{-2} Sv^{-1}，诱发随机性效应的总危险概率为 5.6×10^{-2} Sv^{-1}；对于所有年龄的全部公众群体，这些数值分别为 5.0×10^{-2} Sv^{-1}、1.3×10^{-2} Sv^{-1} 和 7.3×10^{-2} Sv^{-1}。职业照射人员群体的严重遗传效应只考虑最初的两代后代；对全部公众群体则包括他们的全部后代。如果已知某一群体人数和人均受照剂量，就可以依据随机效应危险概率统计出这个群体中预期可能出现随机性效应例数的概率。单个器官或组织受到单位剂量照射后诱发随机性效应的危险概率系数见表 2.4。某一器官或组织因辐射诱发的危害经整合后对辐射总危害的相对贡献的份额，用组织权重因子 W_T 表示，见表 2.5。表中包括很可能受到选择性照射的器官，其中有些是已知易于诱发癌的器官。其余器官或组织包括肾上腺、脑、上段大肠、小肠、肾脏、肌肉、胰腺、脾脏、胸腺和子宫。在少见的特殊照射情况下，如果其余器官或组织中某一器官或组织单独受到的当量剂量超过了表中给予的特定权重因子的 12 个器官中任何一个器官的受照剂量时，那么这个器官或组织的权重因子为 0.025（即取 0.05 的一半）。表中数据用于计算职业照射人员和对全部公众人口受辐射照射后的有效剂量 E。E 的计算公式为：

$$E = \sum_T W_T H_T \tag{2.1}$$

式中，H_T 为辐射授予器官或组织 T 的当量剂量；W_T 为组织权重因子。辐射授予器官或组织的当量剂量 H_T 可用下式计算：

$$H_T = \sum_R W_R D_{T,R} \tag{2.2}$$

式中，$D_{T,R}$ 是器官或组织 T 来自辐射 R 授予的平均吸收剂量，单位是 $J \cdot kg^{-1}$，专用名称为 Gy；W_R 是辐射权重因子，见表 2.6。所以，有效剂量是身体各器官或组织双重加权的吸收剂量。表中数值是对外照射或内照射而言，与辐射的类型有关；表中数值不适用于结合在 DNA

大分子内的放射性核素发射的俄歇电子。

表 2.4　单个器官或组织诱发随机效应的危险概率系数

器官或组织	致死癌危险概率[①] $10^{-2} \cdot Sv^{-1}$
膀胱	0.30
骨髓	0.50
骨表面	0.05
乳腺	0.20
结肠	0.85
肝脏	0.15
肺脏	0.85
食管	0.30
卵巢	0.10
皮肤	0.02
胃	1.10
甲状腺	0.08
其余器官或组织	0.50
合　计	5.0

① 对男女人数相当、年龄分布很广的人群。

表 2.5　人体器官或组织的权重因子 W_T

器官或组织	W_T
性腺	0.20
红骨髓	0.12
结肠	0.12
肺脏	0.12
胃	0.12
膀胱	0.05
乳腺	0.05
肝脏	0.05
食管	0.05
甲状腺	0.05
皮肤	0.01
骨表面	0.01
其余器官或组织	0.05

表 2.6　辐射权重因子 W_R

辐射类型与能量	W_R
光子,所有能量	1
电子和介子,所有能量	1
中子,能量<10 keV	5
10~100 keV	10
100 keV~2 MeV	20
2~20 MeV	10
>20 MeV	5
质子,不是反冲质子,能量>2 MeV	5
α粒子,核裂变碎片,重核	20

(三) 胚胎或胎儿在子宫内受照射的辐射危险

来自广岛和长崎原子弹受害者的调查资料表明,胚胎和胎儿受照射后,出现的发育异常始于怀孕第3周,并持续到第25周,见表2.7。最近的研究表明,由于存在阈剂量,即低于表2.7中括号内的剂量时重度智力低下不可能发生。因此这种效应属确定性效应。

表 2.7　胚胎或胎儿宫腔内受照射的危险

怀孕时间	危险表现和危险概率
最初 2 周	危险概率很小
第 3~8 周	可能诱发器官畸形
第 8~15 周	重度智力低下,$1/2500(0.4\ Sv^{-1})$
第 15~25 周	重度智力低下,$1/1000(0.1\ Sv^{-1})$
整个怀孕期	儿童癌症,$1/5000(0.02\ Sv^{-1})$

宫腔内受照后儿童癌症危险资料还来自出生前接受 X 射线诊断照射后儿童期癌症的牛津儿童癌调查(OSCC)。这个调查得到的癌症因果关系令人信服。出生前接受 10~20 mGy 剂量的 X 射线诊断照射后,儿童期白血病和实体癌约增加 40%。在低 LET 辐射照射情况下,对日本原子弹受害幸存者 1263 名宫腔内受照后儿童期癌症绝对危险 95% 置信区的上限概率为 $2.8\times10^{-2}\ Sv^{-1}$,随访观察表明,在这些人中,成年期有超额癌症发生。

二、放射防护的目的

基于以上讨论的内容,读者不难回答这样的问题。放射防护的目的是避免发生有害的确定性效应,并把随机性效应的发生概率限制到可以接受的水平。

不能将辐射诱发的确定性效应和随机性效应相提并论。确定性效应有阈剂量。人体器官和组织受到的辐射照射剂量达到相应的阈剂量时,必然出现确定性效应;超过阈剂量照射时确定性效应的严重程度也必然随着受照剂量的增加而加重。所以,人们只要把受照剂量保持在器官或组织相应阈剂量以下,就完全可以避免有害的确定性效应发生,把确定性效应的发生概率降低到零。

与确定性效应不同,随机性效应不能完全被避免。因为在小剂量和低剂量率照射条件下,随机性效应和剂量之间呈线性关系,没有阈剂量。只能在放射防护方面采取有效的措施或方法把随机性效应的发生概率限制到可以接受的水平(10^{-2} Sv)。这个水平大约相当于职业人员的正常死亡率,即 $10^{-5} \sim 10^{-4}$ 概率范围内。

第二节 放射防护应遵守的三项基本原则

为了实现放射防护目的,应当严格遵守放射防护的三项基本原则。这三项基本原则是相互关联的,在实践中不可偏废任何一项,它们构成了放射防护体系。

一、实践正当化

任何引入新的照射源或照射途径,或扩大受照人员范围,或改变现有辐射源的照射途径网络,从而使人员受照射或可能受到照射或受照射人数增加的人类活动,称为实践。由实践获得的净利益远远超过付出的代价(包括对健康损害的代价)时,称为实践正当化;否则为不正当实践。

二、放射防护最优化

放射防护最优化是指在考虑了社会和经济因素的前提下,一切辐射照射都应当保持在可合理达到的尽可能低的水平。也称之为 ALARA(as low as reasonably achievable)原则。利益-代价分析是为达到放射防护最优化使用的最有效方法。

三、个人剂量限值

对在受控源实践中个人受到的有效剂量或当量剂量不得超过规定的数值,称为个人剂量限值。

实践正当化和放射防护最优化与辐射源相关,因为它们涉及的是对放射源的引用和安全防护是否正当和适宜。而个人剂量限值涉及的是受控源职业照射个人和公众个人的受照剂量,所以个人剂量限值与人相关。正当化是最优化过程的前提,个人受照剂量限值是最优化剂量的约束条件。预先对受控源可能产生的个人剂量而确定的与源相关的限制剂量,称为剂量约束,它是对所考虑的受控源安全防护最优化的约束条件。对于职业照射,剂量约束是一种与受控源相关的个人剂量数值,是限制最优化过程中所考虑的剂量选择范围。对于公众照射,剂量约束是公众成员由受控源计划运行中受到年照射剂量的上限,它等于任何关键人群组在受控源运行过程中经过所有途径接受的年照射剂量之和。每个受控源的剂量约束值都应当保证授予关键人群组的剂量之和保持在对公众人员规定的剂量限值以内。对于医疗照射,除了在医学研究中的自愿受照者或在医疗照射中自愿照顾患者的受照者以外,由执业医务人员施加给患者或受检查者的辐射照射的剂量约束,被视为医疗照射的指导水平。

综上所述,由于个人剂量限值是不可接受剂量范围的下限,适用于避免发生确定性效应。所以,不能把个人剂量限值直接作为防护设计和人员工作安排的依据。依据是什么?是放射防护最优化,最优化的依据是剂量约束值。任何将个人剂量限值作为防护设计和人员工作安排的出发点,并在实践中执行尽可能向个人剂量限值接近的做法,以及把个人剂量限值作为评价防护设施主要标准的做法,都是对放射防护三原则的误解。评价防护设施的标准应该是是否做到了最优化,而不是是否超过了个人剂量限值。当然,个人剂量限值是不允许超过的值。

第三节 放射防护三原则的应用

一、最优化的过程、方法和计划实施方案

实践正当化通常由审管部门进行判断。审管部门是为实施对防护和安全的监督管理,由政府指定或认可的一个或几个机构构成。个人剂量限值存在国际公认的限值。所谓限值是指在规定的活动中或情况下使用的某个不允许超过的值。因此,这里着重介绍 ALARA 原则的应用。"可合理做到的尽可能低的水平"这一思想原则有广泛用途,并成为完善放射防护计划的基础。这一原则的终极目的是使个人和环境受到的辐射照射量减低到最低水平,同时又是最经济和最可行的,是社会可以接受的实践。衡量这一原则应用的成功标准常常不是做了些什么,而是如何做的。下面以医疗照射过程的职业照射为例,介绍在这一过程中的最优化过程、方法和实施方案。

(一)最优化过程

医疗照射中放射防护最优化过程大体上可以分为以下六个阶段:①初步评审阶段。即收集国内和国外已有的资料,形成正式记录形式,对现状作出初步评价。②评价和建议阶段。即基于对所收集到的资料进行定性的、定量的或直观的分析研究阶段,创新地提出可供选择的不同防护措施或方法的预案。③决策阶段。在全面考虑了与放射防护有关问题的基础上,对上述诸预案作出抉择。抉择时应当考虑到对非放射性因素的防护问题,使决策高屋建瓴、切实可行。④基础数据鉴别阶段。⑤可合理做到的尽可能低水平的定期评审阶段。⑥反馈阶段。

影响最优化过程的因素较多。例如,法人的放射防护意识和他对可合理做到的尽可能低水平原则的责任心;职业人员和防护人员的素质;培训纲要及其有效性;防护设施的支撑和对其有效地利用及维护;有效的防护监测计划;事故应急计划的可行性;整个防护纲要是否定期评审;等等。总而言之,人的因素或与人有关的因素在最优化过程中起主导作用。

(二)最优化方法

最优化方法很多,常用的有直观分析法、多因素分析法、代价-利益分析法和决策分析法等。采用任何一种最优化方法,总是或明或暗地隐含着最优化目标的价值判断。因此,在定量分析研究中应当注意所选择的参数值尽可能接近真实值而不应当过于保守,保守数值的无控制累积必然会导致偏离最优化。

(三) 最优化计划实施方案

1. 建立防护组织

防护组织的形式和规模与实践的相对危险程度有关。当操作的放射性物质活度或所用的辐射源强度较弱时,不需设专职防护人员,可以由有经验的职业人员兼职。当操作的放射性物质活度较高或使用的辐射源强度较大时,应当设专职防护人员和相应的防护机构,并设放射防护委员会,分级负责,定期检查。对任何可能影响核安全和放射防护的工作,都应当经过这个委员会讨论并提出意见报审管部门批准。

2. 建立完整的防护档案

防护档案包括个人剂量档案、场所辐射测量和评价档案、排放物的测量和评价档案、环境介质中放射性活度浓度和外照射剂量率测量和评价档案、防护设施设计和使用情况的安全评价档案、事故工况和处理过程及人员受照剂量档案、放射防护质量保证记录档案、员工健康档案等。

3. 员工上岗前防护培训计划

(1) 培训对象:包括准备上岗的职业人员、行政管理人员和短期雇工。

(2) 培训时间:准备上岗的职业人员通常应当接受不少于 40 h 的职前培训;行政人员通常应接受 4 h 培训,因为他们常因工作需要偶尔进入辐射区;对短期雇工,培训时间与职业人员岗前培训时间相同,因为他们可能参与较高照射水平的工作。

(3) 培训计划的设计:包括培训目的、培训效果检验方式、课程设置、教材选用、培训结果评价。评价指标应当包括学习态度和对事物的反应能力等。

(4) 培训的教学内容:对职业人员岗前培训的教学内容包括以下方面:放射性核素衰变,电离辐射类型及其特征,辐射剂量学中几个常用的物理量;辐射测量的基本方法,天然辐射源构成及其对人类产生的剂量,高天然辐射本底地区的辐射水平及该地区人们的生活质量,受控源职业照射可能存在的辐射危害及危险概率,放射防护目的和应当遵守的三项基本原则,放射防护措施、方法、个人剂量限值及在放射防护中对孕妇和授乳妇女的特殊考虑,放射防护用具和防护设备的使用方法和维护方法,人体皮肤去污染原则和方法,警告信号和报警的识别,职业人员的责任及其与防护人员的关系等。

(5) 防护设施的设计:良好的工程实践不可能完全消除辐射照射和放射性物质污染的可能性。但是,良好的工程设计确实能在很大程度上降低事故的发生概率,并能有效地降低辐射照射剂量和污染水平。

(6) 控制职业照射水平:控制途径有剂量监测和剂量控制两种。其中,剂量控制可以从两个方面着眼,一是管理控制,二是技术控制。管理控制包括制订安全操作规程,确定管理限值,设置出入工作场所的安全口,设立辐射危险标志等。技术控制是指控制辐射源安全的技术措施。例如,设置屏蔽防护和设置屏蔽防护门以及有效的联锁防护系统等。剂量测量,即设置必要的固定式和可携带式辐射剂量测量仪器,建立数据库和辐射测量质量保证程序,定期作出辐射安全分析和评价。

(7) 控制公众受照剂量:方法是确定放射性流出物的排放标准、监测流出物、监测放射性废物处置情况等。这里提到的放射性流出物(或放射性排出物)是指实践中产生的气态、气溶胶和液态放射性废物。这些废物被排入环境后通常能很好地被稀释。

(8) 制订事故应急行动计划:立即采取超正常工作程序的行动,称为应急行动(简称应急)。应急行动计划是为了应付应急照射事件而制订的并经过审批的行动计划,是一组行动程序文件。是否需要制订事故应急行动计划,依设施的具体情况而定。事故应急行动计划可以比较简单,也可以比较复杂。但是,不论设施的大小,都应当有明确成文的事故应急行动计划,并定期对这个计划作出评论和必要的演习。事故情况下的放射防护原则和方法与正常工况下的防护原则和方法基本相同。但是,事故情况下可能伴有人员精神紧张和组织的混乱情况。要求应急行动计划是一个组织良好、计划明确的行动,并制定有相应的干预水平。应急行动演习能纠正出现的组织混乱现象,完善行动计划内容。干预水平是针对事故照射或持续较高剂量照射而制定的可以防止的照射剂量水平,当照射剂量达到这个水平时则采取相应的防护行动或补救行动。

应急计划包括的基本内容是:对最可能发生的事故原因和后果进行描述;应急行动警报识别;撤离路线和集合区域;对参与应急行动的人员进行培训,明确任务和责任;必要的辐射探测仪器和防护设备及用具的准备;交通工具的准备;应急行动挥指人员和指挥网络系统;与设施以外应急力量的合作,如与警察、消防队、审管部门人员合作等。

综上所述,尽管遵守个人剂量限值在"可合理做到的尽可能低水平"思想原则中不是最主要目标,但是在放射防护最优化计划中还是要考虑个人剂量限值。最优化计划方案中的各子项看上去似乎未必能有助于实现 ALARA 目标,但是,众木成林,最优化计划方案的总和确实能给出实现 ALARA 目标的概貌、方向和明显效果。

二、放射防护三原则在医疗照射中的应用实例

讨论放射防护三原则在医疗照射中的应用之前,须明确指出,放射防护体系中的第三条原则即个人剂量限值不适用于对患者的医疗照射防护。因为个人剂量限值是为了保证从人工源辐射照射中没有获得净利益的个人不致受到不适当的过量照射而规定的剂量限值。而对于具有充分医学理由接受医疗照射的患者来说,在医疗照射中即使受到了超过对公众成员个人规定的个人剂量限值,但是他是医疗照射的受益者,即明确了诊断结果或健康状况得到了改善,获得了净利益。下面仅以核医学诊断、治疗为例,讨论实践正当化和放射防护最优化在医疗照射中的应用。

(一)临床核医学诊断或治疗的正当化

正当化在医疗照射中意味着一次高质量的准确诊断,或通过治疗患者的健康状况获得了改善。从临床医学角度判断,接受这种照射要比因辐射可能诱发的随机性效应或确定性效应的危险更为重要。反过来说,如果回避这种照射则意味着患者因疾病给健康带来的危险将大于预期的辐射危险。因此,临床核医学医生和建议患者做核医学诊断或治疗的医生(下简称建议医生)认为采用核医学诊断或治疗方法会对患者带来净利益,那么这种专业上的判断则构成了使患者接受这种照射的正当化理由。如果这种诊断和治疗确属临床需要,而且预先经过了适当选择并且正确地实施的话,那么患者会因此而获得净利益。

当然,建议医生在提出报告建议患者使用核药物进行疾病诊断或治疗时,应当作出权衡,首先应当考虑:还有没有其他可供选择的诊断或治疗方法?这些方法各自的效能和伴随的危险是什么?对于给定的病例,如果这些方法是相互竞争而不是相互补充的,而且有平等的机会可被选用,那么就应当选用对人体危险性较小的方法。例如,采用超声诊断方法代替核医学诊断方法。

(二) 临床核医学诊断或治疗的最优化

在临床核医学的疾病诊断中,最优化意味着使患者受到的有效剂量不要超过为提供必要临床影像信息所需的剂量。实现这一原则就是要把给予核药物的活度限制在能达到诊断目的的最小活度。

对于给定的显像设备而言,使用核药物获得的信息其临床价值随着给予核药物的活度大小而变化。可以用图2.2所示曲线来定性分析。由这条曲线可以引出以下结论:①存在核药物的阈活度,在阈活度以下不可能给出有临床价值的诊断信息;②在阈活度以上,影像质量的有用程度随着给予核药物活度的增加而迅速提升;③一旦获得了可以接受的影像质量时,再增加给予核药物的活度并不会显著地改善影像质量。因此,在其他条件不变的情况下,获得满意的影像质量所给予的核药物的最小活度就是最优化活度。这需要临床上仔细研究,或至少要凭临床经验估计。这一最优化活度授予患者的有效剂量则符合 ALARA 原则,患者的受照剂量最低。

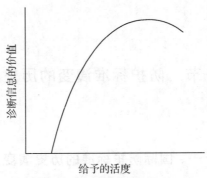

图2.2 诊断信息有用价值与给予活度的关系示意图

在核医学临床上最优化过程还需要考虑的因素有:①诊断或治疗程序本身的最优化。例如,获得有临床价值的诊断信息所需时间和能给出满意结果所需的最少放射性计数的确定;②获得的核药物质量应当最优;③使用的设备应当最优:探测器的灵敏度高,视野均匀性好,无畸变,仪器和照相记录系统正常工作所要求的全部条件都能满足,可用的增进信号和噪声比(信噪比)程度应当满足要求等。

应用防护三原则时应注意的几个问题:①为了稍稍提升诊断信息的质量,而给予远远大于阈活度的核药物,这种做法不宜采用。然而,在静态闪烁照相中,这种做法可以缩短诊断时间,提高医生的工作效率和设备的利用率。但是,这不符合 ALARA 原则。②为了限制给予核药物的活度,给予了低于阈活度的量。这种做法虽然是出于好意,但常常导致影像质量低下,易出现诊断错误或需要做二次诊断,使患者接受两次照射,不符合 ALARA 原则。③检测设备微小的故障可能导致全部检测失去效用。因此,在给予患者核药物之前,应当仔细检查检测设备的功能状态,减少故障,避免患者接受两次照射。

第三章 放射防护标准

现在,我们已经明白了在开发和应用电离辐射源的同时必须进行放射防护;安全应用辐射源应当严格遵守放射防护三项基本原则。那么如何实现个人剂量限值呢?那就要以放射防护标准为准则。以科学技术和实践经验为依据由国家审管部门发布的必须共同遵守的实践准则,称为标准。按适用范围不同,可将标准分为国际标准、国家标准和行业标准。《电离辐射防护与辐射源安全基本标准》(GB18871-2002),是我国放射防护领域现行放射防护的国家级基本标准。

第一节 防护标准演变的历史回顾

一、国际防护标准的历史演变

虽然早期人们在放射性研究和应用电离辐射源实践中认识到辐射对人体有危害,并采取了相应的防护措施(例如,采用适当的屏蔽防护措施),但是,与辐射剂量测量相关的知识和防护标准方面的知识,当时并不充分。

1902年,W. Rollins试图找到X射线引起皮肤损伤的界限剂量,就以软X射线照射照相底片7 min而无曝光现象作为无害的界限剂量。于是他提出以"皮肤红斑量"为软X射线引起人体皮肤损伤的界限剂量。这是世界上放射防护史上最早的对辐射危害定量的表示方法。如果将"红斑量"换算成后来以伦琴为单位的照射量时,则相当于$10\sim20$ R·d^{-1}的剂量率。

1925年,美国人A. Mutscheller利用电离室测量X射线并把空气的电离程度与红斑量相联系,结果表明,X射线工作者在30个工作日内受到不超过皮肤红斑量1/1000(相当于后来的0.2 R·d^{-1})的照射时对人体无害。是年,他在伦敦举行的第一届国际放射学大会(International Congress of Radiology,ICR)上提出"耐受剂量"的概念。在这次ICR会议上成立了国际辐射单位和测量委员会(International Commisson on Radiological Units and Measurements,ICRU),会议强调需要加强与辐射单位和测量相关的国际合作。

1928年,在斯德哥尔摩举行了第二届ICR会议,会议把伦琴(R)定为电离辐射的国际单位,并决定成立放射防护委员会。同年,国际X射线和镭防护委员会(International X-ray and Radium Protection Committee,IXRPC)诞生了。这年,IXRPC举行了第一次会议,目的是研究暂定的防护标准。1931年,IXRPC第二次会议讨论了引入"耐受剂量"的可能性。同年,美国的X射线和镭防护咨询委员会(NCRP前身)采用了Mutscheller的换算值0.2 R·d^{-1}。1934年,IXRPC第三次会议正式接受了"耐受剂量"这一概念,并建议以0.2 R·d^{-1}作为个人受照剂量的剂量界限。

1937年,IXRPC第四次会议讨论了耐受剂量,并明确了以伦琴为单位时实际剂量和屏蔽物厚度之间的关系。

1950年,IXRPC在伦敦召开的会议上把名称改为ICRP(International Commisson on Radiological Protection,国际放射防护委员会),同时发表了1950建议书。这份建议书主要是以美国国家辐射防护委员会(National Committee on Radiation Protection,NCRP)1946年—1950年所准备的有关内、外照射源辐射防护的许多资料为基础的。建议书的主要内容是:①以最大容许剂量(maximum permissible dose,MPD)取代"耐受剂量"。建议职业照射人员个人全身照射的MPD为0.3R/周。这比以0.2 R·d^{-1}的剂量每周工作5d的"耐受剂量"标准,降低了约2/3;②给出了11种放射性核素的最大容许体负荷(maximum permissible body burden,MPBB)的概念;③提出该标准适用于所有的辐射照射。

1954年,ICRP在其建议书中指出,"容许剂量"是指按照现有的知识,在一生的任何时期都不会被感知的躯体损伤的电离辐射剂量。所谓"被感知的躯体损伤"是指"每个人感到身体不适或由医学权威认为对个人的健康和幸福会产生有害的损伤或影响"。建议对造血器官、性腺和眼晶体的MPD为300 mrem/周,对皮肤为600 mrem/周。与1950年的建议相比无本质变化。此时尚未考虑遗传效应。建议还指出,对公众成员长期受照射的MPD取职业照射人员MPD的1/10,并制定了上百种放射性核素在空气和水中的最大容许浓度MPC(maximum permissible concentration),对计算方法作了一些阐述。

1958年,ICRP第1号出版物发表。该出版物考虑到核燃料工业的迅速发展和电离辐射源的广泛应用,对容许剂量有必要提出严格的建议。建议指出,"个人容许剂量"是指"在长时间的累积剂量或一次受照的剂量",这个剂量从现有的知识看,产生严重的躯体损伤或遗传损伤的概率是微不足道的;或者引起比较常见的只限于性质轻微的效应,而受照者本人或专门医生都认为是可以接受的。建议指出,职业照射人员个人受全身均匀照射的最大容许剂量不能超过5 rem。按每年工作50周计,这个剂量相当于0.1 rem/周,相当于1954年建议值的1/3。建议同时指出,个人在连续13周内受到的累积照射剂量不能超过3 rem。这些剂量不包括天然本底辐射照射和医疗照射的受照剂量。建议指出,对非职业照射人员的受照剂量的MPD不能超过职业照射人员MPD的1/10。1958年以后,ICRP重视了对遗传效应的研究。

1959年,ICRP公布了第2号出版物。在这个出版物中,根据MPD值为5 rem导出了大约250种放射性核素的MPBB,并给出了放射性核素在空气中和水中的MPC。ICRP1958年的出版物虽然经过1959年出版物的补充和后来1962年建议书的修订,但其基本内容没有重大改变。

1965年,ICRP在其报告中指出,辐射防护的目的是防止辐射的急性效应,并把晚发效应的危险性限制到可以接受的水平。其目的在于限制个人的躯体效应和全体人群的遗传效应。建议中,除了对职业照射个人规定了最大容许剂量以外,还对群体和个人有计划地照射推荐使用"剂量限值"一词。

1977年,ICRP公布了第26号出版物。在这个出版物中,对其过去的建议进行了全面修订。把辐射危害分为非随机性效应(后来改称为确定性效应)和随机性效应,给出了单位剂量诱发随机性效应的危险度和某些器官的危险度系数;提出了放射防护三项基本原则;明确了放射防护的目的;废除了"最大容许剂量"的用词,代之以"剂量限值";废除了"紧要器官"的用词,代之以"关键器官",随之而来的是"关键人群组"、"关键核素"和"关键途径";废除了"最大容许体负荷",代之以放射性核素"摄入量限值"。ICRP 第 26 号出版物建议,职业照射人员个人的年剂量限值为 50 mSv,眼晶体和其他单个器官或组织的年剂量当量限值分别为 150 mSv 和 500 mSv;特殊照射的一次事件中受照剂量不能大于 100 mSv,一生中的受照剂量不能大于 250 mSv;对孕妇和 16~18 岁学生及徒工的受照剂量每年不能超过 15 mSv,年龄小于 16 周岁者按公众成员个人的年剂量限值控制。对公众成员个人的年剂量限值为 5 mSv;公众成员个人的任何单个器官或组织受照射的年剂量当量限值为 50 mSv;公众成员个人摄入的放射性核素年摄入量限值为职业照射人员个人年摄入量限值的 1/50。

1990 年,ICRP 第 60 号出版物问世。在这个出版物中,ICRP 根据其 26 号出版物发表后的 10 余年间在放射生物学、辐射剂量学和放射防护等多方面的科学研究成果,以及来自(并非全是)日本原子弹灾害 86500 名幸存者的辐射流行病学调查结果,确认了归因于辐射照射诱发实体癌的发生概率与 10 多年前相比增高了 3 倍。通过比较研究以后,ICRP 在第 60 号出版物中建议将原来对职业照射人员个人的年有效剂量限值 50 mSv 降到 20 mSv;公众成员个人的年有效剂量限值为 1 mSv;并根据这一新建议在 ICRP 第 61 号出版物中给出了"工作人员放射性核素摄入量限值"。第 60 号出版物中同时给出了单位辐射剂量诱发随机性效应危险的总概率和概率系数,以及宫腔内受照射的辐射危险(见第二章第一节)。至于确定性效应和遗传效应,从最新的资料来看,自 ICRP 第 26 号出版物发表至第 60 号出版物发表的 10 多年间在这些方面的认识没有明显变化。但是,在放射防护中应用的辐射量和辐射单位方面有明显改变。虽然保留了剂量当量这一辐射量,可是又给出了一些新的辐射量,其中有当量剂量和辐射权重因子、有效剂量(取代有效剂量当量)、待积有效剂量和集体有效剂量等;以辐射危险概率取代辐射危险度;建议用有效剂量描述个体危害,以集体有效剂量描述群体的总危害;不主张单独用有效剂量量度事故危害;给出了针对辐射剂量或危险概率的剂量约束概念和豁免准则及水平。放射防护体系的三项基本原则没有改变。

综上所述,1950 年以前的放射防护着眼点是防止急、慢性躯体损伤效应;防护对象主要是 X 射线工作者和用镭治疗患者的医务工作者;剂量限值是以天或周为限;人们对辐射危害认识程度还不深。从 1950 年—1965 年期间,防护对象不只限于职业照射人员,还考虑到公众群体人员;不仅单纯考虑外照射,还考虑到限制放射性核素的摄入量,提出了最大容许体负荷的概念;人们对辐射危害和防护的认识有了长足发展,但对辐射危害的定量研究尚欠缺。自 1965 年以后,特别是自 1977 年以来,人们对辐射危害和防护研究上了一个新的台阶,不仅在躯体效应和遗传效应方面、在细胞水平和分子水平方面对辐射危害有了更深的认识,而且在辐射剂量的微剂量学方面、防护体系和辐射危害定量研究中形成了一系列新概念,对放射防护理论的形成起了实质性作用,促进了辐射源安全应用的快速发展。

二、我国放射防护标准的发展历程

新中国建立后,我国第一个放射防护标准是 1960 年 1 月 7 日国务院第 93 次会议批准的《放射性工作卫生防护暂行规定》。随着电离辐射源的广泛应用和人们对辐射危害认识的加深,1974 年我国发布了《放射防护规定》(GBJ8),以之取代了《放射性工作卫生防护暂行规定》。ICRP 第 26 号出版物公布后,我国卫生部于 1984 年 12 月 1 日发布了《放射卫生防护基本标准》(GB4792-84)。鉴于辐射源对环境影响的重要性,我国国家环境保护局于 1988 年 6 月 1 日发布了《辐射防护规定》(GB8703-88)。这两个标准取代了 GBJ8。到 2002 年止,GB4792 和

GB8703一直作为我国开发和应用辐照源中审管部门、注册者、职业照射人员和放射防护工作者遵照执行的国家级防护标准。这期间我国已经形成了放射防护基本理论,并相继发布了根据GB4792和GB8703制定的许多子项防护标准,先后正式出版了若干论著和教材。所以,这期间是我国放射防护蓬勃发展的阶段。ICRP第60号出版物公布以后,我国根据联合国粮食及农业组织(FAO)、国际原子能机构(IAEA)、国际劳工组织(ILO)、经济合作与发展组织核能机构(OECD/NEA)、泛美卫生组织(PAHO)和世界卫生组织(WHO)等6个国际组织批准并联合发布的《国际电离辐射防护和辐射源安全的基本标准》,对GB4792和GB8703这两个标准进行了修订,并于2002年10月8日发布、2003年4月1日实施《电离辐射防护与辐射源安全基本标准》(GB18871-2002),这是我国现行的放射防护标准。GB18871新标准的执行,将更有效地保障职业照射人员个人和公众成员个人及其后代在正常照射条件下避免确定性效应的发生,并将随机性效应发生概率限制在可以接受的水平,促进辐射源应用的更快发展。

三、与放射防护相关的几个重要国际机构

ICRP的前身是IXRPC,是1928年成立的,于1950年更名为ICRP。因此,严格地说,ICRP是1928年成立的。从此以后,ICRP一直是国际公认的负责推荐放射防护标准的权威性国际机构。包括我国在内的世界各国都是根据ICRP的最新建议来修订自己的放射防护标准。ICRP由一个主委员会和四个专门委员会组成。委员人选是以他们在医学放射学、放射防护、保健物理、生物学、遗传学、生物化学和生物物理等领域公认的成就为依据,并照顾到专业知识而不是国籍方面的平衡而确定的。为了执行其任务,ICRP下设四个专门委员会:第一专门委员会负责辐射效应研究;第二专门委员会负责次级限值研究;第三专门委员会负责医学防护研究;第四专门委员会负责委员会建议书应用研究。ICRP的大部分工作是由四个专门委员会承担的。可以邀请不一定是其成员的专家为其服务。

ICRP与以下几个重要国际机构保持着密切的工作来往关系。这几个国际机构是:联合国原子辐射效应科学委员会(UNSCEAR)、国际原子能机构(International Atomic Energy Agency,IAEA)、世界卫生组织(World Health Organization,WHO)、联合国环境规划署(United Nations Environment Programme,UNEP)、国际劳工组织(International Labour Organization,ILO)、国际电工学委员会(International Electrotechnical Commission,IEC)和核能机构(Nuclear Energy Agency,NEA)等。

第二节 我国现行的放射防护标准

《电离辐射防护与辐射源安全基本标准》(GB18871)是我国现行的放射防护标准。现行防护标准从形式上看是一本防护文件,从内容上看大体包括行为准则和剂量限值两个部分。行为准则包括在辐射源的开发和应用实践活动中人们应当负的责任和应当遵守的规则及要求;剂量限值是在实践中对职业照射人员个人和公众成员个人规定的不能超过的受照剂量值。

一、行为准则

(一) 履行通知和批准程序

拟进行某项电离辐射源开发和应用实践的法人,应当向审管部门提交通知书,说明其目的和计划;对含有放射性物质的消费品,只要求其说明有关产品制造、装配、进口和销售等方面的计划。通知书中应说明:实践引起的正常照射不大可能超过现行防护标准中有关限值的某一很小份额;伴随潜在照射的可能性与大小可以忽略;伴随任何可能的危害后果也可以忽略。满足这些条件并经过审管部门认可以后,才能履行相应的批准程序。获得批准的方式有注册方式和许可证方式两种。适于以注册方式批准的实践具有以下特征:(1)设施和设备的设计在很大程度上能够保证辐射源的安全;(2)运行程序简单易行;(3)对操作人员辐射安全培训的要求极低;(4)运行史上几乎没有辐射安全问题。适于以许可证方式批准的实践包括:(1)辐照装置;(2)放射性矿石开采、选矿和(或)冶炼设施;(3)放射性物质的加工设施;(4)核设施;(5)放射性废物的管理设施;(6)非豁免的、审管部门尚未指明适于以注册方式批准的其他任何源。

申请者应当向审管部门提交支持其申请项目需要的论证资料。资料应当说明其负责的实践或源的照射性质、大小和对可行性所作的分析;说明为保护职业照射人员、公众和环境所采取的或计划采取的措施。如果照射可能大于审管部门规定的某种水平,则需要进行相应的辐射安全评价和环境评价,作为其申请书内容的一部分提交给审管部门。

医疗照射实践及使用源的申请者在其申请书中,应当说明执业医师在放射防护方面的资格;承诺只有具备有关法规规定或者许可证中写明的具放射防护专业资格的执业医师,才允许其开具使用放射源进行医学诊断检查的申请单或治疗处方。

(二) 应承担的防护与安全责任

获批准的注册者或者许可证持有者,应当对所制定与实践的各项必要的防护技术和组织措施负责,以确保其获准实践或源的防护与安全。如果拟对已获准实践或源进行修改,这种修改可能对防护与安全产生重要影响时,事先应将修改计划通知审管部门;在获审管部门批准之前,不得擅自进行修改。

注册者或者许可证持有者应承担的一般责任是:确立符合现行防护标准要求的防护与安全目标,制定并实施成文的、可实现这个目标的防护与安全大纲。大纲应与其负责的实践和干预的危险性质和程度相适应。大纲内容包括:确定实现防护与安全目标所需要的措施和资源;保证有效地实施这些措施和提供所需资源;保证对这些措施和资源经常性地审查,定期核查防护与安全目标是否得以实现;鉴别防护与安全措施及资源的任何失效或者缺陷,及时采取措施加以纠正,防止这些现象重现;根据防护与安全需要,作出有关方面的咨询和合作安排;保存履行责任的记录。

注册者或者许可证持有者应接受审管部门正式授权人员对其获准实践的防护与安全的监督,包括对防护和安全记录的检查。发生违反现行防护规定的事件以后,如果注册者或许可证持有者没能在规定时间内采取纠正或改进行动,审管部门将修改、中止或者撤销已颁发的注册证或许可证,以及已批准的文件。

职业照射人员、放射防护人员、合格专家和注册者或许可证持有者委以特定责任的其他方,都应当对现行防护标准的实施承担各自应负的相应责任。

(三) 信息告知责任

注册者、许可证持有者和用人单位应当公开向职业照射人员提供以下信息：(1)受职业照射(包括正常辐射和潜在辐射)可能对健康产生的影响；(2)职业照射人员应接受适当的防护与安全知识培训指导，树立深思、探究和虚心好学的学风；(3)他们的行动对防护与安全的意义，应树立防护与安全第一的意识；(4)可能受应急计划影响的职业照射人员应接受相应的信息和培训指导；(5)妇女怀孕后应尽快通知注册者、许可证持有者和用人单位；(6)孕妇受到照射对胚胎和胎儿可能产生的影响；(7)婴儿经乳汁食入放射性物质的危险等。

(四) 人事安排责任

注册者、许可证持有者和用人单位对职业照射人员不得以特殊补偿、缩短工作时间或者以休息、退休、特种保险等方式代替符合现行放射防护标准所必须采取的防护与安全措施；不得因职业照射人员中的女性怀孕作为拒绝女性职业照射人员继续工作的理由；有责任改善孕妇人员的工作条件；为保护胚胎和胎儿应向孕妇提供与公众成员相同的防护水平。不得安排年龄小于16周岁的人员接受职业照射；年龄小于18周岁的人员，除非因职业培训需要接触辐射源并应得到适当的防护监督，否则不得在控制区工作。对于经过审管部门或健康监护机构确认的因健康原因不能继续从事职业照射工作的人员，应当为其调换合适的工作岗位。

(五) 职业照射人员受照剂量的控制

应当对职业照射人员个人受到的正常照射加以限制，并应符合最优化原则的要求。职业人员在设施或源正常运行条件下可能会在受控的小事件中受到的或预计会受到的照射，称为正常照射。来自各项获准实践活动中致职业照射人员个人受到的年总有效剂量和器官或组织年当量剂量都不能超过现行防护标准中规定的相应年剂量限制。

对职业照射人员个人受到的潜在照射危险应加以限制。有一定的把握预期不会受到的、但有可能由于源的事故或者某种偶然事件(如设备故障或操作错误)及事件序列引起的照射，称为潜在照射。在放射防护与安全方面应当努力做到使获准实践或源的潜在照射所致的危险与正常照射相比时，照射剂量尽量处于同一个数量级水平。

对特殊情况下的照射剂量应当加以控制。某项实践虽然是正当化实践，是根据良好的工程设计而实施的，防护也是按最优化原则进行的，可是职业照射人员受到的照射剂量仍然超过正常照射的剂量限值，这种情况称为特殊情况照射。当然，预计通过合理的努力可以使得受照剂量处于正常照射剂量限值以下。在这种情况下，审管部门可以按照现行放射防护标准中特殊情况照射的剂量规定，对个人受照剂量限值作出某种临时的改变。这种改变仅限于特定工作场所。作出这种改变需要由注册者或许可证持有者向审管部门提出正式申请，经过审管部门认可，否则不得擅自进行这种改变。申请临时改变剂量限值的要求时，必须作出说明并提供以下证明：(1)证明为减少剂量已尽了一切努力，已按照防护要求尽力做到最优化；(2)证明已经与用人单位和职业照射人员就临时改变剂量限制要求的需求和条件达成了共识；(3)证明已经或正在尽一切努力改善工作条件，向着要求达到的剂量限值以下的目标努力；(4)证明对职业照射人员个人的剂量测量和记录足以遵守了现行放射防护规定的要求，并为受照记录在有关用人单位之间的转交提供了方便。所谓用人单位(employer)是指根据相互同意的关系，对受聘用的工作人员在其受聘期间负责所确定的责任、承诺和义务的法人(自聘人员被认为既是法人又是工作人员)。

(六) 职业健康监护及受照剂量保存

注册者、许可证持有者和用人单位应当按照有关法规的规定，对职业照射人员作相应的健康监护。健康监护应以医学的一般原则为基础,对职业照射人员的健康状况作出医学评价,对职业照射人员未来持续工作的适应程度作出评价。

注册者、许可证持有者和用人单位必须保存每位职业照射人员受照射剂量的记录,包括职业照射的一般资料及剂量评价所依据的其他相关数据资料。对于调换过工作单位的职业照射人员,应调入其在相关单位工作的时间、接受剂量和摄入量的记录资料的复制件。对于因应急干预或因事故接受的照射剂量及摄入量的记录资料,应当附有相关的调查报告,并与正常照射期间接受的剂量和摄入量资料区分保存。应按国家审管部门的规定,准许职业照射人员和健康监护主管人员查阅照射剂量记录及相关资料。职业照射人员调换工作单位时,应当向新的用人单位提供他的受照剂量和摄入量记录的复制件。职业照射人员终止辐射实践活动时,需要按审管部门或审管部门指定机构的要求,对其在职业照射期间接受的剂量和摄入量记录的保存作出合理的安排。如果注册者或许可证持有者负责的获准实践终止活动时,须按审管部门的规定为保存职业照射人员接受的剂量和摄入量记录做好妥善安排。职业照射人员年满75岁以前,应妥善为他们保存好职业照射剂量和摄入量记录。职业照射人员终止辐射实践活动以后,其曾在职业照射中接受的剂量和摄入量记录至少要保存30年。

(七)源的实物保管

注册者或许可证持有者应做到使得放射源始终处于受控的安全保护状态,要防止其受损和被盗,防止任何法人未经审管部门批准(不会批准)转让给无注册证或无许可证的任何方的任何应用。为此应满足下列要求:(1)确保源的实物保管符合注册证或许可证中规定的所有相关要求,做到当源失控、丢失或被盗时,立即通知审管部门;(2)不能将源转让给无有效批准证件的接受者应用;(3)对可移动的源定期核查盘点,确认其处于指定位置,有可靠的受控保护措施。

(八)公众照射的控制

来自获准实践或源以及干预对公众成员产生的照射,称为公众照射。这种照射不包括职业照射、医疗照射和当地的天然本底辐射照射。

除了由已被豁免的实践或源以及未被豁免的天然源和低于审管部门规定的氡持续照射水平对公众产生的照射以外,注册者或许可证持有者应当对其负责的实践或源在正常运行中对公众成员产生的照射加以控制。成立相应的组织机构,制定并实施控制公众照射的目标、原则和程序,坚持最优化防护措施。做到向环境释放的任何放射性物质历年的积累效应对任何关键人群组及其后代在任何一年产生的有效剂量,都不能超过现行防护标准中对公众成员个人规定的年剂量限值。

(九)持续照射的干预和剂量约束

无任何不间断的人类活动给予维持的、长期持续的非正常照射,被称为持续照射,其剂量率较为恒定而且降低缓慢。为减少非受控源或事故失控源所致人员受照剂量而采取的行动,称为干预。由政府授权或认可的负有管理和实施某项干预责任的组织,称为干预组织。注册者或许可证持有者以及干预组织和审管部门都应当承担根据国家有关法规和现行防护标准要求承担其对持续照射干预的准备、实施和管理的责任。干预组织应当根据具体情况制定通用的或厂址专用的持续照射的补救行动计划。在考虑了个人照射、集体照射和辐射危险与非辐射危险,以及补救行动的经济代价、社会代价和利益等因素的前提下,补救行动应当符合最优化原则。在制订补救行动计划的同时,应当确定补救行动的行动水平。在持续照射或应急照射情况下采取的补救行动或防护行动中规定的不能超过的受照射剂量率、剂量或核素活度的浓度,称为行动水平。

就氡的持续照射补救行动的行动水平而言,住宅内^{222}Rn最优化行动水平(其年平均浓度)处于200~400 Bq·m^{-3}($F=0.4$)之间。上限适于考虑已建的住宅内氡持续照射的补救行动,下限适于待建的住宅内氡持续照射的补救行动。工作场所内^{222}Rn最优化行动水平处于500~1000 Bq·m^{-3}($F=0.4$)之间,达到500 Bq·m^{-3}时宜考虑采取补救行动,达到1000 Bq·m^{-3}时应当采取补救行动。

获准的实践或源退役后残存的放射性物质会成为持续照射源。例如,核设施退役后厂址对外开放,以往实践污染的场区、土地等另作他用,在这种情况下可能会导致公众成员受照射的增加,对其剂量的约束不应当高于核设施退役前正常运行期间对公众的剂量约束值。应将剂量约束值控制在现行防护标准中规定的公众成员个人年有效剂量限值的10%~30%(即0.1~0.3 mSv·a^{-1})之间。但是,剂量约束不能代替放射防护最优化原则,剂量约束只能作为最优化考虑的上限。

(十) 剂量监测

注册者或许可证持有者应当在合格专家和放射防护负责人的配合下,制订、实施和定期复审工作场所剂量监测大纲和公众照射的监测大纲。

工作场所剂量监测大纲的具体内容会因场所辐射水平的变化以及潜在照射的可能性大小不同而异。但是,大纲应包含的基本内容如下:能够提供为评估工作场所所有辐射情况的基本资料;能够提供对职业照射人员受照射剂量评价的基本资料;能够提供用以审查控制区和监督区划分是否适当的依据资料;等等。工作场所剂量监测大纲中应明确规定拟测量的量、测量地点、测量时间、测量对象和监测频次,以及最合适的测量方法、测量程序、参考水平,超过参考水平时应采取的行动;对测量所用设备计量特性的基本要求,如准确度、稳定性、量程、分辨能力,以及对测量结果、分析程序得以正确获得而建立和执行的质量保证计划,和对记录、评价与资料保存等方面的质量保证,以及设备验收、检验、维护的质量保证等。总之,应将质量保证贯穿于从监测大纲的制订到测量结果评价和资料保存的全过程中。

注册者或许可证持有者应在合格专家和环境监测负责人的配合下,对其负责的实践或源根据具体情况制订、实施详细的公众照射监测大纲。应保证现行防护标准中对外照射源致公众成员照射的各项要求得以满足,并对这类照射提供防护与安全评价资料;应保证审管部门对放射性物质向环境排放的要求得以满足,确认管理限值的假设条件持续有效,并根据公众照射的测量结果对关键人群组受照剂量作出评价;应按规定期限向审管部门提交监测结果提要报告,自己保存测量结果记录和评价资料;及时向审管部门报告环境辐射水平或核素污染显著增加的情况,确认这种增加是否来自所负责的源的辐射或由放射性核素流出物所致,并应迅速报告;验证对放射性物质排放后果的预评价假设的正确性;建立和保持实施对事故或其他异常事件的应急监测机构和能力。

(十一) 对应急干预人员的防护要求

参与应急干预行动人员应当是自愿的。但是,注册者或许可证持有者必须事先向拟参与应急干预行为的人员清楚地讲明可能对健康产生的影响,并需要对他们进行培训指导。向参与应急行动人员提供一切合理的防护。曾经经历过应急干预行动的人员已经接受到超过对职业照射人员个人规定的最大单一年份剂量限值10倍剂量的照射,若仍申请要求参与应急干预行动,应当听取合格医生的劝告。

在通常情况下的应急干预行动中,职业照射人员受到的剂量不能超过现行防护标准中对其规定的最大单一年份的个人剂量限值。然而,如果是为了避免大的集体剂量或为了防止演变成灾难,必须尽一切合理的努力将职业照射人员个人的受照剂量保持在现行防护标准中规定的最大单一年份个人有效剂量限值的 2 倍以下。如果是为了抢救生命,必须做出多种合理的努力将职业照射人员个人在抢救生命行动中受到的剂量保持在现行防护标准中规定的最大单一年份个人有效剂量限值的 10 倍以下,以防止确定性效应发生。当有可能使受照剂量达到或超过最大单一年份个人剂量限值的 10 倍时,应当作出权衡,只有抢救生命的行动给他人带来的利益明显大于抢救者自身承受的危险时,才能采取行动。

干预结束后,注册者或许可证持有者应当向参与干预行动的人员通知他们受到的照射剂量,并由健康监护机构对他们的健康状况作出评价;不得因他们接受了应急行动的照射而拒绝他们今后继续从事职业照射工作。

(十二) 事故结果评价与公示

注册者或许可证持有者应按一切合理程序对由事故所致公众成员的受照剂量作出评价,并通过适当途径向公众公布评价结果。应当以所获得的最有价值的数据为基础,根据能给出更准确结果的新资料对评价结果及时加以修订。应当把各项评价结果连同修订结果,以及对职业照射人员和公众成员个人受照剂量结果及环境监测结果一起作全面记录,并妥善保存。如果事故后果评价结果认为继续实施事故后果防护行动已不再是正当化行动,则应停止这种行动。

二、剂量限值

在现行放射防护标准中以年为限期,规定个人受外照射引起的有效剂量、当量剂量和放射性核素摄入活度量不得超过的数值,称为剂量限值。以下逐项介绍基本剂量限值、次级限值、导出限值、管理限值和参考水平。

(一) 基本剂量限值

基本剂量限值包括:年有效剂量限值、器官或组织的年当量剂量限值和次级限值(后文单独介绍)。年有效剂量限值是个人在一年内受外照射引起的有效剂量与在同一年摄入放射性核素后产生的待积有效剂量之和。当量剂量限值是为所关心的器官或组织规定的年剂量限值。年有效剂量限值用以控制随机性效应发生的概率。当量剂量限值用以避免确定性效应发生。个人在任何一年期间内都应同时遵守有效剂量限值和当量剂量限值,二者不可偏废。基本剂量限值不能用于对医疗照射剂量和当地天然本底辐射照射剂量的控制,不适于对无任何主要责任方负责的天然源照射剂量的控制。

1. 对职业照射人员个人规定的剂量限值

(1) 成年人:①连续 5 年间的年平均有效剂量为 20 mSv,不可作任何追溯性年平均;②连续 5 年中的任何单一年份的年有效剂量为 50 mSv,但连续 5 年的年平均有效剂量不得超过 20 mSv;③眼晶体的年当量剂量为 150 mSv;④四肢(手、足)或皮肤的年当量剂量为 500 mSv。

(2) 16~18 岁徒工和学生:年龄在 16~18 岁、接受职业照射就业培训的徒工,和年龄为 16~18 岁、在学习过程中需要使用放射源的学生,他们的受照剂量应当遵守下述年剂量限值:①年有效剂量为 6 mSv;②眼晶体的年当量剂量为 50 mSv;③四肢(手、足)或皮肤的年当量剂为 150 mSv。

(3) 怀孕期:确认怀孕后,接受与公众成员相同的防护水平。

(4) 特殊情况:在特殊情况下,可以对个人年剂量限值作下述临时改变:①按审管部门规定,连续5年的平均期可以破例延长到10个连续年;10年内任何一位职业照射人员个人的年平均有效剂量不得超过20 mSv;在10个连续年期间的任何单一年份受到的年有效剂量不得超过50 mSv;在10个连续年期间,自延长期以来任何一位职业照射人员受到的有效剂量累计达100 mSv时,应对此进行审查。②对个人剂量限值的临时变更应遵守审管部门的规定,任何一年内不得超过50 mSv;临时的改变期限不得超过5年。

2. 对公众个人规定的剂量限值

广义的公众是除了职业照射人员和医疗照射人员以外的社会成员。而这里的公众则专指关键人群组。来自某给定辐射源和给定照射途径、受照剂量相当均匀、能代表因该给定辐射源和给定照射途径所受的最高有效剂量或当量剂量个人的一组公众成员,称为关键人群组。

获准的实践或源致公众中的关键人群组中的成员个人受到的年平均剂量的估计值不应当超过下述剂量限值:①年有效剂量为1 mSv;②特殊情况下,若连续5年的年平均有效剂量不超过1 mSv,其中的某单一年份的有效剂量可以提高到5 mSv;③眼晶体的年当量剂量为15 mSv;④皮肤的年当量剂量为50 mSv。

3. 对医疗照射中慰问者或探视者受照剂量的约束

虽然剂量限值不适于医疗照射,可是对接受医疗照射患者的慰问者或探视者的受照剂量却应当加以约束,使他们在扶持或探视患者接受诊断或治疗过程中所受的照射剂量不得超过5 mSv;给以核药物诊断或治疗的患者接受儿童探视时,儿童的受照剂量应限制在1 mSv 以下。

(二) 次级限值

个人在任何一年经吸入、食入途径摄入的放射性核素的活度量以年摄入量限值(annual limit on intake, ALI)加以限制。年摄入量限值称为次级限值。"任何一种放射性核素的年摄入量限值(ALI)是将年平均有效剂量限值(0.02 Sv)除以摄入这种放射性核素1 Bq后产生的待积有效剂量$E(50)$而得出的"。计算待积有效剂量的期限,对成年人的摄入最长为50年,对儿童的摄入应计算至其年满70岁。任何一种放射性核素经给定途径摄入后,引起器官或组织的待积当量剂量是该核素的估计摄入量与该器官或组织单位摄入量的待积当量剂量之积。全身受到外照射的次级限值,是身体表面下1 cm以内不同深度处的最大当量剂量。

1. 对职业照射人员个人规定的年摄入量限值

现行放射防护标准中没有明确对这类人员的年摄入量限值。ICRP第61号出版物依据ICRP第60号出版物建议的年有效剂量限值为20 mSv,给出的《工作人员放射性核素年摄入量限值》见本教材后附录部分的表1。

若把摄入量转换为有效剂量,可借助于现行放射防护标准《电离辐射防护与辐射安全基本标准》(GB18871)中的附表B。在其表B3中给出了下列参数:吸入单位活度的不同核素后,在肺内因快速吸收F、中速吸收M和慢速吸收S的不同而致肺的有效剂量$e(g)$,不同核素因吸收的快慢和半衰期的不同由肺向肠道的活度廓清份额f_1;以及食入单位活度的不同核素因吸收快慢不同而致肠道的有效剂量$e(g)$,不同核素因吸收快慢和半衰期不同由肠道向血液中的活度转移份额f_1。在其表B4中,给出了食入不同核素及其不同化合物单位活度致肠道的有效剂量$e(g)$,和不同核素及其不同化合物由肠道向血液中的活度转移份额f_1。在其表B5中,给出了吸入单位不同核素及其不同化合物因吸收快慢不同致肺的有效剂量$e(g)$,和不同核素及其不同化合物因吸收快慢不同由肺内向肠道的活度廓清份额f_1。在其表B10中,给出了受惰性气体核裂变产物照射时单位空气浓度/(Bq·m^{-3})产生的有效剂量率/(Sv·d^{-1})。

2. 公众成员个人的年摄入量限值

现行放射防护标准中也未明确公众成员的年摄入量限值。在以往的 ICRP 出版物中曾建议：公众个人的年摄入量限值可以取职业照射人员个人 ALI 的 1/50；对于婴儿或儿童在没有资料可供参考时，可以取职业照射人员个人 ALI 的 1/100。

一般认为，以 ALI 控制人员摄入的放射性核素活度量是方便的。若将公众个人摄入活度转换成有效剂量，可利用 GB18871 中表 B6～B9 提供的参考数进行估算。

3. 确认是否遵守了年有效剂量限值的方法

有两种确认方法可供选用。一种是，将人员在一年内受到的内、外照射总有效剂量 E_T 与规定的个人年平均有效剂量限值相比较。总有效剂量 E_T 按下式计算：

$$E_T = H_p(d) + \sum_j e(g)_{j,\text{ing}} I_{j,\text{ing}} + \sum_j e(g)_{j,\text{inh}} I_{j,\text{inh}} \tag{3.1}$$

式中，$H_p(d)$ 为在一年内贯穿辐射致个人的剂量当量(Sv)；$e(g)_{j,\text{ing}}$ 和 $e(g)_{j,\text{inh}}$ 分别是同一年内 g 年龄组人员食入和吸入单位活度放射性核素 j 以后产生的待积有效剂量(Sv)；$I_{j,\text{ing}}$ 和 $I_{j,\text{inh}}$ 分别是在同一期间内食入和吸入的放射性核素 j 的摄入量。另一种方法是检验是否满足下列条件：

$$\frac{H_p}{DL} + \sum_j \frac{I_{j,\text{ing}}}{I_{j,\text{ing}\cdot L}} + \sum_j \frac{I_{j,\text{inh}}}{I_{j,\text{inh}\cdot L}} \leqslant 1 \tag{3.2}$$

式中，DL 为个人年有效剂量限值(Sv)；$I_{j,\text{ing}\cdot L}$ 和 $I_{j,\text{inh}\cdot L}$ 分别是食入和吸入放射性核素 j 的年摄入量限值(ALI)。

可以利用下列关系式，由单位摄入量所致待积有效剂量反推出放射性核素 j 的年摄入量限值 $I_{j\cdot L}$：

$$I_{j\cdot L} = \frac{DL}{e_j} \tag{3.3}$$

式中，DL 为个人年有效剂量限值(Sv)；e_j 是 GB18871 附表 B3、表 B6 和表 B7 中给出的放射性核素 j 的单位摄入量活度所致的待积有效剂量值。

4. 氡子体和钍子体摄入量及照射量限值

氡(^{222}Rn)子体和钍(^{220}Rn)子体的 α 潜能的时间积分浓度单位是 J·h·m^{-3}，照射量单位是 WLM。利用转换系数 1.4 mSv/(mJ·m^{-3})，则年平均有效剂量 20 mSv 就相当于 14 mJ·h·m^{-3} 或 4 个 WLM；50 mSv 就相当于 35 mJ·h·m^{-3} 或 10 个 WLM。表 3.1 中给出了氡子体和钍子体的摄入量和照射量的限值。依据表 3.1 中的限值，式(3.1)和式(3.2)中的 $I_{j,\text{inh}}$ 和 $I_{j,\text{inh}\cdot L}$ 可以分别用 α 潜能摄入量和 α 潜能照射量代替。

表 3.1 氡子体和钍子体摄入量及照射量限值

物理量	氡子体	钍子体
5 年以上的年平均值		
α 潜能摄入量	0.017 J	0.051 J
α 潜能照射量	0.014 J·h·m^{-3}	0.042 J·h·m^{-3}
	(4 WLM)	(12 WLM)
单一年份的最大值		
α 潜能摄入量	0.042 J	0.127 J
α 潜能照射量	0.035 J·h·m^{-3}	0.105 J·h·m^{-3}
	(10 WLM)	(30 WLM)

（三）导出限值

审管部门以年平均有效剂量限值为基础，通过合理的模式推导出的限值，称为导出限值。例如，放射性核素在空气、水和食物中的浓度或活度浓度，以及放射性核素在单位面积的表面上不可超过的污染活度量，都是导出限值。

以放射性核素的导出空气浓度（derived air concentration，DAC）为例，说明 DAC 的推导模式。DAC 是将放射性核素 j 的年摄入量限值（ALI）除以在一年的额定工作时间内人员平均吸入的空气量，即：

$$DAC = (ALI)_j/(2000 \times 60 \text{ min} \times 0.2 \text{ m}^3 \cdot \text{min}^{-1}) = \frac{(ALI)_j}{2.4 \times 10^3} \text{ Bq} \cdot \text{m}^{-3}$$

式中，2000 是按每年工作 50 周，每周工作 5d，每天工作 8 h 计算出的年工作小时数；0.2 是轻体力劳动者每分钟的平均空气吸入量（m^3）。

如果导出限值得以遵守，年平均有效剂量限值很可能也会得到遵守，但要进行检验。

（四）管理限值

审管部门以年平均有效剂量为依据，对获准实践或源所规定的与放射性废物排放相关的排放浓度和总排放量限值，称为管理限值。管理限值比导出限值严格。选定的管理限值要能保证使关键人群组成员的受照剂量在为其规定的年有效剂量限值以下。例如，将低放射性废液直接排入流量大于 10 倍排放量的普通下水道时应满足的起码条件是：每月排放的总活度不得超过 10 个 ALI_{min}。ALI_{min} 是相应于职业照射人员个人食入和吸入放射性核素的 ALI 中的较小者。

（五）参考水平

参考水平不是剂量限值，而是在职业照射中为使人员的受照剂量达到最优化指定的某一剂量限值的一个份额，以及为避免在持续照射情况下公众受到的增加照射和为减少在应急照射情况下公众的受照剂量而确定的剂量和活度浓度水平。在放射防护实践中任何可测的量不论其是否存在限值，都可以建立参考水平。参考水平包括记录水平、调查水平和干预水平。

1. 记录水平

记录水平是这样一种水平，高于此水平的监测结果被认为有重要意义，需记录在案，而低于此水平的监测结果可被忽略。对于外照射个人剂量监测的记录水平，应当根据监测周期确定，记录水平不能低于 1 mSv（ICRP 第 75 号出版物）。

2. 调查水平

达到或超过年有效剂量限值、年摄入量限值、单位体积物质中活度浓度导出的限值和单位面积上核素污染活度控制水平的水平，称为调查水平。应当对出现这种情况的原因进行调查。可以根据预期的水平选定个人剂量和摄入量的调查水平，根据个人监测的周期选择相应的相关限值的一个份额作为调查水平。

3. 干预水平

为减少非受源或事故失控源对人员的照射剂量而采取的行动，称为干预。针对非受控源持续照射情况或针对应急照射情况合理地确定的可防止的剂量水平，称为干预水平或行动水平。当达到干预水平时，对于持续照射而言，应当采取补救行动；对于应急照射来说，应当采取防护行动。可防止的剂量（avertible dose）是采取补救行动或防护行动所能减少的剂量，是与预计剂量（projected dose）相对比较而言的。不采取补救行动或防护行动时预计会受到的剂量，称为预计剂量。干预（行动）水平包括剂量率水平、剂量水平和活度浓度（比活度）水平。

在大多数情况下,住宅内氡持续照射的最优化干预(行动)水平应当在氡的年平均浓度[$200\sim400$ Bq·m^{-3}($F=0.4$)]的范围内。工作场所中氡持续照射的补救行动的干预(行动)水平在氡的年平均浓度[$500\sim1000$ Bq·m^{-3}($F=0.4$)]的范围内。器官或组织受持续照射时,在任何情况下预计都应当进行干预的剂量率行动水平见表3.2。在急性照射时,器官或组织在任何情况下预计应当进行干预的剂量行动水平见表3.3。对食品的通用干预(行动)水平见表3.4。在实际应用表3.4中的数据时,应当将对不同核素组分所给出的行动水平值单独地应用于相应核素组中各种核素的活度的总和内。

表3.2 器官或组织受持续照射的剂量率行动水平

器官或组织	吸收剂量率/(Gy·a^{-1})
性腺	0.2
眼晶体	0.1
骨髓	0.4

表3.3 急性照射的剂量行动水平[①]

器官或组织	2d内预计的吸收剂量/Gy
全身(骨髓)	1
肺脏	6
皮肤	3
甲状腺	5
眼晶体	2
性腺	3

① 在考虑紧急防护的实际行动水平的正当化和最优化时,应当考虑到当胎儿在2d时间内受到大于约0.1 Gy剂量照射时产生确定性效应的可能性。

表3.4 食品的通用行动水平/(kBq·kg^{-1})

放射性核素	一般的消费食品	牛奶、婴儿食品和水
^{134}Cs、^{137}Cs、^{103}Ru和^{89}Sr	1	1
^{131}I	1	0.1
^{90}Sr	0.1	0.1
^{241}Am、^{238}Pu和^{239}Pu	0.01	0.001

三、辐射实践的豁免准则及豁免水平

豁免,即免除之意。经过国家审管部门确认:如果某项实践是正当化实践,能满足豁免准则的要求,并能满足审管部门根据豁免准则规定的豁免水平的要求,则该实践和实践中的源可以免除审管部门对其实施的管理控制,不作为辐射实践对待。

(一)豁免准则

(1)被豁免的实践或源对个人造成的辐射危险足够低,若再对它们实施管理是不必要的;

(2) 被豁免的实践或源引起的群体辐射危险足够低,在通常情况下如果再对它们实施管理控制是不值得的;

(3) 被豁免的实践和源具有其固有的安全性,能满足豁免准则中(1)和(2)的要求,并能始终得到保证。

如果经过审管部门确认,在任何实际可能的情况下,下列豁免准则都能得以满足的话,就可以不作更进一步考虑而将实践或实践中的源予以豁免:①被豁免的实践或源使任何公众成员在一年内受到的有效剂量预计为 10 μSv 量级或更小;②实施该实践一年内引起的集体有效剂量不大于约 1 人·Sv,或防护最优化评价结果表明豁免是最优选择。

(二) 可豁免的源与豁免水平

依据豁免准则,下列各种实践中的源经过审管部门认可以后,可以被豁免:

(1) 符合下列条件并具有审管部门认可型式的辐射发生器和符合下列条件的电子管件(如显像用阴极射线管):①正常运行操作条件下,在距设备的任何可达表面 0.1 m 处引起的周围剂量当量率或定向剂量当量率不超过 1 μSv·h^{-1};②产生辐射的最大能量不大于 5 keV。

(2) 符合以下要求的放射性物质,即任何时间段内在进行实践的场所存在的给定核素的总活度或在实践中使用的给定活度浓度不应超过本教材后附录部分表 2 中给出的或审管部门规定的豁免水平。附录表 2 中给出的放射性核素的豁免活度浓度和豁免活度,是根据某些可能不足以无限制使用的照射情景、模式和参数推导而得出的,只能作为申报豁免的基础。在考虑豁免时,审管部门会根据实际情况逐例审查,在某些情况下也可能会采取更严格的豁免水平。在应用附录表 2 中给出的豁免水平时,必须注意以下几点:①这些豁免水平原则上只适用于组织监管良好和人员训练有素的工作场所,即只适于以小量放射性物质和源的工业应用、实验室应用或医学应用。例如,利用小的密封点状源刻度探测器,将小量非密封放射性物质溶液装入容器内,或作为工业示踪剂,或作为低活度气体核素的医学应用等;②对于未被排除的天然放射性核素豁免的应用,只限于引入到消费品中的天然放射性核素,或者将它们(如 ^{226}Ra,^{210}Po)作为一种放射源使用,或者利用它们(如钍、铀)的元素特性等情况;③对于一种以上的放射性核素,仅当各种放射性核素的活度或活度浓度与其相应的豁免活度或豁免活度浓度之比值的和小于 1 时,才可能考虑给予豁免;④除非有关的照射已经被排除,否则对较大批量放射性物质的豁免,即使其活度浓度低于表 2 中给出的豁免水平,也需要由审管部门作更进一步的考虑;⑤严格禁止为了申报豁免而采用人工稀释等方法降低放射性活度浓度。遵守审管部门的规定(例如,与放射性物质的物理或化学形态有关的条件和与放射性物质的使用或处置有关的条件)时,可以予以有条件的豁免。

符合下列条件而按"可豁免的源与豁免水平"(1)中②项未被豁免的内装放射性物质的设备可以给以有条件的豁免。

符合下列条件并按"可豁免的源与豁免水平"(2)中②项未被豁免的内装放射性物质的设备,经过审管部门审查后可以给以有条件的豁免:①具有审管部门认可的型式;②其放射性物质是密封形式的,能有效地避免放射性物质与环境介质或人体皮肤直接相接触,或能有效地避免放射性物质由其包壳内向包壳外泄漏;③正常运行操作条件下,在设备的任何可以达到的距表面 0.1 m 处引起的周围剂量当量率或定向剂量当量率不超过 1 μSv·h^{-1};④审管部门已经明确地规定了处置时必须满足的条件。

(三) 防护标准中的定义与术语解释

1. 周围剂量当量和定向剂量当量

辐射场中某一点的周围剂量当量 $H^*(d)$ 定义为相应的扩展齐向场在 ICRU 球内齐向场的半径深度 d 处产生的剂量当量。对于强贯穿辐射，推荐 d 为 10 mm。辐射场中某一点的定向剂量当量 $H^1(d_\Omega)$ 是相应的扩展场在 ICRU 球内，沿指定方向 Ω 的半径上深度 d 处产生的剂量当量。对于弱贯穿辐射，推荐 d 为 0.07 mm。

在物质中穿透本领强的辐射，称为贯穿辐射。一般指 γ 辐射、X 射线辐射和中子辐射等。在均匀单向辐射场中，对某一给定的人体取向，如皮肤敏感层的任何小块区域内所接受的当量剂量与有效剂量的比值小于 10，则此种辐射称为强贯穿辐射；反之，若二者的比值大于 10，则称为弱贯穿辐射。

ICRU 球是密度为 $1\ g \cdot cm^{-3}$、直径为 30cm 的组织等效球，其质量组分为 76.2% 的氧、11.1% 的碳、10.1% 的氢和 2.6% 的氮。用以代替人体躯干的软组织等效模型。

2. 辐射发生器

能产生 X 射线、中子、电子或其他带电粒子辐射的装置，被用于科技、工业或医学领域。

3. 浓度和活度浓度

单位体积的（放射性）活度，称为活度或浓度。例如，单位体积液态或空气中（放射性）活度，用浓度表示，单位是 $Bq \cdot m^{-3}$ 或 $Bq \cdot L^{-1}$。

单位固态质量的（放射性）活度，称为活度浓度（以前称为比活度），单位是 $Bq \cdot kg^{-1}$。

4. 被排除的照射

本质上不能通过现行放射防护标准对照射的大小或可能性加以控制的照射，称为被排除的照射。例如，人体内的 ^{40}K 和到达地球表面的宇宙射线等所引起的照射。

5. 含放射性物质的消费品

因功能或制造工艺的需要，将少量放射性物质加入其中或以密封源形式装配其内或因所采用的原材料所致生产工艺具有一定放射性活度的消费品，称为含放射性物质的消费品。例如，烟雾探测器、荧光仪表盘或离子发生器等。现行放射防护标准中有时称其为"消费品"。

第四章 辐射源的外照射防护

能够通过初级过程或次级过程引起电离事件的带电粒子或不带电粒子,称为电离辐射,简称为辐射。粒子与物质相互作用产生离子对或离子群的过程,称为电离事件。通过发射辐射或释放放射性物质引起辐射照射的一切物质或实体,称为电离辐射源,简称为源。体外辐射源对人体的照射,称为外照射。

辐射源可以分为密封源和非密封源及辐照装置。密封在包壳里或紧密覆盖层里的源,称为密封源。密封源包壳或覆盖层具有足够强度,使源在使用条件下和在受磨损条件下,以及在预期事件条件下,都能保持密封性能,不会有放射性物质泄漏出来。不能满足密封源定义中所述条件的辐射源,称为非密封源。辐照装置包括 X 射线诊断机和直线加速器及 ^{60}Co 治疗机等。

第一节 密封源的种类及其泄漏检验

一、密封源的种类

按密封源的辐射类型不同,可以将其分为 α 源、β 源、γ 源、低能光子源和中子源;按其几何形状不同,可以分为点状源、线源、平面源和圆柱源;按活度不同,可分为检验源、参考源、标准源和工作源;按用途不同,可以分为辐射探测器刻度(校正)源、放射性探井源、工业照相源、辐射仪表用源、离子发生器用源、医疗用源和 γ 辐照装置用源等。

为了正确选择并合理安全地使用密封源,应了解各种密封源的密封结构、辐射特性和安全性能。

(一) α 辐射源

α 辐射源主要用作烟雾探测器、静电消除器和放射性避雷器等离子发生器的源,以及用作 α 能谱分析的参考源和作为 α 放射性活度测量时刻度探测器的标准源。

常用的 α 源有 ^{210}Po、^{238}Pu、^{239}Pu、^{237}Np、^{241}Am、^{242}Cm、^{235}U 和 ^{238}U 源等。这些 α 源是金属元素核素,用电镀法分别将它们沉积在金属托片上,表面镀有约 $0.3\mu m$ 的纯金薄层,或者覆以约 $1\ mg \cdot cm^{-2}$ 的云母片作为保护层。也可以将粉末状 α 放射性物质包在银或银钯合金基质中经过粉末冶金后轧制成箔片,表面镀纯金保护层。镅、锎和铀等元素可以成为陶瓷、搪瓷或玻璃的组分,经过高温熔融后成为一体,α 放射性物质被牢牢地固定在非放射性物料中,最后在表面覆以透明覆盖层,成为密封 α 源。

常用的 α 源活度较低,α 粒子的能量通常低于 7 MeV。这种能量的 α 粒子在空气中的射程小于 6 cm。人体皮肤角质层厚度（～7 mg·cm^{-2}）能吸收掉能量高于 7.5 MeV 的 α 粒子。因此，α 粒子通常不会对人体构成外照射危害。

（二）β 辐射源

β 辐射源主要用作 β 放射性活度测量和 β 能量响应刻度探测器探测时的参考源和工作源，以及用作测量薄层物质厚度的核子计源和色层分析仪的离子发生器的源。

常用的 β 源有 ^{3}H、^{14}C、^{22}Na、^{45}Ca、^{55}Fe、^{58}Co、^{60}Co、^{63}Ni、^{85}Kr、^{90}Sr-^{90}Y、^{106}Ru-^{106}Rh、^{137}Cs、^{144}Ce、^{147}Pm 和 ^{204}Tl 等。对于具金属特性的核素 ^{55}Fe、^{60}Co、^{63}Ni、^{137}Cs、^{147}Pm 和 ^{204}Tl 等，可以用电镀法分别将它们沉积在低原子序数金属托片上，外加保护层密封。对于 ^{3}H 和 ^{14}C 核素可以制成有机玻璃 β 源。对于 ^{85}Kr 可以直接密封在容器中使用。对于 ^{90}Sr、^{106}Ru 和 ^{147}Pm 等粉末状化合物包在银基质中经过粉末冶金后轧制成箔片，再切成需要的形状经过密封处理后成为 β 平面密封源。

β 粒子的穿透能力与同等能量 α 粒子的穿透能力相比，大约强 100 倍。能量大于 70 keV 的 β 粒子可以穿透人体皮肤角质层厚度。常用的 β 源除了个别低能 β 以外，对于 $E_{\beta max} \geq 0.3$ MeV、操作量为 5 MBq 和对 $E_{\beta max} \leq 0.3$ MeV、操作量为 50 MBq 时，必须采取简单的防护措施，并在任何情况下都不可以裸手去拿 β 源。

β 辐射体核素衰变时，常伴有 γ 辐射或形成其他光子，只有少数核素，如 ^{3}H、^{14}C、^{32}P、^{35}S、^{45}Ca、^{90}Sr 和 ^{90}Y 等是纯 β 辐射体。

电磁场使带电粒子动量改变时发射的电磁辐射，称为韧致辐射，也称为制动辐射。β 粒子与其周围物质相互作用时产生韧致辐射。韧致辐射的穿透能力比 β 粒子的穿透能力强得多。应用 β 源时不能忽视对韧致辐射的防护，即使是纯 β 辐射体，也要注意减少产生的韧致辐射对人体的外照射。图 4.1 给出了 β 粒子在水中和空气中的注量率/剂量率比值与 β 粒子最大能量之间的关系。

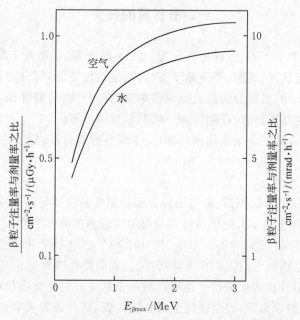

图 4.1　β 粒子在水和空气中的注量率/剂量率比值与 β 粒子最大能量之间的关系曲线

（三）低能光子源

由发射低能 γ 射线和发射低能 X 射线的放射性核素或利用 β 辐射体与靶物质相互作用

产生的韧致辐射而制作的源,统称为低能光子源。低能光子源主要作为 X 射线荧光分析用源和薄层物质厚度计、密度计的核子计用源,以及作为刻度 γ 射线探测器用的标准源。

能发射低能光子的核素有 ^{55}Fe、^{57}Co、^{109}Cd、^{125}I、^{153}Gd、^{170}Tm、^{210}Pb、^{238}Pu、^{241}Am 和 ^{244}Cm 等。可用的韧致辐射源见表 4.1。制备低能光子源除了用电镀法、陶瓷法和搪瓷法以外,对于 ^{241}Am、^{238}Pu 和 ^{210}Po 等核素还可以将它们的稳定化合物压入铝箔内;对于 ^{241}Am、^{238}Pu、^{147}Pm、^{153}Gd 和 ^{90}Sr 等核素也可以将它们的粉末状化合物与铝粉均匀混合后压制成源芯;用活性炭吸附 ^{85}Kr,用树脂吸附 ^{125}I,用镀在钨、钼或不锈钢托片上的钛(钪或锆)膜来吸附 ^{3}H,然后再作密封处理。为便于低能光子输出,设有由不锈钢、铝、铍或塑料膜制成的薄窗。

表 4.1 可用的韧致辐射源

核素/靶物质	半衰期/a	有用能量范围/keV
^{3}H/Zr	12.35	3~12
^{147}Pm/Al	2.62	12~45
^{85}Kr/C	10.73	25~80
^{90}Sr—^{90}Y/Al	28.6	60~150

(四) γ 辐射源

中、低活度 γ 密封源主要作为核子计源、γ 照相源和间质治疗及腔内治疗源。高活度 γ 密封源可作为 ^{60}Co 治疗机用源或大、中型工业辐照装置用源。

低活度 γ 源有双层或单层不锈钢包壳密封。高活度 γ 源则用双层不锈钢包壳密封。

(五) 中子源

中子源在石油地质勘探、辐射育种、活化分析、湿度测量和科学研究等不同领域中得到了广泛应用,也作为中子探测器的刻度用源。

利用 α 粒子与轻元素的 (α,n) 反应或利用高能 γ 射线与铍(或氘)的 (γ,n) 反应可制成具有不同能谱的中子源。^{252}Cf 的自发裂变中子产额很高,1μg ^{252}Cf 每秒钟能释放出 2.31×10^6 个中子,与 30 GBq 的 ^{210}Po-Be 中子源放出的中子数大致相当。将 ^{252}Cf 电沉积或烧结在铂铱合金上,或者把 ^{252}Cf$_2$O$_3$ 直接封装在铂铱合金包壳内,用双层不锈钢包壳密封后,成为锎中子源。(α,n) 反应中子源是将 α 辐射体与铍、硼、氟或锂等轻元素均匀混合后压制成的,外面以双层或三层不锈钢或铂铱合金包壳密封。常用的 (α,n) 中子源有 ^{226}Ra-Be、^{210}Po-Be、^{238}Pu-Be、^{239}Pu-Be、^{241}Am-Be 和 ^{242}Cm-Be 中子源等。(γ,n) 反应中子源的应用较少。这种中子源是将发射高能光子的 γ 源(如 ^{24}Na、^{124}Sb 或 ^{226}Ra 等)挣入圆柱形或球形的铍靶(或氘靶)中心,可获得近似单能的中子。

操作 γ 源或中子源时,要认真地考虑对其外照射的防护问题。任何情况下都不可以裸手去拿它们。

二、密封源的泄漏检验

ISO(International Standardization Organization) 规定了密封源等级,还规定在制作过程中对密封源要按不同等级的检验指标对其抗温度、抗外压、抗冲击、抗震动和抗击刺质量进行检验。GB4075 中对密封源的分级标准和质量检验指标及方法与 ISO 的规定相同。用五位数字自左向右依次表示密封源的抗温度、抗外压、抗冲击、抗震动和抗击刺的等级;数字的前面用英文字母 C 表示密封源的活度限值,大于 C 限值时用 E 表示。例如,标有 C43535 字样的 ^{60}Co 源,其活度不大于 10 TBq,适用于作 γ 照相源和 γ 辐照源,而不宜于作远距离治疗源或探井源。关于密封源分级标准和各级密封的质量检验指标及方法,可以查阅 GB4075。这里仅介绍源包壳泄漏检验方法中的代表性方法。按 ISO 和 GB4075 规定,密封源供应商制作的每个源都必须作表面放射性污染和泄漏检验,并将检验方法和检验结果记录在检验证书上,随同源一起提供给用户。规定中指出,不合格的源不得提供给用户使用。通常有两种泄漏检验方法,即放射性检验法和非放射性检验法。中子源的 γ 放射性核素为极毒核素,应十分注意防止放射性泄漏,这点与 α 放射源的防护相同。

(一) 放射性检验法

检验前先除去源包壳表面上的放射性污染物,7 d 后再进行泄漏检验。

1. 湿擦拭法检验

采用具有吸湿性能的软质材料蘸取不腐蚀源包壳的高效去污液擦拭整个源包壳表面,测量拭子上的放射性活度。

2. 浸泡法检验

将源浸泡在去污液中,在 50℃±5℃ 条件下保持 4 h,取出源后,测量浸泡液的放射性活度浓度。

如果以上任何一种检验方法测得的总活度小于 185 Bq,则认为源无泄漏。

3. 射气固体吸收法检验

将 ^{226}Ra 密封源置于放有棉花的气密小室内,12 h 后取出源,迅速测定棉花上的放射性活度,如果测到的放射性活度小于 185 Bq,则认为此源无泄漏。

(二) 非放射性检验法

检验前须将源包壳表面彻底去污后再进行泄漏检验。

1. 真空鼓泡法检验

将源完全浸没在注水透明的小室内,水面高于源最高部位 5 cm,密闭小室后并抽气,使小室内的真空度达到 15~25 kPa,观察几分钟若未见气泡从源包壳表面连续溢出,则认为此源没有泄漏。

2. 氦质谱法检验

制作密封源时在源实体与包壳之间的自由空间内充有氦气,氦气体积占自由空间体积的份额不少于 5%。将源放在一个密封小室内并与室外的氦质谱仪系统连接,抽出密封小室内的空气,使小室内处于负压状态,测量小室内氦气浓度。如果源包壳内氦气泄漏率小于 1.33×10^{-6} Pa·m^{-3}·s^{-1},则认为没有泄漏。

此外,对工业辐照装置用的高活度 γ 源,可以采用下述方法对新源作泄漏检验。在新源到来前采取贮源水井的水样,测量水样的 β 放射性活度浓度(Bq·L^{-1});待新源装入源架后再采取同样体积和深度的水样,测量水样的 β 放射性活度浓度(Bq·L^{-1})。比较两个水样的测量结果可以判定新源是否有泄漏。几十年的经验表明,未曾发现新源包壳泄漏。源出厂前的泄漏检验作为其质量保证的一部分,源包壳的密封性是能够得到保证的。但是,为了安全起见,源在使用过程中应当定期进行泄漏检验,后面的有关章节中将给出低活度密封源泄漏检验方法。

第二节 密封源在医疗照射中的应用

一、近距离治疗用的密封源

近距离治疗是将一个或一组密封源放在患者的体表或体腔内或植入组织间质中,借助源释放的 β 射线或 γ 射线照射病灶,或借助某些带电离子在数厘米内照射病灶的放射治疗方法。

(一)浅表治疗用的密封源

常用的 β 源是由 ^{32}P、^{90}Sr、^{204}Ta、^{147}Pm 及 ^{106}Ru 等制作成的敷贴器。例如,将 ^{90}Sr 粉末状化合物与银粉均匀混合冷压制成芯片,外包银基体经过粉末冶金轧制成源片,表面镀钯保护层,β 射线输出窗厚度为 0.1 mm。把源装在不锈钢托盘上,托盘背面有装卸源的手柄。由于 ^{32}P 的半衰期较短(14.28d),所以这种敷贴器通常由医疗部门临时自制。

敷贴器的形状根据需要选用,有圆形、正方形或长方形的。活度在 185~1850 MBq 之间。例如,眼科敷贴器呈凹球面形,活性区在球面处或偏离球面的中心处。

治疗中等的和较大的眼葡萄膜黑色素瘤通常用 γ 源敷贴器。常用的 γ 源是 ^{103}Pd 和 ^{125}I。治疗小的肿瘤采用 β 敷贴器,常用的 β 源是 ^{106}Ru 和 ^{90}Sr。治疗鼻咽部肿瘤也可以采用 ^{60}Co γ 源敷贴器,呈探针状,活度达 3.7 GBq。

(二)腔内治疗和间质治疗用的密封源

常用的 γ 源,是 ^{192}Ir、^{60}Co、^{125}I、^{103}Pd、^{198}Au、^{182}Ta 和 ^{137}Cs 等。表 4.2 中列出了一些源的辐射特征和 γ 剂量输出额。源的形状不一,有线状、针状、球状、哑铃状和颗粒状的。颗粒状源称为"种子源"。源的外径从零点几毫米到 3 mm,长度从几毫米到几十毫米不等。

表 4.2 几种 γ 源的辐射特征及 γ 剂量输出额

核素	半衰期	γ 射线能量/MeV	距源 1 m 处单位活度源剂量率 $\mu Gy \cdot h^{-1}/GBq$
^{60}Co	5.26a	1.17,1.33	310
^{137}Cs	30.0a	0.66	80
^{182}Ta	115.0d	0.0427~1.453	185
^{192}Ir	74.2d	0.30~0.61	95
^{125}I	60.25d	0.027,0.031,0.035	30
^{198}Au	2.7d	0.412	55

由于 ^{226}Ra 的辐射毒性大,其衰变子体是 ^{222}Rn,易泄漏,使用过程中存在潜在的不安全性,所以已经被 ^{192}Ir、^{60}Co 和 ^{137}Cs 源取代了。

^{198}Au 和 ^{125}I 的半衰期较短,常被用做植入源。由于 ^{192}Ir 释放出的 γ 射线能量比 ^{182}Ta、^{60}Co 和 ^{137}Cs 释放出的 γ 射线能量低,易屏蔽,所以在腔内治疗时被选用的优势大。

腔内治疗主要是用于宫颈癌治疗。密封源遥控后装技术治疗宫颈癌是欧洲治疗宫颈癌的标准技术。所谓"后装",即先在准备室内将施源器放置并固定在宫腔内,然后送患者进入治疗室,把与施源器相联接的管头接好,再用遥控技术将源送入宫腔内照射病灶。治疗结束时用遥控技术把源退回到储源器内。遥控后装技术与老式手装技术相比,医务人员受照剂量相当低。后装治疗装置包括施源器、贮源器和源传输系统以及控制系统。施源器是个直径为毫米级的管状物,由不锈钢制成,见图 4.2。管内可装球形的真源和假源,并有气动通道。贮源系统和源传输系统包括源分类机、主贮源室、源分配器、中间贮源室、阀门和传输管道。源分类机的功能是将真源和假源分类。主贮源室的功能是将真、假球状源分配到中间贮源室的各个管道中。中间贮源室能将真源和假源按要求混合成一列源序,以便将它们送入施源器中。各种阀门和管道便于输送球状源和测量。控制系统由计算机、电视监视系统和打印系统组成。

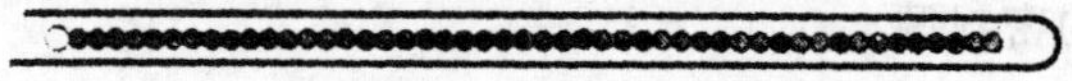

图 4.2 "后装"治疗机的施源器示意图

间质治疗是把源植入组织间病灶处。源植入分为暂时植入和永久植入两种方式。对支气管癌、乳腺癌和前列腺癌的间质治疗是国际上广泛采用的治疗方法。

(三) 近距离治疗的前景

近年来,对于控制冠状血管成形术以后血管再狭窄的近距离放射治疗方法尚处于研究阶段。大体上有下述几种方法:一种是将 ^{192}Ir 或 ^{90}Sr-^{90}Y 的点状源或线状源暂时植入成形术后的血管内;另一种是把由密封源制作的血管支架,永久性地植入成形术后的血管内;再一种是把用镍钛合金制作的血管支架置入血管内以后,用质子束照射支架,生成的 ^{48}V 是 γ、β 混合辐射体,用于照射血管,能改善剂量率;还有一种是将高活度 ^{90}Y 或 ^{188}Re β 源填充到扩张血管的气囊中,照射血管,控制血管成形术后的血管再狭窄。世界各地的几个研究中心正在对上述治疗技术进行初步研究。

LeKSell γ-刀,是立体定向放射外科(SRS)最常用的近距离治疗设备,我国至少已有 36 台。它含有 201 个固定的 ^{60}Co 密封源,分布在内凹的半球形表面上。γ-刀治疗时颅外的器官或组织受照剂量很低,眼球受到的剂量仅为最大剂量的 0.7%,其他部位的受照剂量随着离开γ-刀等中心距离的增大呈指数降低。单次治疗的病灶直径约小于 4 cm。对于大肿瘤多分次治疗方案正在研究中。

根治性放射治疗的一个一直未解决的障碍是难做到在减少邻近重要器官损伤的同时,给予肿瘤体以致死性剂量的照射。幸有术中治疗技术,即把适合于术中治疗的病例在手术中以 6~17 MeV 能量的电子束照射肿瘤或瘤床,正常组织则被移推到照射野以外。有一项对原发性骨肉瘤术中治疗的新技术,将病变骨组织暂时切除下来后对离体病变组织施以高剂量率照射,之后马上将其复归原位,同时以银金属卟啉为基质的 ^{125}I 种子源植入,以增加靶体积的照射剂量。

此外,1974 年—1994 年间全世界约有 100 例患者接受了负 π 介子治疗,但到 1996 年尚无任何单位再做这方面的工作,因为这种治疗不是很有意义的方法。国际间过去 20 年的临床试验证明,用中子源治疗胰腺癌,并发症的发生率高,总生存率并不比常规单纯放射治疗好。硼中子俘获治疗(BNCT)再度引起了人们的兴趣。方法是:使 ^{10}B 有选择性地汇聚在恶性肿瘤组织中,用热中子照射 ^{10}B,发生 ^{10}B(n,α)→^{11}B 反应,再用生成的 ^{11}B 释放的 α 粒子和 2.4 MeV

的 ^{7}Li 离子照射肿瘤组织。采用粒子加速器提供 BNCT 所需的中子束。但是,这种治疗方法费用太高。美国有一家单位正在应用中子源进行近距离治疗试验研究。

利用高能质子和重离子的近距离治疗技术具有潜在优势,因为这些带电粒子束能对深部肿瘤靶体积提供理想的剂量。高 LET 的重粒子比光子或质子更能有效地杀伤局部晚期抗辐射的肿瘤。全世界大约有 2500 例患者接受了重离子(氦和碳原子)治疗。其优点是生物效应高、氧效应小、细胞周期依赖性小。在质子治疗中,次级中子和光子对患者正常组织剂量贡献很少。但是,到 1996 年全世界只有两个单位有机器在运行,即日本的 HIMAC 和德国的 GSI。

二、远距离治疗用的密封源

源的工作位置离开靶区垂直距离 1 m 的放射治疗方法,称为远距离治疗。常用的密封源是 ^{60}Co,很少应用 ^{137}Cs 源。

(一) ^{60}Co 源

^{59}Co 金属在核反应堆中吸收热中子后变成 ^{60}Co。^{60}Co 的半衰期为 5.26 年,核衰变时释放出 β 粒子并释放 γ 射线。β 粒子最大能量为 0.32 MeV,是软 β 射线,以 0.3 mm 铝片或 0.1 mm 银片完全可以吸收它。^{60}Co 释放出两条能量不等的 γ 射线,分别是 1.17 MeV 和 1.33 MeV,平均能量为 1.25 MeV。这个平均的 γ 射线能量相当于 2500 keV 的 X 射线。^{60}Co 金属磁性较强,^{60}Co 衰变子体是 ^{60}Ni。远距离治疗用的 ^{60}Co 活度为 111~444 TBq。

(二) ^{137}Cs 源

^{137}Cs 是从乏燃料中提取的一种核裂变产物。其半衰期为 30.0 年,核衰变时释放出能量为 0.51 MeV 和 1.2 MeV 的两条 β 射线,其衰变子体 ^{137}Ba 衰变时释放出能量为 0.66 MeV 的 γ 射线。^{137}Ba 的半衰期很短,只有 2.6 min,所以很快就会与其母体核素 ^{137}Cs 达到放射性平衡状态。

^{60}Co 源多呈球形,盛放在直径为 10~20 mm、高为 20~25 mm 的双层不锈钢密封包壳内,贮存在由重金属材料作屏蔽的贮源器内。^{60}Co 治疗机有垂直或斜角照射野治疗机和旋转活动照射野治疗机之分。

由于 ^{60}Co 的活度浓度(比活度)比 ^{137}Cs 高,γ 因子(0.351)比 ^{137}Cs 的(0.081)高,同等活度的体积小,半影较窄,价格便宜,所以在远距离治疗中普遍采用 ^{60}Co 源。

所谓"半影",是由于源有一定体积而且照射野内射线的散射和有用射线通过准直器的厚度不一致,使得在确定的照射野边沿附近出现一个由大到小的渐变剂量区域,这个区域被称为"半影"。准直器是限制射线照射方向和确定照射野大小的设备。

(三) 远距离治疗的前景

在过去的 50 年中,远距离治疗无论是在设备和治疗计划方面还是在治疗实施及临床应用方面,都在不断地朝着精益求精的方向发展,并已取得了长足的技术进步,见表 4.3。表中列出了在远距离治疗中一些关键性技术的进步。对于深部组织的肿瘤越来越多地采用高能直线加速器实施有效的治疗。据认为,治疗人类肿瘤理想的射线能量范围是 4~15 MeV 的光子和 4~20 MeV 的电子束。虽然 ^{152}Eu 的半衰期(12.4 a)比 ^{60}Co 的半衰期更长,其实际应用更为有效,有可能取代 ^{60}Co,可是与直线加速器相比,^{60}Co 治疗机在发展中国家仍然有重要的地位,因为 ^{60}Co 治疗机购置和维护费用较低,剂量计算简单。

表 4.3　远距离治疗技术进展表

日期	限制	发展
1950 年代	放射能量	^{60}Co 治疗设备,平行加速器
1960 年代	难以预计	计算机治疗系统
1970 年代	缺乏解剖学信息	计算机断层摄影术
1980 年代	缺乏区域适应性	等角治疗多级校准
1990 年代早期	射线强度不足	等角治疗中射线强度可调
1990 年代晚期	缺乏实时检验	图像设备入口可调整射线的传输剂量

由于缺乏明确的生物学依据和实验数据,并考虑到辐射诱发癌的可能性,因此,放射治疗很少适用于良性疾病的治疗。更多的兴趣集中在发展近距离血管治疗方面(如前文所介绍的控制血管成形术后再狭窄)。

第三节　医疗照射中应用的辐照装置

一、医用放射诊断装置

(一) X 射线诊断机

1. X 射线的产生机制

在下述两种情况下会产生 X 射线:①带电粒子被原子核库仑场偏转时,其矢量的加速度或速度矢量方向改变从而产生的能量辐射,称为韧致辐射,即 X 射线辐射;带电粒子是电子时更是如此。这就是电子轰击靶产生连续能谱 X 射线的机制。简单地说,就是电磁场使带电粒子动量改变时发射的电磁辐射,即韧致辐射。任何种类的带电粒子与物质相互作用时都或多或少地会产生这种能量辐射。②靶物质原子内壳层轨道电子被电离,外壳层轨道电子进入内壳层轨道来填补空位,其能量差以确定的能量释放出来的 X 射线,称为特征 X 射线。X 射线机就是依据上述 X 射线产生机制而制作的。产生的 X 射线量正比于 $(Z/m)^2$,式中 Z 为靶材料的原子序数;m 为电子的质量。

2. X 射线机的基本结构及其重要参数

(1) X 射线机的基本结构

X 射线机是由 X 射线管、高压发生器、控制系统和辅助设备组成的。

作为 X 射线机"心脏"的 X 射线管都是高真空热阴极式 X 射线管。它由阳极、阴极和玻璃壳体组成,见图 4.3。阳极由阳极体和靶面组成。阳极体由导热性良好的铜棒构成,它支撑靶面并及时将靶产生的热能传递给冷却系统。靶面由金属钨或金属钼制成,是电子轰击的靶子,是产生 X 射线的地方;高速运动电子的绝大部分(90%以上)能量在靶处转化为热能,仅有小部分能量转化为 X 射线辐射能。阴极是由灯丝和阴极罩构成的。灯丝是金属钨丝,是电子源,为产生 X 射线提供热电子。阴极罩起着固定灯丝和聚焦电子的作用,因为诊断管要求被电子轰击的靶点(焦点)小,以便产生强的 X 射线。在玻璃壳体外套着金属屏蔽罩,防止 X 射线泄漏并保护玻璃壳体;与靶面相对的屏蔽罩处是 X 射线的输出窗口,X 射线由输出窗口通过固有过滤片(固有过滤)经准直器射向照射野。X 射线管、遮光器或集光筒及其连接部件的总称,为 X 射线管头组织体。

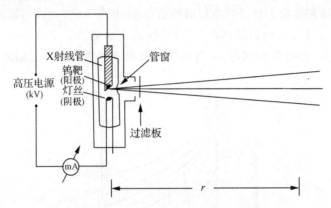

图 4.3 X 射线管及 X 射线产生示意图

X 射线管按其用途不同分为诊断管和治疗管;按诊断管靶面构成材料不同分为钨靶管和钼靶管,与钨靶管相比,钼靶管的管电流小、管电压低,适于作乳腺等软组织摄影诊断的 X 射线源;按阳极可动性不同分为固定阳极管和旋转阳极管,后者又可分为普通旋转(2700 r·min^{-1})阳极管和高速旋转(9800 r·min^{-1})阳极管。

供阴极灯丝的电流,称为管电流,用 mA 表示。施加于 X 射线管两极的电压,称为管电压,用 kV 表示。高压电源有单相电源和三相电源两种。中、小型 X 射线机多用单相电源;大型 X 射线机多用三相电源,因为容量大,附加设备多,单相电源不能满足需要。管电压并非恒定不变,因为是交流电,有脉冲。在相同的峰值电压条件下,低波形发生器 X 射线管产生穿透能力强的 X 射线占的份额比高波形发生器的大。在相同的峰值电压条件下,自整流、单相全波整流、三相六峰全波整流和三相十二峰全波整流的 X 射线管产生的 X 射线量(光子数)依次增大。国产 X 射线机的容量有 10 mA、30 mA、50 mA、100 mA、200 mA、400 mA、500 mA、1000 mA 等。

(2) X 射线机的重要参数

①总过滤

X 射线管产生的 X 射线中有两种成分,即轫致辐射和特征 X 射线,前者是主要成分。X 射线能谱是连续谱,其中的低能谱 X 射线称为软 X 射线,在诊断中无意义,影响影像质量,而且易被皮肤吸收。因此,通常在 X 射线输出窗口处设置一块一定厚度的铝、锡或铜片,用以滤掉软 X 射线,相对提高 X 射线的穿透能力。这块过滤片称为 X 射线机的固有过滤,其厚度通常是 0.5~2.0 mmAl。对 X 射线有用射束的进一步过滤,称为"附加过滤"。固有过滤和附加过滤厚度的总和称为总过滤。X 射线机出厂时在 X 射线管壳上已标注了永久的总过滤。在低过滤条件下,大约有 30%~40%的特征 X 射线被过滤掉了。

②管电流

X 射线产生的量(光子数)取决于管电流。当管电压恒定时,管电流愈大,灯丝温度就愈高,发射的电子数目也就愈多,产生的 X 射线量就愈多。通常用管电流的毫安值与曝光时间之积表示 X 射线的量,单位用 mA·s 表示。曝光时间愈长,X 射线的照射剂量也正比地增加。

③峰值电压

产生的 X 射线品质取决于管电压。当管电流恒定时，管电压愈高，灯丝产生的热电子在管电压的正高压电场作用下获得的能量就愈大，轰击靶面时产生的 X 射线的穿透能力就愈强。X 射线最大能量在数值上等于管电压的峰值电压，记作 kV_p。所以，通常以峰值电压表示 X 射线的品质。可以把 X 射线品质理解为 X 射线的穿透能力。品质好的 X 射线，穿透能力强。不同的峰值电压，在离 X 射线源 1m 处的空气吸收剂量率随着总过滤的不同而变化，见图 4.4。

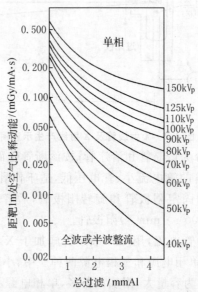

图 4.4　不同峰值电压空气吸收量随总过滤不同的变化曲线
(用三相电源及恒定电源时应将图中数据乘以 1.8)

④半值厚度(HVT)

由于峰值电压只能粗略估计 X 射线的品质，不能精确表征 X 射线的平均穿透能力，为此，引入半值厚度(half value thickness，HVT)表征 X 射线的品质。HVT 过去被称为半值层(half value layer，HVL)，是使一束 X 射线的光子数目减少到其初始值的 1/2 时所需的标准物质的线性厚度，单位是 mm。但是，HVT 也不是一个最精确的量，因为不同能谱分布会有相同的 HVT。所以，使用 HVT 时应当注意能谱分布特征和所需要的精确度。

3. 对 X 射线机的辐射安全防护要求

(1) 对 X 射线诊断机的辐射安全防护要求

评价 X 射线管头组装体泄漏辐射时，在没有其他规定的条件下，只在离焦点 1 m 处不大于 100 cm² 面积上或在距屏蔽罩 5 cm 处的 10 cm² 面积上测量泄漏辐射的平均值就可以了。距焦点 1m 处测到的泄漏辐射空气吸收剂量率不应大于 1 mGy·h^{-1}。设备表面、设备部件或不希望发射辐射的辅助设备，在任何情况下，在距其 5 cm 处的空气吸收剂量率都不应大于 0.2 mGy·h^{-1}。有用射线束进入受检者皮肤处的空气吸收剂量率不应大于 52 mGy·h^{-1}。立体或卧位透视时，应当分别在荧光屏的前方(或上方)20 cm 处和卧位床的侧方 10 cm 处进行辐射测量，在这些地方的空气吸收剂量率分别不应大于 0.04 mGy·h^{-1} 和 0.13 mGy·h^{-1}。源焦点到照射野垂直距离(称焦皮距)不应小于 45 cm，更不得小于 30 cm。诊断中有用射线束的总过滤不应当小于 2.5 mmAl，其中 1.5 mmAl 必须是固有过滤。X 射线机诊断床的等效铝值

[等效铝(或铅)是指材料厚度对辐射的屏蔽效果或过滤效果等值于给定的铝(或铅)的厚度(mm),又称铝(或铅)当量。]不应当超过 1 mmAl。最大管电压不超过 70 kV 的常用牙科 X 射线诊断机,其固有过滤等效铝值不应当小于 1.5 mmAl;距焦点 1 m 处管头组装体泄漏辐射的空气吸收剂量率不应当大于 0.22 mGy·h^{-1};焦皮距不应当小于 20 cm;最大管电压小于或等于 60 kV 时,焦皮距不应当小于 10 cm。透视诊断时荧光屏玻璃板的铅当量值不应当小于下列值:最大管电压小于或等于 70 kV 时,为 1.5 mmPb 当量;最大管电压在 70~100 kV 时,为 2.0 mmPb 当量;最大管电压大于 100 kV 时,每增 1 kV 再增加 0.01 mmPb 当量。医务人员实施 X 射线诊断过程中自身受到的照射剂量实测值见表 4.4。

表 4.4 X 射线诊断过程中医务人员受照剂量的实测值

检查类型	条件	主要部位受照剂量率(μGy·min^{-1})					平均检查时间/min
		眼部	胸部	性腺	足	手	
消化道透视	峰值电压 80 kV,管电流 0.5mA·s	6.96	6.96	8.7	17.4	31.32	
支气管造影透视							
管球下方式	峰值电压 80 kV,管电流 0.5mA·s						
卧位		13.92	9.57	3.48	0.44	34.80	
立位		0.09	0.35	0.78	0	—	
管球上方式	峰值电压 80 kV,管电流 2mA·s						
卧位		50.46	24.36	6.09	0.26	—	
立位		47.85	33.06	0.26	0	—	7.9±4.4
心导管操作透视	峰值电压 80 kV,管电流 1 mA·s						
胸部		0.44	4.35	0.09	0	139.20	
腹部		0.87	8.70	0.87	0	8.70	16.3±8.8
外科显影透视	峰值电压 80 kV,管电流 0.5mA·s	0.87	2.61	4.35	4.35	34.80	
颈动脉造影摄影							
正面	峰值电压 90 kV,管电流 60mA·s	4.35	8.70	20.88	40.02	26.10	
侧面	峰值电压 80 kV,管电流 60mA·s	5.22	10.44	14.79	2.61	50.46	

(2) 对 X 射线治疗机的辐射安全防护要求

使用管电压大于 50 kV 的 X 射线治疗机,应当安装有效的联锁装置(interlock),避免人员在 X 射线机工作时间进入治疗室。对于管电压低于 50 kV 的治疗机,在距屏蔽罩 5 cm 处任何地方的空气吸收剂量率不应大于 1 mGy·h^{-1};对于管电压为 50~100 kV 的治疗机,距焦点 1 m 处的空气吸收剂量不应大于 1 mGy·h^{-1};对于管电压为 150~500kV 的治疗机,在距其屏蔽和附属设备表面 5 cm 处的 10 cm^2 面积上的空气吸收剂量率不应大于 300 mGy·h^{-1},距焦点 1 m 处的 100 cm^2 面积上空气吸收剂量率不应大于 10 mGy·h^{-1}。

联锁装置是一种安全控制装置,它可以使有关部件的动作相互关联,每个部件都必须处于规定状态或工况下,否则就不能投入运行或使用,或者使已投入运行或使用的辐射装置立即关闭。

ICRP 第 33 号出版物中指出,比释动能 K(单位质量物质释放的动能)是不带电电离粒子在特定物质的单位质量中产生的带电电离粒子的动能。度量比释动能的单位与吸收剂量相同。比释动能的 SI 单位是焦尔每千克（$J \cdot kg^{-1}$），专用名是戈瑞（Gy）。比释动能是针对在自由空间或吸收介质内部某一点的任何特定物质而言的。例如，可以采用"空气中的组织比释动能"和"骨中的组织比释动能"之类的词语。在很宽的光子能量范围内，空气比释动能和组织比释动能在数值上相差不到 10%，为了防护的目的可以认为它们在数值上的大小相等。在这方面，空气比释动能即表示"在空气中的空气比释动能"的意思。虽然比释动能的数值与吸收剂量的数值，在防护上可以认为它们是等值的，可是在两种介质的分界面附近，例如在皮肤中或处于接近骨表面的细胞中，比释动能与吸收剂量之间会出现显著的差异。对于很高能量的辐射，由于带电粒子能量的输运、剂量的积累可能是很大的，于是，在一点处的比释动能可能超过或小于该点处某一小质量元的吸收剂量。在这种条件下，组织比释动能或空气比释动能乘以相应的品质因子能适合于近似表示当量剂量的指数值；而用某一小组织元中的吸收剂量乘以相应的品质因子来估计在人体中产生的最大当量剂量，则有可能偏低。

（二）医用放射源诊断装置的技术进步

1. X 射线诊断装置的技术进步

传统的 X 射线诊断装置有静态影像装置和动态影像装置两种。静态影像装置是用含胶片并带有增感屏的暗盒进行摄影的装置；动态影像装置是由电子影像增强器进行透视的装置。35 mm 电影胶片也用于心脏的放射学研究。透视常常也需要摄影，尽管数字放射摄影技术在不断引入，但由 100 mm 胶片照相机联结的影像增强器的荧光照相技术也常被使用。应用造影剂能提高特殊器官或组织的可见度，例如胃肠道造影用的钡，和血管造影、尿路造影及胆囊造影用的碘。X 射线诊断设备，除了在医院放射科和开业医师诊所安装的一些固定式设备以外，在病房或手术室允许使用移动式设备作为 X 射线摄影或透视用。有时候，为了随访，提供了便于放射摄影技师去患者家中为患者进行 X 射线摄影的便携式 X 射线机。X 射线显像技术，为震波碎石治疗技术提供了可视图像。

1972 年，英国科学家 G. H. Hounsfied 发明了被称为"Computed Tomography"的计算机断层摄影技术（简称 X 射线 CT），并为此获得了 1979 年度的诺贝尔医学奖。这项革命性的 X 射线诊断技术是应用旋转的窄束 X 射线为患者提供高质量分离层面的影像。但是，却给患者带来了相对高的辐射照射剂量。随后由于螺旋 CT 的开发引导了扫描技术的进一步发展，如 CT 内窥镜检查和 CT 透视。通过计算机技术的发展推动了数字放射摄影的发展，其影像多数是从影像增强器（数字荧光摄影）或从贮存荧光板（计算机放射摄影）中以数字形式获得的。

数字减影血管造影术（DSA）是基于对数减法和边缘增强的数字化影像处理过程，可以透过患者身体增加对血管的可见性。

影像技术的改进和其他仪器设备的创新，例如各种针、导引线、支撑架和造影剂等方面的进步，促进了介入放射技术的发展。例如，在 X 射线影像的帮助下可引导治疗性程序和给予治疗性药物；骨密度的测量已可用双光子技术。

X 射线诊断的数字技术为医院内部和医院之间影像的存储和传输以及数字网络远程咨询与放射学诊断提供了方便。目前正在研究利用一个中间磷光体的间接数字放射摄影技术和非晶态硒、非晶态硅直接放射摄影的探测系统。

2. 医用放射性核素诊断装置的技术进步

X 射线诊断学的主要目的是观察人体解剖部位的显影；而核医学诊断是与人体器官或组织的病理或生理状态紧密联系的诊断技术，从本质上讲，是把放射性核素标记到某种能满足诊断需要的药物上,以放射性核素作为生物学示踪剂而进行的诊断或检查。在临床上的应用分为体内检查法和体外检查法两个部分。体内检查法包括对肿瘤、炎症与感染和神经与精神疾病等的诊断,以及对心脏与血管、内分泌、肌肉与骨骼、呼吸、消化和泌尿生殖等系统疾病的检查和诊断。体外检测法是基于对体液样品中的放射性核素活度测量的稀释技术革新,通过检测血浆量、红细胞质量、体液量、细胞外液量和可交换的电解质等来实现诊断疾病的目的。

核医学诊断疾病所用的放射性核素有以下四个来源:①通过回旋加速器生产。例如,^{67}Ga、^{111}In、^{201}Tl、^{57}Co、^{123}I、^{11}C、^{15}O、^{13}N 和 ^{18}F 等。②通过核反应堆中子辐照生产。例如,^{51}Cr、^{75}Se、^{58}Co、^{59}Fe、^{125}I 和 ^{131}I 等。③由核裂变产物中提取。例如,^{131}I、^{133}Xe 和 ^{90}Sr。④借助同位素发生器生产。例如,^{90}Mo-^{99m}Tc 发生器可生产 ^{99m}Tc,^{113}Sn-^{113m}In 发生器可生产 ^{113m}In,^{81}Rb-^{81m}Kr 发生器可生产 ^{81m}Kr,^{68}Ge-^{68}Ga 发生器可生产 ^{68}Ga,^{188}W-^{188}Re 发生器可生产 ^{188}Re。

除了常规的平面显像以外,研究出了类似 X 射线 CT 的发射型计算机断层扫描显像技术,从断层图像上可以了解患者体内的器官结构和功能的信息。已经开发出了两种基本的显像方法,其中最普遍使用的是单光子发射型计算机断层扫描(SPECT)仪,它通常利用常规发射 γ 光子的放射性药物,而且经常与平面显像相结合。SPECT(single photo emission computed tomography)显像需要一个环形探头阵列扫描系统,更多的则是装备可旋转探头的 γ 相机探测系统,探头可多到四个。第二种断层扫描技术是正电子发射型计算机断层扫描(PET)技术。PET(positron emission tomography)是基于同时探测正电子湮没产生的 511 keV 的光子对,常用的是有生物学意义的短半衰期放射性核素 ^{15}O、^{11}C、^{18}F 和 ^{13}N。专用的扫描仪装有环形阵列探头。但是,装备符合线路的常规 γ 相机也可以进行 PET 显像。

进行定量的功能断层显像,需要对患者进行光子穿透性衰减校正,是用体外源进行这种校正的,可以在发射型扫描进行前、进行中或扫描后实施这种因穿透而衰减的校正。对于 SPECT 或 PET 仪而言,穿透性校正测量产生的附加剂量通常小于 0.1 mSv。

二、医用放射治疗装置

几种常规放射治疗装置的基本特点见表 4.5。以下只介绍 ^{60}Co 放射治疗装置和电子直线加速器放射治疗装置。

(一)远距离 ^{60}Co 治疗机

1. ^{60}Co 治疗机的基本构成

^{60}Co 治疗机是由机头、机架、平衡锤、准直器、治疗床、控制台和其他附属设备组成的。机头由铅或贫化铀制作的贮源器(drawer)、滑塞式或转轮式源位控制器、照射野指示灯等多种部件构成,见图 4.5。

表 4.5　临床可用的放射治疗装置的基本特点

装置	射线	能量/MeV	焦点	最大射野	特点	适应范围
X 射线机	X	0.05 ≤0.4	7 mm×7 mm	Φ10 mm 40 mm×40 mm	能量、剂量可调,能量低,皮肤剂量大	浅表治疗,深部肿瘤治疗
^{60}Co 治疗机	γ	(平均)1.25	26 mm×26 mm	20 mm×20 mm	简单、可靠,焦点大,半影大,要换源	治疗深部肿瘤好,较加速器差

续表

装置	射线	能量/MeV	焦距	最大射野	特点	适应范围
电子直线加速器	X射线、电子束	4～8 4～10	2 mm×3 mm —	40 mm×40 mm	照射野大	X射线适于治疗深部大肿瘤,电子束治疗浅部肿瘤
	X射线、电子束	8～10 20～25 5～40	— —	40 mm×40 mm 30 mm×30 mm	能量可调范围大,造价高,运行费用高	浅部、深部肿瘤均适用
电子感应加速器	X射线、电子束	15～25 4～45	0.2 mm×0.2 mm	20 mm×20 mm	X射线剂量率低;电子束易调,能散小,结构较直线加速器简单,噪声大	X射线适于治疗深部肿瘤,电子束适于治疗浅部肿瘤
回旋加速器	中子、 质子、 π^-介子	5～30 5～200 5～100			穿透力强,集中,生物学效应高,散射小,皮肤剂量小	浅部、深部肿瘤均适用

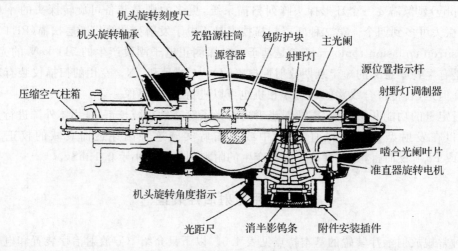

图 4.5 ^{60}Co 治疗机机头的基本构成示意图

2. 对^{60}Co 治疗机的辐射安全防护要求

①^{60}Co 治疗机负载活度不应当小于 37 TBq(1000Ci);
②距离 1 m 处空气吸收剂量率实测值与标称值之间的相对偏差应当小于 10%;
③照射野内有用射线束空气吸收剂量率的不对称性应当小于 5%;
④计时器的计时偏差不应当大于 1%;
⑤治疗机同心位置的距离偏差不应当大于 4 mm;
⑥中心轴指示器中心位置的距离偏差不应当大于 2 mm;
⑦修整后的半影宽度应当小于 10 mm;
⑧灯光野边界线与照射野边界线之间的距离不应当大于 3 mm;
⑨源皮距指示器位置偏差不应当大于 3 mm,源皮距不应当小于 60 cm;
⑩距离治疗机头的表面 5 cm 处任何一点的空气吸收剂量率不应当大于 200 $\mu Gy \cdot h^{-1}$;距离机头表面 1 m 处任何一点的空气吸收剂量率的平均值不应当大于 10 $\mu Gy \cdot h^{-1}$,最大剂量率不应当大于 50 $\mu Gy \cdot h^{-1}$;

⑪对于负载活度小于 185 TBq 的 ^{60}Co 治疗机,距离治疗机头 1 m 处的泄漏辐射空气吸收剂量率不能大于距有用射束 1 m 处空气吸收剂量率的 0.1%;对于负载活度大于 185 TBq 的 ^{60}Co 治疗机,上述距离处机头泄漏辐射空气吸收剂量率不应大于同等距离处有用射束空气吸收剂量率的 0.05%;

⑫^{60}Co 治疗机准直器对有用射束的透射率不应当大于 2%;

⑬治疗机平衡锤对有用射束的透射率不应大于 0.1%;平衡锤是旋转治疗机上的一个部件,当治疗机旋转时它起平衡机头重力作用,还有屏蔽射线的作用;

⑭因 ^{60}Co 机贮源器泄漏而致治疗机头受 β 污染时,污染水平应当小于 3.7 Bq·cm^{-2};

⑮^{60}Co 源在治疗机内的气动传输和回源系统应当保证给其以足够的气体压力,以确保贮源器(drawer)在一个工作日内的 100 次传输源过程中不会发生卡源或中途驻源事件;

⑯应当确保 ^{60}Co 治疗机头和准直器在任何需要的位置上都能锁紧,还应当配置避免治疗机头压迫患者躯体的防护设施;

⑰当电源失去或因其他意外事件而中断治疗时,应当通过手动设施迫使 ^{60}Co 回到贮源器中;

⑱需配置测量有用射束剂量的辐射剂量探测系统,这个系统应当与源位控制系统联锁;

⑲^{60}Co 机供应商必须在随机所附的说明书中给出百分深度剂量分布图解资料。

3. 对 ^{60}Co 治疗室的安全防护要求

①治疗室在选址时应考虑到能确保环境的辐射安全;

②治疗室与控制室应分开设置,治疗室的面积不应小于 30m^2,室内高度不应低于 3.5m;

③治疗室屏蔽墙厚度应满足屏蔽防护要求,不能忽视对屋顶的屏蔽防护;

④进出治疗室的通道应设计成迷宫式,出口门的上方配置灯光和音响警示信号,出入口处的门应与源位控制开关联锁;

⑤治疗室不宜设窗。当治疗室室址远离非放射性工作场所 30m 以上时,可以考虑在单独建造的单层治疗室的屋顶设窗,但窗的面积不宜大于 1 m^2。尽管如此,也不能忽视线进入室外空气中的散射辐射,应当通过实际测量确定散射辐射最大剂量率距治疗室的距离和方位;

⑥在治疗室内应当配置便于与患者联系的对讲机和电视监护系统,电视摄像器的置放位置要科学地选择,因摄像器受 γ 辐射照射时间长了会改变颜色,影响影像质量;

⑦治疗室的观察窗应当以合适的铅玻璃等透明材料屏蔽,其屏蔽效果应当与同侧的屏蔽墙等效;

⑧控制台上的显示器应当和治疗机头上的源位显示器同步显示源是在工作状态还是处在贮源器内;

⑨治疗室应当有良好的通风换气条件,每小时的通风换气次数为 3～4 次。

(二) 电子直线加速器

加速器是粒子加速器的简称,其种类很多。按被加速粒子的能量不同,可分为高能粒子加速器(GeV 级)、中能粒子加速器(2000 MeV 以上)和低能粒子加速器(50 MeV 以下);按被加速粒子加速轨道的不同,可分为直线加速器和回旋加速器。

临床放射治疗用的电子直线加速器或电子感应加速器,属于低能粒子加速器。电子直线加速器属直线加速器,电子感应加速器属回旋加速器。

电子直线加速器输出的电子能量通常为 5～40 MeV;电子感应加速器输出的电子能量通常为 4～45 MeV。这两种加速器可以通过靶将电子转化为 X 射线。

1. 电子直线加速器的工作原理

粒子加速器的种类虽然很多,但是大多数粒子加速器的基本原理是通过电磁场使带电粒子获得高能量。对于电子直线加速器来说,是利用超高频电磁场在波导管中的行波或者利用谐振腔内电磁场的驻波实现对电子的加速;对于电子感应加速器而言,是利用随时间变化的磁场产生的感应电场实现对电子的加速。

2. 电子直线加速器的主要系统及其功能

图 4.6 给出了电子直线加速器的几个主要系统和加速器的外形。

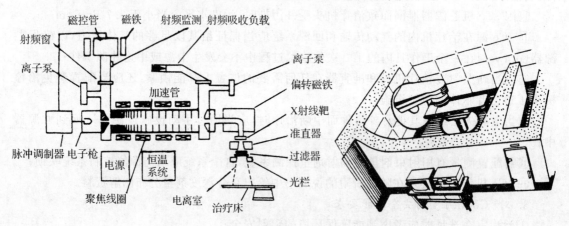

图 4.6 电子直线加速器的主要系统及加速器外形

(1) 注入系统:包括电子枪、预聚焦线圈和导向线圈等。预聚焦线圈和导向线圈装在电子枪和加速管之间,以确保由电子枪射出的电子能以较小的散角沿着加速器轴线注入到加速管中。

(2) 微波传输系统:包括磁控管、传输及测量微波的各种波导元件、输入和输出耦合器、吸收负载等。磁控管是微波功率源,产生的微波脉冲功率通过波导管传输系统传到加速管内,以建立加速电子所需的微波电磁场,剩余的微波功率被吸收负载消耗。整个传输系统的驻波比较小,以确保微波功率的匹配传输。

(3) 加速系统:由加速管和聚焦线圈等部件组成。加速管是加速器很关键的部件,它的外部设置了聚焦线圈,以便产生轴向磁场。轴向磁场与电子相互作用产生径向聚焦力,使得电子在加速过程中始终能聚在一起不致散射。

(4) 真空系统:由钛泵、真空闸门、真空管道和预抽真空机组成。真空系统能保证使电子运动路径上的真空度达到 10^{-4} Pa 以下,可避免电子在加速运动过程中与气体分子碰撞而产生散射;此外,这个真空度可以提高加速管内的高频绝缘强度,避免加速管发生高频击穿。

(5) 脉冲调制器:它能产生具有一定波形要求和一定频率要求的脉冲高电压,这种脉冲高电压作为脉冲电源供磁控管和电子枪用。脉冲宽度为几个微秒,重复频率为每秒钟几百次。要求脉冲调制器的输出脉冲功率很大,平均功率比较小。通常采用软性开关(氢闸流管)和脉冲形成网络贮能的调制器。

(6) 恒温冷却系统:系统的功能是带走加速器、聚焦线圈、磁控管、偏转磁铁、微波吸收负载和产生 X 射线靶等部件在运行时产生的热能,并对磁控管、加速管和稳频系统的谐振腔等部件施以恒温控制。

(7) 引出系统:包括偏转磁铁和照射头。偏转磁铁能改变加速管尾端射出的高能电子束方向,保证给定能量的电子能通过引入窗进入照射头。照射头内装有能产生 X 射线的靶、准直器、均整器、电离室和光栏等,可以对电子束和 X 射线进行准直、均整、测量和确定照射野大小。

(8) 电源和控制系统:包括交流电源和直流电源、频率自动控制、剂量率自动控制、均整自动控制、联锁装置和故障警示系统等,以确保安全运行和治疗安全。

(9) 其他设备:诸如转动机架、治疗床、手动开关和监护电视及对讲监护设施等。

3. 电子直线加速器运行中产生的辐射

(1) 初级辐射:初级辐射是被加速的电子。通常被聚焦的是直径约 1~2 mm 的电子束流,射向靶,能量集中。初级辐射位于加速器真空区时并不会伤害人体。但是,作为外部应用的电子束,由于其辐射强度高,如果工作人员受到外部电子束照射就可能会受到伤害。

(2) 次级辐射:高能电子束轰击靶产生的韧致辐射和能量大于 10 MeV 的 X 射线与加速器部件相互作用产生的光子中子反应生成的中子是次级辐射。

此外,在检查电子直线加速器时,即使它的多数系统不在工作,在某些部位也会产生 X 射线。例如,在测试注入系统或磁控管时,可能产生能量达几个 MeV 的电子,这种能量的电子与加速器部件相互作用会产生 X 射线;在高功率条件下调试时,尽管电子枪不在工作,但在调幅器系统中的闸流管会产生 X 射线;在高功率条件下检查微波射频系统时,即使电子枪不在工作,但"暗"电流也许会产生 X 射线。

(3) 感生放射性核素释放的 β、γ 射线:加速器部件、冷却水和治疗室中的某些物件及空气受到高能中子照射后会诱发产生感生放射性核素,并发射 β、γ 辐射。感生放射性核素在停机后依然存在。但是,必须明确指出的是,当电子束能量低于或等于 10 MeV 时,在电子直线加速器的任何部位都不会产生中子,因而也不可能产生感生放射性核素,见表 4.7。韧致辐射的最大能量可以认为与加速电子的能量等效。图 4.7 中给出在距靶 1 m 处入射电子能量与产生的 X 射线、中子和感生放射性核素的辐射剂量率之间的关系。

表 4.7 电子加速器运行中可能产生的辐射

加速器类型	加速电子	射束能量/MeV	辐射类型
电子直线加速器	电子	1~10	电子 X 射线
	电子	>10	电子
			X 射线
			快中子
			热中子
			γ 射线
电子感应加速器	电子	1~50	电子 X 射线

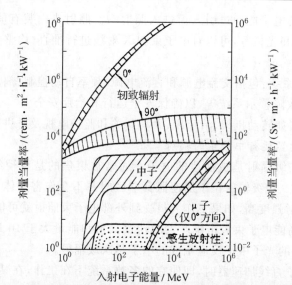

图 4.7 电子直线加速器产生的各种辐射的剂量率与入射电子能量的关系

(4) 微波辐射：当加速器、射频分离器和连接波导系统等组件处于运行状态时，工作人员可能会受到来自这些组件开口处泄漏的微波辐射的照射。微波辐射可以导致神经衰弱症候群和外周血象中白细胞数目减少的临床症状。可以用金属片或孔径小于微波波长的金属丝网把这些组件的开口处罩住。常用的便携式 γ、X 射线剂量率探测器对微波有响应，采用金属丝网把探测器套起来，可以避免微波对探测 γ、X 射线辐射的影响，也可判定是微波辐射还是 γ、X 射线辐射。

在一个工作日连续 8 h 在工作场所接受微波辐射照射时，最大功率通量密度不应大于 38 $\mu W \cdot cm^{-2}$；在一个工作日 8 h 内短时间断续接受微波辐射照射时，不应超过 300 $\mu W \cdot cm^{-2}$；由于特殊情况需要在 1 $mW \cdot cm^{-2}$ 的微波场内工作时，接受的微波辐射照射，每天不应超过 300 $\mu W \cdot h^{-1} \cdot cm^{-2}$，并应当使用个人防护用具。不允许在超过 5 $mWh^{-1} \cdot cm^{-2}$ 的微波场内工作。

(5) 其他有害因素的安全考虑：电离辐射与治疗室中的空气相互作用会产生臭氧(O_3)和氮氧化物。加速器输出的能量愈高，臭氧和氮氧化物的产额就愈多；它们不仅对呼吸道的健康有影响，而且臭氧能促进橡胶材料老化，氮氧化物与空气中水分接触生成的硝酸会腐蚀设备。因此，治疗室的通风换气次数每小时应保持在 3~4 次。其他的有害因素是应当注意电安全、热安全、机械安全等。

4. 对电子直线加速器的辐射安全防护要求

(1) 加速器的辐射安全设计、电气安全、机械安全和测试检验等都应当符合 GB9706.5 的基本要求。

(2) 防止对患者超剂量照射的防护要求

①控制台显示器应当能够显示出辐射类型、标称能量、照射时间、吸收剂量、吸收剂量率、治疗方式、楔形过滤器的类型与规格等参数的预选值。

②照射的启动应当与控制台显示器显示的照射参数预选值联锁，即在选择照射参数之前，不能启动对患者的照射。

③配置两套独立的辐射剂量测量系统，每套剂量测量系统能单独终止照射，当其中的某一套剂量测量系统发生故障时不影响另一套的正常功能。这就是按独立性防护原则配置剂量测

量系统的原则。

④两套剂量测量系统正常运行时显示出的剂量数据,在因故中断照射或者终止照射以后应当保持不变;因电气元件失效或电源切断而酿成的中断照射时,剂量数据显示器上的数据至少能保持 20 min 以上;剂量数据显示器在中断照射或终止照射一段时间后会回到零位,再次照射时才能启动。

⑤当吸收剂量达到预选值时,两套剂量测量系统能终止继续照射。

⑥在两套剂量测量系统中,一套测量初级剂量,而另一套测量次级剂量。当吸收剂量达到预选值时,初级剂量测量系统必须能终止继续照射,而次级剂量测量系统必须能在超过吸收剂量预选值 15% 以内或不超过等效于治疗距离上 0.4 Gy 的吸收剂量情况下终止继续照射。

⑦应当配置一定的剂量率与终止继续照射的联锁装置,即当照射剂量率大于规定剂量率数值的 2 倍时,在任何情况下能自动终止继续照射。

⑧照射时间计时器应当按独立性原则配置,与加速器运行系统联锁,当达到预选的照射时间时能终止照射继续进行;当因故中断照射或终止照射后,计时器数据应当延续保持一段时间后时针才复位到零位。

⑨应当为非直束式加速器提供剂量分布测量系统,当吸收剂量的分布相对偏差大于 ±10% 时能自动终止照射。

⑩应当经常检查所有的安全联锁系统的功能,确保它们的独立性和能可靠地终止继续照射的功能。

⑪计算机控制系统的软件必须加密;控制系统出现故障时立即终止照射;控制台和治疗室内都应当设置紧急停机按钮。

(3) 对有用射束内杂散辐射的限制

①以电子束治疗时,其中的 X 射线百分份额不能超过表 4.8 中规定的数值。

表 4.8 电子束中 X 射线的份额限制

电子束能量/MeV	<15	15~35	35~50
电子束中心轴实际射程外 10 cm 处吸收剂量与最大吸收剂量的百分比(%)	5	10	20

②以 X 射线治疗时,在照射最大条件下,中心轴皮肤表面吸收剂量不应当大于表 4.9 中规定的数值。

表 4.9 X 射线束中心皮肤表面剂量限值

X 射线最大能量/MeV	<2	2~5	5~15	15~35	35~50
皮肤表面吸收剂量与最大吸收剂量的百分比(%)	80	70	60	50	40

(4) 对有用射束外泄漏辐射的限制

在治疗距离上,在固定限束器截面内,透射可调限束器的漏射辐射的吸收剂量与有用射束中心轴最大吸收剂量的百分比应满足下述限制:

①以 X 射线治疗时,在 10 cm×10 cm 照射野范围内的百分比不应超过 2%;

②以电子束治疗时,在 50% 等剂量曲线以外 4 cm 到最大有用射束边界之间的平均百分比不应当大于 2%;

③以电子束治疗时,在 50% 等剂量曲线以外 2 cm 到最大有用射束边界之间的最大百分

比不应当大于 10%；

最大有用射束(中子除外)以外的漏射辐射占的吸收剂量百分比不能超过下述限值：

①在治疗距离处，垂直于有用射束中心轴并以轴心为起点，半径 2m 的平面上的漏射辐射吸收剂量最大不应超过有用射束中心轴吸收剂量的 0.2%，平均百分比不能超过 0.1%；

②在治疗距离处，离开电子源和靶之间的电子轨道 1 m 处或者离开电子源和电子出射窗口之间的电子轨道 1 m 处的漏射辐射的吸收剂量不应超过治疗距离处有用射束中心轴吸收剂量的 0.5%。

最大有用射束外的中子泄漏辐射百分剂量限值如下：

①对于 X 射线能量标称值大于 10 MeV 的加速器，在治疗距离处，垂直于有用射束中心轴并以轴为起点，在半径 2m 的平面上，最大有用射束以外的中子泄漏辐射的吸收剂量最大不可以超过有用射束中心轴吸收剂量的 0.05%，平均值不能超过 0.02%；

②距离上述电子轨道 1 m 处的中子泄漏辐射的吸收剂量不应当超过治疗距离处有用射束中心轴吸收剂量的 0.05%。

(5) 对感生放射性核素辐射剂量的限制

对于电子能量标称值大于 10 MeV 的加速器，距离设备表面 5 cm 处由感生放射性核素产生的辐射吸收剂量率不应当大于 $0.2~\mathrm{mGy \cdot h^{-1}}$；在距离设备表面 1 m 处产生的辐射吸收剂量率不应当超过 $0.02~\mathrm{mGy \cdot h^{-1}}$。

5. 对治疗室的安全防护要求

(1) 治疗室选址和设计时应当考虑确保周围环境的辐射安全。

(2) 对有用射束朝向的墙壁和天棚按主屏蔽要求设计，其余墙壁按散射辐射屏蔽要求设计。

(3) 所有贯穿屏蔽墙体的导线管道不能影响该屏蔽墙体的总体屏蔽效能。

(4) 使用电子标称能量大于 10 MeV 的加速器时，治疗室的屏蔽设计中必须考虑对中子辐射的屏蔽问题。

(5) 治疗室应当有足够的使用面积；出入治疗室的通道应当是迷宫式；考虑到迷宫宽度较宽而且弯度较小，因此，在迷宫入口处墙壁上和屏蔽门的内侧面上贴一层厚度合适、含硼的塑料板是需要的，能吸收掉散射中子；迷宫口的防护门应当与加速器运行启动开关联锁。

(6) 治疗室外防护门的上方配置辐射危险灯光警示信号，红灯表示有辐射危险，绿灯表示安全。灯光警示系统应当与控制台运行开关系统联锁。

6. 对安全操作的基本要求

(1) 为保证治疗质量，还应当配置便携式辐射剂量率探测仪、水箱等剂量测量备件、扫描仪和模拟定位机等设备。

(2) 技术力量包括合格的放射治疗医生、物理师和操作人员。操作人员应当接受过放射卫生防护和加速器操作的正规培训，并取得受权资格后才能上岗。

(3) 应当制定出书面的安全操作规范，不允许擅自去除任何一道安全联锁系统，更不可以在去除安全联锁系统的条件下开机治疗患者；开机前应当认真检验各类安全联锁系统的功能。

(4) 在治疗中，操作人员不可以擅自离开岗位，要密切观察患者的反应。

(5) 治疗中，不能允许患者的陪护人与患者一起接受治疗性照射。

(6) 治疗中，出现意外情况时立即终止照射，把患者移到照射野以外，并估算出患者是否受到了超过预选剂量值的照射。

7. 对辐射剂量和参数检验的要求

(1) 对工作场所和周围环境的照射水平每年测量一次;工作人员应当接受外照射个人累积剂量监测。

(2) 对所有安全联锁系统每月检验一次,妥善进行维护。

(3) 对加速器自身固有的照射剂量测量系统每周刻度(标定)一次。

(4) 对均整器、百分刻度剂量的准确度每半年检验一次。

每次的辐射剂量测量结果和对参数的检验结果都要详细记录、存档。

三、临床放射职业人员的年受照射剂量分布

我国、英国和法国的临床各类职业照射人员受辐射源外照射的年剂量分布,见表 4.10。

表 4.10 临床职业照射人员的年剂量分布

职业类别	年剂量分布(%)				总监测人数
	0~5 mSv	5.1~15.0 mSv	15.1~50.0 mSv	>50.0 mSv	
医用 X 射线诊断					
中国	83.3	10.5	5.2	1.0	276
英国	99.99	0.1	0	0	10226
法国	99.0	0.8	0.2	0.3	48008
放射治疗					
中国	—	—	—	—	—
英国	98.4	1.5	0.1	0	3826
法国	98.2	1.3	0.5	0	4833
核医学					
中国	94.0	6.0	—	—	36
英国	99.8	0.2	0	0	2672
法国	99.4	0.5	0.1	0	4282

由表中数据可以看出,大多数临床职业照射人员每年受到的外照射剂量最大不超过年剂量限值(20 mSv)的 1/4。随着技术的进步和防护设施的改善以及防护意识的增强,受照剂量将明显降低。通过外照射的个人剂量监测结果表明,电子直线加速器操作人员的月平均受照剂量不超过 10 μSv。

第四节 医用照射源外照射的防护措施

一、工作场所的区域划分

对于一个已经经过正当化判断的实践中的源,在考虑了经济和社会因素的前提下,个人有效剂量的大小、受照的工作人员数量和可能发生但并未实际接受的照射都应当保持在可以合理做到的尽量低的程度。为此,在安全管理方面应当按 GB18871 中的规定,将工作场所区划为控制区和监督区。

(一) 控制区

为了下述目的把要求或可能要求采取专门防护措施或作出安全规定的区域指定为控制区:(1)在正常工作条件下,为控制正常照射或防止污染扩散;(2)为防止潜在照射或限制其程度。

在确定任何一个控制区的边界时,必须考虑预期的正常照射大小和潜在照射的可能性及其大小,以及所需防护与安全程序的性质和范围。应当采取实体手段划定控制区边界;当实在难以做到之时,应采用某些其他适宜的手段。

当某项源投入使用,或仅仅间歇性运行,或从一处移到另一处时,可以采取适当的方法划定相应的控制区并规定照射时间。

在控制区进出口处和控制区内相应位置设立醒目的标准辐射危险警示标志。制定在控制区的职业防护与安全操作规则和程序。进入控制区工作应当持有许可证而且入口处的门有安全联锁,以限制受照人员数;限制程度应当与预期照射的大小和可能性相适应。控制区内应当设置实体屏蔽。

定期审查控制区的工作条件,以确定是否有必要修订防护措施或安全规定,或是否需要更改控制区边界。

(二) 监督区

可以将未被指定为控制区的区域指定为监督区。监督区内虽然不需要采取专门的防护措施和作出安全规定,但是该区域的职业照射条件却需要处于经常监督下。在考虑到监督区辐射危害的性质和范围之后,必须做到以下三点:(1)采取适当方法划定监督区边界;(2)在监督区出入口处适当位置设立辐射危害警示标志;(3)定期审查该区域的工作条件,以确定是否需要采取防护措施和作出安全规定,或更改监督区边界。

二、减少医用照射源对人体外照射剂量的三项措施

减少人体外照射剂量的技术措施包括时间防护、距离防护和屏蔽防护。这三项技术措施通常被称为外照射防护原则。

(一) 时间防护

缩短操作时间以减少外照射剂量的防护措施,称为时间防护。因为,在一个相对恒定的辐

射场内,外照射剂量率($\dot{D}$)也相对稳定,人员在该辐射场内受到外照射的累积剂量(D)与操作时间(t)成正比,即:

$$D = \dot{D} t \tag{4.1}$$

操作时间长,累积受照剂量就多。通过"冷试验"方法对某种操作动作或操作过程进行预试验可以熟练操作技术,节省操作时间,减少外照射剂量。所谓"冷试验",即用非放射性物质替代放射性源进行的预试验。

(二)距离防护

人员受到的外照射剂量与其离开放射源的距离的平方成反比。依据这种规律减少外照射剂量率的防护措施,称为距离防护。设$\dot{D}_1$和$\dot{D}_2$分别是人员离开源的距离为r_1(m)和r_2(m)处的外照射剂量率($\mu Sv \cdot h^{-1}$),则:

$$\dot{D}_1 / \dot{D}_2 = r_2^2 / r_1^2,\ \text{或}\ \dot{D}_1 r_1^2 = \dot{D}_2 r_2^2 \tag{4.2}$$

式(4.2)称为"平方反比定律"。例如,离开源1 m处的剂量率为400 $\mu Sv \cdot h^{-1}$时,在2m处的剂量率则为100 $\mu Sv \cdot h^{-1}$;在10m处为4 $\mu Sv \cdot h^{-1}$;在20m处为1 $\mu Sv \cdot h^{-1}$。由此可见,增大人体与源之间的距离对减少外照射剂量率非常明显。所以,常用灵活可靠的长柄夹具操作点状 γ 源,或用遥控技术操作外照射源。

(三)屏蔽防护

在人体与外照射源之间设置的能减弱剂量率的实体屏障,称为屏蔽体。利用屏蔽体减少人员受外照射剂量的防护措施,称为屏蔽防护。

时间防护、距离防护和屏蔽防护都可以减少人员受外照射的剂量。然而,屏蔽防护从设计和实体上为职业人员和公众提供了安全的工作条件和生活环境。应当根据具体情况综合应用这三项外照射防护技术。

屏蔽材料的选用因辐射类型、辐射能量和源的活度不同而异。对于 γ 光子和 X 射线常用原子序数高的材料作屏蔽体。例如,用贫化铀、铅、铸铁、混凝土或砖,以及用含合适铅当量的复合材料作屏蔽体;在某些情况下还用无离子水作为 γ 辐射源的屏蔽体。贫化铀(depleted uranium)是指同位素^{235}U的丰度小于其天然丰度(0.714%)的铀。对于中子,常用含硼的聚乙烯板或石蜡层或水等原子序数低的材料作屏蔽体。对于高能 β 粒子采用铝或有机玻璃板等低原子序数的材料作屏蔽体,可以减少韧致辐射的产额。

屏蔽类型包括整体屏蔽、分离屏蔽、阴影屏蔽和局部屏蔽。整体屏蔽就是完全包围辐射源的屏蔽;分离屏蔽是一次屏蔽包围最强的辐射源(如反应堆活性区的一次屏蔽),而在一次屏蔽与二次屏蔽之间也有辐射源(如反应堆载热剂系统);阴影屏蔽建立在辐射源与被防护区域之间,它的大小限于屏蔽"所投向"的"阴影",在质量和外廓受限制的情况下,这种屏蔽常被利用;局部屏蔽是为限制工作人员进入的区域所采用的减弱屏蔽。例如,在核潜艇上,在底部方向上可以采用局部屏蔽。屏蔽体的样式可分为可移动屏蔽体和不可移动屏蔽体。可移动屏蔽体包括贮源容器、手套箱、企口铅砖和合适铅当量的橡胶围裙、橡胶手套、橡胶背心、橡胶围颈、橡胶三角裤,以及合适铅当量的玻璃屏风和玻璃眼镜等。固定屏蔽体包括:屏蔽墙、屏蔽地板、屏蔽天棚、屏蔽门和屏蔽玻璃观察窗等。

三、屏蔽防护的原理

能量在 20 keV~10 MeV 的 γ 光子通过屏蔽体时产生的光电效应、康普顿效应和电子对效应是其与物质相互作用的基本过程。产生光电效应时,入射 γ 光子全部被屏蔽体吸收;产生电子对效应时,入射 γ 光子的全部能量转化为正负电子对的能量;产生康普顿效应时,光子未被全部吸收,其中一部分 γ 光子在与屏蔽体相互作用中发生一次或多次散射,其能量和方向都发生了改变;另一部分入射 γ 光子没有与屏蔽体发生相互作用而是通过了屏蔽体,其能量和方向没有发生改变。从总体上看,产生康普顿效应时,入射的 γ 光子通过屏蔽体后其剂量率减弱了,是一个指数减弱过程。

(一) 窄束 γ 光子通过屏蔽体时的减弱规律

确定窄束 γ 光子通过屏蔽体后减弱实验研究的几何布置,见图 4.8。"窄束"("好的"几何条件)点状源的 γ 光子束首先通过准直器再入射到屏蔽体,穿过屏蔽体的 γ 光子通过准直器后达到探测器。在这种几何条件下,只有未散射(未与屏蔽体相互作用)的那部分 γ 光子达到了探测器。入射 γ 光子的减弱规律表达式为:

$$\dot{D} = \dot{D}_0 e^{-\mu d} \tag{4.3}$$

式中,$\dot{D}$ 和 $\dot{D}_0$ 分别是设屏蔽体时和未设屏蔽体时在探测器所处位置的剂量率;d 为密度为 ρ 的屏蔽体厚度(cm);e 为自然对数的底,取 2.7183;μ 是 γ 光子通过密度为 ρ、厚度为 d 的屏蔽体后的线性减弱系数(cm^{-1})。μ 与 γ 光子的能量有关。

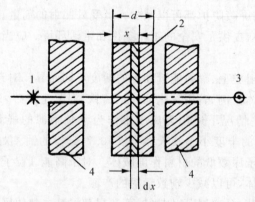

图 4.8 窄束光子通过屏蔽体减弱实验的几何布置图
(1. 源 2. 屏蔽体 3. 探测器 4. 准直器)

垂直通过足够厚的屏蔽体并被准直的 γ 光子束,其剂量率 $\dot{D}_0$ 的相对减弱 $\triangle \dot{D}/\dot{D}_0$ 值除以屏蔽体厚度 d 之商称为这一能量 γ 光子的线性减弱系数,即:

$$\mu = \triangle \dot{D}/\dot{D}_0 \times 1/d \tag{4.4}$$

把 γ 源辐射剂量率减弱到其原始剂量率的 1/2 所需的屏蔽体厚度,称为半值厚度(half value thickness, HVT)。HVT=0.693/μ。把 γ 源的剂量率减弱到其原始剂量率的 1/10 所需的屏蔽体厚度,称为 1/10 值厚度(tenth value thickness, TVT)。TVT=2.3/μ。TVT=3.3HVT。不同屏蔽材料的 μ 值各不相同;同一种屏蔽材料的 μ 值因入射 γ 光子的能量不同也不同,见表 4.11。

表 4.11 γ 射线在几种材料中的线性衰减系数 μ(cm^{-1})

γ射线能量/MeV	水	混凝土	Pb	Fe	Al
0.5	0.0966	0.204	0.227	0.652	1.74
1.0	0.0706	0.149	0.166	0.468	0.780
1.5	0.0575	0.121	0.135	0.383	0.576
2.0	0.0493	0.105	0.117	0.334	0.509
3.0	0.0396	0.0853	0.0953	0.285	0.470
4.0	0.0339	0.0745	0.0837	0.260	0.468
5.0	0.0301	0.0674	0.0761	0.247	0.479
8.0	0.0240	0.0571	0.0651	0.234	0.519
10.0	0.0219	0.0538	0.0618	0.234	0.547

(二) 宽束 γ 光子通过屏蔽体时的减弱规律

在通常的 γ 辐射场中进行测量时,探测器所处的位置上既测到了未散射的 γ 光子,同时又测到了散射的 γ 光子的几何条件,称为宽束 γ 光子("坏的")几何条件,见图 4.9。在这种几何条件下,探测器除测到了未与屏蔽体相互作用的 γ 光子 1 以外,还同时测到了通过屏蔽体时经过一次和多次散射的 γ 光子 3、4。图中示意曲线中的 5~9 表示未达到探测器的 γ 光子,包括被屏蔽体吸收了的 γ 光子 5、6 和出射屏蔽体但未进入探测器的 γ 光子 7、8,以及入射到屏蔽体后经过多次散射又反射出屏蔽体的 γ 光子 9。考虑到散射 γ 光子对测量结果的剂量贡献,对于宽束 γ 光子通过屏蔽体时的减弱规律,可将式(4.3)稍加改动后用下式表达:

$$\dot{D} = \dot{D}_0 B e^{-\mu d} \tag{4.5}$$

式中,B 称为剂量积累因子,其他符号的物理含义同式(4.3)。

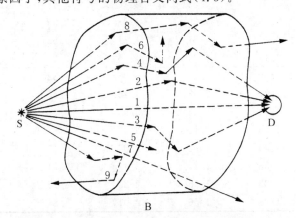

图 4.9 宽束几何条件的典型 γ 光子径迹
(S 代表源;D 代表探测器;B 代表屏蔽体)

剂量积累因子等于在探测点探测到的未散射 γ 光子的剂量率 $\dot{D}_{nd}$ 与在该探测点上探测到的散射 γ 光子的剂量率 $\dot{D}_d$ 之和除以未散射 γ 光子剂量率 $\dot{D}_{nd}$,即 $B = (\dot{D}_{nd} + \dot{D}_d)/\dot{D}_{nd} = 1+$

$\dot{D}_d/\dot{D}_{nd} > 1$。所以，$B$ 在数值上总是大于 1。表 4.12 和表 4.13 分别给出了单向平面源（垂直入射）的外照射剂量积累因子和各向同性点源外照射剂量积累因子。表中纵列是不同屏蔽材料和入射 γ 光子的能量 E_γ；横列是以平均自由程的个数为单位的屏蔽体厚度 μd 所对应的积累因子。

单个 γ 光子从入射到屏蔽体开始至其初次与该屏蔽体相互作用所经历的"路程"，称为这个 γ 光子的自由程。自由程的长度等于线性减弱系数的倒数，即 $1/\mu$。γ 光子与屏蔽体相互作用是随机的，所以其自由程在数值上可能是从零到无穷大的任何值，其平均值称为平均自由程。平均自由程等于将 γ 光子剂量率减弱 e(2.7183) 倍时所需屏蔽体的厚度，记做 λ。令 $\lambda = 1/\mu$。μ 与 d 之积 μd 在数值上等于平均自由程。所以，当已知 γ 光子的能量 E_γ 并从表 4.11 中查到屏蔽材料 μ 值计算出 d 时，就能得出 μd 值，也就能从相应的积累因子表中查到 B 值。

表 4.12 单向平面源（垂直入射）的照射量积累因子

材料	E_γ/MeV	μd					
		1	2	4	7	10	15
水	0.5	1.93	2.97	5.70	11.52	11.99	33.88
	1.0	1.78	2.64	4.69	8.02	12.26	21.51
	2.0	1.65	2.27	3.58	5.75	8.45	12.89
	3.0	1.57	2.15	3.36	4.94	6.33	9.52
	4.0	1.49	1.97	2.85	4.25	5.53	7.71
	6.0	1.41	1.79	2.51	3.62	4.30	6.36
	8.0	1.36	1.73	2.40	3.21	3.75	4.93
	10.0	1.32	1.59	2.11	2.84	3.61	4.91
铅	0.5	1.22	1.36	1.56	1.78	1.89	2.05
	1.0	1.35	1.64	2.07	2.67	3.15	3.64
	2.0	1.38	1.73	2.35	3.41	4.32	6.01
	3.0	1.32	1.63	2.25	3.27	4.40	6.53
	4.0	1.34	1.58	2.20	3.41	4.80	6.60
	6.0	1.19	1.39	1.88	2.95	4.28	8.36
	8.0	1.15	1.31	1.71	2.53	3.79	8.56
	10.0	1.11	1.24	1.56	2.33	3.60	7.48
混凝土	0.5	1.90	2.87	5.07	9.32	13.44	28.56
	1.0	1.77	2.58	4.46	7.55	11.20	18.57
	2.0	1.64	2.25	3.55	5.72	8.36	12.34
	3.0	1.56	2.13	3.30	4.87	6.40	9.53
	4.0	1.49	1.93	2.86	4.15	5.34	8.06
	6.0	1.38	1.77	2.47	3.71	4.71	6.04
	8.0	1.33	1.65	2.33	3.12	3.94	5.11
	10.0	1.28	1.56	2.01	2.84	3.62	4.36

表 4.13　各向同性点源的照射量积累因子

材料	E_γ/MeV	μd								
		1	2	4	7	10	13	15	17	20
水	0.25	2.98	6.73	21.1	65.6	147	278	399	554	858
	0.5	2.44	4.83	12.5	31.6	60.5	100	134	172	240
	0.662	2.27	4.25	10.1	23.3	42.0	66.2	85.3	107	143
	1.0	2.08	3.59	7.59	15.6	25.7	37.8	46.8	56.5	71.6
	1.25	1.99	3.29	6.55	12.7	20.1	28.7	34.9	41.5	52.1
	2.0	1.82	2.77	4.91	8.52	12.5	16.8	19.8	22.8	27.6
	3.0	1.68	2.40	3.90	6.25	8.69	11.2	12.9	14.5	17.0
	4.0	1.59	2.18	3.37	5.16	6.97	8.78	10.0	11.2	13.0
	6.0	1.46	1.90	2.75	3.98	5.19	6.38	7.17	7.96	9.13
	8.0	1.38	1.74	2.41	3.83	4.32	5.23	5.83	6.43	7.33
铅	0.25	1.08	1.14	1.21	1.30	1.37	1.42	1.45	1.49	1.57
	0.5	1.22	1.38	1.61	1.88	2.09	2.26	2.36	2.47	2.68
	0.662	1.29	1.50	1.84	2.25	2.60	2.88	3.06	3.25	3.57
	1.0	1.37	1.67	2.19	2.89	3.51	4.07	4.43	4.79	5.36
	1.25	1.39	1.74	2.36	3.25	4.10	4.92	5.47	6.02	6.88
	1.5	1.40	1.77	2.41	3.43	4.38	5.30	5.90	6.52	7.44
	1.75	1.40	1.78	2.50	3.59	4.68	5.78	6.51	7.27	8.43
	2.0	1.39	1.77	2.54	3.75	5.05	6.43	7.39	8.40	9.98
	2.5	1.36	1.73	2.51	3.84	5.36	7.06	8.31	9.64	11.8
	3.0	1.33	1.68	2.44	3.79	5.41	7.30	8.71	10.3	12.8
	4.0	1.27	1.57	2.27	3.61	5.38	7.63	9.45	11.5	15.2
	5.0	1.23	1.48	2.10	3.39	5.26	7.90	10.2	13.0	18.4
	6.0	1.19	1.40	1.95	3.15	4.99	7.76	10.3	13.6	20.3
	8.0	1.14	1.30	1.74	2.79	4.61	7.76	11.0	15.6	26.3
	10.0	1.11	1.24	1.59	2.51	4.29	7.70	11.6	17.6	33.9
混凝土	0.25	2.60	4.85	11.4	27.3	52.2	88.3	119.6	157.3	227.0
	0.5	2.28	4.04	9.00	20.2	36.4	58.0	75.5	95.5	129.8
	0.662	2.15	3.68	7.88	16.9	29.2	45.0	57.2	70.9	93.7
	1.0	1.99	3.24	6.43	12.7	20.7	30.1	37.1	44.5	56.5
	1.25	1.91	3.03	5.76	10.9	17.2	24.4	29.6	35.1	43.9
	1.5	1.85	2.86	5.25	9.55	14.5	20.1	24.0	28.1	34.4
	1.75	1.80	2.73	4.86	8.57	12.7	17.3	20.5	23.8	28.8
	2.0	1.76	2.62	4.56	7.88	11.6	15.6	18.3	21.2	25.6
	2.5	1.69	2.44	4.08	6.82	9.80	13.0	15.2	17.4	20.8
	3.0	1.63	2.30	3.73	6.03	8.45	11.0	12.7	14.4	17.0
	4.0	1.54	2.10	3.26	5.07	6.94	8.87	10.2	11.5	13.5
	5.0	1.47	1.95	2.92	4.42	5.95	7.52	8.57	9.65	11.2
	6.0	1.42	1.84	2.68	3.96	5.26	6.58	7.47	8.37	9.78
	8.0	1.34	1.68	2.35	3.37	4.40	5.45	6.16	6.89	7.97
	10.0	1.29	1.57	2.13	2.98	3.86	4.77	5.38	6.01	6.96

① $E_\gamma=1.25$ MeV, $\mu d=25$ 时, $B=60.7$。

积累因子 B 不仅与入射 γ 光子的能量有关,而且还与屏蔽体厚度、屏蔽体材料的原子序数、屏蔽体的几何条件及其与探测点之间的位置等因素有关;另外,高能 γ 光子通过屏蔽体时产生的次级辐射——电子所致的韧致辐射也对积累因子 B 值有影响。当以高原子序数的材料作屏蔽设计时,按照惯例应当有 2 倍的安全系数。

四、辐射源外照射剂量率的估算

(一) β源外照射剂量率的估算

不稳定的原子核(Z)向同质异位核($Z+1$)自然转变时发射 β 粒子。在衰变过程中发射出若干单能量的 β 粒子,由于它们与母核素和相邻原子的壳层电子相互作用的结果而损失了部分能量,所以它们的能谱是连续的。大多数放射性核素发射出的 β 粒子的最大能量 $E_{\beta\max} \leqslant$ 5 MeV,而平均能量 $\overline{E}_\beta$ 大约为 $E_{\beta\max}$ 的 1/3。目前还没有一个满意的理论公式可用于估算 β 源外照射剂量率。Lovinger 总结了对 12 种 β 放射性核素外照射剂量率的直接测量数据,提出了著名的洛文格经验公式。当 β 粒子 $E_{\beta\max}$ 在 0.167~2.24 MeV 范围内时,估算的结果与实验值吻合得很好。

1. β 点源剂量率的估算

$$\dot{D} = \frac{KA}{(vr)^2}\left\{C\left[1 - \frac{vr}{C}\mathrm{e}^{1-(vr/C)}\right] + vr\mathrm{e}^{1-vr}\right\} \tag{4.6}$$

$\dfrac{vr}{C} \geqslant 1$ 时,$\left[1 - \dfrac{vr}{C}\mathrm{e}^{1-(vr/C)}\right] = 0$

式中,$\dot{D}$ 为吸收介质距离 β 点源 $r(\mathrm{g\cdot cm^{-2}})$ 处的剂量率($\mathrm{mGy\cdot h^{-1}}$);A 为 β 点源的活度(Bq);C 为与 β 粒子最大能量有关的参数,无量纲;v 为 β 粒子的表观吸收系数($\mathrm{cm^2\cdot g^{-1}}$);$K$ 为归一化系数($\mathrm{mGy\cdot h^{-1}\cdot Bq^{-1}}$)。

$$K = 4.59\times10^{-5}\rho^2 v^3 \overline{E}_\beta a$$
$$= 4.59\times10^{-5}\rho^2 v^3 \overline{E}_\beta/[3C^2 - \mathrm{e}^{(C^2-1)}], \mathrm{mGy\cdot h^{-1}\cdot Bq^{-1}} \tag{4.7}$$

式中,ρ 为吸收介质的密度($\mathrm{g\cdot cm^{-3}}$);e 为自然对数的底;$a = 1/[3C^2 - \mathrm{e}^{(C^2-1)}]$;参数 C 和 v 按下式计算:

(1) 当吸收介质为空气时,

$$C = 3.11\mathrm{e}^{-0.55 E_{\beta\max}} \tag{4.8}$$

$$v = \frac{16.0}{(E_{\beta\max} - 0.036)^{1.40}}\left(2 - \frac{\overline{E}_\beta}{\overline{E}_\beta^*}\right) \tag{4.9}$$

(2) 当吸收介质为软组织时,

$$C = \begin{cases} 2 & (0.17\ \mathrm{MeV} < E_{\beta\max} < 0.5\ \mathrm{MeV}) \\ 1.5 & (0.5\ \mathrm{MeV} < E_{\beta\max} < 1.5\ \mathrm{MeV}) \\ 1 & (1.5\ \mathrm{MeV} < E_{\beta\max} < 3\ \mathrm{MeV}) \end{cases} \tag{4.10}$$

$$v = \frac{18.6}{(E_{\beta\max} - 0.036)^{1.37}}\left(2 - \frac{\overline{E}_\beta}{\overline{E}_\beta^*}\right) \tag{4.11}$$

式中,$E_{\beta\max}$ 为 β 粒子最大能量(MeV);$\overline{E}_\beta$ 为 β 粒子的平均能量(MeV);$\overline{E}_\beta^*$ 为理论计算的 β 谱

平均能量(MeV)。

对于 ^{90}Sr,$\overline{E}_\beta/\overline{E}_\beta^* = 1.17$;对于 ^{210}Bi,$\overline{E}_\beta/\overline{E}_\beta^* = 0.77$;对于其他常用核素,$\overline{E}_\beta/\overline{E}_\beta^* = 1$。

2. β平面源剂量率的估算

β平面源剂量率的估算,由洛文格β点源公式积分求得。

(1) 无限平面源剂量率的估算

设所考虑的点到平面源的距离为 $x(g \cdot cm^{-2})$,那么该点处的吸收剂量率为

$$\dot{D}(x) = 2.89 \times 10^{-4} \upsilon \overline{E}_\beta a C_A \{C[1+\ln(C/\upsilon x) - e^{1-(\upsilon x/C)}] + e^{1-\upsilon x}\} \quad (4.12)$$

当 $\upsilon x/c \geqslant 1$ 时,$1+\ln(C/\upsilon x) - e^{1-(\upsilon x/C)} = 0$

式中,C_A 为 β 放射性物质在平面上的活度密度($Bq \cdot cm^{-2}$);$a = 1/[3C^2 - e^{(C^2-1)}]$;$\dot{D}(x)$ 为离开平面 $X(g \cdot cm^2)$ 距离的一点处的吸收剂量率($mGy \cdot h^{-1}$);其他符号的物理意义同前式。

(2) 圆盘源剂量率的估算

假设圆盘源的半径为 R_0,垂直于圆盘源上方,距离为 a 的 P 点处的吸收剂量率按下式估算:

$$\dot{D}(a, R_0) = 2.89 \times 10^{-4} \upsilon \overline{E}_\beta a C_A \{C[\frac{1}{2}\ln(1+R_0^2/C^2) + e^{1-\upsilon/C(a^2+R_0^2)^{1/2}} - e^{1-\upsilon a/C}]$$
$$+ e^{1-\upsilon a} - e^{1-\upsilon(a^2+R_0^2)^{1/2}}\} \quad (4.13)$$

当 $a < C/\upsilon \leqslant (a^2+R_0^2)^{1/2}$ 时,式(4.13)可以写成

$$\dot{D}(a, R_0) = 2.89 \times 10^{-4} \upsilon \overline{E}_\beta a C_A \{C[1+\ln(C/\upsilon a) - e^{1-\upsilon a/C}] + e^{1-\upsilon a} - e^{1-\upsilon(a^2+R_0^2)^{1/2}}\}$$
$$(4.14)$$

当 $R_0 \to \infty$ 时,上式成为无限平面源的情况。

(二) γ点源外照射剂量率的估算

源的尺寸与源到探测器的距离相比小得多,而且其剂量率与该距离的平方成反比的源,称为点源。同时,如果不作特别的说明,就应当认为源的辐射具有各向同性特征和源材料内无自吸收。

(1) 距点源 1 m 处空气吸收剂量率 $\dot{D}(\mu Gy \cdot h^{-1})$ 可以用下列经验公式快速估算:

$$\dot{D} \approx 0.123 A E_\gamma \quad (4.15)$$

式中,A 为母核素的活度(MBq);E_γ 为母核素每次衰变发射的 γ 光子总能量(MeV)。当 γ 光子的能量在 0.07~2.0 MeV 范围内时,此经验公式估算结果的偏差小于 ±12%。

(2) 当母核素每次衰变发射出多种不同能量的光子(包括 γ 光子、内转换电子产生的特征 X 射线和韧致辐射)时,利用 γ 常数 Γ 进行剂量率估算较为简便。γ 常数的定义是:给定放射性核素各向同性源的 γ 光子辐射在距离 r 处的照射量率 $\dot{x}(r)$ 和该距离的平方之积除以源活度 A,即

$$\Gamma = \dot{x}(r) r^2 / A \quad (4.16)$$

γ 常数的 SI 单位是 $C \cdot m^2 \cdot kg^{-1}$,专用单位是 $R \cdot m^2 \cdot h^{-1} \cdot Ci^{-1}$,其数值相当于距离单位活度点源 1 m 处的照射量率。一些常用放射性核素的 γ 常数 Γ 的近似值,见表 4.14。当已知点源活度 A,并从表中查到核素的 γ 常数 Γ,直接代入下列公式便可以估算出离开该点源 r

(m)处的空气吸收剂量率 $\dot{D}(\mu Gy \cdot h^{-1})$：

$$\dot{D} = 0.235 \times A\Gamma/r^2 \tag{4.17}$$

式中，A 为 γ 点源的活度（MBq）；r 为离开 γ 点源的距离（m）。

表 4.14 常用核素 γ 照射量常数 Γ

核素	半衰期	主要的光子能量/MeV	照射量常数/($R \cdot m^2 \cdot h^{-1} \cdot Ci^{-1}$)
^{60}Co	5.26a	1.17, 1.33	1.32
^{125}I	60.25d	0.027, 0.031, 0.035	~0.07
^{137}Cs	30.0a	0.66	0.33
^{182}Ta	115.0d	0.0427~1.453	0.68
^{198}Au	2.7d	0.412	0.236
^{226}Ra①	1604.0a	0.18~2.2	0.8352②

①与衰变子体平衡，经 0.5 mmPt 过渡；②是按 1 $R \cdot m^2 \cdot h^{-1} \cdot Ci^{-1} = 1.93 \times 10^{-18}$ $C \cdot m^2 \cdot kg^{-1}$ 的关系计算的。

(3) IAEA 推荐的估算 γ 源剂量率的公式如下：

$$\dot{D} = \frac{F \times A}{r^2} \tag{4.18}$$

式中，A 为 γ 源活度（GBq）；r 为离开 γ 源的距离（m）；F 为 γ 因子，它是距离 1 GBq γ 源 1 m 处的吸收剂量率（mSv·h^{-1}）。表 4.15 中给出了几种常用核素的 γ 因子值。

表 4.15 几种常用核素的 γ 因子值

放射性核素	γ 因子
^{60}Co	0.351
^{99m}Tc	0.022
^{131}I	0.058
^{137}Cs	0.081
^{169}Yb	0.007
^{170}Tm	0.034
^{192}Ir	0.13

五、屏蔽体厚度的估算

(一) β 射线屏蔽厚度的估算

核衰变发射 β 粒子核素的同时伴有 γ 辐射，只有少数核素例外，如 ^{3}H、^{32}P、^{35}S、^{45}Ca、^{90}Sr 和 ^{90}Y 都是纯 β 辐射体。β 粒子的本质是电子，因此它通过任何物质时总是或多或少地会产生韧致辐射（X 射线）。对于放射性活度大和 β 粒子能量较大（大于 2 MeV）的情况，韧致辐射起着重要作用，需要较强的屏蔽。计算韧致辐射产额的公式较多，比较直观的公式是：

$$F = \frac{ZE_{\beta max}}{30} \tag{4.19}$$

式中，F 是韧致辐射的产额（%）；$E_{\beta max}$ 为 β 粒子的最大能量（MeV）；Z 是屏蔽体材料的原子序数；30 为常数。

式(4.19)表明，屏蔽 β 粒子时应当采用低原子序数材料，以减少韧致辐射的产额。例如，^{32}P 发射的 β 粒子最大能量为 1.709 MeV。当采用铅（$Z=82$）、铝（$Z=13$）或有机玻璃（$Z_{有效}=$

5.85)作屏蔽体时,轫致辐射的产额大致分别为 4.7%、0.74% 或 0.33%。

屏蔽 β 粒子所需材料的质量厚度($g \cdot cm^{-2}$)近似地等于 β 粒子的最大射程 $R(g \cdot cm^{-2})$。用质量厚度表征 β 粒子的最大射程时,射程就近似地与屏蔽材料的种类无关。只要某种低原子序数材料的质量厚度等于 β 粒子的最大射程($g \cdot cm^{-2}$),便可以将这个能量的 β 粒子吸收掉。

估算 β 粒子最大射程的方法较多,常用的方法有经验公式法和查图法。这里只介绍一种快速的经验公式估算法。采用这种方法以前要知道所用核素发射的 β 粒子的最大能量 $E_{\beta max}$(MeV),然后按下列经验公式估算出这一能量的 β 粒子的最大射程($g \cdot cm^{-2}$):

$$R \approx \frac{1}{2} E_{\beta max} \quad (4.20)$$

式(4.20)在 β 粒子能量较高时,与实验值符合得很好;对于低能 β 射程的估算值偏大。

表 4.16 中给出了几种材料的密度 $\rho(g \cdot cm^{-3})$。按照式(4.20)和表中给出的低原子序数材料的密度 ρ,由下式可以估算出屏蔽体的线性厚度 d(cm):

$$d = \frac{1}{2} \rho E_{\beta max} \quad (4.21)$$

当 β 粒子最大能量小于 0.15 MeV 时,可以被操作距离约 50 cm 内的空气吸收掉。因此,不需对这种能量的 β 粒子设置屏蔽体。

表 4.16 几种材料的密度 $\rho(g \cdot cm^{-3})$

材料	密度	材料	密度
空气	0.001293	玻璃	2.4～2.6
纸	0.7～1.1	铝	2.7
有机玻璃	1.18	铅玻璃(ZF6)	4.77
塑料	1.4	铅	11.34
橡皮	0.91～0.93	硬橡皮	1.8

除了屏蔽 β 粒子以外,还需要考虑伴随的 γ 光子和轫致辐射的屏蔽。关于对 γ 光子的屏蔽将在后文讨论。这里仅提一下关于轫致辐射的屏蔽。估算轫致辐射屏蔽厚度时,可以假定轫致辐射的平均能量近似地等于所用核素 β 粒子的平均能量 $\overline{E}_\beta$。据此估算的屏蔽厚度已经留有了安全系数。具体估算方法可以参照 γ 光子屏蔽厚度的估算方法。

(二) γ 点源整体屏蔽厚度的估算

对于放射性活度小于 50 MBq(约 1.4 mCi)的 γ 源,工作中采取时间防护和距离防护就可以了,不需要设置屏蔽体。因为,这种活度的 γ 源对工作场所的剂量率贡献很小,对工作环境以外的环境辐射影响也很小。

估算 γ 点源屏蔽厚度的方法包括指数减弱公式计算法和查图法以及半值厚度(HVT)或 1/10 值厚度法(TVT)等。以下介绍的是半值厚度法估算屏蔽体的厚度。

设 $\dot{D}$ 为能量为 E_γ 的宽束 γ 光子通过厚度为 d 的屏蔽体以后在所考虑的那点处要求达到的剂量率($\mu Sv \cdot h^{-1}$);$\dot{D}_0$ 为未设屏蔽体时在所考虑的那点处估算出的剂量率($\mu Sv \cdot h^{-1}$)。$\dot{D}_0$ 除以 $\dot{D}$ 所得之商称为剂量率减弱倍数,记做 K,即

$$\dot{D}_0/\dot{D}=K \tag{4.22}$$

令 $K=\mathrm{e}^{0.693d/\mathrm{HVT}}=2^{d/\mathrm{HVT}}=2^n$

式中，$n=d/\mathrm{HVT}$ 为使剂量率减弱 K 倍时所需的 HVT 个数，则

$$n=\lg K/\lg 2 \tag{4.23}$$

于是，屏蔽体厚度 d 可由下式算出：

$$d=n\cdot\mathrm{HVT} \tag{4.24}$$

表 4.17 中给出的是 IAEA 推荐的不同核素 γ 光子在不同屏蔽材料中的 HVT 和 TVT 值。表 4.18 中给出了不同能量的光子在不同材料中的 HVT 和 TVT。如果 $K=1/10$，就需要一个 1/10 值厚度；如果 $K=1/100$，就需要两个 1/10 值厚度；如果 $K=1/1000$，就需要三个 1/10 值厚度……依次类推。

表 4.17　不同核素 γ 光子在不同物质中的 HVT 和 TVT(cm)

源	铅		铁		混凝土	
	HVT	TVT	HVT	TVT	HVT	TVT
$^{99\mathrm{m}}$Tc	0.02					
^{131}I	0.72	2.4			4.7	15.7
^{137}Cs	0.65	2.2	1.6	5.4	4.9	16.3
^{192}Ir	0.55	1.9	1.3	4.3	4.3	14.0
^{60}Co	1.1	4.0	2.0	6.7	6.3	20.3
100 kV$_\mathrm{p}$X 射线	0.026	0.087			1.65	5.42
200 kV$_\mathrm{p}$X 射线	0.043	0.142			2.59	8.55

表 4.18　几种常用材料对宽束 γ 射线的 HVT 和 TVT

E_γ	水 ($\rho=1$)	空心砖 ($\rho=1.2$)	混凝土 ($\rho=2.2$)	重混凝土 ($\rho=3.2$)	铁 ($\rho=7.8$)	铅 ($\rho=11.4$)	钨 ($\rho=19.1$)	铀 ($\rho=19.0$)	厚度
				HVT					
10 keV	1.2	0.9	0.4	0.12	0.04	(0.004)	—	—	mm
20 keV	2.3	3.9	1.4	0.5	0.16	(0.009)	(0.006)	—	
50 keV	4.2	1.7	1.0	2.3	0.8	0.11	0.035	0.012	
100 keV	6.8	3.8	2.5	7.0	2.7	0.38	0.14	0.065	
200 keV	10	6.5	4.4	1.7	7.3	1.35	0.65	0.38	
500 keV	14	10	6.4	3.1	1.6	5.6	3.2	2.3	
66(^{137}Cs)	15	11	6.8	3.5	1.8	7.0	4.5	3.4	
1 MeV	16	12	7.5	4.2	2.2	1.1	7.8	6.1	
1.25(^{60}Co)MeV	17	14	8.0	4.5	2.4	1.2	9.0	7.2	
2 MeV	20	15	9.2	5.4	2.7	1.6	1.2	1.0	cm
5 MeV	23	19	11	6.7	3.0	1.7	1.3	1.0	
10 MeV	28	22	13	7.2	3.0	1.7	1.2	0.9	

续表

E_γ	水 ($\rho=1$)	空心砖 ($\rho=1.2$)	混凝土 ($\rho=2.2$)	重混凝土 ($\rho=3.2$)	铁 ($\rho=7.8$)	铅 ($\rho=11.4$)	钨 ($\rho=19.1$)	铀 ($\rho=19.0$)	厚度
E_γ					TVT				
10 keV	3.8	3.2	1.4	0.4	0.13	(0.13)	—	—	
20 keV	7.6	1.3	6.5	1.7	0.55	(0.06)	(0.018)	—	
50 keV	15	6.0	3.5	8.0	2.7	0.38	0.11	0.04	
100 keV	23	13	9.0	2.4	9.0	1.3	0.45	0.22	mm
200 keV	34	22	15	5.7	2.6	4.7	2.2	1.3	
500 keV	48	35	22	11	5.5	2.0	1.1	8	
66(^{137}Co) keV	52	39	24	12	6.4	2.8	1.8	1.3	
1 MeV	52	50	26	15	7.7	3.8	2.8	2.2	
1.25(^{60}Co)MeV	60	51	28	16	7.9	4.0	3.1	2.4	
2 MeV	70	54	33	18	9.4	5.5	4.2	3.3	cm
5 MeV	87	66	38	23	10	5.8	4.6	3.5	
10 MeV	100	78	44	25	11	5.8	4.2	3.0	

例：将平均能量为 1.25 MeV ^{60}Co γ 光子的剂量率减弱 10 倍，需要多厚的铅作屏蔽体？

解：已知 $K=10$，从表 4.18 中可以查到与 ^{60}Co γ 光子平均能量 1.25 MeV 对应的在铅中的半值厚度为 1.2 cm，则

$$d = n \cdot \text{HVT}$$
$$= \lg K/\lg 2 \cdot \text{HVT}$$
$$= 3.3226 \times 1.2 \text{ cm} = 3.99 \text{ cm}$$

从表 4.18 中可以查到与平均能量为 1.25 MeV ^{60}Co γ 光子在铅中的 TVT 为 4.0 cm；所以 $K=10$，就需要一个 1/10 值厚度的铅。

(三) ^{60}Co 治疗室屏蔽厚度的估算

对有用光子束的屏蔽，称为主屏蔽；对散射辐射和泄漏辐射的屏蔽，称为二次（次级）屏蔽。主屏蔽和二次屏蔽的示意图见图 4.10。确定散射辐射的有效能量是困难的。特定屏蔽材料往往是低能光子更有效的减弱物质。二次屏蔽体厚度通常是主屏蔽体厚度的 1/2 左右。

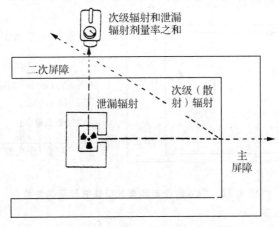

图 4.10 主屏蔽和二次屏蔽示意图

获得散射线剂量率的精确值需要复杂的计算。这些计算需要考虑光子与屏蔽体相互作用前的辐射能量、有用射线束的尺寸、与有用射线束相互作用的屏蔽体材料特性和散射的方向等因素。但是,对于大尺寸的有用射线束来说,对其散射辐射剂量率可以作出一种简单的估算,这种估算是假设距离散射点1 m处的剂量率很小,而且用某一固定的百分数表示。表4.19中的数值倾向于过高估计的散射剂量率,这对屏蔽防护是安全的。

表 4.19 X、γ射线的散射率

源	距散射点 1 m 处的最大散射率(%)
工业用 X 射线机(100~300 kV)	3.6
^{192}Ir γ 射线	2
^{60}Co γ 射线	1

适用于距屏蔽墙和屏蔽地板及其他散射点1 m处的散射剂量率的估算公式,见图4.11;利用剂量率与距离的平方成反比的规律可以估算出在较大距离处的剂量率。

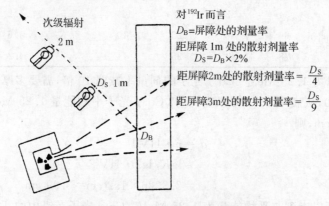

图 4.11 估算散射线剂量率示意图

在^{60}Co治疗室设计中采用的迷宫式出入通道能有效地减弱在入口(门)处的剂量率。迷宫拐角处受到γ辐射照射时,迷宫通道内离拐角1 m处的剂量率大约是拐角中心处剂量率的10%,见图4.12。剂量率的减弱近似地按照从拐角C点处到入口门处的距离的平方成反比的规律减弱。对于其他辐射类型的辐射可以得到相似的效果,不过散射百分率可能较高。例如,中子辐射的散射百分率可能高达25%。

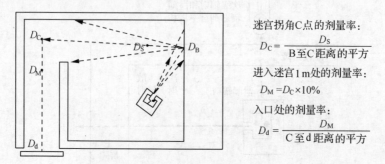

图 4.12 ^{60}Co治疗室迷宫入口处剂量率的估算

1. 主屏蔽厚度的估算

如果以密度$\rho=2.35 \text{ g} \cdot \text{cm}^{-3}$的混凝土作主屏蔽,当剂量率减弱倍数$K<10^2$时,则主屏

蔽厚度 d_m 为：

$$d_m = 7.36\{\ln[(2.24+4.24\ln K)Ke^{0.025d}]\}\cos\alpha \qquad (4.25)$$

当剂量率减弱倍数满足条件 $10^2 \leqslant K < 10^7$ 时，

$$d_m = 7.36\{\ln[(-4.4+5.4\ln K)Ke^{0.025d}]\}\cos\alpha \qquad (4.26)$$

式中，d_m 为估算的主屏蔽厚度(cm)；α 为射线与屏蔽体法线所夹角度(°)。

2. 二次屏蔽厚度的估算

当以密度 $\rho=2.35\ \mathrm{g \cdot cm^{-3}}$ 的混凝土作二次屏蔽，而且散射辐射剂量率减弱倍数为 K 时，则二次屏蔽厚度 d_s 为

$$d_s = \ln(2K\psi)/0.0827+0.000726\psi \qquad (4.27)$$

式中，ψ 为散射角度(°)。

3. 治疗室迷宫出口处屏蔽门铅当量的估算

① 当迷宫呈 Z 型时，

$$d_{Z,Pb} = 0.89\ln(2K_Z) \qquad (4.28)$$

式中，$d_{Z,Pb}$ 为防护门铅当量(mm)；K_Z 为防护门处剂量率的减弱倍数。

② 当迷宫呈 L 型时，

$$d_{L,Pb} = 1.26\ln(2K_L) \qquad (4.29)$$

式中，$d_{L,Pb}$ 为防护门铅当量(mm)；K_L 为防护门处剂量率的减弱倍数。

（四）电子直线加速器治疗室屏蔽厚度的估算

对主屏蔽厚度 d_m 和二次屏蔽厚度 d_s 的估算公式为：

$$d_m = L_{TVT} \cdot \lg[E_u \cdot t \cdot T \cdot U \cdot n/pr^2] \qquad (4.30)$$

$$d_s = L_{TVT} \cdot \lg[(E_L+E_s) \cdot t \cdot T \cdot U \cdot n/pr^2] \qquad (4.31)$$

式中，L_{TVT} 为屏蔽材料 1/10 值厚度(cm)；E_u 为距靶 1 m 处照射野为 10 cm×10 cm 的输出剂量率(cGy·min^{-1})；E_L 为机头泄漏辐射剂量率占有用射束的百分份额，为 0.1%；E_s 为散射辐射剂量率占有用射束剂量率的百分份额，为 1%；t 为出束时间，按每个工作日治疗 50 例患者共照射 120 次，出束时间每天 2h，每周总计 t 为 10h；n 为屏蔽体厚度的安全系数，为 2；p 为个人年剂量限值(mSv)；T 为居留因子，见表 4.20；U 为利用因子，有用射束朝向估算点的工作负荷(时间×剂量率)占全部工作负荷的分数。例如，有用射束固定照射的墙壁，即主屏蔽 $U=1$；侧墙，二次屏蔽 $U=1/4$；垂直向下照射时，顶棚的 $U=1/16$。

表 4.20 居留因子 T

全居留 $T=1$	工作室、办公室、候诊室、居住区等
部分居留 $T=1/4$	公共走廊、电梯、停车场等
偶尔居留 $T=1/16$	公共浴室、洗手间、少有人行和车通过处

采用混凝土做屏蔽体材料时，应当保证材料的充分均匀性，屏蔽体内部不能有空腔或缝隙。假如，采用的混凝土密度 ρ_1 在数值上不是 2.35 g·cm^{-3} 时，可以 2.35 除以 ρ_1 的数值，所得之商再乘以由 ρ_1 求得的屏蔽体厚度 d_1，便是经过混凝土密度修正后的屏蔽体厚度 d_2，即

$$d_2 = 2.35\ \mathrm{g \cdot cm^{-3}}/\rho_1 \cdot d_1 \qquad (4.32)$$

（五）医用 X 射线诊断室屏蔽厚度的估算

由于医用诊断 X 射线能量较治疗用的 X 射线能量低，所以其主屏蔽体厚度充其量也只有 2 mm 铅当量的厚度，相当于 15 cm 的混凝土屏蔽体的厚度或 25 cm 砖屏蔽体厚度。如果 X

射线摄影机房设在楼上,不能用空心的预制板作地板,应当用混凝土浇注的 15 cm 厚的实心楼房地板。表 4.21 中给出了不同材料的铅当量厚度。

表 4.21　不同屏蔽材料的铅当量参数

材料及其密度	管电压/kV	不同屏蔽材料中的铅厚度/mm							
		1 mmPb	2 mmPb	3 mmPb	4 mmPb	6 mmPb	8 mmPb	10 mmPb	15 mmPb
重晶石, 3.2 g·cm^{-3}	150	10	21	35	50				
	200	14	30	45	60				
	300	14	27	40	50	70	90	120	
	400	13	24	35	45	65	80	100	140
钡水泥, 2.7 g·cm^{-3}	150	17	38	65	90				
	200	22	50	75	100				
	300	22	42	60	75	105	135	165	
	400	18	36	50	60	85	110	130	185
混凝土, 2.2 g·cm^{-3}	150	85	160	230	295				
	200	80	150	210	275				
	300	60	95	125	150	210	260	300	
	400	50	75	100	120	150	185	260	300
红砖, 1.9 g·cm^{-3}	150	110	200	280	370				
	200	100	190	270	350				
	300	85	140	170	210	280	340	400	
	400	80	110	140	160	210	260	300	400
黄砖, 1.6 g·cm^{-3}	150	130	240	340					
	200	130	240	340	430				
	300	120	190	240	290	380	460	550	
	400	90	190	160	180	240	290	340	450
熔渣砖, 1.2 g·cm^{-3}	150	140	250	350					
	200	150	270	380	490				
	300	120	190	240	290	380	460	550	
	400	110	160	200	280	300	350	400	510

医用 X 射线诊断室主屏蔽厚度要保证在预期每周最大工作负荷范围内,使得屏蔽以外周围区域的辐射剂量率小于 100 μSv。为此,摄影机房有用射束朝向的墙壁至少应当有 2 mm 铅当量的厚度,其他侧墙壁和天棚(多层建筑)至少应当有 1 mm 铅当量的厚度。透视机房主屏蔽至少应当有 1 mm 铅当量的厚度。机房屏蔽体材料以普通砖墙为宜。25 cm 厚的实心砖墙,只要灰浆浇注不留缝隙即可达到 2 mm 的铅当量。

当想把旧建筑物改建成为医用 X 射线诊断机房,而原来的墙壁厚度又达不到要求的厚度时,可以在原墙体上加抹一层 5 mm 厚的含钡、铅或铁元素的混凝土涂料,这约相当于 1 mm 铅当量的厚度。

位于建筑物底层的医用 X 射线诊断机房,其窗的下缘至少要高出地面 2m(设高窗)。在没有有用射束朝向且窗外通常无人停留的情况下,窗的屏蔽厚度只需达到 0.3 mm 铅当量。

医用 X 射线诊断机房进出通道门的屏蔽厚度依下述情况不同而异:①在机房门外没有候诊走廊且机房内有用射束也不朝向门的情况下,机房门的屏蔽厚度达到 0.3 mm 铅当量厚度就可以了;②在机房门外设有固定的候诊区域的情况下,透视机房门的屏蔽厚度不能小于 0.5 mm 铅当量;摄影机房门的屏蔽厚度不能小于 1 mm 铅当量的厚度。

机房的门或窗可以由铁板、铅板、镀铅铁板或复合屏蔽材料制作,可以制作成拉门或折页式门;屏蔽窗有活动开启式百叶窗,也有固定式通风、遮光铁皮窗或铅皮普通窗。表 4.22 中给出了与不同铁皮厚度相当的铅当量值。

表 4.22 不同厚度铁板的铅当量

管电压 /kV	不同铅当量对应的铁板厚度/mm								
	0.5 mmPb	1 mmPb	2 mmPb	3 mmPb	4 mmPb	6 mmPb	8 mmPb	10 mmPb	15 mmPb
50	3								
100	3.2								
150	6.6	11	25	37	50				
200		12	27	40	55				
300		12	20	28	35	48	60	75	
400		11	18	23	28	38	38	55	75

为了屏蔽来自受检查者身体的散射辐射,透视用的 X 射线诊断床应当设置床边船形板,荧光屏下方和侧面至少应当有面积为 $45~cm\times45~cm$、厚度为 0.5 mm 铅当量的铅橡胶挂帘。X 射线屏蔽椅的铅当量不低于 0.25 mmPb。防护屏风(包括观察窗)的铅当量不应低于 0.35 mmPb;防护屏铆接处不能有泄漏辐射,其重叠处不应当小于 5 mm。观察窗屏蔽效果不应当低于 60%。国产防护用具的铅当量值见表 4.23。

表 4.23 不同屏蔽防护用具的铅当量值

防护用具	铅当量/mmPb
职业人员用的屏蔽防护用具	
防护围裙	0.5,0.35,0.25
防护手套	0.5,0.35,0.25
防护椅	0.5,0.25
防护帘	0.5,0.35
患者用的屏蔽防护用具	
性腺防护裙	0.5
性腺防护板	1.0

第五节 医用放射源易发事故及其预防对策

一、易发事故及其发生率

据调查,我国医用放射源易发事故有:(1)密封源丢失和源泄漏事故,其发生率约占医用放射源事故数的 60%;(2)人员受到过量照射事故。

二、事故原因分析

(一)辐射安全管理制度不健全

据调查认为,在医用放射源事故中,因辐射安全管理不善酿成的事故数占丢源和源泄漏等事故总数的70%。例如,刻度探测器的标准源,其借用的登记签字和归还注销签字手续不健全,最终导致标准源丢失。再如,治疗用的敷贴器或间质治疗用的源被患者随身带出医院丢失,使源处于管理失控状态。另外,保管或使用密封源过程不当心,使源受到腐蚀、机械挤压或撞击,导致源的包壳破损,发生泄漏事故。

(二)违章操作

操作人员缺乏专业技术培训和放射防护基本知识,违反安全操作程序,盲目操作放射性物质或辐照装置,使患者受到过量照射。

(三)安全联锁装置功能故障

治疗机计时器与停机系统的联锁功能故障,易导致患者受过量照射。辐射危险警示系统与控制台的联锁功能故障,或治疗室防护门与控制台的联锁功能故障,都会导致人员误入治疗室,受到过量照射。操作人员进入治疗室时如不随身携带剂量率仪,也易受到过量照射。

(四)辐照装置传输源的机械系统故障

辐照装置传输源的机械系统故障,可能导致放射源落到治疗机头的滤过板上或被卡住,从而发生驻源(源不能返回贮源器)事件,往往会使患者和工作人员受到过量照射。

三、事故预防对策

(一)建立、健全辐射安全管理制度

设置标准源和近距离治疗用源的贮存库,有专人管理。建立、健全使用密封源的规章制度。使用这类源时必须办理用前登记签字和用后归还注销签字手续;放射源不可以长期在个人身边驻留,应当使放射源始终处于受控的管理状态。

保管或使用密封源时,谨防受腐蚀,避免受机械挤压或撞击。用夹具操作密封源时要轻拿轻放。定期用干擦拭法检测源的包壳完好性。

(二)操作人员接受岗前培训

操作人员上岗之前应当接受专业技术培训和放射性防护基本知识培训,应当熟识国家现行的《电离辐射防护与辐射源安全基本标准》,熟识行业放射防护要求,熟识安全操作规程。考试合格并取得受权资格证书后才能上岗。

操作人员不可擅自改动控制系统软件,也不可随意修改某个联锁装置。只有接受过专门教育并能胜任的人员在得到部门负责人认可后才能修改软件或修改联锁装置。

操作人员掌握的两把钥匙,一把是型式选择开关的钥匙,另一把是辐射照射开关的钥匙。为了防止无关人员启动辐照装置,操作人员必须把启动辐照装置照射开关的钥匙与袖珍型γ剂量率仪拴在一起经常带在身上。

(三)定期检验和维护安全联锁装置的功能

一台辐照装置应当设置纵深(多样)、独立的安全联锁装置。它有两个作用:①能避免患者接受过量照射;②能避免人员误入治疗室而接受过量照射。应当针对给定的安全联锁目标,定期检验和维护安全联锁装置,使其始终保持着可靠的安全功能。

对 ^{60}Co 远距离治疗机和后装治疗机的放射源机械传输系统应进行定期检验和维护,避免发生驻源事件。

(四) 调试和检查直线加速器时应注意安全防护

调试和检查直线加速器时,虽然它的多数系统已不在工作,可是设备中的某些部件可能存在特有的 X 射线辐射。例如,测试加速器注射器和磁控管时,虽然电子枪不在工作,可是磁控管阴极会发射 X 射线;在带功率检查时,尽管电子枪不在工作,然而调幅系统中的闸流管会发射 X 射线;在带功率检查射频微波系统时,即使电子枪不在工作,但"暗"电流也会产生 X 射线。

(五) 确保辐射警示系统功能正常可靠

治疗室内应当配置闪光式(或旋转式)的红色警示灯和音响装置,它们必须与辐照装置的控制系统联锁。辐照装置启动之前,音响装置则应发出超环境噪声级分贝的警示音响,并持续足够时间,以利于工作人员及时撤离治疗室。

通往治疗室的走廊、治疗室、治疗室防护门的上方和辐照装置控制台面板上的状态指示灯必须同步,并与控制台联锁。红灯表示辐照装置正在工作,绿灯表示辐照装置已经停止工作。应当定期检验和维护灯光和音响警示系统,使它们始终具有正常可靠的警示功能。

有条件的治疗室,最好在其周围适当范围处设置栅栏,在栅栏上悬挂辐射危险警示标识,并标出此处的外照射剂量水平。

第六节 航天飞行时的辐射防护

一、宇宙辐射防护的特点

(一) 宇宙辐射成分复杂、能谱宽

在地面条件下操作核技术装置的人员受到的外照射往往来自中性粒子,即中子或 γ 光子,而在宇宙空间里主要是带电粒子,即质子、电子和 α 粒子、锂及铍等原子核的外照射。宇宙辐射的另一个特点是带电粒子能谱宽,从几分之几 MeV 到几百甚至几千 GeV。

(二) 宇宙辐射带电粒子的时空通量密度不同

在宇宙空间里,带电粒子在空间和时间上的通量密度变化强烈。地球辐射带中的带电粒子也是如此。在近地球轨道飞行时不同高度处带电粒子通量密度的大小相差几万倍;在太阳粒子事件过程中会增加宇宙空间里带电粒子的通量密度,而太阳粒子事件的发生时间具有随机性。

(三) 航天员身体的受照剂量不均匀

由于宇宙辐射通量密度的时空变化强烈,导致飞船舱室内辐射水平分布不均匀并随时间而变化,所以航天员身体受到了空间分布不均匀的吸收剂量。不均匀程度与宇宙辐射的贯穿能力大小有关。地球辐射带和太阳粒子辐射中的质子具有的平均射程与人体尺寸相当,入射到人体后其能量衰减显著。从另一方面考虑,虽然在许多情况下飞船壳体及其部件和人体能

减弱初级宇宙粒子的能量,可是初级宇宙射线中的带电粒子与这些物质和人体相互作用时产生的次级辐射也不容忽视。能量不太高的质子、重离子、轻离子和中子等在人体组织中的线性能量损失比较大。由于这个特点,在同样的吸收剂量条件下,宇宙辐射的生物效应与地面上 X 射线或能量为 250 GeV γ 射线的生物效应不同。为了把宇宙辐射的吸收剂量转换为有效剂量,需要知道飞船飞行轨道上宇宙辐射的相对生物效能 RBE。由于宇宙辐射成分复杂,能量宽,并有时间变化,所以 RBE 也有变化。地球磁场外宇宙辐射的 RBE 可能要比近地球轨道上的 RBE 大几倍。

(四)屏蔽样式不同

在航天飞行条件下排除了距离防护和时间防护的可能性,只能采取屏蔽防护。在地面上,主要的屏蔽体是包围辐射源,而在宇宙飞行条件下则是屏蔽体包围航天员,而且航天员的活动空间较小。最恶劣的宇宙辐射状况是强大的太阳粒子事件伴随的高能质子流,在这种情况下需要限制航天员在屏蔽较弱的舱室里的工作时间,更不能离开飞船在宇宙空间停留。

在飞船屏蔽设计中既要考虑到飞行轨道上的宇宙辐射,又要考虑到太阳粒子事件伴随的附加质子辐射,还要考虑飞船的重量不要太重,最终目的是确保航天员的辐射安全。

二、宇宙空间的主要辐射危险源

(一)地球辐射带

在近地球轨道飞行时,主要的辐射危险源是被地球磁场捕获的宇宙辐射中的质子和电子流等带电粒子。由地磁场捕获的粒子流形成的辐射区域,称为地球辐射带。这个辐射带由内、外两个辐射带组成,在距地球赤道 2.8 倍地球半径范围以内的辐射带,称为内辐射带;在距地球赤道 2.8 倍地球半径范围以外的辐射带,称为外辐射带。

内辐射带质子流的能量达几百 MeV。在大西洋南部上空有一个由内辐射带形成的南大西洋"异常区域"。在该区域的中心(南纬 33°,东经 325°)445 km 高度处的高能质子通量密度达 1.5×10^3 cm^{-2}·s^{-1},比该中心外围的质子通量密度高 100 倍。这个中心部位的大多数质子流的能量小于 200 MeV。质子通量密度与当量剂量率的转换系数为 0.4 cm^{-2}·s^{-1}/(10^{-5} Sv·h^{-1})。估算出的在这个中心部位 445 km 高处屏蔽情况下的当量剂量率为 0.025 Sv·h^{-1}。飞船飞行轨道平面相对于赤道平面的倾角 $i=0°$ 的轨道,称为赤道轨道。赤道轨道完全在南大西洋"异常区"之外。所以,在离地面 500 km 高度以内的赤道轨道上飞行时辐射危险不大。低轨道上质子的最大剂量率"异常区"在轨道平面倾角为 30° 的区域内。然而,飞船在倾角 $i=30°$ 的轨道上遭受这种异常质子流的作用时间并不长。

当沿着与地球辐射带相交的轨道飞行时,飞船将通过具有不同入射通量密度、不同能谱和不同角分布的质子流区域。由于缺乏地球辐射带中的质子角分布实验数据,所以在屏蔽计算中可以假定是各向同性分布。能量在 300~1000 MeV 的质子通量密度,其能量下限对应的质子在轻物质中的射程约为 1 g·cm^{-2},这是飞船屏蔽的最小厚度量级。由于没有高能质子流的实验数据,所以取质子能量的上限为 1000 MeV,如此高能量的质子流数量小,所以按 1000 MeV 计算出的屏蔽厚度带来的任何误差都不会太大。

表 4.24 中给出了对圆形轨道上质子通量密度的计算值。由表中数值明显可见,在赤道平面 2780 km 高度的轨道上地球辐射带中的质子通量密度值最大。表中数值还表明,圆形轨道上质子的通量密度强烈地取决于表征轨道的参数,尤其取决于飞行轨道离地面的高度。不同

高度圆形轨道上的质子流能谱没有明显的相依关系。在 445～5500 km 范围内,不同高度轨道上的质子能谱差别也很小。较高轨道上的质子流能谱似乎比较软。根据已知的地球辐射带中的质子能谱资料,确定了质子通量密度与当量剂量率的转换系数。在 445～5500 km 范围内这个转换系数为 0.5 cm$^{-2}\cdot$s^{-1}/(10^{-5}Sv$\cdot$h^{-1});8350～11100 km 高度轨道上的转换系数为 0.4 cm$^{-2}\cdot$s^{-1}/(10^{-5}Sv$\cdot$h^{-1})。表 4.25 中给出了地球辐射带质子流有效剂量率 $\dot{E}$ 的计算结果。计算中采用了能量大于 30 MeV 的质子能谱。计算的有效剂量率对应的宇宙飞船的最小屏蔽厚度值约为 1 g$\cdot$cm^{-2}。利用剂量转换系数可以给出厚度为 30 cm 的人体组织等效模型的最大有效剂量率的数值。

表 4.24　圆形轨道上质子通量密度(m$^{-2}\cdot$d^{-1})

轨道高度/km	第 i 轨道平面倾角			
	0°	30°	60°	90°
445	0	2.55×10^{10}	1.42×10^{10}	1.26×10^{10}
2780	1.44×10^{13}	7.00×10^{12}	3.43×10^{12}	3.00×10^{12}
5500	2.25×10^{12}	9.79×10^{11}	5.11×10^{11}	4.37×10^{11}
8350	2.83×10^{11}	1.21×10^{11}	6.07×10^{10}	5.24×10^{10}
111000	5.87×10^9	2.06×10^9	1.11×10^9	9.11×10^8

表 4.25　圆形轨道上质子有效剂量率(10^{-2}Sv$\cdot$d^{-1})

轨道高度/km	第 i 轨道平面倾角			
	0°	30°	60°	90°
445	—	1.4	0.8	0.7
2780	800	390	195	165
5550	125	55	28	24
8350	20	8.3	4.2	3.6
11100	0.41	0.14	0.08	0.06

在地球辐射带中心区的质子当量剂量率,每昼夜可达几个 Sv。所以,载人飞船在这个中心区飞行时不设专门的屏蔽是不允许的。但是,短时间通过地球的内辐射带是完全可能的;也可以使飞船的飞行轨道不通过内辐射带的中心区,或者在通过这个中心区域时航天员停留在屏蔽较好的舱室内,这都是可行的。当飞行轨道低到 445 km 时,地球辐射带的质子流引起的辐射危险急剧减少;当轨道高度降到 200～300 km 时,质子流引起的当量剂量率约降低 1 个量级。

地球辐射带的电子空间分布有两个明显的峰值。第 1 个峰值在内辐射带,第 2 个峰值在外辐射带。在离地面约 300 km 轨道平面倾角为 0°、30°、60°和 90°时,第 1 个峰值的电子通量密度分别为 3×10^{12} cm$^{-2}\cdot$d^{-1}、1×10^{12} cm$^{-2}\cdot$d^{-1}、9×10^{11} cm$^{-2}\cdot$d^{-1} 和 8×10^{11} cm$^{-2}\cdot$d^{-1}。在离地面约 22000 km 轨道平面倾角为 0°、30°、60°和 90°时,第 2 个峰值的电子通量密度分别为 2×10^{11} cm$^{-2}\cdot$d^{-1}、1.7×10^{11} cm$^{-2}\cdot$d^{-1}、9×10^{10} cm$^{-2}\cdot$d^{-1} 和 8×10^{10} cm$^{-2}\cdot$d^{-1}。为确定地球辐射带的电子当量剂量率,取电子最小能量 $E_{\min}$ = 0.07 MeV,电子最大能量 $E_{\max}$ = 7 MeV;得到的电子通量密度与当量剂量率的转换系数为 3.0 cm$^{-2}\cdot$s^{-1}/(10^{-5}Sv$\cdot$h^{-1}),对应的电子能谱的有效能量为 250 keV。第 1 个峰值和第 2 个峰值的电子当量剂量率的计算结果见表 4.26。由于计算中采用了能量大于 0.07 MeV 的电子能谱,所以表中数值是对应于无屏蔽的情况。在第 1 个峰值附近,电子的当量剂量率每昼夜达几千 Sv,所以,低轨道

飞行时电子辐射危险非常大。在第2个峰值附近,电子的当量剂量率与第1个峰值附近的相比,低1个量级,但第2个峰值附近的电子当量剂量率也高达 $10^{-2} Sv \cdot d^{-1}$。低轨道无屏蔽情况下电子当量剂量率高,是近地球空间里的辐射特征。

表4.26 地球辐射带电子当量剂量率($10^{-2} Sv \cdot d^{-1}$)

轨道高度/km	第i轨道平面倾角			
	0°	30°	60°	90°
3000(第1个峰值)	2.8×10^5	9.3×10^4	8.4×10^4	7.5×10^4
22000(第2个峰值)	1.9×10^4	1.6×10^4	8.4×10^3	7.5×10^3

(二)太阳粒子辐射

太阳粒子事件伴随的高能粒子流辐射可能对航天飞行构成很大的辐射危险。太阳粒子辐射主要成分是质子和氦原子核,它们的注量比值为1~100,较重原子核占的比例不超过0.1%。太阳粒子通量密度、能量和角分布及粒子成分,随各次太阳粒子事件状况不同和随太阳粒子事件的持续时间不同而变化。取太阳粒子事件持续时间为一昼夜时,根据127次太阳粒子事件超剂量风险概率分析认为,每次太阳粒子事件中能量大于10 MeV的质子注量为 2×10^{10} cm^{-2};能量大于30 MeV的质子注量为 8×10^9 cm^{-2}。采用的质子注量与当量剂量率转换系数为 0.42 $cm^{-2} \cdot s^{-1}/(10^{-5} Sv \cdot h^{-1})$。太阳粒子事件引起的当量剂量估计值约大于50Sv。结论是:大多数太阳粒子事件的辐射危险是很大的。在太阳活动期内,在地磁场外飞行7个昼夜受到的剂量超过给定值的概率见表4.27。由表中可以看到,当无专用屏蔽的航天飞船在地磁场影响范围以外的宇宙空间里飞行7个昼夜时,太阳粒子事件的辐射危险是这样的:在91%的情况下,当量剂量不会超过0.5Sv。随着飞行时间的延长,质子注量的累积概率分布和相应的剂量当量累积概率分布逐渐向大的注量和大的当量剂量方向移动。

表4.27 飞行7个昼夜超过给定剂量当量的概率

H/Sv	0.01	0.02	0.05	0.1	0.15	0.2	0.5	1.0	1.25	2.0	5	10
P	0.150	0.140	0.135	0.125	0.12	0.11	0.09	0.08	0.07	0.06	0.04	0.03

(三)银河系宇宙辐射

在超新星爆炸时会产生银河系宇宙辐射。有学者认为,近几百年来银河系宇宙辐射的强度一直没有变化。在太阳系范围内穿行的银河系宇宙辐射中的带电粒子受星际间的磁场作用,所以其通量密度随时间而变化,还与离开太阳的距离有关。在太阳活动高峰期,星际间的磁场增强,穿行太阳系的银河系宇宙辐射的通量密度减少;在太阳活动低潮期,星际间的磁场对银河系宇宙辐射中的带电粒子的"屏蔽"作用减少,因而穿行太阳系的银河系宇宙辐射通量密度增大。太阳系的星际磁场对银河宇宙辐射带电粒子"屏蔽"作用的大小取决于银河系的宇宙辐射能量。例如,能量在100~1000 MeV范围的银河系宇宙辐射在太阳活动从低潮到高峰时,通量密度可减到其原来的1/5~1/3;能量大于1000 MeV范围的银河系宇宙辐射通量密度受太阳系星际磁场的影响较小。在11年一个周期的太阳事件期,穿行太阳系范围的银河系宇宙辐射的通量密度总减少20%左右。结论是:银河系宇宙辐射的通量密度及其能谱随着太阳活动的变化而变化。

银河系宇宙辐射带电粒子的能谱形状相似,能谱最大值为200~300 MeV。带电粒子中质子约占85%~87%;氦原子核约占12%~14%;较重的原子核约占1%~2%。在地球附近银河系宇宙辐射的通量密度比星际空间里的小。这是因为地球质量的"屏蔽"作用和地磁场

"屏蔽"作用而引起的。地球屏蔽作用能使银河系宇宙辐射的通量密度减少到 1/2;地磁场能使平均轨道平面倾角下的银河系宇宙辐射通量密度减少到 1/10。许多资料证明,星际空间里宇宙辐射能量的衰减服从指数函数衰减规律。根据这个概念估计出的星际空间里银河系宇宙辐射的当量剂量率为 $0.5 \sim 1.0 \text{Sv} \cdot a^{-1}$。

三、航天飞行的辐射安全

(一) 航天飞行的辐射安全准则

辐射安全准则决定着航天飞船的辐射安全屏蔽设计和航天员的辐射安全保障问题。因此,辐射安全准则应当包括:①对航天飞行器、航天员和对防止一切辐射因素综合作用的飞行保障措施的总和特性的准则;②设计和制造载人飞船的各个阶段和飞行中及飞行任务完成后应采取的旨在保障航天员辐射安全的各种工程技术准则,以及医学措施与处置办法的准则;③确定额定辐射水平。

根据目前对辐射生物学效应的认识,当总的有效剂量为 $0.7\sim1.0\text{Sv}$ 和剂量率为 $0.2\text{Sv} \cdot a^{-1}$ 的情况下,即使身体最敏感的器官和组织也不会出现放射损伤的临床症状;当总当量剂量为 $1.0\sim1.5\text{Sv}$ 和剂量率为 $0.2\sim0.5\text{Sv} \cdot a^{-1}$ 时,可能有 20%~30% 的人出现不明显的放射损伤临床症状,出现临床综合症状是在照射后的 3~5 年,损伤症状较轻;当总剂量大于 1.5 或达到 4.0Sv 和剂量率大于 $1\text{Sv} \cdot a^{-1}$ 时,有 80%~90% 的人可能患慢性放射病,大部分器官的生理功能有改变,在照射后 1~2 年内形成综合症状。有鉴于此,为了航天员的防护设计需要,国外有的国家规定了与航天飞行时间相关的额定辐射水平,见表 4.28。表中数值对应于全身均匀照射或骨髓照射。在防护计算时,骨髓的有效深度等效于 5cm 组织。在全身非均匀照射的情况下,采用的修正因子对皮肤取 3,对眼晶体取 1.5。为了得到全身非均匀照射一般情况下的防护计算用的额定辐射水平,应当将表中剂量数值乘以上述修正因子。防护计算时应当使任何一个指定器官受到的剂量不超过对应的额定剂量值。例如,飞行持续时间 T 为 3 个月,给航天员提供屏蔽防护时应当能使其全身均匀照射的剂量不超过 0.8Sv,使骨髓、皮肤和眼晶体受到的剂量分别不超过 0.8Sv、2.4Sv 和 1.2Sv。

表 4.28　宇宙飞行用的额定辐射水平

T/月	1	2	3	4	5	6	8	10	12
一次飞行的 H/Sv	0.50	0.65	0.80	0.90	1.0	1.10	1.25	1.40	1.50

应当指出,在任何情况下载人航天飞船的辐射安全可靠度不能低于 99%。例如,飞行时间为 1 年,超过额定辐射水平(1.5Sv)的风险概率不应超过 1%。所以,飞船制造过程中既要考虑飞行轨道上辐射状况的平均辐射特性和具有随机性的太阳粒子事件引起偏离平均辐射水平的概率,又要考虑把有限的物资分配到飞船各系统的最优化方案,还要考虑为提高辐射屏障的可靠性而增加飞船重量的合理程度。现代的火箭技术、飞船制造的工程物理技术和航天医学技术已经能够解决保障航天员在计划飞行时间内的辐射安全问题。

(二) 航天飞行辐射屏障计算基础

由于太阳粒子事件伴随的高能质子、银河系宇宙辐射的带电粒子、地球辐射带的带电粒子和反应堆的中子与γ辐射将作用于载人航天飞船,所以载人飞船必须设置的由宇宙辐射屏蔽体和由反应堆屏蔽体构成的复合屏蔽体。这里的反应堆是火箭发动机的组成部分或为小牵引力发动机提供电能的核动力装置的组成部分。为载人飞船航天员提供的复合辐射安全屏蔽体应满足下列二式的条件：

$$D_{SPR}(\eta)+D_{GR}+D_{ERB}+D_{RR} \leqslant D_{SRR}(T) \tag{4.33}$$

$$M_{CS}+M_{RS} \rightarrow 最小值 \tag{4.34}$$

式中，$D_{SPR}(\eta)$ 为太阳粒子辐射剂量；D_{GR} 为银河系辐射剂量；D_{ERB} 为地球辐射带辐射剂量；D_{RR} 为反应堆辐射剂量；D_{SRR} 为飞行时间 T 的额定辐射水平而规定的合理的风险剂量；η 为超过给定剂量的风险度；M_{CS} 为航天员居住舱室的屏蔽体质量；M_{RS} 为反应堆屏蔽体质量。

在计算航天员居住舱室屏蔽厚度时采用的合理风险剂量 D_{SRR} 与飞行持续时间 T（包括修复时间）之间的关系为：

$$D_{SRR}(T)=2.15-1.82\exp(-0.003T/T_0) \tag{4.35}$$

式中，$T_0=1d$。根据式（4.35），可以确定持续飞行 1 年之内的辐射屏蔽设计的剂量值，并作为航天飞船屏蔽厚度计算的额定辐射水平，见表 4.28。

为了相对比较分析与飞行条件有关的屏蔽厚度，计算了持续时间为 200～1000d 的各种星际宇宙飞行方案，条件是风险度 $\eta=0.01$，航天员居住舱室面积 $S=25m^2$。在研究采用液体火箭发动机的航天飞船飞行条件的同时，还研究了利用核反应堆的飞行情况。研究计算结果可对飞船舱室屏蔽厚度与飞行持续时间之间的关系作出如下基本结论。

用液体火箭反动机推动的航天飞船航天员居住舱室的屏蔽厚度，在太阳活动高峰期，当飞行时间 $T=200d$ 时，屏蔽厚度为 $12\ g \cdot cm^{-2}$，$T=1000d$ 时为 $30\ g \cdot cm^{-2}$；在太阳活动低潮期，当 $T=200d$ 时，屏蔽厚度为 $5\ g \cdot cm^{-2}$，$T=650d$ 时为 $30\ g \cdot cm^{-2}$。由此计算结果表明，飞行持续时间的延长将使屏蔽厚度急剧增加。然而，在这种情况下，银河系宇宙辐射的剂量接近合理的风险剂量，所以要求屏蔽体对太阳粒子辐射有大的减弱倍数。据此可以得出如下结论：在太阳活动低潮期内持续 2 年以上的飞行和在太阳活动高峰期内持续 3 年以上的飞行，除了对太阳粒子设屏蔽以外还要设立对银河系宇宙辐射的屏蔽。这样的屏蔽质量要比专用于防太阳粒子事件时的屏蔽质量大得多。例如，若屏蔽厚度为 $10\ g \cdot cm^{-2}$、表面积为 $25m^2$ 的航天员居住舱室质量总计为 2.5 t 左右，如果加上防银河系宇宙辐射的屏蔽，则舱室屏蔽质量可能增加到数十吨。

采用核火箭发动机推动的航天飞船的航天员屏蔽舱的屏蔽厚度要增加一些，因为需要将飞行期间的部分总剂量分配给核反应堆的中子和 γ 辐射，并相应地减少太阳粒子辐射剂量，从而增大屏蔽体对质子的减弱倍数。在太阳活动高峰期内增加的屏蔽厚度为 $2\sim4\ g \cdot cm^{-2}$；而在太阳活动低潮期为 $1\sim3\ g \cdot cm^{-2}$。增加的屏蔽厚度还因核火箭发动机的种类不同而异。核反应堆的中子和 γ 辐射对飞行期间总剂量（等于给定飞行持续时间的合理风险剂量）的贡献，在反应堆屏蔽和舱室屏蔽之间复合屏蔽质量最优化分配条件下，在太阳活动高峰期，反应堆的辐射剂量 $D_{RR}=0.15\sim0.30Sv$；在太阳活动低潮期间，$D_{RR}=0.10\sim0.15Sv$。应当指出的是，在飞行持续时间为 600d 的情况下，舱室屏蔽厚度与太阳活动周期、动力装置的种类（液体火箭发动机或核火箭发动机）的关系不大，在这种情况下要求的航天员居住舱室屏蔽厚度约为 $20g \cdot cm^{-2}$。

第五章 非密封源的内照射防护

非密封源又称开放源,其特点是极易扩散,因而,可能会污染工作场所表面或环境介质。由于这些原因,非密封源可能导致内照射危险。内照射是指进入人体内的放射性核素作为辐射源对人体的照射。所以内照射防护包括对非密封源的包容、对工作场所表面去污染、对工作场所通风换气和对职业人员体内外放射性物质污染的防护等。

第一节 操作非密封源场所的辐射危险

操作非密封源的场所存在 β 粒子、γ 光子外照射,和由放射性污染物形成的表面污染及空气污染并直接或间接地引起内照射。医疗照射中用的非密封源污染多为 β、γ 辐射体污染。

一、非密封源外照射

就核医学诊断或治疗而言,职业人员受到的外照射来自以下三种情况:(1)在给患者用药前的药物准备、制配过程中会受到 β 粒子和 γ 光子外照射;(2)在给患者使用核药物过程中会受到 β 和 γ 射线外照射;(3)患者服用核药物后其本身就是外照射源。例如,接触装有活度为 3.7 MBq 的 ^{99m}Tc、^{113m}In、^{131}I 和 ^{198}Au 的注射器表面时,手指皮肤受到的外照射剂量率见表 5.1。口服活度为 3.3 GBq NaI(^{131}I)接受治疗的患者,其所在病房的辐射剂量率空间分布随服药后时间不同的变化见图 5.1。

表 5.1 接触装有核素的注射器表面的手指受照剂量

核素	受照剂量率/(mGy·min^{-1})
^{99m}Tc	0.01~0.05
^{113m}In	0.15
^{131}I	0.14~0.70
^{198}Au	0.08~0.20

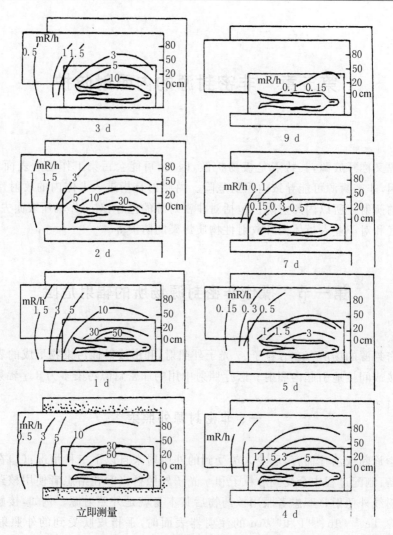

$1\ mR = 8.7\ \mu Gy$

图 5.1　服药后病人所在病房的剂量率分布

在核医学诊断或治疗中,医务人员无论是其手指还是全身受到的外照射剂量,都没有超过国家现行放射防护标准中对职业人员个人规定的年当量剂量限值和年有效剂量限值。受照剂量的上限大约相当于天然本底辐射水平的2倍。所以不要谈核色变,但也不能粗心大意。当工作量增加或使用的核药物活度增大时,应当采取必要的外照射防护措施。

二、表面放射性物质污染

非密封源易于扩散,操作过程中的蒸发、挥发、溢出或洒落,以及密封源的泄漏等,都可以使工作场所的地面、墙面、设备、工作服、手套和人体皮肤等表面受到程度不同、面积不等的放射性物质污染,这被称为表面放射性物质污染。表面污染物在表面上的存在有非固定性和固定性两种污染状态。非固定性污染状态是一种松散的物理附着状态;固定性污染状态是渗入或离子交换的结果。随着表面污染时间的延长,非固定性污染物中有一部分会转化为固定性污染物。

形成表面放射性物质污染的另一些原因包括工作人员把污染区使用的设备或物品拿到清洁区使用；或工作人员在污染区工作后进入清洁区之前，没有在卫生通过间更换个人防护衣具，也没能在卫生通过间进行必要的污染洗消程序，而是径直进入清洁区。由于这些原因，常常造成交叉污染，使清洁区办公桌、椅子或电话及公用钥匙等受到不同程度的放射性物质污染。人体皮肤受到放射性物质污染以后可能会有如下后果。

1. 局部皮肤受到外照射

有人计算过，当 β 粒子能量在 0.5～3 MeV 之间，在体表均匀地污染上这种能量 β 源的活度为 $1\ Bq\cdot cm^{-2}$ 后，假定表皮厚度为 $7\ mg\cdot cm^{-2}$ 或 $4\ mg\cdot cm^{-2}$，计算得到的皮肤吸收剂量率分别为 $2.1\ \mu Gy\cdot h^{-1}$ 和 $2.6\ \mu Gy\cdot h^{-1}$。

2. 皮肤上的放射性污染物能转移到体内

以单位面积上放射性污染活度表示的表面污染程度，称为表面污染活度。手部皮肤受到放射性物质污染时，如果没能及时进行必要的去污染洗消和检测便去拿食物吃或吸烟，放射性污染物就会通过手转移到胃肠道内，手部表面活度转移到胃肠道内的份数，称为食入系数。这个系数为表面污染活度的 2%。

3. 皮肤上的放射性污染物能渗透到体内

某些可溶性放射性物质，或某些可挥发性核素、气态核素、蒸气态核素（如 I_2、HTO）等，可以通过完好无损的皮肤渗透到人体内。皮肤表面污染活度与渗透到体内活度份数的比值，称为核素的皮肤渗透系数（或皮肤吸收系数）。核素的皮肤吸收系数的大小受放射性物质的理化性质、溶液的 pH、皮肤的部位、皮肤生理状态、皮肤污染持续时间和去污方法等因素的影响。

三、工作场所受到的空气污染

工作场所空气受污染是由非密封源核衰变时反冲核作用导致的自然扩散或挥发、蒸发扩散，以及液体搅动扩散和压力液体雾化扩散等原因造成的。此外，非固定性表面污染物在气流扰动和机械震动等外力作用下，飞扬成为气载污染物。气载污染物与空气中固有的凝聚核相结合后体积变大，因重力作用又回降到物体表面，污染表面。于是，形成表面松散污染物与空气污染物之间的动态效应。

值得重视的另一个原因是，如果对气体放射性废物、液体放射性废物、松散的固体放射性废物、受污染的医疗器械和器皿、含放射性核素的粪便和服用核药物患者呼出的气体等在管理上不科学，也会成为工作场所的空气污染源，甚至会影响环境质量，影响公众成员的辐射安全。

第二节 放射性核素进入人体的途径及其在体内的行为

一、放射性核素进入人体的途径

对职业照射人员而言，放射性核素进入人体的途径是呼吸道、消化道和完整的皮肤及伤口。其中，经由呼吸道进入人体是主要途径。

放射性核素被摄入人体后,首先向细胞外液(称为转移隔室)扩散。在这一阶段属于"周身性污染"。此后,将经历多种多样复杂的转移。这些转移将决定着放射性核素在体内的进一步分布和排出。有些核素最终在体内呈弥漫性分布,相对而言是一种均匀性分布。例如,氚水等便是如此分布。有些核素最终相对集中在某些特定器官或组织中。例如,放射性碘相对集中在甲状腺内,而碱土族核素相对集中在骨中。一般而言,放射性同位素和属于同族的化学元素就其分布规律来说是相似的。再往后,体内的放射性核素将逐渐排出体外。通常经由尿和粪便排出体外,也可以经由汗液和乳汁排出一部分;吸入到体内的核素,可能通过呼气呼出一部分。放射性核素进入人体后作为辐射源将对人体产生持续照射,直到在体内完全衰变掉或被完全排出为止。这是内照射的基本特点。核素在体内的衰减速率取决于其物理半衰期和生物半排期。有的核素其物理半衰期仅为几分之一秒,有的核素则长达若干年。短半衰期核素在体内很短时间内就可以衰变掉,长半衰期核素在体内需要几天、几个月或若干年后才能衰变完。通常用有效衰减常数表达放射性核素从体内排出体外的速率,即

$$\lambda_e = \lambda_p + \lambda_b \tag{5.1}$$

式中,λ_e 为放射性核素在体内的有效衰减常数;λ_p 为该核素的物理衰变常数;λ_b 为该核素在体内的生物排出常数。

放射性核素的活度衰减规律服从指数减弱规律,数学表达式为:

$$N = N_0 e^{-\lambda t} \tag{5.2}$$

式中,N_0 为核素的活度;N 为经过 t 时刻后的核素活度;λ 为该核素的物理衰变常数;e 为自然对数的底。

在生物体或给定器官或组织中的放射性核素排出速率近似地服从指数规律,由体内自然排出而使机体内或给定器官或组织内核素的总活度减少一半所需的时间,称为该核素的生物半排期,记做 T_b。在生物机体内或给定器官或组织中的放射性核素由于其物理半衰期和生物半排期的综合效应而近似地按指数规律减少到其总活度一半所需的时间,称为该核素的有效半减期,记做 T_e。放射性核素活度按指数规律减少一半所需的时间,称为该核素的物理半衰期,记作 T_p。将 $N = N_0/2$ 代入式(5.2)中得到:

$$N_0/2 = N_0 e^{-\lambda T_p}$$

等式两边除以 N_0,并取对数,则

$$\ln(1/2) = -\lambda T_p$$
$$\because \ln(1/2) = -\ln 2$$
$$\therefore T_p = \ln 2/\lambda_p = 0.693/\lambda_p \tag{5.3}$$
$$\because T = \ln 2/\lambda$$
$$\therefore \ln 2/T_e = \ln 2/T_p + \ln 2/T_b$$
$$\therefore \lambda_e = \lambda_p + \lambda_b$$
$$\therefore T_e = T_p \times T_b/T_p + T_b \tag{5.4}$$

二、放射性气溶胶粒子在呼吸道内的沉积规律

空气介质与固态或液体分散相构成的分散体系,称为气溶胶。分散相是固态放射性物质的分散体系,称为放射性气溶胶。

经呼吸道摄入的放射性气溶胶粒子,在呼吸道内的沉积规律取决于其粒径大小,在呼吸道

内的转移规律则取决于其理化特性。对放射性气溶胶而言，其粒子粒径大小通常用活度中值空气动力学直径(activity median aerodynamic diameter, AMAD)表征，它是在特定意义上的直径。当某气溶胶粒子在空气中与单位密度球形粒子具有相同的收尾沉降速度时，这个球形粒子的直径，称为该气溶胶粒子的 AMAD。如果在给定样品中所有的大于或小于某一空气动力学直径的气溶胶粒子活度各占全部气溶胶粒子总活度的一半，那么此直径就是该气溶胶粒子的 AMAD。这个直径可以测得。取一张概率对数坐标纸，纵坐标为百分累积概率，横坐标为对数坐标用以表达粒子的直径。把由多级粒子撞击器采集并测到的放射性气溶胶粒子样品，按粒子粒径大小所对应的累积百分概率依次点在概率对数坐标纸上，各点的连线是一条指数曲线。在纵坐标上找到 50% 概率点，由此点画一条平行于横坐标的直线，这条直线与指数曲线必然有个交点，由此交点画一条平行于纵坐标、垂直于横坐标的垂直线，这条垂直线与横坐标的交点就是所求的 AMAD。小于或大于这个 AMAD 的粒子活度各占样品总活度的1/2。

为了描述放射性气溶胶粒子在呼吸道内的沉积规律，把呼吸道划分为三个区域（见表5.2）。放射性气溶胶粒子在这三个区域的沉积分数分别用参数 D_{N-P}、D_{T-B} 和 D_p 表示，它们分别表示被吸入的气溶胶粒子在相应区域最初的沉积分数。余下的分数($1 - D_{N-P} - D_{T-B} - D_p$)并不滞留在呼吸道，而是随着呼出的气体被呼出体外。对于直径具有对数正态分布的气溶胶粒子，在呼吸道内的沉积分数可以同气溶胶粒子的 AMAD 联系起来，见图 5.2。从图中可以看到，气溶胶粒子在呼吸道的气管与支气管区(T-B)的沉积分数几乎不受 AMAD 的影响，是个常数；在鼻咽区(N-P)的沉积分数随着 AMAD 增大而增加；在肺实质区(P)的沉积分数随着 AMAD 的增大而减少。如果不知道气溶胶粒子的 AMAD，可以假定 AMAD 的数值为 1.0 μm，在这种情况下由图 5.2 可以查出：这一粒径的粒子在鼻咽区(N-P)的沉积分数约占总吸入活度的 30%；在气管与支气管区(T-B)的沉积分数约占总吸入活度的 8%；在肺实质区的沉积分数约占总吸入活度的 25%。在 T-B 区沉积的核素量随着纤毛摆动由黏液载带到咽部，而后被咳出体外或被吞咽入胃肠道，这一部分约占 T-B 区沉积量的 1/2。在 P 区被呼出体外的部分约占 P 区沉积量的 50%。那么，如何估算总吸入量 q 的数值呢？可以利用对所戴的超细纤维滤膜口罩所吸附的核素分析结果，也可以利用对所戴的个人空气采样器滤膜上吸附的核素分析结果。最好的估算方法是利用全身测量装置测定核素在肺区的总沉积量，前提条件是沉积的核素必须能够发射 γ 光子或 X 射线。

表 5.2 对呼吸道划分的三个区域

	鼻咽区(N-P)	气管与支气管区(T-B)	肺实质区(P)
范围	从外鼻孔到喉头或会厌部	从气管、支气管到终末细支气管	呼吸性细支气管、肺泡
功能	死腔	气体通管	换气作用
特征	靠纤毛上皮细胞和分泌腺分泌粘液		没有纤毛，但是上皮是湿润的

了解核素进入人体的途径后，可以对人体的相应部位采取包容的防护措施，例如穿戴个人防护衣具和戴口罩等；熟识放射性核素在呼吸道内的沉积规律，可以采取阻吸收的防护措施，例如在工作前 30 min 雾化吸入某种对核素具有络合功能的药物和祛痰剂；熟识核素在体内的分布代谢规律，可以使用阻吸收剂和促排剂，以阻止某些核素在特定器官或组织中的沉积和吸收，加速核素向体外的排出。

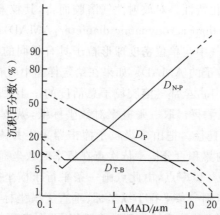

图 5.2 不同 AMAD 尘粒在呼吸道三个区域内的沉积曲线

（此模式用于 AMAD 在 0.2~10 μm 之间，几何标准差小于 4.5 μm 的气溶胶粒子分布。对于在这个范围以外的粒子，其沉积分数暂定的估计值用虚线表示。对于 AMAD 大于 20 μm 不常见的粒子分布，可假定粒子全部在 N-P 区沉积。本模式不适用于 AMAD 小于 0.1 μm 的气溶胶粒子）

第三节 操作非密封源时的综合防护措施

一、熟识常用放射性核素的毒性

为了判定非密封源工作场所级别，便于对工作场所提出防护要求和确定防护下限，需要熟识常用放射性核素的毒性大小。从放射防护角度出发，按照非密封源对工作场所可能导致的空气污染程度不同，依据核素的导出空气浓度将放射性核素划分为极毒组核素、高毒组核素、中毒组核素和低毒组核素四组。

1. 极毒组核素

^{148}Gd、^{210}Po、^{223}Ra、^{224}Ra、^{225}Ra、^{226}Ra、^{228}Ra、^{225}Ac、^{227}Ac、^{227}Th、^{228}Th、^{229}Th、^{230}Th、^{231}Pa、^{230}U、^{232}U、^{233}U、^{234}U、^{236}Np(T_{P1}=1.15×10^{5}a)、^{236}Pu、^{238}Pu、^{239}Pu、^{240}Pu、^{242}Pu、^{241}Am、^{242}Am、^{243}Am、^{240}Cm、^{242}Cm、^{243}Cm、^{244}Cm、^{245}Cm、^{246}Cm、^{248}Cm、^{250}Cm、^{247}Bk、^{248}Cf、^{249}Cf、^{250}Cf、^{251}Cf、^{252}Cf、^{254}Cf、^{253}Es、^{254}Es、^{257}Fm、^{258}Md。

2. 高毒组核素

^{10}Be、^{32}Si、^{44}Ti、^{60}Fe、^{60}Co、^{90}Sr、^{94}Nb、^{106}Ru、^{108m}Ag、^{113m}Cd、^{126}Sn、^{144}Ce、^{146}Sm、^{150}Eu、(T_{p1}=34.2a)、^{152}Eu、^{154}Eu、^{158}Tb、^{166m}Ho、^{172}Hf、^{178m}Hf、^{194}Os、^{192m}Ir、^{210}Pb、^{210}Bi、^{210m}Bi、^{212}Bi、^{213}Bi、^{211}At、^{224}Ac、^{226}Ac、^{228}Ac、^{226}Th、^{227}Pa、^{228}Pa、^{230}Pa、^{236}U、^{237}Np、^{241}Pu、^{244}Pu、^{241}Cm、^{247}Cm、^{249}Bk、^{246}Cf、^{253}Cf、^{254m}Es、^{252}Fm、^{253}Fm、^{254}Fm、^{255}Fm、^{257}Md。

属于这一毒性组的还有如下的气态或蒸气放射性核素：

^{126}I、^{193m}Hg、^{194}Hg。

3. 中毒组核素

^{22}Na、^{24}Na、^{28}Mg、^{26}Al、^{32}P、^{33}P、^{35}S(无机)、^{36}Cl、^{45}Ca、^{47}Ca、^{44m}Sc、^{46}Sc、^{47}Sc、^{48}Sc、^{48}V、

^{52}Mn、^{54}Mn、^{52}Fe、^{55}Fe、^{59}Fe、^{55}Co、^{56}Co、^{57}Co、^{58}Co、^{56}Ni、^{57}Ni、^{63}Ni、^{66}Ni、^{67}Cu、^{62}Zn、^{65}Zn、^{69}Zn、^{72}Zn、^{66}Ga、^{67}Ga、^{72}Ga、^{68}Ge、^{69}Ge、^{77}Ge、^{71}As、^{72}As、^{73}As、^{74}As、^{76}As、^{77}As、^{75}Se、^{76}Br、^{82}Br、^{83}Rb、^{84}Rb、^{86}Rb、^{82}Sr、^{83}Sr、^{85}Sr、^{89}Sr、^{91}Sr、^{92}Sr、^{86}Y、^{87}Y、^{88}Y、^{90}Y、^{91}Y、^{93}Y、^{86}Zr、^{88}Zr、^{89}Zr、^{95}Zr、^{97}Zr、^{90}Nb、^{93}Nb、^{95}Nb、^{95m}Nb、^{96}Nb、^{90}Mo、^{93}Mo、^{99}Mo、^{95m}Tc、^{96}Tc、^{97m}Tc、^{103}Ru、^{99}Rh、^{100}Rh、^{101}Rh、^{102}Rh、^{102m}Rh、^{105}Rh、^{100}Pd、^{103}Pd、^{109}Pd、^{105}Ag、^{106m}Ag、^{110m}Ag、^{111}Ag、^{109}Cd、^{115}Cd、^{115m}Cd、^{111}In、^{114m}In、^{113}Sn、^{117m}Sn、^{119}Sn、^{121m}Sn、^{123}Sn、^{125}Sn、^{120}Sb($T_{P1}=5.76$ d)、^{122}Sb、^{124}Sb、^{125}Sb、^{126}Sb、^{127}Sb、^{128}Sb($T_{P1}=9.01$ h)、^{129}Sb、^{121}Te、^{121m}Te、^{123m}Te、^{125m}Te、^{127m}Te、^{129m}Te、^{131m}Te、^{132}Te、^{124}I、^{125}I、^{126}I、^{130}I、^{131}I、^{133}I、^{135}I、^{132}Cs、^{134}Cs、^{136}Cs、^{137}Cs、^{128}Ba、^{131}Ba、^{133}Ba、^{140}Ba、^{137}La、^{140}La、^{134}Ce、^{135}Ce、^{137m}Ce、^{139}Ce、^{141}Ce、^{143}Ce、^{142}Pr、^{143}Pr、^{137}Nd、^{138}Nd、^{143}Pm、^{144}Pm、^{145}Pm、^{146}Pm、^{147}Pm、^{148}Pm、^{148m}Pm、^{149}Pm、^{151}Pm、^{145}Sm、^{151}Sm、^{153}Sm、^{145}Eu、^{146}Eu、^{147}Eu、^{148}Eu、^{149}Eu、^{155}Eu、^{156}Eu、^{157}Eu、^{146}Gd、^{147}Gd、^{149}Gd、^{151}Gd、^{153}Gd、^{159}Gd、^{149}Tb、^{141}Tb、^{154}Tb、^{156}Tb、^{157}Tb、^{160}Tb、^{161}Tb、^{159}Dy、^{166}Dy、^{166}Ho、^{169}Er、^{172}Er、^{167}Tm、^{170}Tm、^{171}Tm、^{172}Tm、^{166}Yb、^{169}Yb、^{175}Yb、^{169}Lu、^{170}Lu、^{171}Lu、^{172}Lu、^{173}Lu、^{174}Lu、^{174}mLu、^{177}Lu、^{177m}Lu、^{170}Hf、^{175}Hf、^{179m}Hf、^{181}Hf、^{184}Hf、^{179}Ta、^{182}Ta、^{183}Ta、^{184}Ta、^{188}W、^{181}Re、^{182}Re、($T_{P1}=2.67$ d)、^{184}Re、^{184m}Re、^{186}Re、^{188}Re、^{189}Re、^{182}Os、^{185}Os、^{191}Os、^{193}Os、^{186}Ir($T_{P1}=15.8$ h)、^{188}Ir、^{189}Ir、^{190}Ir、^{192}Ir、^{193m}Ir、^{194}Ir、^{194m}Ir、^{188}Pt、^{200}Pt、^{194}Au、^{195}Au、^{198}Au、^{198m}Au、^{199}Au、^{200}Au、^{193m}Hg(无机)、^{194}Hg、^{195}Hg(无机)、^{197}Hg(无机)、^{197m}Hg(无机)、^{203}Hg、^{204}Tl、^{211}Pb、^{212}Pb、^{214}Pb、^{203}Bi、^{205}Bi、^{206}Bi、^{207}Bi、^{214}Bi、^{207}At、^{222}Fr、^{223}Fr、^{227}Ra、^{231}Th、^{234}Th、Th 天然、^{232}Pa、^{233}Pa、^{234}Pa、^{231}U、^{237}U、^{240}U、U 天然、^{234}Np、^{235}Np、^{236}Np($T_{P1}=22.5$ h)、^{238}Np、^{239}Np、^{234}Pu、^{237}Pu、^{245}Pu、^{246}Pu、^{240}Am、^{242}Am、^{244}Am、^{238}Cm、^{245}Bk、^{246}Bk、^{250}Bk、^{244}Cf、^{250}Es、^{251}Es。

属于这一毒性组的还有如下气态或蒸气态放射性核素：

^{14}C、^{35}S、^{56}Ni(羰基)、^{57}Ni(羰基)、^{63}Ni(羰基)、^{65}Ni(羰基)、^{66}Ni(羰基)、^{103}RuO$_4$、^{106}RuO$_4$、^{121}Te、^{121m}Te、^{123m}Te、^{125m}Te、^{127m}Te、^{129m}Te、^{131m}Te、^{132}Te、^{120}I、^{124}I、^{124}I(甲基)、^{125}I(甲基)、^{126}I(甲基)、^{130}I、^{130}I(甲基)、^{131}I、^{131}I(甲基)、^{132}I、^{132m}I、^{133}I、^{133}I(甲基)、^{135}I、^{135}I(甲基)、^{193}Hg、^{195}Hg、^{195m}Hg、^{197}Hg、^{197m}Hg、^{203}Hg。

4. 低毒组核素

^{7}Be、^{18}F、^{31}Si、^{38}Cl、^{39}Cl、^{40}K、^{42}K、^{43}K、^{44}K、^{45}K、^{41}Ca、^{43}Sc、^{44}Sc、^{49}Sc、^{45}Ti、^{47}V、^{49}V、^{48}Cr、^{49}Cr、^{51}Cr、^{51}Mn、^{52}Mn、^{53}Mn、^{56}Mn、^{58}Co、^{60m}Co、^{61}Co、^{62m}Co、^{59}Ni、^{65}Ni、^{60}Cu、^{61}Cu、^{64}Cu、^{63}Zn、^{69}Zn、^{71m}Zn、^{65}Ga、^{68}Ga、^{70}Ga、^{73}Ga、^{66}Ge、^{67}Ge、^{71}Ge、^{75}Ge、^{78}Ge、^{69}As、^{70}As、^{78}As、^{70}Se、^{73}Se、^{73m}Se、^{79}Se、^{81}Se、^{81m}Se、^{83}Se、^{74}Br、^{74m}Br、^{75}Br、^{77}Br、^{80}Br、^{80m}Br、^{83}Br、^{84}Br、^{79}Rb、^{81}Rb、^{81m}Rb、^{82m}Rb、^{87}Rb、^{88}Rb、^{89}Rb、^{80}Sr、^{81}Sr、^{85m}Sr、^{87m}Sr、^{86m}Y、^{90m}Y、^{92}Y、^{94}Y、^{95}Y、^{93}Zr、^{88}Nb、^{89}Nb($T_{P1}=2.03$ h)、^{89}Nb($T_{P2}=1.10$ h)、^{97}Nb、^{98}Nb、^{93m}Mo、^{101}Mo、^{93}Tc、^{93m}Tc、^{94}Tc、^{94m}Tc、^{95}Tc、^{96m}Tc、^{97}Tc、^{98}Tc、^{99}Tc、^{99m}Tc、^{101}Tc、^{104}Tc、^{94}Ru、^{97}RU、^{105}Ru、^{99m}Rh、^{101m}Rh、^{103m}Rh、^{106m}Rh、^{107}Rh、^{101}Pd、^{107}Pd、^{102}Ag、^{103}Ag、^{104}Ag、^{104m}Ag、^{106}Ag、^{112}AG、^{115}Ag、^{104}Cd、^{107}Cd、^{113}Cd、^{117}Cd、^{117m}Cd、^{109}In、^{110}In($T_{P1}=4.90$ h)、^{110}In($T_{P2}=1.15$ h)、^{112}In、^{113m}In、^{115}In、^{115m}In、^{116m}In、^{117}In、^{117m}In、^{119m}In、^{110}Sn、^{111}Sn、^{121}Sn、^{123m}Sn、^{127}Sn、^{128}Sn、^{115}Sb、^{116}2Sb、^{116m}Sb、^{117}Sb、^{118m}Sb、^{119}Sb、^{120}Sb($T_{P2}=0.265$ h)、^{124m}Sb、^{126m}Sb、^{128}Sb($T_{P2}=0.173$ h)、^{130}Sb、^{131}Sb、^{116}Te、^{123}Te、^{127}Te、^{129}Te、^{131}Te、^{133}Te、^{133m}Te、^{134}Te、^{120}I、^{120m}I、^{121}I、^{123}I、^{128}I、^{129}I、^{132}I、^{132m}I、^{134}I、^{125}Cs、^{127}Cs、^{129}Cs、^{130}Cs、^{131}Cs、^{134m}Cs、^{135}Cs、^{135m}Cs、^{138}Cs、^{126}Ba、^{131m}Ba、^{132m}Ba、^{135m}Ba、^{139}Ba、^{141}Ba、^{142}Ba、^{131}La、^{132}La、^{135}La、^{138}La、^{141}La、^{142}La、^{143}La、^{137}Ce、^{136}Pr、^{137}Pr、^{138m}Pr、^{139}Pr、^{142m}Pr、^{144}Pr、^{145}Pr、^{147}Pr、^{136}Nd、^{139}Nd、

^{139m}Nd、^{141}Nd、^{149}Nd、^{151}Nd、^{141}Pm、^{150}Pm、^{141}Sm、^{141m}Sm、^{142}Sm、^{147}Sm、^{155}Sm、^{156}Sm、^{150}Eu(T_{P2}=12.6 h)、^{152m}Eu、^{158}Eu、^{145}Gd、^{152}Gd、^{147}Tb、^{150}Tb、^{153}Tb、^{155}Tb、^{156}Tb(T_{P1}=1.02 h)、^{156}Tb(T_{P2}=5.00 h)、^{155}Dy、^{157}Dy、^{165}Dy、^{155}Ho、^{157}Ho、^{159}Ho、^{161}Ho、^{162}Ho、^{162m}Ho、^{164}Ho、^{164m}Ho、^{167}Ho、^{161}Er、^{165}Er、^{171}Er、^{162}Tm、^{166}Tm、^{173}Tm、^{175}Tm、^{162}Yb、^{167}Yb、^{177}Yb、^{178}Yb、^{176}Lu、^{176m}Lu、^{178}Lu、^{178m}Lu、^{179}Lu、^{173}Hf、^{177m}Hf、^{180m}Hf、^{182}Hf、^{182m}Hf、^{183}Hf、^{172}Ta、^{173}Ta、^{174}Ta、^{175}Ta、^{176}Ta、^{177}Ta、^{178}Ta、^{180}Ta、^{180m}Ta、^{182m}Ta、^{185}Ta、^{186}Ta、^{176}W、^{177}W、^{178}W、^{179}W、^{181}W、^{185}W、^{187}W、^{177}Re、^{178}Re、^{182}Re(T_{P2}=12.7 h)、^{186m}Re、^{187}Re、^{188m}Re、^{180}Os、^{181}Os、^{189m}Os、^{191m}Os、^{182}Ir、^{184}Ir、^{185}Ir、^{186}Ir(T_{P2}=1.75)、^{187}Ir、^{190m}Ir(T_{P1}=3.10 h)、^{190m}Ir(T_{P2}=1.20 h)、^{195}Ir、^{195m}Ir、^{186}Pt、^{189}Pt、^{191}Pt、^{193}Pt、^{193m}Pt、^{195}Pt、^{197}Pt、^{197m}Pt、^{199}Pt、^{193}Au、^{200}Au、^{201}Au、^{193}Hg、^{193m}Hg(有机)、^{195}Hg、^{195m}Hg(有机)、^{197}Hg(有机)、^{197m}Hg(有机)、^{199}Hg、^{194}Tl、^{194m}Tl、^{195}Tl、^{197}Tl、^{198}Tl、^{198m}Tl、^{199}Tl、^{200}Tl、^{201}Tl、^{202}Tl、^{195m}Pb、^{198}Pb、^{199}Pb、^{200}Pb、^{201}Pb、^{202}Pb、^{202m}Pb、^{203}Pb、^{204}Pb、^{205}Pb、^{200}Bi、^{201}Bi、^{202}Bi、^{203}Po、^{205}Po、^{207}Po、^{232}Th、^{235}U、^{238}U、^{239}U、^{232}Np、^{233}Np、^{240}Np、^{235}Pu、^{243}Pu、^{237}Am、^{238}Am、^{239}Am、^{244m}Am、^{245}Am、^{246}Am、^{246m}Am、^{249}Cm。

属于这一毒性组的还有如下气态或蒸气态放射性核素：

^{3}H(元素)、^{3}H(氚水)、^{3}H(有机结合氚)、^{3}H(甲烷氚)、^{11}C、^{11}CO$_2$、^{14}CO$_2$、^{11}CO、^{14}CO、^{35}SO$_2$、^{37}Ar、^{39}Ar、^{41}Ar、^{59}Ni、^{74}Kr、^{76}Kr、^{77}Kr、^{79}Kr、^{81}Kr、^{83m}Kr、^{85}Kr、^{87}Kr、^{88}Kr、^{94}RuO$_4$、^{97}RuO$_4$、^{105}RuO$_4$、^{116}Te、^{123}Te、^{127}Te、^{129}Te、^{131}Te、^{133}Te、^{133m}Te、^{134}Te、^{120}I、^{120m}I、^{120m}I(甲基)、^{121}I、^{121}I(甲基)、^{123}I、^{123}I(甲基)、^{128}I、^{128}I(甲基)、^{129}I、^{129}I(甲基)、^{132}I、^{132m}I(甲基)、^{134}I、^{134}I(甲基)、^{120}Xe、^{121}Xe、^{122}Xe、^{123}Xe、^{125}Xe、^{127}Xe、^{129m}Xe、^{131m}Xe、^{133m}Xe、^{133}Xe、^{135m}Xe、^{135}Xe、^{138}Xe、^{199m}Hg。

注：① 本核素毒性分组清单中有 10 个核素具有两个半衰期。其中 6 个因其两个半衰期(T_{P1}、T_{P2})相差悬殊而被分别列入不同的毒性组别；另有 4 个具有两个半衰期的核素，因其半衰期相差不大而被列在同一毒性组别，它们是^{89}Nb、^{110}In、^{156m}Tb、^{190}Ir。

② 汞分为无机汞和有机汞，共有 9 个核素。其中 5 个(^{193}Hg、^{194}Hg、^{195}Hg、^{199}Hg、^{203}Hg)的无机形态和有机形态属同一毒性组别；另外 4 个(^{193m}Hg、^{195m}Hg、^{197}Hg、^{197m}Hg)则不同。

二、工作场所的分级

操作非密封源的活度不同，对工作场所和环境的污染程度也不同，操作活度越大，污染程度就越明显。根据非密封源的日等效最大操作活度不同将工作场所分为甲、乙、丙三级，见表5.3。

表 5.3 非密封源工作场所的分级

场所级别	日等效最大操作活度/Bq
甲级	$>4\times 10^9$
乙级	$2\times 10^7 \sim 4\times 10^9$
丙级	豁免活度值以上至2×10^7

非密封源的日等效最大操作活度(Bq)在数值上等于实际计划的日最大操作活度与该核素的毒性组别修正因子的乘积之和除以与操作方式相关的修正因子所得的商，即，日等效最大操作活度＝日最大操作活度×核素毒性组别修正因子/操作方式修正因子。

放射性核素的毒性组别修正因子以及与操作方式有关的修正因子,分别见表 5.4 和表 5.5。

表 5.4　放射性核素毒性组别修正因子

核素毒性组别	毒性组别修正因子
极毒组核素	10
高毒组核素	1
中毒组核素	0.1
低毒组核素	0.01

表 5.5　操作方式与放射源状态修正因子

操作方式	放射源状态			
	表面污染水平低的固体	液体溶液、悬浮液	表面有污染的固体	气体、蒸气、粉末、压力高的液体、固体
源的贮存	1000	100	10	1
很简单的操作	100	10	1	0.1
简单操作	10	1	0.1	0.01
特别危险的操作	1	0.1	0.01	0.001

表 5.5 中不同操作方式的说明:

(1) 源的贮存:包括把盛放于容器中的核素溶液、样品和废液密封后放在工作场所的通风柜、手套箱、样品架、工作台或专用柜内的操作。这类操作发生污染的危险较小。

(2) 很简单的操作:包括把少量稀溶液合并、分装或稀释,或洗涤污染不太严重的器皿等。在这类操作过程中会有少量液体洒漏或飞溅。

(3) 简单的操作:包括溶液的取样、转移、沉淀、过滤或离心分离、萃取或反萃取、离子交换、色层分析、吸移或滴定核素溶液等操作。这类操作可能会有较多的放射性物质扩散,污染表面和空气。

(4) 特别危险的操作:包括对放射性核素溶液加温、蒸发、烘干,强放射性溶液取样,粉末物质称量或溶解,对干燥物质的收集与转移等操作。在这类操作过程中会产生少量气体或气溶胶。操作过程中污染事故的发生概率较大,后果也较严重。

非密封源日等效最大操作活度(Bq)的计算举例:

假设某工作场所计划使用非密封源的日最大活度分别为:^{226}Ra 3.7×10^4 Bq,^{90}Sr 3.7×10^4 Bq,^{131}I 3.7×10^4 Bq,^{99m}Tc 3.7×10^4 Bq。它们的毒性组别修正因子分别为 10、1、0.1、0.01。它们是溶液状态,而且是简单操作。那么该工作场所的日等效最大操作量为:[3.7×10^4 Bq(^{226}Ra)$\times10+3.7\times10^4$ Bq(^{90}Sr)$\times1+3.7\times10^4$ Bq(^{131}I)$\times0.1+3.7\times10^4$ Bq(^{99m}Tc)$\times0.01$]/1 = 4.11×10^5 Bq。因此,该工作场所为丙级工作场所。

三、工作场所的区域划分

操作非密封源活度较大的工作场所,为了控制污染扩散,清洁区与污染区的总体平面划分应该是:清洁区⇔卫生通过间⇔污染区。工作人员进出污染区时必须经过卫生通过间,例如,甲级工作场所的工作人员进入污染区工作时,工作人员在卫生通过间必须执行下述程序:①凭工作许可证件领取更衣柜钥匙,脱去身上的衣、帽、鞋、袜、内衣、内裤和手表等小物品,锁在更衣柜内;②在更衣区从工作服贮柜内取出个人防护衣具,包括内外衣、内裤、袜子、口罩、手套、工作帽,并穿戴好;③领取个人剂量计;④通过单向门以后在鞋架处穿好工作鞋;⑤进入污染区。离开污染区进入清洁区之前,进入卫生通过间必须执行下述程序:①脱掉手套或一次性塑料鞋套和口罩,放入废物筐内;②检测工作鞋的污染情况,若污染水平在控制水平以下,则按鞋的尺码将鞋放到鞋架上;如果工作鞋污染水平超过控制水平,则将鞋放到暂存箱内,等待去污染;③脱掉工作服,包括内衣、袜子等,放到回收筐内,记住工作服、袜的号码;④交还个人剂量计;⑤进淋浴室洗消全身皮肤和头发;⑥进入污染检测区,如果全身污染或局部污染检测合格,则进入清洁衣柜区穿好衣服、鞋、袜、帽后离开卫生通过间由单向门进入清洁区。假如全身皮肤或局部皮肤污染检测不合格,则应当到专门去污染区域进行洗消去污,直至检测合格后才能穿好清洁衣服、鞋、袜、帽,由单向门离开卫生通过间进入清洁区。

按照污染区内的污染程度不同,将其划分为控制区和监督区。

(一) 控制区

把要求或可能采取专门防护措施和作出安全规定的区域指定为控制区,以便在正常工作条件下控制正常照射和防止污染的扩散,以及预防潜在照射和限制潜在污染范围。

确定任何一个控制区边界时,须考虑预期污染程度和潜在污染的可能性,以及所需防护与安全程序的性质和范围。应当采取实体手段划定控制区边界,难以做到之处可以采取其他适宜手段。

非密封源投入使用,或间歇性使用时,或将源从一处移到另一处使用时,应当采取适当方法划定出相应的控制区。

非密封源工作场所进出口处,或在控制区内其他相应位置处设立醒目的辐射危险警示标记,展示职业照射人员必须遵守的安全操作规程和进入控制区工作的许可证制度,以及防护与安全措施等。这些规程和防护与安全措施应当与预期照射的程度和可能性相适应。

在控制区出入口处设立卫生闸。卫生闸里设置附加个人防护衣具贮存柜和药箱;设置监测从控制区带出的各种物品的专用设备;设置监测局部皮肤污染和工作服污染的专用设备,以及皮肤伤口污染的临时应急洗消的专用设备和试剂。

(二) 监督区

把尚未指定为控制区的区域指定为监督区。在该区域内工作通常不需要采取专门的防护措施和作出防护与安全规定。但是,在职业照射条件下需要经常进行剂量监督。因此,须采取适当方法确定监督区边界;在监督区入口处适当位置处设立辐射危险警示标记;定期审查监督区的工作条件,确认是否需要采取防护措施和作出防护与安全规定,或是否需要更改监督区的边界。

四、工作场所建筑设计应符合的防护要求

操作非密封源的各级工作场所建筑设计应符合下述基本防护要求:门、窗、内部设计和设备等尽量简单;地面与墙壁相交处和墙壁与墙壁相交处应成弧形;地面有一定坡度趋向于地漏;地面、墙面、顶棚和工作台面等表面采用不易渗透的抗酸碱腐蚀的材料作覆面或喷涂;水、电、暖气、通风管道线路应力求暗装;自来水开关采用脚踏式或肘开式的;通风柜内保持一定负压,开口处负压气流速度不应小于 $1 \text{ m} \cdot \text{s}^{-1}$;通气柜排气口应高于附近 50 m 范围内最高建筑物的屋脊 3 m,并设有废气净化装置,排出的废气不应当超过管理限值。

对不同级别工作场所室内表面和设备的具体防护要求,参考表5.6。

表5.6 对不同级别工作场所室内表面和设备的具体防护要求

场所级别	地面	表面	通风柜①	室内通风	下水管道	清洗去污设备
甲级	无缝隙	易清洗	需要	机械通风	特殊要求②	需要
乙级	易清洗	易清洗	需要	较好的通风	一般要求	需要
丙级	不渗透 易清洗	易清洗	—	自然通风	一般要求	仅需清洗设备

①仅指试验室。②下水道宜短,大水流管道须有标记,便于维修。

以体外放射免疫分析为目的而使用含有 ^{3}H、^{14}C、^{125}I 等核素的放射免疫药盒时,普通化学实验室即可作为其工作场所,无需专门的防护。

五、非密封源包容和工作场所的通风换气

包容是防止非密封源转移或扩散的方法或实体结构。即使在事故情况下,这些方法或实体结构也能阻止非密封源的外泄。可以根据所操作非密封源的活度、放射毒性、理化状态、操作方式和操作频度的不同选用全包容或半包容设施。典型的全包容设施是手套箱,半包容设施是通风柜。手套箱是一种装有橡胶手套的密闭箱式设施,操作者借助手套箱上的手套对某些非密封源进行直观操作。

工作场所通风换气能净化空气,改善空气质量。按空气流动的动力来源不同可将通风分为机械通风和自然通风;按驱动空气的方式不同可分为抽出式通风和送入式通风;按通风范围不同可分为全面通风和局部通风。按上述通风分类可以组合成多种通风方式。例如,全面送入式机械通风、局部抽出式机械通风、全面自然通风和局部自然通风等。非密封源工作场所级别不同,要求的通风方式各异,通风换气次数也不同。机械通风程度以通风换气次数表示,即:

$$n = V_B / V_n \tag{5.5}$$

式中,n 为通风换气次数(次·h^{-1});V_B 为工作场所房间体积(m^3);V_n 为通风换气量(m^3)。通风换气量取决于机械通风量。通风换气次数的多少与所操作的非密封源活度、放射毒性、操作方式等因素有关。

机械通风的空气运动方向为清洁区→卫生通过间→监督区→控制区→净化处理设施→大气稀释排放。

六、妥善收集和贮存放射性废物

(一) 环境中人工放射性核素照射人体的途径

操作非密封源过程将会或多或少地产生液体放射性废物、固体放射性废物和气载放射性废物。如果对这些废物的收集、贮存不规范,很可能成为环境介质的污染源,对公众构成了人工辐射源照射的危险。图5.3中给出了人工放射性核素在环境介质中的转移和照射公众的途径。某些照射途径是由复杂的食物链过程构成的。人工放射性核素由最初受污染的环境介质依次转移最终被公众食入的途径,称为食物链。一个简单的陆生食物链是:放射性碘污染空气或水→牧草→奶牛→牛奶→人。可见,能否妥善收集、贮存放射性废物将涉及到公众的辐射安全问题。

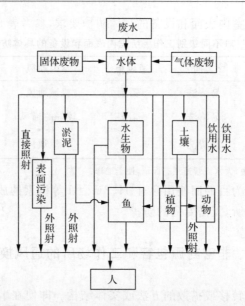

图 5.3 人工核素经环境介质照射人体的途径

（二）收集、贮存放射性废物的原则

收集、贮存放射性废物的原则是：减少产生、控制排放、净化浓缩、减容固化、严密包装、就地暂贮、集中处置。

废物收集的要求是：及时收集，防止流失；避免交叉污染，非放射性废物与放射性废物分别收集；短寿命核素的废物与长寿命核素的废物分别收集；液体废物与固体废物分别收集；可燃性废物与不可燃性废物分别收集。

废物贮存的要求是：在规定暂贮期限内废物能够回取，不能流失，确保废物容器的完好性；贮存库址应防火、防水、防盗，有通风和屏蔽防护设施；设置备用废液贮槽，备用贮槽至少应当与最大使用的贮槽等容积；贮存的废物应当有详细记录，废物贮存量不应当超过设计容量；贮存期满应当适时进行处理。

在试验室入口处、操作或贮存放射性物质场所的入口处、放射性固体废物库入口处和放射性废液贮槽处，都应当设立符合国际标准的电离辐射危险标志（见图 5.4）。电离辐射危险标志的三个叶和圆心为黑色，背景为黄色，即黄底黑色图案。

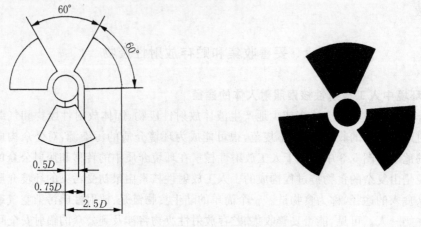

图 5.4 电离辐射标准标志图案

七、安全稳妥地贮运放射源

(一)非密封源的安全贮存和保管

非密封源应当贮存在源库内,由专人负责保管,贮源库应当加锁。在盛源容器表面加贴电离辐射标志、核素名称、核素理化特征、活度、进货日期和使用情况等内容。建立贮存放射源的明细账目和领用制度,定期清点所贮存的放射源,账物应相符合。领用放射源时,应按规定办理登记和用后注销手续。内部借用放射源时,借出方办理注销手续,借入方办理领用登记手续。长期将放射源留在个人身边不安全,应当及时归还到源库。不可将放射源借给未获得某一实践或源的许可证者去使用。非密封源管理的总目标是:使放射源始终处在受控制状态。

(二)非密封源的安全稳妥转移

在试验室内转移分装后的非密封源时,尽管距离不是太远,可是为了安全稳妥起见,应当将放射源置于铺有吸水纸的搪瓷托盘中,连同该托盘一起转移或传送开放源,要注意防止盛源玻璃容器滑脱、翻倒或碰碎。

八、注意个人防护

无论是从技术方面考虑还是从经济方面考虑,在操作非密封源过程中期望完全彻底地包容放射源是不实际的。因此,还需要采取辅助性防护措施加以补充,这就是拟订安全操作规则和穿戴个人防护衣具包容工作人员。

(一)拟订安全操作规则

安全操作规则应当包括下述基本内容:(1)严禁在非密封源工作场所进食、饮水、吸烟和在冰箱内存放食物;(2)养成离开工作场所之前洗手或淋浴去污染和接受污染检测的习惯;(3)不可以把个人防护衣具带到清洁区使用,擅自将污染区内的物品拿到清洁区使用也不妥;(4)进入污染区的视察或参观的人员必须穿戴个人防护用具和外照射直读式个人剂量计;(5)每天湿式清洁污染区或实验室,清洁工具应专用,不应当带到清洁区使用;(6)应当在通风柜内移取含放射性物质的溶液,并采用移液器移取;(7)操作能发射贯穿辐射的核素时,应当在配有可移动防护屏蔽的通风柜内进行;(8)放射性物质开瓶分装,含放射性物质的液体物料或样品的蒸发、烘干,或能产生放射性气体、气溶胶的物料或样品,都应当在负压气体流速不小于 $1 \text{ m} \cdot \text{s}^{-1}$ 的通风柜内操作;(9)为了使操作熟练、精确、稳妥,在操作放射性物质之前应当进行几次"冷"试验;(10)未经部门负责人批准,非职业照射人员不可以随意进入污染区逗留,或做与放射性工作不相关的事。

(二)穿戴个人防护衣具

个人防护用具分为基本的个人防护衣具和附加的个人防护衣具两类。可以根据实际需要,合理组合使用这两类个人防护衣具。

1. 基本个人防护衣具

基本个人防护衣具是通常情况下穿戴的工作帽、防护口罩、工作服、工作鞋和防护手套等。

(1)工作帽:常以棉织品或纸质薄膜制作。留长发的工作人员应当把头发全部罩在工作帽内。

(2)防护口罩:常用的是纱布或纸质口罩,或超细纤维滤膜口罩。这些口罩对放射性气体核素没有过滤效果,仅对放射性气溶胶粒子有过滤效果。对气溶胶粒子的过滤效率比较好的口罩是超细纤维滤膜口罩,过滤效率达99%以上,见表5.7。为了减少口罩侧漏率,可以在口罩与鼻翼两侧贴一条医用胶布条,能使口罩的侧漏率减少到原来的1/2。对防护口罩的卫生学要求是:对气溶胶粒子的过滤效率不小于99%,呼吸阻力小于29Pa,对视野缩小不超过10%~20%,无侧漏,质量轻,无毒,无特殊气味,对皮肤无刺激效应,佩带方便。

表5.7 国产过氯乙烯超细纤维滤膜的主要性能

滤膜性能	1号滤膜 (LXGL-15-1)	2号滤膜 (LXGL-15-2)	3号滤膜 (LXGL-15-3)
呼吸阻力/Pa	<16.7	<8.8	<5.9
阻尘率(%)	>99.9	>99	>97
断裂强度/[g/(15 mm × 200 mm)]	>100	>50	>40
断裂延伸率(%)	>30	—	—
质量厚度/(g/m^2)	30~50	20~30	15~20
纤维平均直径/μm	1.5	1.5	1.5

(3) 工作手套:常用的是乳胶手套。带手套之前应当仔细检查手套质量,漏气或破损的手套不能使用。戴脱手套的注意事项正好与外科医生戴脱手套相反,即:因手套表面是受污染面,手套内表面是清洁面,所以不能使手套的内面受污染。切勿戴着受污染的手套到清洁区打电话,或取拿、传递开门钥匙。

(4) 工作服:常以白色棉织品或以特定染色的棉织品制做。丙级工作场所的工作服以白色为常见。甲、乙级工作场所的工作服则以上、下身分离的工作服为常见。切勿穿着受污染的工作服和工作鞋进入清洁区办事。

2. 附加个人防护衣具

附加个人防护衣具是在某些特殊情况下需要补充采用的某些个人防护衣具。例如,气衣、个人呼吸器、塑料套袖、塑料围裙、橡胶铅围裙、橡胶手套、纸质鞋套和防护眼镜等。几种防护手套的特性见表5.8和5.9。

表5.8 几种防护手套对不同β射线的屏蔽效果

手套类型	厚度/(mg·cm^{-2})	不同β辐射体的减弱系数				
		^{147}Pm	^{45}Ca	^{204}Tl	^{90}Sr+^{90}Y	^{32}P
医用手套(毛面)	21.3	68	19	2.3	1.7	1.34
乳胶工业手套	42.5		51	3.4	2.5	1.68
红色耐酸手套	62.5			5.9	3.2	2.1
黑色工业耐酸手套	169			281	7.1	5.1

表 5.9　氚在几种材料中的相对渗透率(‰)

材料类别	氚的形态	
	HT	HTO
丁腈橡胶	8.4	9.0
丁基橡胶	1.0	1.0
含铅橡胶	0.45	1.6
聚乙烯 30/100	12.6	8.1
尼龙加强的聚乙烯	4.8	18.6
聚氯乙烯 30/100	2.05	5.8
聚氯乙烯 24/100	2.7	1.4
尼龙表面处理	0.2	0.4
尼龙丁基橡胶	0.2	0.4
涂铅氯丁橡胶	0.067	2.8

九、非密封源易发事故及其防护对策

操作非密封源时如果不经心就易于导致物料外溢、喷溅或洒落。发生这类事故时要沉着、冷静,不要惊慌,可以按下述程序认真处理。

(一) 少许液体或固体粉末洒落的处理方法

如果是含放射性物质的溶液溢出、喷溅或洒落,则先用吸水纸把它吸干净;如果是固体粉末放射性物质洒落,则用湿润的棉球或湿抹布把它沾干净。在以上基础上再用适当的去污剂去污。去污时采用与外科皮肤消毒时相反的顺序,即从没受污染部位开始并逐渐向污染轻的部位靠近,最后对受污染较重的部位去污,切勿扩大污染范围。用过的吸水纸、湿棉球和湿抹布等都要放到搪瓷托盘内,最后集中到污物桶内,作为放射性废物待集中贮存。

(二) 污染面积较大时的应急处理方法

(1) 立即告知在场的其他人员撤离工作场所,报告单位负责人和放射防护人员;
(2) 标划出受污染的部位或范围;
(3) 如果皮肤、伤口或眼睛受污染,立即以流动的清洁水冲洗后再进行相应的医学处理;
(4) 测量出污染表面的面积,如果个人防护衣具受污染,应当在现场脱掉,放在塑料袋内,待洗消去污染;
(5) 针对污染物的理化特性,受污染表面性质和污染程度,采取合适的去污染方法去污染;
(6) 去污染以后,经过污染检测符合防护要求时,可以恢复工作;
(7) 分析事故原因,总结教训,提出改进措施,并以书面形式向当地审管部门告知。

十、去除表面放射性污染物

采取适当的方法从表面消除放射性污染物,称为去除表面放射性污染物,简称表面去污染。表面可能是设备、构件、墙壁和地表等表面,也可以是个人防护衣具或人体皮肤。污染物可能是松散的放射性固体,也可能是含放射性物质的液体、蒸气或挥发物。

(一) 表面污染的理化过程

表面污染的形成是下述理化过程的结果:(1) 最初,污染物在表面上呈物理附着状态,污染物与表面之间存在着界面,这种污染称为非固定性污染。对这种情况的去污染效果明显。(2) 稍后,部分污染物与表面发生化学吸附和离子交换作用,这种污染称为弱固定性污染。因为化学吸附和离子交换作用(但仅限于表层的表面),所以对这种情况的去污染效果较差。(3) 随着污染物在表面上滞留时间的延长,部分污染物将逐渐渗入表面并在表面内部扩散。若存在腐蚀物质的作用或表面有氧化膜形成,则会加速向深部扩散,这种污染称为牢固性污染。对这种情况的去污染效果很不理想,除非铲除部分表面。

综上所述可以认为,去污染效果的优劣取决于污染物与表面的结合状态,能及时地去除污染物,则去污染的相对效果最明显。

(二) 表面去污染机制

1. 固体颗粒污染物附于表面的去污机制

使固体颗粒污染物与表面分离,需要施以克服表面与颗粒之间的附着力,即施以分离力 $F_{分离}$。这个分离力应当等于或大于附着力 $F_{附着}$。附着力小的记做 $F_{附小}$。附着力大的记做 $F_{附大}$。对固体颗粒污染物去除的基本条件是:$F_{分离} \geqslant F_{附大}$。

对固体颗粒污染物去污的第一阶段是将其与表面分离开,第二阶段是固体颗粒污染从表面上的转输。就转输而言,现有的方法很多,可分为液体去污法和非液体去污法两类。以密实水流冲洗或以微滴水流擦拭属于液体去污法;吸尘去污法或干擦拭去污法属于非液体去污法。

2. 胶体颗粒吸附于表面的去污机制

表面被含放射性核素的胶体颗粒污染时,去污染机制可以表示为:(表面+放射性核素)+去污液→表面+(去污液+放射性核素)。依据这个机制,去污溶液应当满足下列条件:①能使受污染表面润湿;②能破坏放射性核素与表面的结合,使放射性核素转移到溶液中;③能避免二次污染(转移到去污溶液中的放射性核素在表面上沉淀产生的)。

常用的去污溶液是水,然而水有一定的表面张力,不可能使表面全部润湿。为了降低水的表面张力,去污时需要在水中投加表面活性剂。典型的表面活性剂是洗衣粉。当表面活性剂在水中的浓度为 0.01%~0.1% 时也能起到降低水的表面张力的作用。在表面活性剂的分子中含有憎水非极性基团和亲水极性基团两种基团。憎水基团通常是羟基,含有多于 10 个碳的原子;亲水基团通常是碳酸或硫酸的钠盐基团。

表面被含表面活性剂的水溶液润湿后形成吸附层,放射性核素则被吸附层中的表面活性剂吸附,于是,放射性核素与表面之间产生了劈分力。劈分力是由吸附层中的亲水基团与表面相互作用产生的,因为亲水基团具有相同的电荷,同性电荷相斥削弱了放射性核素与表面的相互附着作用,所以放射性核素便随着表面活性剂并在外力作用下从表面上转移到去污溶液中。由于吸附层的存在阻碍了已经与表面分离开的核素与表面的相互附着,从而减少了二次污染的可能性。但是,减少二次污染只有当放射性核素水溶液具有胶体化学性质时才有可能。必须指出,这种分离污染的机制仅对具有小于 1 μm 的胶体颗粒才是正确的。因为,避免几十微米甚至几百微米的放射性颗粒沉淀造成的二次污染是不可能的,这样大的颗粒只有在外力作用下才能从表面上被除掉。

3. 离子态核素表面污染的去污机制

离子态放射性核素表面污染时的去污条件也是首先使表面润湿。其后,则是去污剂溶液中的离子向表面扩散、离子交换,以及被置换的放射性核素离子从表面上转输到去污剂溶液中,最后使放射性核素从表面上被去除。

设 R 为表面的活化中心;Me 为处于扩散层中的放射性核素离子,它与转输到去污溶液中的放射性核素离子 Me^+ 之间的动态平衡可以写做:

$$RMe \Leftrightarrow R + Me^+ \tag{5.6}$$

采用螯合剂 X 可以使动态平衡式(5.6)向右移动:

$$RMe \Leftrightarrow R + Me \downarrow + X \rightarrow MeX \tag{5.7}$$

采用螯合剂可以加速 RMe 的解离,从而提高去污效果。

因此,去污溶液中不仅必须含有改善润湿表面用的表面活性剂,而且还需要含有使去污液具有胶体化学性质的成分,以及含有能螯合放射性核素离子的成分。但是,必须指出的是,因表面去污染而付出的经济代价应当大大地小于被去污染的设备或物品的造价;一般认为,去污染的费用不能超过设备或物品价值的 18%。

(三) 表面污染的去污方法

1. 实验室内几种表面污染的去污方法

实验室设备、地面、器械和物品的去污方法见表 5.10。

2. 工作服表面污染的去污方法

目前多趋向于将受污染的工作服分为两类:第一类是低于表面污染控制水平的工作服;第二类是高于表面污染控制水平的工作服。两类工作服分别在不同的洗衣机内洗涤。

表 5.10 实验室内几种表面的去污染处理及常用去污剂

表面性质	去污剂	用法	备注
橡胶制品	①肥皂、合成洗涤剂	一般清洗	
	②稀硝酸	洗刷、冲洗	不适用于 ^{14}C、^{131}I
玻璃和瓷制品	①肥皂、合成洗涤剂	刷洗	
	②铬酸混合液、盐酸、枸橼酸	将器皿放入盛有 3% 盐酸和 10% 枸橼酸溶液中浸泡 1 h,取出用水冲洗后,再置于洗液(重铬酸钾在浓硫酸中的饱和溶液)中浸泡 15 min,最后用水冲洗	浓盐酸不适用于 ^{14}C、^{131}I 等
金属器皿	①肥皂、合成洗涤剂、枸橼酸钠、EDTA 等	一般清洗	
	②枸橼酸和稀硝酸	对不锈钢,先置于 10% 枸橼酸溶液中浸泡 1 h,用水冲洗后再置于稀硝酸中浸泡 2 h,再用水冲洗	
油漆类	①温水、水蒸气、合成洗涤剂等	对污染局部进行擦洗	
	②枸橼酸、草酸	3% 的溶液刷洗	
	③磷酸钠	1% 的溶液刷洗	不能用于铝上的油漆
	④有机溶剂	用二甲苯等有机溶剂进行擦洗	注意通风
	⑤NaOH、KOH	浓溶液擦洗去掉油漆	
		刮去	适用于局部

续表

表面性质	去污剂	用法	备注
混凝土和砖	盐酸、枸橼酸	用二者的混合液多次清洗 刮去或更换	适用于局部
瓷砖	①枸橼酸铵 ②盐酸、EDTA、磷酸钠	3%的溶液擦洗 10%的溶液擦洗 更换	适用于局部
漆布	四氯化碳、枸橼酸铵、EDTA、盐酸	配成溶液清洗	
塑料	①枸橼酸铵 ②酸类、四氯化碳	用煤油等有机溶剂稀释后刷洗 稀释液清洗	
未涂漆木器具		刨去表层	

表 5.11 中给出了不同的去污剂对不同核素污染的棉织品工作服的去污系数。工作服的洗涤去污分下述几个阶段。例如,采用 0.3% 液体肥皂对 ^{89}Sr 去污时,第一次洗涤后的去污率为 83%,第二次和第三次洗涤去污后,^{89}Sr 的去污率分别为 2.4% 和 0.9%。同样的去污剂对 ^{32}P 去污时,第一、第二、第三次洗涤去污率分别为 95%、0.8%、0.1%。每次洗涤后必须用清水漂洗 1~2 次,以除去二次污染的放射性物质。如果采用氧化还原剂作去污剂,洗涤次数和洗涤持续的时间可以明显缩短。去污率的大小取决于污染程度、去污溶液的成分、去污溶液的温度、工作服的质料和洗涤持续时间等。

表 5.11 不同去污剂对不同核素污染棉织品的去污系数

去污剂成分	^{89}Sr	^{91}Y	^{141}Ce	^{59}Fe	^{32}P	^{131}I
水	3.3	1.8	3.3	3.0	5.6	20.0
柠檬酸钠盐	333	—	66.7	20.0	6.7	100.0
柠檬酸	50.0	2.6	18.2	14.3	2.0	20
柠檬酸铵盐	—	55.6	167	40	4.0	25
N,N-二羟基乙胺基乙酸	—	167.7	110.0	28.6	25.0	20.0
高效洗衣粉	100.0	250	200	66.7	6.7	66.7

3. 皮肤污染的去污方法

(1) 固体颗粒物对皮肤污染的去污

常用的方法是液体去污法。首选的去污液是廉价易得的清洁水,也可以采用含洗涤去污剂的水溶液作为去污液。这些去污方法的去污效果几乎可达 100%。

侵入嘴、鼻、耳内的固体颗粒状放射性污染物,先用水冲洗,再用低浓度高锰酸钾溶液冲洗,几乎可以去除全部的污染物。

伤口受到固体颗粒状放射性污染物污染后,应当一边用清洁水冲洗伤口,一边使伤口出点血(大出血例外),这有利于污染物由伤口处排出,而后进行必要的医学包扎处理。伤口结痂中含的放射性物质可能会高些。

必须指出的是,皮肤受到盐类固体颗粒状放射性物质污染后不能用液体去污法去污。因为盐类污染物水解后可能扩散污染面积。因此,应当采用膏状去污剂去污染。例如,由含 5%～10% 的表面活性剂、70% 的填充剂、10%～20% 的螯合剂和 2% 的羧甲基纤维素组成的膏状去污剂,三次去污的去污系数可达 50。

(2) 放射性物质溶液对皮肤污染的去污

皮肤被含放射性物质的溶液污染后,应立即用流动清洁水冲洗。对 ^{131}I 皮肤污染,立即冲洗的去污系数并不满意;温水冲洗可以提高去污系数,使污染水平降低一个量级;在温水中加入适量的草酸可以使去污系数提高 13 倍;多次冲洗,去污效果会增大。但是,多次冲洗未必对每种核素都会获得满意的去污效果。例如,皮肤被 ^{32}P 污染后三次水冲洗的去污系数分别为 24.5、30.0 和 45.5;而 ^{131}I 污染皮肤后三次水冲洗的去污系数分别为 3.2、4.9、9.1。因此,还必须在水冲洗后再用合适的去污剂去污。皮肤 ^{131}I 污染经过水冲洗后,再用含 2.5 g 稳定性碘和 5g 碘化钾的去污液 50 ml 去污,会获得满意的去污效果;硝酸钍溶液污染皮肤经水冲洗后,采用烃基苯乙烯二醇酯的水溶液去污不会产生渗入效应;钍污染皮肤经水冲洗后,可以采用 EDTA 二钠盐的水溶液去污;稀土族核素污染皮肤经水冲洗后可以采用烃基苯乙烯二醇酯的水溶液去污。当皮肤上的放射性污染物难于被去除时,可以采用饱和的高锰酸钾溶液去污;皮肤上留下的高锰酸钾斑渍可以用 4% 的亚硫酸钠溶液洗掉。但是,使用饱和的高锰酸钾溶液去除皮肤污染物,仅限一次。因为,这种去污液是氧化去污液,它可以除掉皮肤的角质层;用这种去污液对皮肤多次去污会损伤皮肤的真皮层,促进核素由皮肤的吸收。

经常使用皮肤去污剂还未发现对皮肤产生不良后果。为了防止皮肤出现不良反应,通常在含 5% 表面活性剂的去污液中,或在其他去污液中加入甘油或羊毛脂。但是,它们会使以硫酸烷酯为主要成份的去污剂的去污系数减少 1/4～1/2;如果再加入适量的烃基苯乙烯二醇酯,则几乎对去污效果没有影响。

除了采用液体去污法去污以外,也可以采用膏状去污剂去污。可用的膏状去污剂的主要成分包括螯合剂、表面活性剂、填充剂(滑石粉或二氧化钛)。

从辐射安全角度看,皮肤被放射性物质污染是不希望发生的事情。重要的是在操作非密封源时要注意防止皮肤受污染,应尽量"包容"人体,以免受到不必要的辐射照射。具体的措施是正确地使用个人防护衣具。

(四) 评价去污染效果的指标

1. 剩余污染率 α

设 $A_{原始}$ 为表面去污染前表面上的污染物活度, $A_{最终}$ 为表面去污染后表面上剩余的污染物活度,则剩余污染率 $\alpha_{去污}$ 通过下式计算:

$$\alpha_{去污} = A_{最终}/A_{原始} \times 100\% \tag{5.8}$$

2. 去污率 $\beta_{去污}$

$$\beta_{去污} = (A_{原始} - A_{最终})/A_{原始} \times 100\% \tag{5.9}$$

3. 去污系数 $K_{去污}$

$$K_{去污} = A_{原始}/A_{最终} \tag{5.10}$$

由式(5.10)可以看出,去污系数 $K_{去污}$ 在数值上等于去污以后原始污染活度所减少的倍数。有时对大数值的去污系数用对数值 $D_{去污}$ 表示,称为去污指数,即:

$$D_{去污} = \lg(A_{原始}/A_{最终})$$

$$= \lg K_{去污} \tag{5.11}$$

上述评价去污染效果的指标之间存在如下关系：

$$\alpha_{去污} = 100\% - \beta_{去污}$$
$$K_{去污} = 100\%/\alpha_{去污}$$
$$D_{去污} = \lg K_{去污}$$

由图 5.5 可以看出，随着 $\alpha_{去污}$ 值的减少 $\beta_{去污}$ 值增大。另外，由于表面去污以后仍然存留在表面上的污染活度小于 $A_{原始}$，所以去污系数 K 在数值上总是大于 1。然而，K 值是有极限的（图中为 20），通常不会超过 1000。

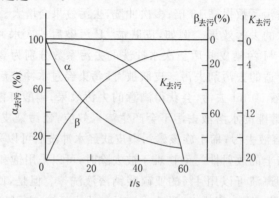

图 5.5　去污效果与去污时间的关系曲线(假定)

GB18871-2002 中规定的表面放射性物质污染的控制水平见表 5.12。

表 5.12　工作场所表面污染控制水平($Bq \cdot cm^{-2}$)

表面类型	α 放射性物质		β 放射性物质
	极毒核素	其他核素	
工作台面、设备、墙壁、地面			
控制区①	4	4×10	4×10
监督区	4×10^{-1}	4	4
工作服、手套、工作鞋			
控制区			
监督区	4×10^{-1}	4×10^{-1}	4
手、皮肤、内衣、工作袜	4×10^{-2}	4×10^{-2}	4×10^{-1}

①该区内的高污染子区除外。

操作非密封源时的综合防护措施还包括工作场所外照射个人剂量监测、工作场所表面污染监测和工作场所空气污染监测，以及职业人员排泄物中放射性核素含量监测和体内污染量的体外直接测量等内容。关于这些内容详见第十二章。

第六章 核医学诊断和治疗中对患者的防护

核医学是临床医学实践的一个领域,它在诊断、治疗疾病或进行临床研究中需要使用非密封源。核医学诊断性检查包括体内诊断检查和体外诊断检查。体内诊断检查是将放射性核素引入到患者体内,以便评价器官功能或给出器官病变的影像,与此同时,患者将受到放射性核素的内照射,因而需要考虑对患者可能采取的防护措施;体外诊断检查是采用放射免疫方法分析测定患者的体液和组织,并没有把放射性核素引入到患者的体内,因此不需要考虑对患者的防护问题。

在核医学体内诊断性检查中,给患者带来的净利益完全超过了不可避免的辐射危险。但是,这一点不能成为进行不必要核医学体内诊断检查的理由。在核医学体内诊断检查中,在保证能获得有用临床信息的前提下,应始终贯彻 ALARA 原则,减少对患者没有净利益的诊断检查程序。

第一节 患者防护中应遵循的基本原则

一、核医学诊断检查的正当化

诊断检查的正当化,意味着一次必需的诊断检查。患者接受这种诊断检查和伴随的辐射危险相比更为重要;回避这种诊断检查意味着出现的危险将大于预期的辐射危险。基于这种判断就构成了建议做核医学检查的医生(下称建议医生)和核医学医生对患者进行核医学检查的正当化理由。在经过适当的病例选择和正确的核医学诊断检查程序的实施后,患者的净利益会得到实现。

二、核医学诊断检查的最优化

具备下述条件能够实现最优化目标:①诊断检查程序最优化。例如,选用的核药物质量最佳,纯净,物理半衰期短,能量低,测量准确。②以最适的核素活度获得有用的数据和影像质量。③除非必需,否则应尽可能避免对孕妇或对儿童实施核医学诊断检查。④对授乳期妇女在其接受核医学诊断检查后,应针对所施予的核素种类不同停止不同的授乳时间,以保证婴幼儿免受辐射影响。

三、给予患者放射性核素的活度控制

给予患者的核素活度应低于规定的活度指导水平。GB18871-2002 中给出的成年人接受核医学诊断检查时给予核素活度的指导水平见表 6.1。关于指导水平的定义将在 X 射线诊断检查中叙述。

表 6.1 典型成年患者核医学诊断过程中放射性活度的指导水平

检查	放射性核素	化学形态	每次检查常用的最大活度/MBq
骨			
骨显像	^{99m}Tc	磷酸盐和磷酸盐化合物	600
骨显像（SPECT）	^{99m}Tc	磷酸盐和磷酸盐化合物	800
骨髓显像	^{99m}Tc	标记的胶体	400
脑			
脑显像（静态的）	^{99m}Tc	TcO_4^-	500
	^{99m}Tc	DTPA（二乙三胺五乙酸），葡萄糖酸盐和葡庚糖酸盐	500
脑显像（SPECT）	^{99m}Tc	TcO_4^-	800
	^{99m}Tc	DTPA，葡萄糖酸盐和葡庚糖酸盐	800
	^{99m}Tc	六甲基丙二胺肟（HM-PAO）	500
脑血流	^{133}Xe	在等渗压的氯化钠溶液中	400
	^{99m}Tc	六甲基丙二胺肟（HM-PAO）	500
脑池造影	^{111}In	DTPA	40
泪腺			
泪引流	^{99m}Tc	TcO_4^-	4
	^{99m}Tc	标记的胶体	4
甲状腺			
甲状腺显像	^{99m}Tc	TcO_4^-	200
	^{123}I	I^-	20
甲状腺转移（切除后）	^{131}I	I^-	400
甲状旁腺显像	^{201}Tl	Tl^+，氯化物	80
肺			
肺通气显像	^{81m}Kr	气体	6000
	^{99m}Tc	DTPA-气溶胶	80
肺通气研究	^{333}Xe	气体	400
	^{127}Xe	气体	200

续表

检查	放射性核素	化学形态	每次检查常用的最大活度/MBq
肺灌注显像	^{81m}Kr	水溶液	6000
	^{99m}Tc	人体白蛋白(大颗粒聚合物或微珠)	100
肺灌注显像（采用静脉造影）	^{99m}Tc	人体白蛋白(大颗粒聚合物或微珠)	160
肺灌注研究	^{133}Xe	等渗(压)溶液	200
	^{127}Xe	等渗(压)氯化物溶液	200
肺显像(SPECT)	^{99m}Tc	MAA(大颗粒聚合白蛋白)	200
肝和脾			
肝和脾的显像	^{99m}Tc	标记的胶体	80
胆道系统功能显像	^{99m}Tc	亚氨基二醋酸盐和等效剂	150
脾显像	^{99m}Tc	标记的变性红细胞	100
肝显像(SPECT)	^{99m}Tc	标记的胶体	200
心血管			
首次通过的血流研究	^{99m}Tc	TcO_4^-	800
	^{99m}Tc	DTPA	800
	^{99m}Tc	MAG 3(巯乙三苷肽)	400
血池显像	^{99m}Tc	人体白蛋白复合体	40
心和血管显像/探针研究	^{99m}Tc	人体白蛋白复合体	800
心肌显像/探针研究	^{99m}Tc	标记的正常红细胞	800
心肌显像	^{99m}Tc	磷酸盐和磷酸盐化合物	600
心肌显像(SPECT)	^{99m}Tc	异氰化物	300
	^{201m}Tl	Tl^+,氯化铊	100
	^{99m}Tc	磷酸盐和磷酸盐化合物	800
	^{99m}Tc	异氰化物	600
胃、胃肠道			
胃/唾液腺显像	^{99m}Tc	TcO_4^-	40
美克尔憩室显像	^{99m}Tc	TcO_4^-	400
胃肠道出血	^{99m}Tc	标记的胶体	400
	^{99m}Tc	标记的正常红细胞	400
食管通过和回流	^{99m}Tc	标记的胶体	40
	^{99m}Tc	非可吸收化合物	40

续表

检查	放射性核素	化学形态	每次检查常用的最大活度/MBq
胃排空	^{99m}Tc	非可吸收化合物	12
	^{111}In	非可吸收化合物	12
	^{113m}In	非可吸收化合物	12
肾、泌尿系统和肾上腺			
肾显像	^{99m}Tc	DMSA(二巯基于二酸)	160
肾显像/肾造影	^{99m}Tc	DTPA、葡萄糖酸盐和葡庚糖酸盐	350
	^{99m}Tc	MAG 3	100
	^{123}I	邻碘马尿酸盐	20
肾上腺显像	^{75}Se	硒基-去甲胆甾醇	8
其他			
肿瘤或脓肿显像	^{67}Ga	柠檬酸盐	300
	^{201}Tl	氯化物	100
肿瘤显像	^{99m}Tc	DMSA	400
神经外胚层肿瘤显像	^{123}I	间-碘苄基胍(MIBG)	400
	^{123}I	MIBG	20
淋巴结显像	^{99m}Tc	标记的胶体	80
脓肿显像	^{99m}Tc	HM-PAO 标记的白细胞	400
	^{111}In	标记的白细胞	20
血栓显像	^{111}In	标记的血小板	20

第二节 核医学诊断中患者的受照剂量

一、医疗保健水平的等级划分

UNSCEAR 依据每位医生服务的公众人口数将医疗保健水平划分为 4 个等级。Ⅰ级保健水平：每 1000 人中有 1 名医生，英、美、法、德、日本和俄罗斯等国属于Ⅰ级保健水平国家；Ⅱ级保健水平：每 1000～3000 人中有 1 名医生，中国和伊朗、巴西、土耳其和哥伦比亚等国属于Ⅱ级保健水平国家；Ⅲ级保健水平：每 3000～10000 人中有 1 名医生，印度、泰国、斯里兰卡和肯尼亚等国属于Ⅲ级保健水平国家；Ⅳ级保健水平：超过 10000 人中有 1 名医生，尼日利亚、加纳等国属于Ⅳ级保健水平国家。医疗保健水平国家的排序随着其经济的发展和技术的进步，会有动态性变化。

二、核医学诊断检查频次

一些国家和地区在 1991 年—1996 年的 5 年间每年每千人口接受核医学诊断检查的频次,见表 6.2。

三、核医学诊断检查患者的年龄和性别构成

1991 年—1996 年的 5 年间不同保健水平国家和地区患者接受骨扫描、肺灌注显像和甲状腺扫描的百分构成和患者的年龄、性别构成,见表 6.3。

四、各项常规核医学检查致患者的有效剂量

1991 年—1996 年的 5 年间,不同国家和地区在骨、心肌、肺灌注、肺通气、甲状腺扫描、甲状腺代谢、肝/脾和脑等各项常规核医学检查中致患者的有效剂量,见表 6.4。

表 6.2 19 个国家或地区 1991 年—1996 年每年每千人口核医学检查(在体)的次数

国家或地区	骨 (^{99m}Tc)	心肌 (^{99m}Tc, ^{201}Tl 等)	肺灌注 (^{99m}Tc)	肺通气 (^{99m}Tc, ^{81m}Kr)	甲状腺扫描 (^{99m}Tc, $^{131}I/^{123}I$ 等)	甲状腺代谢 (^{131}I, $^{125}I/^{125}I$ 等)	肾 (^{99m}Tc, $^{131}I/^{123}I$ 等)	肝/脾 (^{99m}Tc)	脑 (^{99m}Tc 等)	检查总次数
美国[a]	7.72	4.05	5.08	—	—	—	1.01	6.83	3.46	31.5
加拿大[a]	22	30.4	0.17	0.94	2.79	2.95	1.63	0.59	1.54	64.6
德国[a]	8.96	2.82	2.58	—	17.2		1.6	0.037	0.49	34.1
日本[a]	2.74	0.84	0.27		0.94		0.69	0.61	1.24	11.7
新西兰[a]	4.1	0.61	0.75	0.57	0.66	0.022	0.85	0.086	0.25	8.35
中国台湾省[a]	1.55	0.98	0.14		0.31	0.35	0.29	1.33	0.65	6.63
瑞典[a]	3.84	1.08	1.48	0.6	1.22	0.52	0.43	0.077	0.093	13.6
阿根廷[a]	3.38	3.01	0.32	0.26	1.74	1.24	0.82	0.13	0.22	11
瑞士[a]	4.09	0.54	1.3	0.61	1.44	—	0.39	0.049	0.17	9.51
芬兰[a]	3.86	1.25	1.18	0.22	0.17	0.09	1.66	0.013	0.28	9.95
巴基斯坦[b]	0.071	0.0069	0.003	0	0.22	0.02	0.064	0.056	0.032	0.55
约旦[b]	0.34	0.011	0.008	0.0049	0.73	0.18	0.18	0.04	—	1.56
秘鲁[b]	0.41	0.0068	0.0085	0.0034	0.099	0.02	0.015	0.017	0.0034	0.58
土耳其[b]	0.49	0.3	0.038	0.023	0.53	—	0.32	0.14	0.037	2.07
墨西哥[b]	0.16	0.32	0.023	0.015	0.13	0.022	0.16	0.093	0.075	1.06
加纳[c]	0.0022	—	—		0.024		0.0007	0.0009	0.027	0.054
摩洛哥[c]	0.13	0.045	0.0019		0.037	0	0.038	0.0067	0	0.62
苏丹[c]	0.011				0.046		0.014	0.0046	0.0092	0.085
坦桑尼亚[d]	0.0043	0	0.00007		0	0.012	0.0061	0	0.0008	0.024

a 为Ⅰ级保健水平国家或地区;b 为Ⅱ级保健水平国家或地区;c 为Ⅲ级保健水平国家或地区;d 为Ⅳ级保健水平国家或地区。

表 6.3 1991年—1996年不同保健水平国家或地区接受各种核医学检查人员的年龄、性别构成(%)

保健水平级别	骨扫描					肺灌注显像					甲状腺扫描					所有检查				
	~15岁	16~40岁	>40岁	男	女	~15岁	16~40岁	>40岁	男	女	~15岁	16~40岁	>40岁	男	女	~15岁	16~40岁	>40岁	男	女
Ⅰ级平均	5	15	80	48	52	2	13	85	49	51	2	40	58	18	82	5	12	83	47	53
Ⅱ级平均	9	27	64	46	54	5	31	64	48	52	8	61	31	22	78	8	28	64	45	55
Ⅲ级	0	98	2	30	70	90					10	82	8	32	68					
Ⅳ级	5	26	69	37	63	0	67	33	33	67	6	72	22	18	82	7	70	23	31	69

表 6.4 1991年—1996年9个国家和地区每项常规核医学检查所致患者的有效剂量(Gy)

国家或地区	骨	心肌	肺灌注	肺通气	甲状腺扫描	甲状腺代谢	肾	肝/脾	脑
美国	4.4	10.4	—	4.8	2.0		4.8	—	
加拿大	4.3	11.8	1.5	1.0	1.7		1.3	1.7	6.9
德国	3.5	17	1.1	—	0.6		0.7	2.3	6.6
罗马尼亚	3.4	—	1.4		1.1	31.2	1.6	1.4	2.0
新西兰	4.3	7.6	1.6	0.4			2.0	1.8	4.8
中国台湾省	3.3	13.3	1.4	—	1.1	14.4	0.84	2.1	2.4
瑞典	3.5	20	1.1	0.2	2.4	6.0	0.7	—	8.4
伊朗	6.5	6.9	2.5	1.4		14.6	3.3	1.9	5.9
加纳	2.85	—			1.0		0.4	0.62	5.4

五、PET显像致患者的有效剂量

引用不同核素分别对脑肿瘤、甲状旁腺、心肌血流、脑血流、心肌和骨显像致患者的有效剂量,以及子宫所受的剂量,见表6.5。

表 6.5 PET显像中患者受到的有效剂量

核素	化学名称	使用范围	活度/MBq	有效剂量/mSv	子宫剂量/mGy
^{11}C	L-methyl-methionine	脑肿瘤显像	400	2	1
^{11}C	L-methyl-methionine	甲状旁腺显像	400	2	1
^{13}N	Ammonia	心肌血流显像	550	2	1
^{15}O	Water(bolus)	脑血流显像	2000	2	1
^{15}O	Water(bolus)	心肌血流显像	2000	2	1
^{18}F	FDG	肿瘤显像	400	10	7
^{18}F	FDG	心肌显像	400	10	7
^{18}F	fluoride	骨显像	250	7	5

六、儿童核医学显像时典型的有效剂量

引入不同核素对成人及不同年龄儿童核医学显像所致典型的有效剂量,见表 6.6。表中剂量数值显示,同等活度的核素致儿童的有效剂量,从总体上看,比致成年人的有效剂量大,因此,尽量避免对儿童实施核医学诊断检查的建议是适宜的。

表 6.6 核医学显像典型的有效剂量

放射性药物	用量/MBq	成人剂量[①]/mSv	不同年龄(体重)儿童剂量[①]/mSv			
			15岁(55 kg)	10岁(33 kg)	5岁(18 kg)	1岁(10 kg)
^{99m}Tc-MAG3	100	0.7	0.8	0.7	0.6	0.6
^{99m}Tc-MAG3	100	0.6	0.7	0.7	0.5	0.5
^{99m}Tc-DTPA	300	1.6	1.8	2.1	1.8	2.2
^{99m}Tc-DTPA	300	1.4	1.6	1.9	1.8	2.0
^{99m}Tc-DTPA	80	0.7	0.7	0.8	0.8	0.8
^{99m}Tc-pertechnetate (no thyroid block)	80	1.0	1.2	1.3	1.4	1.4
^{99m}Tc-IDA	150	2.3	2.4	2.9	3.0	3.7
^{99m}Tc-HMPAO	500	4.7	5.0	5.9	5.7	6.5
^{99m}Tc-leukocytes	800	5.3	6.0	6.6	6.7	7.6
^{99m}Tc-phosphates	600	3.6	3.7	4.1	4.2	4.9
^{99m}Tc-MIBI	400	3.3	4.0	4.4	4.8	5.4
^{201}Tl-chloride	80	20	30	129	95	86
^{123}I-碘(50%甲状腺代谢)	20	7.2	10.2	12.1	16.3	18.8
^{123}I-碘(total thyroid block)	20	0.2	0.3	0.3	0.3	0.3
^{123}I-MIBG(no impurity)	400	5.6	6.5	9.1	8.8	10.1
^{67}Ga-枸橼酸	150	15	18.9	22.8	23.1	27.9

①放射性活度体重因子由成人至1岁(10 kg)依次为 1.0、0.9、0.69、0.44、0.27。

综上所述,鉴于不同国家或地区核医学诊断性检查的应用范围和核药物的应用数量有明显差别,所以依据所获得的有限数据分析全球范围内核医学诊断检查情况的不确定度较大。1991年—1996年的5年间,全球范围内核医学的年检查次数约为3250万次,与之相应的检查频次为每1000人5.6次;而1985年—1990年的5年间,与上述对应的两个数据分别为2400万次和每1000人4.5次。不同保健水平国家或地区的检查对于现在全球总的检查数的情况是:Ⅰ级保健水平国家或地区的检查次数约占全球总检查次数的89%,平均检查频次为每1000人19次;Ⅱ级保健水平国家或地区占11%,平均检查频次为每1000人1.1次;Ⅲ级保健水平国家或地区,平均检查频次为每1000人0.3次;Ⅳ级保健水平国家或地区,平均检查频次为每1000人0.02次,占全球总检查次数的百分率小于1%。

核医学诊断性检查造成的全球人口剂量的估计值,1991年—1996年的5年间,集体剂量为150万人·Sv,人均剂量为0.03 mSv,尽管这5年与上个5年(1985年—1990年)相比,核

医学检查频次有明显增加(20%),可是在与上个五年(1985年—1990年)的集体剂量(16万人·Sv)和人均剂量(0.03 mSv)相互比较中发现,相应的人均剂量并没有发生变化。四个不同等级保健水平国家或地区的集体剂量,在总集体剂量中所占的百分比分别为:Ⅰ级保健水平国家或地区占82%,人均剂量为0.08 mSv;Ⅱ级保健水平国家或地区占15%,人均剂量为0.008 mSv;Ⅲ级保健水平国家或地区占2%,人均剂量为0.006 mSv;Ⅳ级保健水平国家或地区占0.1%,人均剂量为0.001 mSv。就全球的情况来看,骨显像、心血管和甲状腺在整个核医学诊断检查中是主体检查项目。甲状腺检查是Ⅲ、Ⅳ级保健水平国家核医学检查的主体项目。

从总体上看,与X射线诊断检查相比,核医学诊断检查是很有限的,这可以从以下数据中得到证实:接受核医学诊断检查的人数只是接受X射线诊断检查人数的2%。再从集体剂量方面看,核医学诊断检查的集体剂量仅占X射线诊断检查集体剂量的6%。但是,若从单次检查的平均剂量看,核医学单次检查的平均剂量为4.6 mSv,比X射线单次诊断检查的平均剂量(1.2 mSv)大。

第三节 核医学诊断中对患者的防护

一、医生和物理技术人员的职责

建议医生根据临床病历、体格检查和实验室检查结果,认为需要进行核医学检查时,应当详细地描述患者的基本情况,指出核医学检查目的,便于核医学医生选定他们认为对患者最有裨益的诊断检查程序。如果患者已经怀孕或她本人认为可能已怀孕,在这种情况下,核医学诊断检查是否符合正当化原则,需要建议医生和核医学医生结合各自的专业知识共同讨论,并作出符合正当化原则的判断。

当核医学诊断检查所需的临床信息尚不完备时,核医学医生有责任与建议医生沟通,附加必要的信息。因为建议医生并不充分熟悉电离辐射的物理特性及其生物学效应,他们对迅速发展的核医学诊断检查中的辐射危险与利益代价分析的概念理解有限,他们关注的是核医学诊断检查结果。因此,核医学医生在做诊断检查之前,同建议医生共商总是有益的。

核医学医生对核医学诊断检查中的一切事宜,包括对患者的防护,负有最终责任,对拟议中诊断检查的合理性应当提出指导,并决定对特定临床病例应采用的诊断检查技术。在所有的核医学诊断检查中,核医学医生应当针对具体的临床病历逐例地作出诊断检查计划,应当以最小的辐射照射获得最有用的诊断信息。

核医学的医学物理师应当对下述事项负责:对辐射剂量学和放射防护的物理技术负责;对核医学诊断检查中的质量控制和对核医学诊断检查中产生的数据处理及计算负责;还应当对所用仪器设备的规格和选择提出指导性意见,并在人员培训和实验室设计方面发挥作用。

核医学技术人员和其他具有适当资格的工作人员的主要责任是,在授权有资格的医生的监督和指导下施行核医学检查。技术人员随着资历的不同,可以在对患者的放射防护方面担负不同的职责。

二、核药物选择及检查程序监督

核药物的来源、核药物可存放时间和核药物的价格固然是影响核药物的备选因素。但是，从放射防护角度看，更应当注重的是可用于核医学诊断检查程序的核药物的物理、化学和生物特性，应当选择使患者受到的辐射吸收剂量和其他危险性最小，而又能给出所需诊断信息的那种核药物。给予儿童的核药物，更要重视核药物的正确选择和用量。

当某一显像程序正在施行中时，应当一边施行，一边由负责的核医学医生察看影像，确保一次成功并取得可用的诊断信息，防止作第二次诊断检查，避免使患者受到两次照射。

三、减少患者体内的辐射吸收剂量

常常可以采取一些简单的措施就能明显地减少核药物在患者体内的辐射吸收剂量。由于大多数核药物及其代谢产物是通过尿排出体外的，所以在核医学诊断检查后 24~48 h 内鼓励患者多饮水并适当地使用利尿剂，可以减少膀胱及其周围器官（性腺）的辐射吸收剂量。

当使用放射性碘或高锝酸盐形式的 ^{99m}Tc 核药物时（甲状腺显像时除外），可以使用 KI 或 $KClO_4$ 之类的阻滞剂。这些阻滞剂在获得诊断信息之后（如在 Meckel 憩室闪烁显像中）仍然可以给予，有减少甲状腺受到的辐射吸收剂量的效果。

适当地使用缓泻剂可以增加进入胃肠道中的放射性药物的排除速率。贮存在特殊器官内的核药物可以受到利尿剂或胆囊收缩素的影响。只要不干扰诊断检查信息的获取，并且对患者没有危害，这些阻吸收剂和促排剂就应当列入临床程序。

四、对育龄妇女的防护

对育龄妇女在作核医学检查时，需要考虑其怀孕的可能性，为了保证不使胚胎或胎儿受到照射或将受照剂量减少到最低程度，建议采取下列措施和预防办法：

（1）仔细询问患者，以估计其怀孕的可能性。

（2）若育龄妇女在提请核医学检查时月经已经过期或停止，那么为审慎起见，应当假定其已经怀孕，除非有排除这种可能性的情况（如已施行了子宫切除）；如果月经周期不规则，那么在进行核医学检查之前也许需要做妊娠试验。

（3）为使患者周知，并减少不经意的胎儿照射，应当在核医学诊室的醒目地点张贴布告，例如："如果您认为自己也许已经怀孕，请在接受检查之前告知本科医护人员。"

有时患者会向核医学医生提出询问，在完成一次核医学诊断程序之后，要经过多长时期才可以怀孕。由于在现时通行的诊断检查中，组织内的放射性核素浓度不会具有足够长的有效半减期，以致使后来的胚胎受到显著的照射，所以在医学上没有理由需要等待，因为胚胎遭受的危险将是微不足道的。

五、对孕妇的防护

胎儿受到的照射可能来自以下途径：由于放射性药物通过胎盘的传输而进入胎儿体内构

成内照射危害;由于母亲的器官和组织内的放射性药物对胎儿构成的外照射危害。在可能发生的胎盘传输中,放射性药物的化学和生物学特性是决定性因素。某些放射性药物,例如^{131}I(碘化物)或^{99m}Tc(高锝酸盐)可以通过胎盘屏障而被胎儿组织吸收,在妊娠的最后阶段,这类药物可以浓集在胎儿的甲状腺内。也有些放射性药物的代射产物及其天然类似物,例如放射性锶和钙、放射性铯和钾,就不那么容易通过胎盘传输。母亲的网状内皮系统所滞留的放射性胶体物不能透过胎盘屏障而构成对胎儿的外照射。对迅速通过肾脏排出的放射性药物,膀胱则作为储蓄器,成为对其他器官或组织以及对胎儿照射的重要辐射源。因此,在给予孕妇短寿命放射性核素药物之后,应当鼓励她频繁地排尿。进一步减少胎儿受照剂量的方法是,在膀胱已经有了部分的充盈时给药而不是在排尿之后即刻给予放射性药物。当计划给孕妇施行核医学检查时,应当非常小心地确定这种检查是否确实需要。与建议医生会商后认为倘若不施行必要的核医学诊断,可能带来的危险会大于胎儿受照射的危险,那就应当施行这种检查。如果可以利用超声诊断法而且又可以提供有用的信息,那就不宜用放射性核素的检测来做胎盘的定位。此外,怀孕患者在其怀孕尚未被认知时受到了辐射照射,常常会引起她的恐惧心态,尽管胚胎或胎儿受到的吸收剂量不是很大,但她仍然担心胎儿可能会发生效应。这种顾虑甚至会使她提出人工流产的要求。然而,根据所增加的相对危险来衡量,诊断程序引起的胎儿照射很少能成为人工流产的正当理由。因此,当患者发生这种疑虑时,应当由有资格的专家对辐射吸收剂量和胎儿受到的危险作出估价。在专家的意见和婉言解释下,患者自己应当能够对流产问题作出决定。

六、对授乳期妇女的防护

当给予授乳妇女放射性药物时,放射性核素可能会分泌到乳汁中。所以,对授乳期妇女最安全的方针是假定其乳汁中存在放射性核素,除非有实验证据排除这种可能性。因此,应当考虑用母乳哺育的婴儿所受的剂量,婴儿是没有受到直接利益而被照射的。应当考虑要不要推迟对授乳妇女的核医学诊断程序。应当在婴儿受照危险和母亲的疾病得到诊治所受利益这两者之间作出权衡。为了尽量减少母乳哺育婴儿所受的照射剂量,应当在核医学科诊室张贴相关提示布告,例如:"如果您在哺乳期,请告知医护人员。"

依据放射性药物的物理、化学和生物学特性将常用药物分为四类,给予授乳妇女不同类别的药物后,采取的相应防护措施如下:

第一类药物:除了标记的邻碘马尿酸钠以外的所有^{131}I和^{125}I放射性药物和^{22}Na、^{67}Ga、^{201}Tl、^{75}Se-蛋氨酸药物。给予授乳妇女这类药物后,停止哺乳至少3周(意味着终止哺乳)。

第二类药物:^{131}I、^{125}I和^{123}I-邻碘马尿酸钠,所有的^{99m}Tc化合物(标记的红细胞、磷酸盐和DTPA除外)给予哺乳妇女第二类药物后,停止哺乳至少12 h。

第三类药物:^{99m}Tc-红细胞、磷酸盐和DTPA。用药后,停止哺乳至少4 h。

第四类药物:^{51}Cr-EDTA。给予哺乳妇女第四类药物后,不需要停止哺乳。

七、对患者家属或陪护人员的防护

由于大多数诊断用放射性药物的有效半减期都比较短,所以家属或陪护人员受到的辐射照射剂量通常是比较小的。表6.7中给出了在不同时刻、不同距离处接受骨和肝显像的患者所需诊断活度的放射性药物给出的吸收剂量率(这两种诊断程序是所需给予放射性活度中活度值最大的程序)。从表中数值可以看到,患者家属或陪护人员所受照射剂量并不大,只要在给予诊断用药后的最初几小时内减少与患者的密切接触,就可以避免这种照射。

表 6.7 给予成人患者放射性药物后不同时刻和不同距离处的吸收剂量率($nGy \cdot h^{-1} \cdot MBq^{-1}$)

检查项目	放射性药物	放射性活度 MBq	给药后即刻			给药 2 h 后		
			体表处	0.3 m 处	1 m 处	体表处	0.3 m 处	1 m 处
骨闪烁显像	^{99m}Tc-亚甲基二磷酸(MDP)	150～600	27	13	4	13	7	2
肝闪烁显像	^{99m}Tc-胶体	10～250	27	13	4	20	10	3
血池测定	^{99m}Tc-红细胞	500～740	27	13	4	20	10	3
心肌闪烁显像	^{201}Tl	50～110	36	18	6	36	18	6

八、对儿童的防护

对儿童施行核医学检查应当由儿科医师协同进行,检查时可根据情况谨慎地采用有效的镇静方法和各种固定措施,以便能顺利地完成检查程序。

九、杜绝给药失误

在核医学实践中发生给错放射性药物的种类和活度的事件概率很小。然而,事件发生概率始终存在着,有时可能造成严重后果。例如,本来是诊断剂量却给予了治疗剂量。曾经进行过一次调查,在诊断程序中发生的给药失误事件 90% 以上是给错放射性药物,或者是把放射性药物给错了病人。主要原因似乎与下列失误有关:(1)放射性药物的标签和区别标记不相符合;(2)缺少分类管理,或管理不够严格;(3)鉴别患者的标记不正确。在核医学实践中,这些问题应当特别注意,要建立一套组织上和制度上的防范措施,避免此类失误。

第四节 核医学治疗中对患者的防护

放射性药物作为治疗剂已有 60 年的历史。虽然应用范围有限,但是对肿瘤、甲状腺和关节疾病的治疗明显有效。对于一些良性疾病,放射性药物治疗可以代替手术或内科的药物治疗。

一、治疗性核药物的选用

利用放射性药物进行放射性治疗的主要优势是可以把药物有针对性地引入到人体的某些特定组织和区域。在临床实践中,进行肿瘤的放射性药物治疗时,需要把具有亲肿瘤组织的分子和具有适当的物理特性的放射性核素标记在一起。通过特定的方法(注射、口服、吸入等)把放射性药物引入人体后,便可以选择性地照射称为靶的肿瘤细胞(甚至肿瘤在已扩散时)达到治疗目的,而对正常组织的影响很小。适当的放射性核素的选择取决于药物的质量、照射距离相对于靶的大小、物理半衰期、化学性质、价格、实用性等因素。目前临床上常用的放射性药物是用能发射中等能量、在组织中照射距离仅几个毫米的β辐射体的放射性核素标记物。

(一) 治疗性核药物

治疗性核药物可以是放射性核素标记的离子或分子,通过正常的生理途径进入靶器官,如 ^{131}I 标记的碘化钠治疗甲状腺癌,^{32}P 标记的磷酸钠治疗红细胞增多症,^{89}Sr 标记的氯化锶治疗骨转移瘤,^{131}I 标记的 MIBG 治疗神经细胞瘤;也可以是放射性核素 ^{186}Re 或 ^{188}Re 标记的单克隆抗体。表 6.8 中给出了目前临床上可用的治疗肿瘤的核药物,其中前四种是被认可的治疗性核药物。

表 6.8 临床肿瘤治疗中使用的放射性核素

放射性核素	药物	临床使用
^{131}I	NaI	淋巴结扩散
^{32}P	NaH_2PO_4	多聚核苷酸
^{89}Sr	$SrCl_2$	骨转移
^{131}I	MIBG	神经系统转移
^{153}Sm	EDTMP	骨转移
^{186}Re	HEDP	骨转移
^{32}P	$CrPO_4$	体腔内
^{90}Y	微滴	肝癌
^{90}Y	抗体	各种肿瘤
^{114m}In	淋巴细胞	淋巴瘤
^{131}I	抗体	各种肿瘤
^{131}I	碘化罂粟油	肝癌

放射性碘治疗甲状腺癌的技术开发得最早,而且是一种成熟的治疗方法,效果肯定。其他大多数放射性药物只能起到缓解症状的作用。治疗甲状腺癌和转移性结节时,^{131}I 的应用活度为 3~10 GBq,而且应该每 4~6 个月重复治疗,直到残存的功能性甲状腺组织和转移性结节消失为止。^{131}I 还可以用来治疗甲状腺功能亢进,视甲状腺结节的大小,用药活度为 100~1000 MBq。在德国,1991 年甲状腺良性疾病的治疗占整个放射性药物治疗的 70%,恶性甲状腺疾病治疗占 22%。放射性药物治疗,无论对良性还是恶性疾病都非常重要。

放射性药物治疗还可以把药物直接注入到体腔内。例如,^{90}Y 治疗胸膜腔、腹膜腔、心包内的转移性肿瘤、膀胱肿瘤和颅咽管瘤的腔内照射,以及关节炎的腔内治疗等;^{198}Au 治疗转移性腹水;^{90}Y 和 ^{166}Ho 治疗肝癌。

(二) 治疗频次

表 6.9 是按疾病的类型总结了 1991 年—1996 年间,不同国家报告的每年放射性药物治疗数量。数据以每千人口的施药数表示,按放射性核素分别进行了统计,并按医疗保健水平分组。由表中可以看出,国家之间的实践模式差别很大,一些国家甚至根本没有开展这项技术。在医疗保健水平为 I 级的 33 个国家和地区中,每年开展的治疗频次在每千人口中为 0.01~0.5 人次不等。与医疗保健水平 I 级国家和地区的每年平均每千人口 0.2 人次的治疗频次相

比,医疗保健水平为Ⅱ~Ⅳ级的国家分别只是Ⅰ级保健水平国家的1/5、1/8、1/400。各个国家开展的核医学治疗频次与相应的平均核医学诊断性检查频次相比都是很低的。在医疗保健水平Ⅰ级的国家和地区中,这个比例是1/110;在医疗保健水平Ⅲ级的国家中,这个比例是1/13。放射性药物治疗与远距离放射治疗(体外X射线照射),在医疗保健水平Ⅰ~Ⅳ级的国家中,核药物治疗分别是体外X射线照射治疗的$\frac{1}{25} \sim \frac{1}{9}$,但是放射性药物治疗与远距离放射治疗的频次相似。

表6.9 1991年—1996年不同保健水平国家每年每千人实施放射性核素治疗的频次

国家	甲状腺癌 (^{131}I)	甲亢 (^{131}I)	真红细胞增多症 (^{32}P)	骨转移 ^{89}Sr	骨转移 ^{32}P	骨转移 总计	滑膜炎 (^{90}Y)	治疗总人次
阿根廷[a]	0.073	0.12	0	0	0	0	0	0.19
加拿大[a]	0.031	0.24	0.0039	0.0047	0	0.0047	0.018	0.3
爱尔兰[a]	0.083	0.1	0.0069	0.0028	0	0.0028	—	0.12
新西兰[a]	0.033	0.1	0.012	0.0083	0.0003	0.0086	0.0046	0.16
英国[a]	0.02	0.2	0.012	0.0092	0	0.0092	0.007	0.25
丹麦[a]	0.031	0.43	0	0.0012	0	0.0012	0	0.46
瑞典[a]	0.013	0.32	0.034	0.032	0	0.032	0.0014	0.4
德国[a]	0.086	0.27	0.0025	—	0	0	0.0049	0.017	0.39
罗马尼亚[a]	0.05	0.018	0	0	0	0	0	0.068
科威特[a]	0.039	0.091	0	0.0041	0	0.0041	0	0.13
巴基斯坦[b]	0.0034	0.016	0.00004	0	0.0001	0	0.028
约旦[b]	0.021	0.047	0	0	0	0	0	0.13
秘鲁[b]	0.0085	0.0085	0	—	0	0.017	—	0.034
土耳其[b]	0.031	0.014	0.0005	0.023	0	0.0023	0	0.048
墨西哥[b]	0.0064	0.031	0.00001	0	0	0.0002	0.0002	0.038
摩洛哥[c]	0.0045	0.03	0	0	0	0	0	0.035
苏丹[c]	0.0008	0.0033	0	0	0.0023	0.0023	—	0.0064
埃塞俄比亚[d]	0	0.0004	0	0	0	0	0	0.0004
坦桑尼亚[d]	0	0.0002	0	0	0	0	0	0.0002

a 为Ⅰ级保健水平国家;b 为Ⅱ级保健水平国家;c 为Ⅲ级保健水平国家;d 为Ⅳ级保健水平国家。

在所有国家里,^{131}I治疗甲状腺功能亢进都是最主要的治疗项目,在医疗保健水平Ⅰ级和Ⅱ级的国家中,恶性甲状腺疾病也是重要的治疗项目。

(三)接受治疗的病例

表6.10、表6.11列出了不同医疗保健水平国家在1991年—1996年间接受各种放射性药物治疗患者的性别、年龄分布。尽管这些数据只是从很少的病例中统计得出的,但可以看出,不同国家正在开展的治疗项目存在很大的差别。通常情况下,核医学治疗很少在儿童中开展。由于放射性药物治疗主要是针对甲状腺疾病的,所以,接受治疗的患者的平均年龄要比接受大

多数其他类型放射治疗(远距离和近距离放射治疗)患者的年龄轻,而且随着医疗保健水平的逐级降低,接受治疗的患者的年龄也逐渐年轻化。与甲状腺疾病的疾病谱一致的是,接受该治疗的患者中,女性占的比例大。

表6.10　1991年—1996年不同医疗保健水平国家和地区接受核医学治疗患者的年龄构成(%)

医疗保健水平级别	甲状腺癌[a]			甲亢			肿瘤骨转移[b]			所有治疗		
	~15岁	16~40岁	>40岁	~15岁	16~40岁	>40岁	~15岁	16~40岁	>40岁	~15岁	16~40岁	>40岁
Ⅰ级平均	3	37	60	3	37	60	0	0	100	3	38	59
Ⅱ级平均	2	49	49	7	51	42	0	1	99	9	43	48
Ⅲ级	0	94	6	0	98	2	0	30	70	—	—	—
Ⅳ级	0	0	100	0	19	81	—	—	—	0	19	81

a 为Ⅳ级基于坦桑尼亚一国的数据;b 为Ⅲ级基于苏丹一国的数据。

表6.11　1991年—1996年不同医疗保健水平国家和地区接受核医学治疗患者的性别构成(%)

医疗保健水平级别	甲状腺癌[a]		甲亢		肿瘤骨转移[b]		所有治疗	
	男	女	男	女	男	女	男	女
Ⅰ级平均	24	76	22	78	75	25	28	72
Ⅱ级平均	36	64	26	74	52	48	45	55
Ⅲ级	65	35	6	94	50	50	—	—
Ⅳ级	0	100	9	91	—	—	9	91

a 为Ⅳ级基于坦桑尼亚一国的数据;b 为Ⅲ级基于苏丹一国的数据。

二、核药物治疗用药的活度

核药物治疗的药物用量通常以活度表示。表6.12给出的是各个国家在1991年—1996年的5年间各种治疗用核药物的平均活度。对每类核药物治疗和医疗保健水平所示的平均活度包括每个国家这样治疗数的权重。治疗甲状腺恶性疾病的 ^{131}I 的使用活度通常是治疗甲亢的10倍。

表6.12　1991年—1996年17个国家核药物治疗平均处方活度(MBq)

国家	甲状腺癌 (^{131}I)	甲亢 (^{131}I)	真红细胞增多症 (^{32}P)	骨转移			滑膜炎 (^{90}Y)
				^{89}Sr	^{32}P	其他	
阿根廷[a]	4477	433	—	—	—	—	—
加拿大[a]	5500	300~1500	185	—	—	—	300
爱尔兰[a]	3700	400	148	150	—	1300	168
新西兰[a]	3300	381	174	150	—	—	185
英国[a]	—	—	166	136	—	—	200
芬兰[a]	4334	321	154	148	—	1300	168

国家	甲状腺癌 (^{131}I)	甲亢 (^{131}I)	真红细胞增多症 (^{32}P)	骨转移			滑膜炎 (^{90}Y)
				^{89}Sr	^{32}P	其他	
瑞典[a]	6800	525	200	150	—		170
德国[a]	1000~8000	200~2000	150~200	150		1300	168
科威特[a]	7400	106	—	148			
约旦[b]	3700	550					
秘鲁[b]	5550	260		148	444	3885	
土耳其[b]	3238	185	148	111			
墨西哥[b]	3700	370	148		185	46	
摩洛哥[c]	3700	296					
苏丹[c]	3710	300			291		
埃塞俄比亚[d]	—	185					
坦桑尼亚[d]	3500	220					

a为Ⅰ级保健水平国家;b为Ⅱ级保健水平国家;c为Ⅲ级保健水平国家;d为Ⅳ级保健水平国家。

评估1991年—1996年的5年间核药物治疗的全球年频度主要取决于Ⅰ级医疗保健水平国家和地区的实践,它对全球治疗总数的贡献占70%。全球实践的近90%是有关甲状腺治疗的,其中2/3是治疗甲状腺功能亢进,约1/4是治疗甲状腺癌。

在国家范围内,核医学的治疗项目也只占整个核医学的很小一部分。在澳大利亚约占1%(1991年),美国2%(1991年),新西兰2%(1993年),英国3%(1990年),芬兰4%(1997年)。

对肿瘤组织进行核药物靶像定位的治疗已经越来越普及,而且已经成为体外放射治疗和化学治疗的替代手段或辅助治疗手段。但是,核药物治疗技术若能被普遍接受并得到应用的话,就要研制出物理特性与肿瘤大小相匹配的药物,特别是具有组织特异性的载体分子和单克隆抗体。最具吸引力的可用于放射免疫治疗(RIT)的核素是具中等能量、发射β射线、半衰期为几天的放射性核素,如^{47}Sc、^{67}Cu、^{153}Sm、^{188}Re、^{199}Au。然而也有人认为,长半衰期的^{91}Y比目前应用的短半衰期的^{114m}In和^{90}Y更适合于作为放射性治疗核药物。可以把几种能量的β射线联合应用得到最佳的能量沉积,从而达到更好的治疗效果。新研制的用于放射性核素标记的具有DNA特异性的分子会有更高的肿瘤组织特异性。另外一项正在研究的内容是,给患者注入母核素,这些核素在患者体内衰变产生子代放射性核素,然后这些子代放射性核素可以继续发射β射线,进行治疗。在较长的时期里,^{124}I被认为是既适合于显像,又适合于治疗的放射性核素。

三、核医学治疗中的防护要求

1. 使用治疗量γ辐射体核药物的区域应划为控制区。用药后患者床边1.5 m处或单人病房应划为临时控制区。控制区入口处设有辐射危险标志,除医护人员外,其他无关人员不得入内,患者也不应该随便离开该区。

2. 配药室靠近病房,尽量减少核药物和接受治疗的患者通过非限制区。

3. 根据使用核药物的形态、活度,确定病房的位置及其屏蔽防护要求。病房应有防护栅栏,与普通患者保持足够距离,或使用附加屏蔽。

4. 接受治疗的患者应使用专用便器或专用洗手间。

5. 治疗患者的被服和个人用品应经常去污染,经表面污染监测确认在控制水平以下时方可重复使用。

6. 使用过放射性药物的注射器、绷带和敷料,应作为放射性废物收集,待处理。

7. 接受 ^{131}I 治疗的患者,在出院时体内允许最大活度为 1.1×10^9 Bq。

8. 对近期接受核药物治疗的患者,对其做外科手术时应遵循下列原则:

(1) 尽可能推迟手术时间,直至患者体内放射性活度水平降低到可接受水平且不需进行放射防护时再做手术;

(2) 手术中外科医师及护理人员应佩戴个人剂量计;

(3) 手术后的手术室应进行辐射监测和去污处理,对敷料、覆盖物等无法去污的物件作为放射性废物收集,待处理。

9. 对近期使用过治疗量核药物的患者,死后的尸体处理原则见表 6.13。

表 6.13 中给出了不同放射性核素上限值以下时的尸体掩埋、火化、防腐,均无需特殊防护;尸检样品的病理检查中所取组织样品其放射性明显超过表中限值时,应待其衰变至接近表中限值时再行病理检查。

表 6.13 无需特殊防护即可处理的含放射性核素尸体的上限值(MBq)

放射性核素	死后防腐	掩埋	火化
^{131}I	10	400	400
^{198}Au(微粒)	10	400	100
^{123}I	40	400	4000
^{90}Y	200	2000	70
^{198}Au(胶体)	400	400	100
^{32}P	100	2000	30
^{89}Sr	50	2000	20

四、核医学治疗中对患者的防护应考虑的几个问题

1. 对患者是否应当采用核药物治疗,需对疾病导致的生命危险与辐射诱发的危险之间加以全面权衡。对儿童患者应特别注意辐射危险的代价与利益的权衡。对育龄妇女施行核药物治疗时应考虑其是否怀孕。

2. 孕妇一般不宜施用核药物治疗。在特殊情况下,必须施用这种治疗时,应当考虑终止妊娠。

3. 决定施用核药物治疗时,必须根据病例特点和临床需要逐例进行治疗剂量设计。

4. 可以通过预试验获取核药物在体内的分布及代谢资料,以便更好地制定治疗计划。

5. 接受治疗的育龄妇女,以其体内留存的核药物不致使胚胎受到约 1 mGy 的吸收剂量

照射作为可否祈求怀孕的控制限。例如,用^{131}I治疗甲状腺功能亢进的育龄妇女,一般需经过6个月后方可怀孕。授乳妇女接受核药物治疗后至少经过6~8个有效半衰期后才能授乳。

6. 权衡利弊,优选治疗方案

以核药物疗法根治、缓解或防止恶性疾病引起的症状,旨在治愈恶性疾病或控制其症状,因此,在治疗中可能对正常组织给出接近或超过确定性效应的阈值剂量;然而,如果治疗方案是经过周密设计的,一般不致对基本的机体功能造成过度干扰。正确选择核药物和分次给予药物的方案,有助于对肿瘤给出合适的剂量而保护正常组织,使正常组织受到的辐射照射不致达到不可接受的水平。虽然过于剧烈或不合适的治疗剂量会导致不必要的辐射损伤,但是不这样充分地治疗将会增加患者死于癌症的危险。如同在所有的医学决策中一样,对癌症患者选择正确的治疗方案应当包括对每一种可能利用的治疗程序(例如,外科手术、放射治疗、化学治疗)所带来的危险和利益作出恰当的权衡。要考虑核药物治疗对癌症患者是不是最好的治疗方法时,必须把这种疾病引起死亡或残废的危险与由辐射引起损伤的危险相权衡。治疗患有恶性疾病的儿童时,更要特别仔细地估价所获得的净利益与危险的权衡;这种特殊的考虑是基于儿童成长中的组织对放射性核素的敏感性,以及组织辐射损伤可在较长的预期寿命中表现出来。为了便于制定治疗方案,需要使用少量供试验用的活度以便获取核药物在组织中的分布及在患者各器官和组织中的有效半减期的数据,并估计在肿瘤组织和正常器官、组织中的吸收剂量。

应当认识到这种治疗会使受照射患者的群体中癌症发生率有所增加,应当将这种危险与患者接受这种治疗可能有的价值,以及有无其他治疗方法,其有效程度和危险,加以权衡,以判定核药物疗法是不是比其他疗法更为合适。为更加准确地估计需要给予的最合适的放射性核素活度,在治疗良性疾病(例如甲状腺疾病)之前应当对个人的摄取和滞留进行测定,这是很重要的。

五、核医学治疗中对患者家属和同室患者的防护

(一) 对患者家属的防护

给予患者以治疗量的核药物后,患者可能成为贯穿辐射源的一个来源,并且可能成为患者所处环境的放射性污染源。患者对其周围给出的吸收剂量,会使接近其身体的家属在几天内接受的吸收剂量达数十 mGy,这就超过了对公众成员规定的剂量限值。由于这个原因,住院患者在预期将会使家属成员受到的吸收剂量不致超过大约 5 mGy 之前,不能出院。应当劝告用 γ 辐射体核药物治疗的患者在其出院之后相当时间内不要抱儿童,或者同其家属成员密切接触。如果患者是一位授乳的母亲,则需要在一个适当的时期内停止哺乳。医生应当为接受放射性药物治疗的患者家属提供必要的防护知识,关心对家属的防护,但不应当剥夺患者在危急时刻受到家属照料的权利,儿童和孕妇则应当避免同患者密切接触。

(二) 对患者之间相互照射的防护

接受 γ 辐射体核药物治疗的患者最好住在单独的房间内,这个房间不能让没有接受核药物治疗的患者进入,应当对这个房间加以适当的屏蔽。如果能办得到,洗手间和类似的设施也应当单独使用,而且要经常从病房内清除放射性废物。

但是,对最有代表性的放射性核素(例如^{131}I)药物治疗的剂量学特征所进行的调查表明:如果以相似的放射性活度治疗的患者他们彼此相距 1 m 远,外照射(患者对患者)的 γ 辐射剂

量率对靶体积以外的贡献,不会超过患者本人身体内放射性核素给出的平均吸收剂量的1%。从放射防护角度来说,这种情况可以认为是令人满意的。

六、治疗给药失误的应急处理原则

给予治疗量核药物发生的失误要比给予诊断量核药物失误造成的后果为大。这种失误包括错误地给予远远大于(或小于)特定治疗所需的量,还包括对于根本就不需要治疗的患者给了治疗量。

一旦察觉治疗给药失误(如给错药或用药超过了所需的活度)事件后,核医学医生应当立即采取可利用的一切手段来尽量减轻不良效应,这就要求核医学医生早已熟识这种处理的一般原则。其中包括:(1) 利用催吐、洗胃、泻剂或灌肠来迅速排除口服的核药物;(2) 通过饮水、利尿、螯合疗法(随情况而定)来加速排泄由静脉给予的核药物;(3) 对于不能自动排尿的患者,利用导尿管使之排尿;(4) 如果情况合适,使用诸如 KI 或 $KClO_4$ 等阻吸收剂可减少甲状腺、唾液腺和胃的吸收剂量;(5) 收集和监测排泄物,以及对全身或选定区域的体外计数测量(随代谢途径而定),可帮助确定滞留的程度;(6) 同有资格的专家共同商议是有益的,他们能提供关于估计剂量的方法、需要的治疗措施和追踪观察等方面的意见;(7) 应立即告知患者及其家属,以确保患者家庭成员或其他前来探望患者的人员不致受到过量的照射;(8) 应通知建议检查的医生、科室负责人,并告知当地的审管部门。

七、正确认识治疗性的远期效应

放射性核素在治疗上的应用是从1930年代开始的,对由此诱发的辐射远期效应,已经观察了相当长时期。为寻找由于核医学治疗诱发的辐射效应和其他效应的证据,UNSCEAR 曾对用核药物治疗过的各类患者进行过广泛的辐射流行病学调查。

(一) 随机性效应

1. 白血病

在辐射诱发的恶性疾病中,以白血病的资料最为详备,其特点是在受到辐射照射后比辐射诱发的其他癌症出现的时间较早。真性红细胞增多症患者经过 ^{32}P 治疗后白血病发生率增高。关于这个问题,值得指出的是,真性红细胞增多症的化学治疗伴有的白血病发生率显著地高于用 ^{32}P 治疗时的发生率。在一次大规模调查中,对用 ^{131}I 治疗甲状腺功能亢进的患者与外科手术治疗的患者作了比较,没有证据表明接受核药物治疗患者的白血病发生率有所增加。另外,此项调查中没有发现淋巴瘤病例的增加。也有报道用 ^{131}I 治疗过的甲状腺癌患者之中有人又出现了第二次癌症,并且白血病的发生率和病死率有所增加,膀胱癌、肾癌和乳腺癌的发病率也有所增加。

2. 其他癌症

对施行 X 射线照射和给予 ^{131}I 以治疗甲状腺功能亢进以及用 ^{131}I 诊断之后患甲状腺癌的病例,已有不少综述。得出的结论是,在颈部受到 X 射线照射后,在儿童中诱发良性小结和癌的发病率是在成年人中发病率的2~3倍。在这些综述中引用的辐射流行病学调查资料表明,在医学上所调查的各种水平上给予 ^{131}I 治疗之后没有发现癌症的发生率有所增加。因为,在

低剂量范围内 ^{131}I 诱发甲状腺癌的有效程度按单位吸收剂量估算,也许要比 X 射线至少低 $\frac{1}{3}$ ～$\frac{1}{2}$。在治疗范围内 ^{131}I 的放射性活度对诱发癌症无效,也许是由于它对潜在转化的干细胞的杀灭作用。除了白血病和癌症以外,惟一知道的是:用核药物治疗并在人体中明确无疑地诱发实体癌的是用 ^{226}Ra 治疗脊椎炎的患者,在这些患者中观察到骨肉瘤发生率增加,在一生中超过正常人危险概率的 1‰～2‰。这一效应是沉积在骨小梁表面的 ^{226}Ra 发射出的 α 辐射所致。

3. 遗传效应

在人类中由辐射诱发严重的遗传疾患,还缺乏经过统计学验证的证据,这并不意味着不存在这种效应的危险,而仅仅是在人类群体中还没有得到证明,因为这类疾患的自然发生率很高,掩盖了可能发生的少数由辐射诱发的病例。

（二）确定性效应

随着给予的核药物种类和放射性活度的不同,在治疗之后可能伴有确定性效应。具体的例子是:（1）以 ^{131}I 治疗甲状腺功能亢进后发生了甲状腺功能减退（用 ^{131}I 治疗转移性甲状腺癌时甲状腺摘除是成功地治疗转移癌的条件,所以是故意促成的）;（2）以 ^{131}I 治疗甲状腺癌后发生了放射性肺炎和骨髓的抑制;（3）以 ^{32}P 治疗白血病、恶性渗出、乳腺癌和红细胞增多症后发生了骨髓的抑制。

适当地注意所用核药物及其放射性活度,并掌握和运用分次给药的原则,上述这些效应可以保持在可接受的水平以内。

第五节 核医学诊断和治疗中的质量保证和质量控制

一、定义与目的

质量保证(quality assurance,QA):是使人们确信某一产品、过程或服务质量能满足规定的质量要求所必需的有计划、有系统的全部活动。

质量控制(quality control,QC):是保持某一产品、过程或服务质量满足规定的质量要求所采取的控制作业技术的活动。

质量保证计划(quality assurance programme):是实施单台设备、成套设备或整个核医学诊断检测质量保证活动的详细指南。它包括质量管理措施和质量控制技术。

下面并不对核医学所用仪器及其质量控制作详尽的讨论,仅仅在与患者防护有关的范围内提出一些建议。一套质量保证计划,连同良好的质量管理将会减少对患者重复作检测的次数,并能提高诊断信息的质量,同时也减少了患者不必要的受照剂量。核医学诊断检查质量受全体核医学工作人员素质的影响,这一点应当在整个核医学程序中牢记在心。保证核医学诊断检查质量需要有一批受过训练的合格的工作人员,并配备必要的设备、设施和合适的并经过认可的程序。

二、核医学仪器的质量控制

(一)验收检验

这是对新仪器安装后或对现有仪器进行重大调整后的一种检验,旨在全面评价仪器的工作性能。

(二)常规检验与维护

常规检验是定期的定量检验,旨在确保每一台仪器继续保持着所要求的工作性能;或者确定工作性能随着时间而变差的速率和范围。应当随时警惕仪器功能的失常和出现的假象,在任何时候如果对出现的结果抱有怀疑,就应当进行附加检验。应当对全体核医学工作人员强调,对仪器实施简单的预防性维护(包括清洁工作在内)的重要性。

(三)仪器记录

建立一本数据记录日记簿很重要,以便监督每台仪器的质量控制和维修要求。记录簿上的每次登记应当有人签名。

(四)对各种检验所需辐射源的要求

必须配备具有适当能量、活度和形状的经过校准的γ辐射源。校准应当联系到国家标准或二级标准。在质量控制中现场用的平面源,用毕立即送回有屏蔽的场所。

(五)活度计

这种仪器的正确名称是"活度计",但是"剂量校准器"这个名称仍在使用。对这种仪器的质量控制必须包括如下一些考虑:本底辐射、屏蔽泄漏、响应的线性、对当前常用的放射性核素和几何条件(小药瓶和注射器)进行测量时所要求的准确度和精密度。这种仪器必须显示正确的响应,例如,在有 ^{99m}Tc 存在的情况下能选择性地确定 ^{99}Mo 的存在。

(六)井型计数器

对于在体外测量γ辐射用的计数系统的质量控制,包括对脉冲幅度分析器、定标器或剂量率仪工作性能的检验。必须核验能量响应的线性、能量分辨率,以及对现时使用的放射性核素测量仪的灵敏度、计数的精度、本底、计数率与被测量活度间的比例进行核验。

(七)探头系统

除了以上所述的检验外,对于各个探头和与其相连的电子通道需要检验输出器件、准直器和多探头系统。

(八)照相过程的质量保证

照相过程在保证核医学诊断中得到的影像具有最佳质量方面,是一个关键因素。因此,必须每天查核格式链(formatter-)和视频硬拷贝(多帧)照相机[video hardcop(multiformat) camera]的调置。胶片处理器也应当每天加以核对,方法是使用在受控光源下曝过光的胶片,通过感光计及显像密度计测量。

(九)直线扫描机

除了上述的探头检验以外,直线扫描机的检验应当包括一切机械参数(如扫描速度和行距)、显示功能(如本底扣除、对比度的增进、抗扇形伪像、彩色记录和光记录)、准直器特性和双探头工作等。

(十)γ照相机的质控项目

(1) 均匀性:指γ照相机的探头对一均匀源的响应。包括固有均匀性和系统均匀性。固有均匀性是指γ照相机探头不带准直器时的均匀性;系统均匀性则是指包括准直器的γ照相机探头的均匀性;系统均匀性与准直器的关系很大,应对不同的准直器分别进行测量。对γ照相机的均匀性的评价有定性法和定量法两种。定性法是用肉眼观察图像中放射性的分布是否均匀,用感兴趣区技术测量单位时间内的放射性计数,评价均匀性在±10%的范围。定量法是用于对均匀性更为精确的评价,常用方法有积分均匀性和微分均匀性两种。积分均匀性反映的是照相机视野内最大计数与最小计数之差的相对百分比;微分均匀性指的是均匀性随距离的变化。应考察5~6个像素单元内视野在X、Y两个方向最大计数和最小计数的相对百分比。

(2) 空间分辨率:表示γ照相机探头分辨两个点源或线源最小距离的能力。它同样分为固有分辨率和系统空间分辨率。系统空间分辨率由固有分辨率加准直器共同决定。经常用公式 $R_S = (R_I^2 + R_C^2)^{1/2}$ 表示,其中 R_S 为系统分辨率,R_I 为固有分辨率,R_C 为准直器的分辨率。空间分辨率的测定方法有四象限铅栅测定法、线伸展函数测定法和线性模型测试法3种。

(3) 平面源灵敏度:指某一采集平面对平行于该面放置的特定平面源的灵敏度,单位为计数/(min·10⁴Bq)。测量平面源灵敏度的模型为圆盘,容器深5 mm,内径为100 mm。测量前应将注入容器内的放射源经活度计测量,活度计应校正到±5%的精确度。测量条件与均匀性测量时相同。采集总计数要达到10⁴,并记下采集时间。采集完毕,移去平面源模型,测量本底计数1 min,将平面源计数经衰减校正和减本底后以计数/(min·10⁴Bq)表示。平面源灵敏度测试主要用来检验仪器工作是否正常和比较各种准直器的计数效率。灵敏度明显下降说明γ照相机有问题,灵敏度增高则是污染等因素造成的。

(4) 空间线性:描述γ照相机的位置畸变。测定按NEMA规定应用圆形线性模型,该模型与测量空间分辨率的模型为同一模型。测量条件和模型放置均与空间分辨率测定相同。它也分为固有线性和系统空间线性两种。空间线性应在中心视野(CFOV)和有效视野(UFOV)中测量。

(5) 最大计数率:反映γ照相机对高计数率的响应特性,包括以下五方面的性能:20%的输入计数率、最大计数率、入射计数率与观察计数率关系曲线、75000CPS时的固有均匀性、75000CPS时的固有空间分辨率。

(6) 多窗空间位置重合性:不同能量窗对一点源图像的X、Y方向的最大位置偏移是检验多窗重合性的指标。测量点源为准直的 ^{68}Ca点源。分别将点源置于X轴和Y轴的两个不同位置,窗位分别位于能量93 keV、184 keV和296 keV,测量点源在两个位置时的位移,以mm为单位表示。

(7) 固有能量分辨率的测定:卸掉准直器,置点源于探头下方,使点源照射探头全视野,用多道分析器测量能谱曲线,能谱曲线峰值为分母,半高宽为分子的相对百分比即为γ照相机的能量分辨率。

(十一) 旋转式照相机的单光子发射型计算机断层术装置(SPECT)

γ照相机的所有质控项目都应是SPECT(single photon emission computeriged tomography,SPECT)质控项目的重要内容,只是根据SPECT的断层显像特点,增加了针对断层伪像的质控项目。

(1) 断层均匀性:SPECT断层均匀性通常较γ照相机差。主要原因有三方面:构成断层图像的原始信息量低,统计噪声高;探头旋转造成均匀性变化;重建过程对非均匀性要加以放大。保证断层图像的均匀性不仅要把γ照相机探头本身的均匀性调节好,还要加大计数,加准直器和散射媒质。对 64×64 矩阵,校正总计数 32 M;对 128×128 矩阵,校正总计数 128 M。校正后的均匀性应好于 1%。

(2) 旋转中心:旋转中心是 SPECT 质控的一个重要指标。SPECT 的旋转中心是个虚设的机械点,它位于旋转轴上,应是机械坐标系统、γ 照相机探头电子坐标和计算机图像重建坐标共同的重合点。任何不重合表现为旋转轴倾斜和旋转中心漂移。对旋转中心漂移与否有多种方法进行测量。一种是观察点源的正弦曲线,将一点源置于旋转中心 10~15 cm 的距离,然后沿 360 度轨道采集 32 帧图像,用重心法确定图像中点源的 X、Y 位置。用直角坐标画出的点源位置-角度关系曲线应为一正弦曲线。正弦曲线不连续、中线偏移均表示旋转中心有漂移。Y 坐标与角度的关系曲线应为一直线,距离平均值的差异表示旋转轴倾斜的情况。另一种是测量点源在两个 180 度位置上的距离差。如果旋转中心无漂移,则对应两点所测的距离应相等;漂移越大,两者相差就越大。

(3) 空间分辨率:SPECT 的空间分辨率是指断层面内的空间分辨率。可用线伸展函数半高宽(FWHM)表示。具体测量方法为:模型为圆柱形模型加线源,模型内充水,线源内 ^{99m}Tc 溶液,活度要求不大于 29 kcps。线源共 3 根,1 根与旋转轴重合,另 2 根分别距离旋转轴 7.5 cm,相距 90 度,旋转半径 15 cm,采集矩阵 128×128,焦距为 2,重建厚度 10 mm,沿 X、Y 两个方向分别计算线伸展函数的半高宽,所得即为 SPECT 断层面内的空间分辨率。

(4) 断层厚度:SPECT 断层厚度指轴向空间分辨。测量方法仍用测量线伸展函数半高宽的办法,又称为 Z 方向的空间分辨。

(5) 断层灵敏度和总灵敏度:二者都是指 SPECT 的计数效率。断层灵敏度定义为断层内总计数被放射性浓度去除;总灵敏度为所有断层计数之和被放射性浓度去除。SPECT 的灵敏度与多种因素有关,可供临床使用时参考。模型本身的几何特征、衰减及散射影响、准直器的类型等都会直接影响 SPECT 的灵敏度。

(6) 对比度:指计数与本底计数差的相对百分比。测量时用一圆柱形模型,内有不同直径的圆柱棒若干个,直径为 7.5~30 mm。计算每个圆柱棒的计数与本底计数差的相对百分比。圆柱棒为靶区、冷区;本底区为充满 ^{99m}Tc 的活性区。对比度与散射线、单道分析器窗宽等因素有关。

为了使 SPECT 系统正常地工作,有必要至少每周确定下列情况:

(1) 角度可靠性和探测器的倾斜角:机械的和电子学的不稳定将使角度可靠性和探测器倾斜角发生变动,从而导致影像质量低劣。

(2) 电子学上的旋转中心:应当检查 X 和 Y 增益及偏移。为了准确产生断层显像的层片,旋转中心的确立一般应当准确到 1/4 像素,或 1.5 mm。

(3) 均匀性:对于每个准直器和该准直器所使用的每种放射性核素,应当细心建立平面均匀性校正矩阵。在获得均匀性校正影像时应当使用大数目的计数(约 3×10^7)。需要这么多计数是因为在均匀性校正矩阵中的任何随机误差都可以在断层图上造成假像。为了避免在高计数率时的饱和效应,用以充注均匀性体模的放射性活度应当使得死时间校正保持在百分之几以内。均匀性校正必须经常试验,试验时最好使用一个较大而均匀的充满着放射性物质的人体模型。

(十二) 正电子发射型断层术(positron-emission tomography,PET)

由于正电子显像在临床核医学中变得日益重要,所以应当考虑这种仪器和放射性药物的质量控制。因为湮没 γ 射线的能量(0.51 MeV)高于大多数核医学程序所使用的辐射能量,所以显像室和其他场所需要更好的屏蔽,以便保护患者。大多数发射正电子的放射性核素半衰期都很短,因而需要效率更高的设备以标记放射性药物,并确定活度、标记效率、放射性核素纯度和化学形式。为了保证患者得到最大的效益,应当特别注意电源供应和计算机软件开发,以及所应用的质量控制程序。

PET 仪器质控项目主要有空间分辨率、散射、灵敏度、计数特性和随机符合、均匀性、散射校正精度等。在可行 2D、3D 采集的 PET 显像仪还需要对 2D 及 3D 模式进行相同内容的测试。测试所用核素为可发出正电子的核素,一般多为 ^{18}F。

(十三)数据处理系统

在验收之前,应当把设备与制造厂说明书上的规格进行核对。应当编制一些小规模例行子程序,用以核查是否具有下列一些实用程序,例如编辑程序、编译程序、子程序和引入用户程序的手段,对系统的检验也是重要的。

三、放射性药物的质量控制

(一)放射性药物与放射性药物学

放射性药物是用放射性核素标记的化合物,给予患者以后能达到诊断疾病、治疗疾病和医学研究的目的。放射性药物学是关于放射性药物的开发、生产和质量控制的一门科学。在放射性药物选择方面有若干重要的考虑,除了吸收剂量以外,还应包括放射性药物的供应来源(总的供应情况和在某一地区的供应)、放射性药物的物理和生物代谢特性、采购和制备药物所需时间、价格、效力以及对核医学工作人员可能产生的辐射照射等。放射性药物学上的质量保证和质量控制的目的是:确保放射性药物的效力、在毒理学上的安全性、含有的已知比例、已知性质和已知组成成分以及预定的纯度等。为了以最低的吸收剂量获得合格的诊断信息,放射性药物的生产过程要求达到最高标准。

(二)放射性药物的类别

放射性药物可以分为四大类,在质量控制上有不同的要求:(1)即刻使用的放射性药物,由生产者送交核医学机构,供即刻给予患者之用。(2)由发生器(如 ^{99}Mo-^{99m}Tc)和药盒(如 Sn-磷酸盐化合物)获得的放射性核素,由制造者送交核医学机构,而给予患者的最后产物则由用户自己制备。(3)核医学机构自己生产的放射性药物,是在医院或研究所内,由放射性或非放射性原料制成的。其中包括用回旋加速器或其他加速器生产的放射性核素(如发射正电子的核素)以及在实验室内制备的放射性药物(例如胶体放射性物质等)。(4)自体物放射性药物,是将取自患者身体内的物质加以同位素标记以后,再给予患者(例如 ^{51}Cr 标记的红细胞,或代谢化合物等)。

(三)放射性药物的质量控制

1. 理化性质

(1)物理外观:静脉注射前要观察保证它是颗粒状或是真溶液。颗粒状包括胶体、白蛋白聚合大颗粒、微球和红细胞,真溶液包括所有其他液体放射性药物。

(2)粒子大小:用超高显微镜检查胶体粒子大小应为 1~100 μm,用光学显微镜检查聚合粒子大小应为 10~100 μm,放射性药物聚合颗粒超过 150 μm 的离子应该弃去,以避免阻塞肺小动脉。

(3)pH:放射性药物的 pH 可为 2~9。

(4) 放射性核纯度：是指放射性药物中所要求的放射性核素占总放射性的比重。在核药物中所要检查的主要是存在的放射性核杂质，放射性核杂质可用 NaI(Tl) 或 Ce(Li) 半导体多道能谱分析仪或测定放射性核素半衰期的方法来检测。

(5) 放射性化学纯度：是指放射性药物中所要求的化学形式的放射性占总放射性的比重。放射化学纯度可用液相色谱、平板色谱或柱色谱法测定。对核药物的放射化学纯度，通常采用平板色谱法测定，而柱色谱法通常用于研究和开发。采用高压液相色谱（HPLC）技术，以区别于重力进行的流式技术。在 HPLC 系统中通常配用紫外线（UV）及射线探头，HPLC 可用于分离在结构上十分相近的样品组分。

2. 生物学试验

(1) 无菌：指放射性药物中没有活的微生物。它是通过对所有制备材料和溶液高压灭菌或用 0.22 μm 微孔滤膜器过滤完成的。

(2) 热源：为了避免热源污染放射性药物，所有玻璃器皿和装备应在 200 ℃下干热 2 h，溶液应使用双蒸水制备并尽可能使溶液通过灭菌 Al_2O_3 柱。含有热源的静脉注射液注射后 0.5～2 h，可产生发热、寒战、白细胞减少、关节疼痛、潮红、出汗以及头痛。

(3) 毒性：是指组织对给予药物的负面药理学反应。放射性药物不引起药理学反应，因为使用的化合物极微量仅为示踪量，然而要求生产者保证放射性药物中的非放射性成分在毫克级水平是无毒的。

(4) 生物分布：将一种放射性药物样品注射到指定的动物模型，间隔一定的时间处死动物，解剖取出器官并测定每个器官的放射性，计算每个器官占注入剂量的百分率及靶和非靶器官比率，与过去这种制剂的结果进行比较，如果结果很一致，那么该制剂有可能适用于人体。

药物的质量控制除了应当对给予的每一次活度在给予之前必须使用经过校准的活度计测定以外，还应当对每一类药物分别进行质量控制。

(1) 即刻使用的放射性药物。在收到产品的时候，必须仔细比较说明书上的细节、标签和包装单据。对药物容器应当仔细加以检查，看是否采用了良好的辐射安全措施，并肯定它没有泄漏。然后将产品安全地加以贮藏，注意药物的稳定性和辐射防护。

(2) 放射性核素发生器。进行检验是对最后的放射性药物在取出使用之前的例行检验，或者是作为淋洗过程的连续控制。下面的例子是对 ^{99}Mo-^{99m}Tc 发生器而言的，但同样也适用于其他发生器，例如 ^{113}Sn-^{113m}In。如果用于注射，必须在无菌条件下制备淋洗液。对于 ^{99m}Tc-高锝酸盐，从发生器得到的淋洗产额应当加以计算，并和测量值比较，以判定发生器是否工作正常。如果 ^{99}Mo 作为放射性致污物存在，则主要是由于制造厂家或用户没有正确地安装好发生器，或者由于运输过程中的损坏所致。必须检查发生器的每次淋洗液中有无 ^{99}Mo 的"漏出"，因为此核素的过量存在（超过有关技术标准所允许的水平）将对患者造成较大的吸收剂量，并且有可能会降低影像的质量。它的存在是容易探测出来的，只要测量一下加有 6 mm 铅屏蔽和不加此铅屏蔽时 ^{99m}Tc-高锝酸盐洗脱液的活度即可确定。其他验证性的试验包括待 ^{99m}Tc 与 ^{99}Mo 相比已经显著衰变掉时，使用 γ 射线谱仪进行测量。^{99}Mo 的 $E_\gamma = 0.739$ MeV（740 KeV），产额为 12.4%。

(3) 放射性核素药盒。是否有必要对药盒制剂进行放射化学纯度的试验，将取决于放射性药物的种类和制造方法。如果怀疑影像异常是由于制剂缺陷引起的，也许需要重新估价放射化学纯度（例如用快速色谱技术检验）；其中的一个例子是标记不够完全，低于这种放射性药物的公认标准，导致游离 ^{99m}Tc 的存在。如果有 2%～3%以上的制剂标记不完全，可能归咎于标记过程中的局部过失,因此将放射性药物给予患者之前,应当给予经常性的控制,并将不合格制剂弃掉。发生此类情况时应立即通知制造厂。药盒过期后不能使用,因为标记有可能无效,或者配位体发生了化学分解。

(4) 本单位自制的放射性药物。在将自制的化合物引入临床使用之前,对所有必要的程序都应当全面加以检验,提供质量控制。在许多国家,这类药物需获得政府机关的正式许可。

(5) 自体物的标记放射性药物。除了使用本机构自制的放射性药物以外,制备取自患者身上的物质时存在特殊问题,必须考虑的因素包括应保证标记细胞的分离和活力,在全部标记过程中保持无菌,尽量避免受工作人员感染的危险。

(四) 加速器放射性药物质量控制的特殊问题

随着近年来国内数个 PET 中心的建立,加速器放射性药物(这里特指超短半衰期正电子放射性药物)的质量控制成为需要进行管理的新内容。例如,^{15}O、^{13}N、^{11}C 和 ^{18}F,其物理半衰期分别只有 2 min、10 min、20 min 和 110 min。由于半衰期短,在许多情况下,必须在放射性药物制成后,在完成最终质量检定之前就对患者给药。因此,应当在革新分析方法(快速检定)的同时引入新的质控概念,以保证药品的一致性、有效性和安全性。此类药物的特殊性在于:无论是提供给本院 PET 中心还是运送到附近的医学中心,均是静脉注射剂,活度水平和衰减速率都使质控变得困难,在注射前不可能进行彻底的质量检验。放射化学、化学和药物学质量取决于切实可行的生产工艺流程、快速的质量控制流程及在某些情况下的溯源性试验,尤其是无菌、无热源试验。故在制定标准时下列问题应引起足够的重视:①切实可行的生产工艺流程;②化学纯度;③放射性核纯度;④放射化学纯度;⑤比活度;⑥使用期(有效期);⑦无菌、无热源。这在制定此类药物质量管理法规及 PET 中心实际运行中均须引起重视。

四、文件证明和记录的保存

放射性药物质量控制的一个必要部分是对下列一些项目保存细致的记录:给予的放射性药物质量控制的分析结果和活度测量(包括用来控制仪表的标准源)及剂量学计算等结果。这些记录应当包括在所用各批产品的制备和辨别议定书内。这种文件是良好的放射性药物学实践的一种标志。

核医学医生应当记录和报告药物的任何缺陷和不良反应,这是保证和提高核医学药物质量和安全性的一种重要手段。从大样本中收集的资料很重要,便于及早发现问题。因此,应当鼓励全国性和国际性的报告制度。

第七章 医用 X 射线诊断中对患者的防护

X 射线检查除用于有具体临床指征的患者外,也用于某些选定人群的疾病普查计划,这种检查有多种目的,例如,普查结核病、乳腺癌、胃癌和职业健康监护。还有一些 X 射线检查是由于医学、法律原因和医学研究中自愿接受检查的。

随着 X 射线诊断技术的日益普及,X 射线检查项目对患者所致剂量对集体有效剂量的百分贡献见表 7.1。有效地加强医用诊断 X 射线的卫生防护,特别是重视对患者的防护很重要。

表 7.1 X 射线检查类型对患者集体剂量的百分贡献(%)

检查类型	1985 年—1990 年	1991 年—1996 年
CT	14	34
血管照相术	4	7
介入治疗	—	4
胃肠道检查	20	12
胸部荧屏缩影	14	2

医用 X 射线是一种可控的外照射源,适当地增加照射距离、缩短照射时间和设置辐射屏蔽可以有效地降低辐射剂量,由此构成医用 X 射线防护的三项基本措施。在考虑具体防护措施的时候,应当根据具体情况灵活运用这三种措施。必须在辐射防护原则的指导下,对利益、代价进行权衡,求得满意的防护效果,使患者的受照射剂量保持在可以合理达到的最低水平。

第一节 对患者防护应遵循的基本原则

一、X 射线诊断检查的正当化

鉴于在 X 射线诊断检查中对患者伴有电离辐射危险,所以应当进行利益与代价分析。只有当 X 射线诊断检查能给患者带来利益,而且带来的利益会明显地超过辐射危险时,这种诊断检查才被认为是合理的,符合正当化原则,否则就是不正当的 X 射线诊断检查。UNSCEAR2000 报告中指出,英国的一项调查表明,至少有 20% 的 X 射线诊断检查在临床上对患者的医学处理是没有帮助的,没有任何明显的正当性,是不应当实施的。罗马尼亚 1995 年对国内 130 家医院放射学实践调查研究结果表明,大约 23% 的 X 射线摄影检查是没有临床价值的,不符合正当化原则。

那些不是针对疾病的 X 射线体格检查,是表面上的健康检查,其目的无非是为提供法医学上的资料,或为评价劳动保险的受保申请人的健康状况。这种体格检查是否符合正当化原则,要看所获得的对个人健康状况至关重要信息的概率有多大。一般认为,对这种体格检查应当谨慎。

二、X射线诊断检查的最优化

X射线诊断检查的最优化意味着一次高质量的检查结果,并使患者的受照剂量最小。为实现这个最优化目标,放射学科工作人员的业务技术素质应当得到充分的保证,对患者防护的主动性应当得到提高;采用的X射线发生器的质量需要得到保证,相关的参数应当得到规范化的控制;选择的诊断检查程序应当最佳。例如,国外的一项调查研究表明,钡造影的数字透视检查系统产生的剂量、面积乘积的水平比非数字透视检查系统产生的剂量低得多:钡餐检查时,二者的剂量、面积乘积的测定值分别是 $7.8\ Gy \cdot cm^2$ 和 $24.2\ Gy \cdot cm^2$;钡灌肠检查时,二者分别为 $13.9\ Gy \cdot cm^2$ 和 $25.3\ Gy \cdot cm^2$。另一项调查表明,数字荧光X射线摄影的空间分辨能力虽然比全尺寸片-屏X射线摄影的空间分辨能力低,但仍可以与100 mm胶片技术的空间分辨能力相媲美;以影像增强器——电视为基础的数字检查系统对腹部检查时,患者腹部的有效剂量与常规速片-屏组合检查相比,至少降低了5倍。现代数字荧光X射线摄影,每幅的典型剂量为 $0.5 \sim 1.5\ \mu Gy$。

此外,为实现诊断检查最优化目标,不能忽视适应证的选择,应当避免对下述情况的X射线诊断检查(不应当首先选择X射线诊断检查项目):

① 临床或实验室检查中都没发现泌尿道异常,却专为判断泌尿道发育情况而对儿童施行逆行性尿路造影检查;

② 在没有任何特殊临床指征的情况下,对心脏进行透视检查;

③ 在X射线透视下进行单纯的骨折复位;

④ 鼻窦局部并无任何临床症状,专为寻找发热原因对鼻窦进行X射线摄影检查;

⑤ 头颅受伤,但无局部症状和体征,对头颅进行X射线摄影检查;

⑥ 无特殊临床指征,对育龄妇女进行胸部X射线摄影检查;

⑦ 在没有特殊指征的情况下,手术前进行胸部X射线摄影检查;

⑧ 在没有特殊临床指征的情况下,对孕妇进行骨盆X射线测量(应当禁止作X射线胎位检查或避孕环的X射线检查);

⑨ 没有特殊临床指征,为确定高血压病因而对泌尿系统进行X射线造影检查;

⑩ 没有特殊临床指征,而进行钡灌肠X射线检查。

在某些特定疾病普查中,确定最优化普查对象很重要。例如,新的胃癌发生率与在30岁以上人群中因接受X射线照射预期出现的辐射危险概率的比值大于1,而在30岁以下的人群中这个比值小于1(ICRP第34号出版物)。说明普查胃癌的最佳人群是30岁以上的人群。

三、约束患者的受照剂量

放射防护标准中规定的个人剂量限值,绝不可用在医疗照射中对患者受照剂量的控制上。控制患者受照剂量采用的是约束剂量,即医疗照射指导水平。医疗照射指导水平是由医疗业务部门选定并取得放射防护审管部门认可的剂量、剂量率或活度值。高于该水平时,由执业医生进行评价,在考虑到特定情况并运用了可靠的临床判断后,才能决定是否有必要超过该水平。通常情况下,当高于医疗照射指导水平时应当考虑采取适当的行动。

表7.2、表7.3、表7.4和表7.5中分别给出了国际通用的成年患者在接受X射线摄影检

表7.2 典型成年患者X射线诊断摄影的医疗照射指导水平

检查部位	投照方位①	每次摄影入射表面剂量/mGy
腰椎	AP	10.0
	LAT	30.0
	LSJ	40.0
腹部、胆囊造影、静脉尿路造影	AP	10.0
骨盆	AP	10.0
髋关节	AP	10.0
胸	PA	0.4
	LAT	1.5
胸椎	AP	7.0
	LAT	20.0
牙齿	牙龈尖周	7.0
头颅	AP	5.0
	PA	5.0
	LAT	3.0

①AP:前后位投照,LAT:侧位投照,LSJ:腰骶关节投照,PA:后前位投照。

表7.3 典型成年患者CT断层摄影的医疗照射指导水平

检查部位	多层扫描平均剂量①/mGy
头部	50
腰椎	35
腹部	20

①表中值是由水当量体模中旋转轴上的测量值推导出的;体模长为15 cm,直径为16 cm(对头)和30 cm(对腰椎和腹部)。

表7.4 典型成年患者乳腺X射线摄影的医疗照射指导水平

设备状况	每次头尾照射的腺平均剂量①/mGy
无滤线栅	1
有滤线栅	3

①在1个由50%腺组织和50%脂肪组织构成的4.5 cm压缩乳房上,针对装有专用钼靶过滤片的乳腺X射线摄影装置的胶片光屏系统确定的。

表7.5 典型成年患者X射线透视的剂量率指导水平

操作方法	入射表面剂量率①/(mGy/min)
正常	25
高水平②	100

①表列值为空气中吸收剂量率(包括反散射);②"高水平"指针对具有可选择的"高水平"操作方式的X射线透视,诸如在介入放射学中经常使用的检查。

第七章 医用X射线诊断中对患者的防护

查、接受X射线CT检查、接受乳腺X射线摄影检查和接受X射线透视检查中受到的辐射照射剂量或剂量率的剂量指导水平。

为判定器官受照剂量,引入X射线摄影时器官受照剂量的估算方法和X射线胸部透视时器官剂量的估算方法如下:

(一) X射线摄影致器官剂量的估算

$$D_{Tr} = C_r + D_e \tag{7.1}$$

式中,D_{Tr} 为器官或组织的吸收剂量(mGy);C_r 为器官剂量转换系数(mGy/Gy);D_e 为皮肤处的入射剂量(Gy)。式中的 D_e 可以由实测获得,也可以由空气吸收剂量率[mGy/(mA·s)]估算出。关于成年男性、成年女性和儿童的器官剂量转换系数,参见本教材附录中的表3。

(二) X射线胸部透视时器官剂量的估算

$$D_{Tf} = C_f \times D_s \tag{7.2}$$

式中,D_{Tf} 为器官吸收剂量(mGy);C_f 为透视时皮肤剂量与器官剂量转换系数(mGy/Gy);D_s 为相对于第六胸椎处的皮肤剂量(Gy)。

第二节 X射线诊断检查频次和患者的受照剂量

一、X射线诊断检查频次

从全球看,因各个国家之间X射线在医学诊断中的应用情况差异较大,所以提供的全球总评价结果不可避免地会存在一定的不确定性。据UNSCEAR 2000年报告,1991年—1996年的5年间全球医用X射线诊断检查年度总次数约19亿次,相应的检查频次为每1000人口330次。上个五年,即1985年—1990年间的年度检查总次数约为16亿次,相应的检查频次为每1000人口300次。1991年—1996年间全球检查总次数的分布情况因医疗保健水平不同差异较大:总检查次数的74%分布在Ⅰ级医疗保健水平国家和地区,相应的检查频次为每1000人口920次;总次数的25%分布在Ⅱ级医疗保健水平国家,相应的检查频次为每1000人口152次;总次数的1%分布在Ⅲ~Ⅳ级医疗保健水平国家,相应的检查频次为每1000人口20次。即使是同一级别医疗保健水平国家或地区,不同类型的X射线诊断检查的频次也不尽相同,见表7.6。表7.7中给出了受各种X射线检查人员的年龄、性别分布。另外,牙科X射线诊断检查总次数的90%分布在Ⅰ级医疗保健水平国家和地区。小于0.1%的总检查次数分布在Ⅲ~Ⅳ级医疗保健水平国家。

表7.6 每年每千人口医用X射线检查的频次(1991年—1996年)

国家或地区	胸部摄影	胸部荧光	胸部透视	四肢关节	脊柱	骨盆髋部	头部	腹部	上消化道	下消化道	胆囊造影	尿路造影	骨盆测量	乳腺摄影	CT	血管造影	介入	总计
澳大利亚[a]	113	0.0003	0.57	160	100	37	23	15	8.1	5.8	0.85	11	0.38	27	52	6.8	—	565
加拿大[a]	260	—	0.38	284	112	25	44	22	36	15	1.0	7.8	0.04	79	41	7.0	0.31	892
德国[a]	266	—		306	151	99	138	32	11	5.5	2.7	28	—	68	64	24	2.2	1254
日本[a]	616	17	15	172	159	15	63	97	118	15	6.0	14	0.91	5.2		5.6	—	1477

续表

国家或地区	胸部摄影	胸部荧光	胸部透视	四肢关节	脊柱	骨盆髋部	头部	腹部	上消化道	下消化道	胆囊造影	尿路造影	骨盆测量	乳腺摄影	CT	血管造影	介入	总计
俄罗斯[a]	127	449	—	322	—	—	104	—	—	—	—	—	—	4.6	—	—	—	1151
中国台湾省[a]	200	—	—	112	29	58	51	—	12	—	—	—	—	0.18	21	0.89	—	480
瑞典[a]	136	—	0.09	136	34	40	8.0	8.0	5.1	11	0.74	11	0.57	80	39	8.1	3.0	568
英国[a]	141	—	—	147	40	31	28	21	4.8	6.1	1.2	4.6	—	27	21	0.45	0.13	378
瑞士[a]	207	7.2	0.52	247	73	49	36	22	3.0	3.9	1.7	8.5	—	2.8	—	—	—	600
芬兰[a]	240	—	—	42	14	51	8.2	1.0	5.6	—	2.9	1.0	34	25	—	—	1.7	704
巴西[b]	77	—	—	70	33	20	36	7.4	2.6	1.1	0.89	5.0	—	3.3	4.8	0.33	—	261
约旦[b]	10	—	—	5.1	4.4	3.2	5.7	6.8	—	0.19	0.02	0.58	—	0.25	1.9	—	—	45
中国[b]	11	—	83	11	—	—	—	12	5.4	—	—	—	—	—	10.3	—	—	173
马来西亚[b]	115	0	—	41	—	—	15	0.34	—	0.02	0.65	—	—	1.3	1.4	0.3	—	183
土耳其[b]	29	1.1	0.02	15	14	3.7	10	6.8	0.96	0.49	0.0003	1.9	—	1.5	13	0.54	0.45	98
墨西哥[b]	88	0.24	0.84	60	28	12	34	33	4.3	2.7	1.9	7.1	2.9	2.9	7.0	0.68	1.3	306
加纳[c]	3.0	—	—	—	—	0.54	0.55	—	—	—	—	—	—	0.011	0.08	—	—	7
马达加斯加[c]	4.9	—	—	2.4	—	1.9	1.1	0.06	0.03	0.001	0.05	0.006	0.003	0.09	—	—	0	11
苏丹[c]	6.4	—	—	8.7	2.2	6.5	2.2	1.4	2.9	0.26	2.2	0.72	—	—	—	—	—	37
坦桑尼亚[d]	4.9	0	0	7.4	3.5	2.1	2.8	2.3	1.6	1.4	0.01	0.003	0	—	0.21	—	0	29

a 为Ⅰ级保健水平国家或地区;b 为Ⅱ级保健水平国家;c 为Ⅲ级保健水平国家;d 为Ⅳ级保健水平国家。

二、X射线诊断检查致患者的有效剂量

据 UNSCEAR 2000 年报告,1991 年—1996 年的 5 年间全球医用 X 射线诊断检查的年集体有效剂量估计值是 233 万人·Sv,相应的人均有效剂量为 0.3 mSv。1991 年—1996 年的 5 年间的年集体有效剂量分布:Ⅰ级医疗保健水平国家和地区占集体有效剂量的 80%,相应的人均有效剂量为 1.2 mSv;Ⅱ级医疗保健水平国家占集体有效剂量的 18%,相应的人均剂量为 0.14 mSv;Ⅲ~Ⅳ级医疗保健水平国家,占集体有效剂量的 2%,相应的人均有效剂量为 0.02 mSv。

牙科 X 射线诊断检查,1991 年—1996 年的 5 年间年集体有效剂量的估计值是 1.4 万人·Sv,相应的人均有效剂量为 0.002 mSv。这些估计值都低于 1985 年—1990 年间的年度估计值。1985 年—1990 年间的年集体有效剂量的估计值是 1.8 万人·Sv,相应的人均有效剂量为 0.003 mSv。1991 年—1996 年间牙科 X 射线诊断检查集体有效剂量的 68% 分布在Ⅰ级保健水平国家和地区;Ⅱ级和Ⅲ~Ⅳ级医疗保健水平国家占集体有效剂量的份额分别为 30% 和小于 1%。

在同一级医疗保健水平的国家或地区,不同类型 X 射线检查致患者的有效剂量不完全相同,见表 7.8。

第七章 医用 X 射线诊断中对患者的防护

表 7.7　1991 年—1996 年接受各种 X 射线检查人员的年龄、性别构成(%)

保健水平级别	胸部摄影					脊椎					头部					胆囊造影				
	~15岁	16~40岁	>40岁	男	女	~15岁	16~40岁	>40岁	男	女	~15岁	16~40岁	>40岁	男	女	~15岁	16~40岁	>40岁	男	女
Ⅰ级平均	8	22	70	56	44	6	29	65	46	54	22	34	44	53	47	1	20	79	49	51
Ⅱ级平均	23	37	40	48	52	9	46	45	65	44	28	42	30	56	44	1	51	48	31	69
Ⅲ级[a]	22	58	20	39	61	18	38	44	68	32	11	67	22	67	33	0	73	27	44	56
Ⅳ级[b]	15	65	20	50	50	5	20	75	50	50	10	50	40	50	50	10	25	65	—	—

[a] 以苏丹数据为代表；[b] 以坦桑尼亚数据为代表。

表 7.8　1991 年—1996 年医用 X 射线检查患者的有效剂量(mSv)

国家或地区	胸部摄影	胸部荧光	胸部透视	四肢关节	腰椎	骨盆髋部	头部	腹部	上消化道	下消化道	胆囊造影	尿路造影	乳腺摄影	躯干CT	血管造影	总计
白俄罗斯[a]	0.25	0.5	1.0	0.2	1.1	1.1	0.12	1.4	0.6	1.0	0.2	2.0				
德国[a]	0.3	—	—	0.06	2.0	0.8	0.03	1.2	8.3	17.7	7.1	4.9	0.5	15.4	12.3	1.5
日本[a]	0.057	0.053	1.14	—	1.45	0.58	0.09	0.24	3.33	2.68	0.88	2.47		5.56		
俄罗斯[a]	0.4	0.67											0.56	5.8	—	0.73
中国台湾省[a]	0.02	—			0.48	—		0.19	3.8	4.1						1.05
瑞典[a]	0.15	—		0.1	3.0	1.5	0.1	2.5	3.0	8.0	6.0	5.0	0.2	10	9.2	1.2
英国[a]	0.02	—			1.3		0.04	0.7	2.6	7.2		2.4		9.83		
瑞士[a]	0.1	0.5	0.2	0.05	1.5		0.1	0.5	5.0	5.0	8.0	4.0	0.1	5.0	10	0.8
芬兰[a]	0.1	—			2.3	1.3	0.1	2.2	9.0	9.7		4.5	0.2	7.9	14.8	0.64
巴西[b]	0.053							0.5				3.89				0.26
马来西亚[b]	0.03	—		0.04	1.04	0.74	0.04	1.05	6.0		1.5	2.4	0.1	7.8	6.8	0.28

[a] 为Ⅰ级保健水平国家或地区；[b] 为Ⅱ级保健水平国家。

从全球看，可供放射诊断学科使用的 X 射线发生器(牙科用的 X 射线机除外)的数量，在不同国家之间或在不同级别的医疗保健水平国家或地区之间也存在较大的差异。据 UNSCEAR 2000 年报告，在各级医疗保健水平国家和地区中，平均每百万人口拥有的 X 射线发生器分别是：Ⅰ级医疗保健水平国家和地区 0.5 台，Ⅱ级医疗保健水平国家 0.2 台，Ⅲ～Ⅳ级医疗保健水平国家 0.02 台。Ⅲ～Ⅳ级医疗保健水平国家和地区每台医用 X 射线发生器每年平均检查人次为 1100 次；而Ⅰ级和Ⅱ级医疗保健水平国家和地区每台 X 射线发生器年平均检查人次分别为 2700 次和 2300 次。据分析，每台医用 X 射线发生器诊断检查中所致的平均集体有效剂量遵循一种近似的全球模式：Ⅲ～Ⅳ级医疗保健水平国家，每台 1.2 人·Sv；Ⅱ级医疗保健水平国家每台 2.0 人·Sv；Ⅰ级医疗保健水平国家或地区每台 3.6 人·Sv。

结论是：1991 年—1996 年的 5 年间全球每次医用 X 射线诊断检查致患者的平均有效剂量是 1.2 mSV，此值可以与 1985 年—1990 年间的估计值 1.0 mSv 相比较。然而，在 X 射线 CT 检查中、血管造影诊断中和介入放射学每次操作中所致患者有效剂量因受检部位或因采用的检查程序不同存在明显的差异，见表 7.9、表 7.10 和表 7.11。

表 7.9　CT 检查所致患者有效剂量（mSv）

国家或地区	年份	头部	颈椎	胸部	腹部	肝脏	肾脏	骨盆	腰椎
澳大利亚	1995	2.6	5.2	10.4	16.7	12.7	—	11.0	5.2
芬兰	1994	1.3	—	5.1	11.6	—	—	—	5.0
德国	1993	2.6	9.0	20.5	27.4	—	—	—	9
日本	1994	—	—	10.8	13.3	—	—	—	—
荷兰	1993	0.8~5	—	6~18	6~24	—	—	—	2~12
新西兰	1992	1.8	3.3	8.9	9.7	6.5	7.6	6.9	4.7
挪威	1993	2.0	—	11.5	12.8	11.9	9.9	9.8	4.5
瑞典	1991	2.1	6.0	10	10	10	10	10	6
英国	1994	1.6	1.5	9.7	12	10.3	9.1	9.8	3.3
阿曼	1998	2.4	3.5	3.4	9.5	—	—	—	—

表 7.10　不同血管造影诊断检查所致患者的剂量

检查类型	技术	透视时间/min	剂量面积/(Gy·cm²)	有效剂量/mSv
冠状血管造影	电影胶片	3.9	16.1	3.1
	透视摄影	9.8	30.4	5.6
	数字电影	5.7	47.4	9.4
脑血管造影	DSA	4.7	48.5	3.6
	颈动脉	7.8	98	—
腹腔血管造影	肝 DSA	10.3	137	23
	肾 DSA	12.1	95	16
	腹主动脉	14.7	65	10
外周血管造影	股动脉 DSA	3.7	42.9	4
	股动脉造影	2.4	26	4
	双下肢	3.7	30	6.2

表 7.11　介入放射操作每次致患者的剂量[①]

操作项目	透视时间/min	局部皮肤剂量/Gy	剂量面积/(Gy·cm²)	有效剂量/mSv
经皮穿刺腔内冠状血管成形术	12.4~43.8	0.038~0.5	28.5~143	6.9~28.9
经皮穿刺腔内血管成形术	5~68	0.3~0.4	43.5~140	10~12.5
经颈静脉肝内血管成形术	32~59	0.4~1.7	77~525	8~83.9

续表

操作项目	透视时间/min	局部皮肤剂量/Gy	剂量面积/(Gy·cm^2)	有效剂量/mSv
射频消融	21.4～65	0.07～1.3	43.6～116	17～25
瓣膜成形术	31.8～53	—	44～162	29.3
栓塞	21～43	0.34～0.62	12～180	10.5～68
胆导管	7.1～34.2	0.11～2.1	20.1～150	6.9～38.2

①表中数据为多组实验的均数范围。

从全球看,医用X射线CT检查对患者所致的剂量占年集体有效剂量的34%,处于主导地位,超过了上消化道X射线诊断检查对年集体有效剂量的剂量贡献(12%)。在Ⅰ级医疗保健水平国家和地区中,医用X射线CT检查致患者的剂量占其年集体剂量的41%;在Ⅱ级医疗保健水平国家中,胸部X射线透视占主导地位,对患者所致的剂量占其年集体有效剂量的50%;在Ⅲ～Ⅳ级医疗保健水平国家中,下消化道X射线诊断检查处于主导地位,对患者所致的剂量占其年集体有效剂量的34%。在Ⅱ级和Ⅲ～Ⅳ级医疗保健水平国家中,医用X射线CT检查对患者所致的剂量分别占其年集体有效剂量的5%和2%。

第三节 诊断检查中对患者的防护

一、医生的职责

虽然X射线诊断检查的适应证很清楚,患者也容易接受这种诊断检查,但是,还是需要对即将接受X射线诊断检查患者的具体情况作出正当化判断,以避免没有临床价值的检查结果,使患者接受一次不必要的X射线辐射照射。

建议医生往往对X射线诊断检查领域中的利益与代价分析,尤其对辐射危险概率分析的概念了解得不充分;他们所关心的是X射线诊断检查结果对患者疾病诊断的帮助。但是,建议医生不应当脱离临床指征的需要而为患者开具常规X射线诊断检查申请。建议医生在提出这种诊断检查申请报告之前,须确认从已经获得的其他临床检查中都不能得到所需要的信息时,才考虑建议患者做X射线诊断检查。为了作出合理的正当化判断,建议医生可能需要与放射科医生共商。

放射科医生应当根据建议医生提供的临床指征,对拟议中的X射线诊断检查的合理性提出建设性意见,并选用致患者辐射照射剂量较小的X射线诊断检查程序。倘若缺乏必要的临床信息,而患者本人的临床指征又很明显时,拒绝对其进行必要的X射线诊断检查将会增加患者不必要的因疾病所致的痛苦。

放射科医生应当保证,不具备疾病诊断检查技术的工作人员不能操作X射线发生器;对电离辐射物理特性和电离辐射生物学效应缺乏足够知识的工作人员不应当对患者施行X射线诊断检查。从放射防护角度出发,在进行下一次X射线诊断检查前,放射科医生须要对上一次按预定程序进行的X射线诊断检查结果作出合理的评估,应尽力避免让患者受到二次X

射线照射。从另一个角度看,如果有两种以上的医学影像诊断检查方法可以采用的话,放射科医生应当建议患者接受没有辐射危险的那种方法。

二、保证 X 射线发生器的基本条件

(一) X 射线透视机应具备的基本条件

除了按常规使用的管电流、管电压和峰值电压以外,还应具备下述防护条件:

(1) 遮线器或称缩光器的铅当量不应大于 2 mm,形成的有用线束照射野尺寸不应大于荧光屏的尺寸;

(2) 总过滤不应小于 2.5 mm 铝当量,其中的 1.5 mm 铝当量是固有过滤;

(3) 遮线筒或称集光筒应以 0.5 mm 厚的铅和 1 mm 厚的铝制作;

(4) 荧光屏的铅当量不应小于 2 mm,焦点、遮线器、遮线筒和荧光屏的轴心应当在一条直线上;

(5) 荧光屏下缘的遮线帘,其铅当量不应小于 0.5 mm,遮线帘与荧光屏下缘应当有适当的重叠,不能有空隙,荧光屏两侧的铅橡胶手套,应当宽大一些;

(6) 防咳板,应当以 1 mm 铝铁制作,宽度和高度以患者适宜为度;

(7) 诊视床板不应大于 1 mm 铝当量;

(8) 峰值电压为 70 kV、管电流为 3 mA 的医用 X 射线透视机,其有用线束在皮肤处的空气剂量率不应大于 1.29×10^{-3} C·kg^{-1}·min^{-1}($5 R·min^{-1}$)。此物理量通常又被称为 X 射线管球输出量;

(9) 在最大使用管电压和管电流工作条件下,将出线口全封闭或以 4 mm 铅板屏蔽后,在离开 X 射线管球组装体 1 m 处任何一点上的漏射辐射剂量率不应大于 2.58×10^{-5} C·kg^{-1}·h^{-1}($100 mR·h^{-1}$);

(10) 管电压 70 kV、管电流 3 mA,立位和卧位透视时,在规定的测试平面上测得的空气剂量率应分别小于 1.29×10^{-6} C·kg^{-1}·h^{-1}($5 mR·h^{-1}$)和 3.87×10^{-6} C·kg^{-1}·h^{-1}($15 mR·h^{-1}$),以盛有自来水的标准有机玻璃模体为散射体;

(11) X 射线透视机房的室内高度不应低于 3.5 m;在距焦点 2 m 半径范围内不应当存在其他散射体,以减少患者受到的散射辐射剂量;100 mA 以下的机房面积不应小于 24 m^2,100 mA 以上的机房面积不应小于 36 m^2,多 X 射线管头透视机房面积应当扩增;X 射线透视机房内应保持良好的通风换气条件,因凡有电离辐射源的室内,都会存在臭氧和氮氧化物;

(12) X 射线透视机房内不可兼做患者的候诊室,应另设候诊室,X 射线透视机房的门不应小于 0.5 mm 铅当量。

(二) X 射线摄影机应具备的基本条件

(1) X 射线管球出线口的总过滤随管电压不同而异,见表 7.12。每台 X 射线摄影机需具备的可供更换的附加过滤为 0.5 mm 铅当量、1.0 mm 铅当量和 2.0 mm 铅当量的滤过板各一块;

(2) 遮光器或称限束器的灯光野应当与有用线束照射野相重合,偏差不应大于 1 cm;

(3) X 射线管球组装的漏射辐射剂量率要求与 X 射线透视机相类似;

(4) 牙科 X 射线摄影时的累计剂量每小时不应大于 6.45×10^{-6} C·kg^{-1}(25 mR),将每一次拍片中测得的剂量率乘以 1 个工作小时的拍片次数,可得到 1 h 的累计剂量。

表 7.12 不同峰值电压条件下 X 射线机管头滤过板的铝当量

峰值电压/kV	铝当量/mmAl
<50	0.5
50~70	1.5
70~100	2.0
≥100	2.5

(三) X 射线 CT 机应具备的基本条件

(1) X 射线出口处的总过滤为 4~5 mm 铝当量;

(2) 距焦点 1 m 处 X 射线管球组装体的漏射辐射空气剂量率,不应大于 2.58×10^{-5} C·kg^{-1}·h^{-1}(100 mR·h^{-1});

(3) 头脑检查时,有用线束在头皮处的空气剂量率应当小于 2.58×10^{-3} C·kg^{-1}·s^{-1};躯干部位受检查时,有用线束在皮肤处的空气剂量率应当小于 1.29×10^{-4} C·kg^{-1}·s^{-1};X 射线 CT 检查中常用的峰值电压为 80~140 kV,管电流为 30~300 mA,每次 X 射线 CT 检查需扫描 5~12 层,每层扫描 3~10 s;

(4) 医用 X 射线 CT 系统应始终保持准确、可靠的工作参数;

(5) X 射线 CT 机房应设在建筑物底层的一端,机房主屏蔽不应小于 2 mm 铅当量。

三、减少患者受照剂量的基本措施

(一) 在一般诊断检查中可以采取的措施

1. 增加透射比可以降低皮肤剂量

透射比是指平均出射空气吸收剂量与平均入射空气吸收剂量的比值。通常情况下,这个比值约为 0.01 或更小。出射空气吸收剂量是指离开患者体表的那部分有用 X 射线束的空气吸收剂量;入射空气吸收剂量是指入射到照射野体表处有用线束的空气吸收剂量。在通常情况下透射比如此的小,是因为入射线束在患者体内除了大部分被组织吸收以外,剩下的有用线束按平方反比定律衰减,也有一部分在体内发生了内散射。在患者体内,有用线束截面内各处的吸收剂量不完全相同,这是 X 射线透视或摄影成像的基础。影像感受体(胶片或荧光屏)对 X 射线的响应,取决于入射空气吸收剂量。

增加透射比的方法很多,其中之一就是提高管电压,相对而言降低了管电流,可增加 X 射线的硬度,使其贯穿能力增强,达到降低射野内皮肤剂量的目的。但是,增加透射比势必会增加患者体内深部组织的吸收剂量,也会增加 X 射线在患者体内的散射,影像感受体上的影像质量难以得到保证。有经验的放射科医生可能有办法识别影像。

2. 控制照射野并准直定位

控制可行的最小照射野并准直定位,一方面能减少患者的受照剂量,另一方面可以提高影像质量。此外,在不影响诊断检查结果的前提下,努力避开患者的性腺区域,还会明显地减少患者性腺的受照剂量。研究表明,当睾丸离开照射野几个厘米时,其受照剂量仅为其在照射野内受照剂量的 1/10,见图 7.1。所以,对婴儿、儿童或成人 X 射线诊断检查时,尽量避开性腺区域是有实际意义的做法。国内的研究表明,在对手部 X 射线检查时,患者躯体侧向有用线束伸手接受检查时,能避免其性腺受到照射。在牙科 X 射线摄影检查时,将 X 射线有用线束方向转个角度，避开性腺区域，也能减少性腺的受照剂量。

不管使用多大尺寸的胶片或荧光屏，都应当根据患者受检部位的范围选定可行的最小照射野准确地准直定位。获得一次成功的诊断检查结果，可避免重复检查，避免患者受到二次照射。当然，暗室技术应当保证胶片的冲洗质量。

3. 器官屏蔽

在不影响诊断检查操作和影像质量的前提下，对某些重要器官进行屏蔽，可以减少它们的受照剂量。

(1) 对性腺的屏蔽

对婴儿、儿童、少年或具生育能力的患者，当其性腺处在 X 射线有用线束内或离开有用线束边缘不足 5 cm 时，在不防碍诊断检查和损失重要诊断信息的条件下，对性腺屏蔽会收到明显的减少受照剂量的效果。但是，当性腺在有用线束边缘 5 cm 以外时，屏蔽性腺对受照剂量的减少将微乎其微。

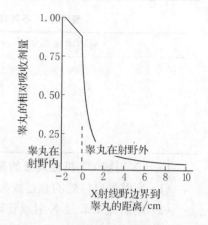

图 7.1 睾丸吸收剂量随睾丸到 X 射线野边界距离的典型变化（无屏蔽）

当性腺处于有用线束内时，对睾丸屏蔽可使其吸收剂量减少 95%，对卵巢屏蔽能使其吸收剂量减少 50%。由于卵巢位置随年龄不同而不同，也存在个体差异，难于准确定位。例如，多数妇女的卵巢位于骨盆上口，而小女孩的卵巢位置可以达到腰部，范围变化大，所以获得的屏蔽效果比较低。

有三种屏蔽性腺的方法，即接触屏蔽、阴影屏蔽和定形接触屏蔽。屏蔽体的厚度不应低于 0.5 mm 铅当量。

接触屏蔽，是把一块合适厚度和尺寸的铅皮或合适铅当量和尺寸的废弃铅橡胶围裙及铅橡胶手套遮盖在性腺区域。患者仰卧位时屏蔽效果最好。屏蔽小儿性腺时，需用布带把屏蔽物固定在性腺区域的皮肤上，以保持恰当位置。

阴影屏蔽，是把屏蔽建立在 X 射线管球与被防护的性腺区域之间，不接触患者躯体，它的大小限于屏蔽物"所投向"的"阴影"，但其质量和外廓受限制。通常情况下，可以把屏蔽物放在支架上，屏蔽物投影的部位（即性腺区域）受到屏蔽。专门设计的阴影屏蔽装置，在某些 X 射线诊断检查中对性腺防护是有帮助的。

定形接触屏蔽，是把合适铅当量和合适尺寸的铅皮或合适铅当量和尺寸的废弃铅橡胶围裙制成罩状物罩在睾丸上或固定在内裤里，能对睾丸起屏蔽作用。市售的具一定铅当量的外照射个人防护衣具中的裤衩也是一种性腺屏蔽物。

(2) 对眼晶体的屏蔽

在某些 X 射线诊断检查中，眼晶体受到的辐射吸收剂量可以达到 0.2~0.3 Gy，这个剂量远低于电离辐射引起白内障的剂量。但是，包括脑血管造影、颞骨体层摄影在内的 X 射线诊断检查中，对眼晶体的屏蔽防护是有价值的。

在脑血管造影检查时，给患者佩戴专门设计合适铅当量的眼镜，可以使眼晶体的受照剂量减少到未戴铅玻璃眼镜时受照剂量的 1/10 左右。在颞骨部体层摄影时戴这种铅玻璃眼镜也能取得同样的防护效果。但是，只有在环动体层摄影时对眼晶体采取屏蔽防护才有效，而在直线体层摄影时不宜对眼晶体进行如此屏蔽防护。因为所戴的眼晶体屏蔽物投射的阴影将会叠加在诊断影像上。从另一方面考虑，体层摄影时，采用后前位投照方式可以使眼晶体的受照剂量减少到前后位投照方式时的 1/20。

4. 控制焦-皮距和焦点与影像感受体的距离

除空气以外，在没有其他介质存在的情况下，来自点状源的辐射照射剂量率与到该点源之间的距离平方成反比。因此，当焦-皮距或焦点到影像感受体的距离变小时，在照射野尺寸和影像感受体平面的辐射剂量不变时，入射到患者体表处有用线束致皮肤的剂量将会急剧地增高，见图7.2。所以，当使用移动式X射线发生器诊断检查疾病时，焦-皮距不应当小于30 cm。当使用固定式X射线发生器诊断检查疾病时，焦-皮距不应当小于45 cm。当焦点到影像感受体之间的距离小于100 cm时，往往得不到高质量的影像信息，所以，应当延长焦点到影像感受体之间的距离，在实践中可以做到。在进行胸部X射线摄影或荧光X射线摄影时，焦点到影像感受体之间的距离不应小于120 cm。

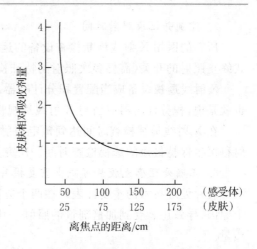

图7.2 皮肤吸收剂量与X射线源距离的依赖关系（其他条件不变，皮肤至影像感受体的距离为25 cm）

5. 减少散射辐射剂量

在X射线诊断检查中，控制散射辐射既能减少患者受照剂量，又可以保证影像质量。例如，在管电压80 kV的条件下，采用碳纤维材料代替传统材料铝（其反散射率为30%）制作诊视床、滤线栅和胶片盒时，不仅可增加透射比，而且可以使得在有用线束内的患者皮肤吸收剂量减少30%~50%，见图7.3。与此同时，深部组织吸收剂量也会得到相应的减少。

为了减少到达影像感受体上的的散射辐射，而又能使透射比增大，往往在患者与影像感受体之间放置滤线栅，以保证影像质量。但是，这会使患者受到来自滤线栅反散射的剂量。因此，人们利用患者与影像感受体之间的空间间隙代替滤线栅。例如，在透视或在某些情况下为婴儿摄片时，在2 m距离内以10 cm可

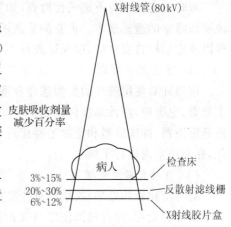

图7.3 与普通材料相比，碳纤维材料可增加透射比而减少皮肤的吸收剂量

用的空间空隙，不用滤线栅，可以使患者的受照剂量减少到使用滤线栅时受照剂量的1/2。ICRP建议，使用管电压为100~120 kV的X射线胸部摄影时，可以采用滤线栅，或者采用空间间隙；在为婴儿摄片或透视时，不需要使用滤线栅。

已经推广了一种带有移动缝隙的医用X射线诊断检查技术，这种技术包括放在患者前面的单束限定缝隙或多束限定缝隙。这些限定缝隙和安装在患者远侧消除散射辐射的缝隙相匹配，并同步移动。这种技术不仅可以减少患者受到的散射辐射剂量，而且能改善影像的对比度。

6. 使用高效增感屏

使用含稀土、钡、钽等磷光材料的高效增感屏与普通增感屏相比，只需要较小的辐射便能获得同等质量的X射线诊断检查影像，同时也减少了患者的受照剂量。所以，在考虑到经济成本的前提下，应当尽可能地选用最佳的增感屏与胶片搭配。没有增感屏的X射线胶片在放射诊断学中是没有地位的。

7. 控制并记录照射时间

所有的医用 X 射线诊断检查设备的运行启动开关,应当配有在任何情况下都能以手动方式终止照射的开关(需要多次照射的特殊检查除外);不用手动开关就不能施行照射。

X 射线透视设备应当配置积分计时器。超过预定照射时间,积分计时器能自动终止照射。也就是说,积分计时器应当与 X 射线透视机的运行开关联锁。

在 X 射线透视检查时间达到预定照射时间时,积分计时器能给出声响警示信号以提醒放射科医生保持最短的透视检查时间。研究并优化透视记录时间很有价值。

8. 正确处理感光胶片可减少重复摄片率

胶片处理技术的重要性表现在两个方面。首先,非正确的处理可能是造成重复照射的一个原因,导致患者受到加倍剂量的照射。其次,正确的处理技术能给出可再现的有价值的影像质量。

一般情况下,不应当使胶片曝光过度和应用显影不足的技术,因为那样不仅会导致患者受到过量的照射,而且影像质量也得不到保证。如果需要快速得出结果,则应采用专门配方的快速显影液或单浴溶液。当受到约 10 μGy 剂量照射时,正常的显影应能使中速胶片(使用中速屏)具有适用于诊断目的的密度(平均密度约为 1.0)。

对暗室定期进行不透光性检查,如果在 20 min 暗适应之后还可以看到任何外来的光,则说明该暗室的透光过多。重要的是选用合适的安全灯,包括合适的滤光片、灯泡功率和其他配件以及定期检查安全灯,以保证胶片不会引起雾翳。

(1) 手工胶片处理

应当针对使用胶片的类型选择合适的显影剂和定影剂,并在合适的操作温度下操作。手工显影、定影时,溶液温度保持在 18~21 ℃范围,每隔一定时间进行更换。特别重要的是不可使显影浴器、冲洗浴器和定影浴器接近干燥台。永久性的影像记录应当充分地定影、冲洗和硬化,在专用室内进行干燥。

(2) 自动化胶片处理

对自动化胶片处理,质量控制非常重要。感光计是实现质量控制的方便装置。它是一个非常恒定的光源,经过过滤使之与荧光屏荧光物质的发光颜色相匹配。用感光计控制,可使显影期间出现的偏差减至最小。处理过程中出现的问题,可以在大量胶片被废弃以前发现。此外,如果使用几台自动处理机,感光计控制有助于匹配这些机器,使每台机器都产生类似的黑度。

最好以每天使用的胶片带制定质量控制程序。这些胶片带应在临使用前不久已经在感光计中被照射过。在较长时间以前制作的胶片带不能使用,因为即使照后 3 d 的胶片,它们对显影剂改变的敏感性也比新片差。如果不用感光计,可采用 X 射线摄影照射用的阶梯(减光)铝楔子。这种胶片可分割成几部分,将每一部分在不同机器上进行操作。这种技术能对几种机器进行比较,但对检测经过一段时间后机器性能的改变则无价值。

最好用光密度计来检验感光计胶片带,可以得到绝对值并能作图。在没有光密度计的条件下,凭经验用目视法对两条带进行简单的比较也可以。

如果所拍摄的 X 射线影像胶片质量差,或该影像不能提供期望的诊断信息,那么重新摄片是必要的。导致重复摄片的原因除 X 射线摄影人员的技术素质和经验外,更重要的是,是否坚持了质量控制原则。

根据已经发表的调查研究结果表明:重复摄片率为 10%~12%,要想把重复摄片率降低到 5%以下是困难的。重复摄片的技术差错分析见表 7.13。在不大注意 X 射线摄影技术的情况下,其重复摄片率可能会明显地高于 5%。从一方面看,重复摄片率低也许不一定就表明技术精度,很可能是认可了部分不适当的 X 射线影像质量。

表 7.13 常见的重摄片原因和技术差错出现率(%)

原因	技术差错出现率	原因	技术差错出现率
太黑	29.2	不能辨认	0.4
太亮	35.3	雾翳	1.5
反差过度	0.2	片屏组合差	0.3
太灰	0.8	滤线栅问题	2.3
集光筒偏移	1.1	两次曝光	2.7
移动	8.8	不曝光	2.1
定位	14.5	处理方法	1.0
定中心	18.9	错误检查及投照	0.0
技术原因	3.3	混杂原因	1.1
人为原因	3.1	原因不明	0.2

总重摄率为 5.9%

(二)在特殊诊断检查中应当采取的措施

1. X 射线透视检查中可采取的方法

透视检查中使用影像增强器与直接透视法相比,致患者的受照剂量较小。透视检查中正确地使用影像增强器,可以使患者受照剂量减至直接透视法的 1/3。

采用 X 射线胸部摄片法检查代替 X 射线胸部直接透视检查,可以使患者受照剂量减至 $\frac{1}{100}$,而且获得的影像可长期保存。

在某些血管造影检查中,采用数字技术和激光成像技术与用透视法观察相比可以使患者的受照剂量减少 50%。腭咽功能录像荧光电影照相技术致患者的受照剂量,仅为荧光电影照相技术致患者剂量的 1/10。

荧光摄影检查已经被广泛地用于普查人群肺结核时的胸部 X 射线检查中,这种方法致患者受照剂量比用大尺寸 X 射线摄片检查时所致患者受照剂量高 10 倍。

2. 对儿科 X 射线诊断检查应当谨慎

经过儿科放射学专门培训的 X 射线照相技术员进行儿科 X 射线摄片时,能明显地降低患者的受照剂量。

在儿科 X 射线诊断检查中患者受到的辐射剂量不比成人的大。例如,拍摄一张胸片致儿童皮肤剂量仅为成人同类检查时皮肤受照剂量的 1/10。婴儿接受 X 射线摄影或透视检查时,受到的剂量,在不用滤线栅条件下,是成人接受同类检查受照剂量的 1/4~1/3。除了准直以外,主要是照射野比成人的小。钡餐透视检查中受照剂量是成人同类检查受照剂量的 30%~60%。由于数字技术的应用,儿童接受 X 射线 CT 检查中平均受照剂量和成人接受同类检查时受照剂量相比,大约减少了 60%,其中胸部检查减少了 30%。对儿科放射科应用的由多级电离室组成的新型数字 X 射线诊断检查装置的调查结果表明,有用线束内皮肤剂量因检查类型不同而异;脊柱 AP 位检查中为 0.08 mGy;脊柱 PA 位检查中为 0.07 mGy;脊柱 LAT 检查中为 0.13 mGy;骨盆检查中为 0.06 mGy。常规 X 射线检查皮肤受照剂量比上述数值高 11～18 倍。

近 10 年公布的调查研究结果表明,在 0～15 岁接受 X 射线诊断检查的婴儿和儿童中,甲状腺癌、皮肤癌、脑瘤和乳腺癌之类的辐射随机性效应的出现概率增加,虽然尚未获得确切的剂量数据,但总的原则应当是:对婴儿和儿童实施 X 射线诊断检查要谨慎。

3. 对孕妇 X 射线检查中应考虑胎儿受照剂量

人类排卵是在月经周期的中点,月经来潮第一天后的 10 d 内很少发生排卵。受精后 5～6 d 植床,15 d 后原条开始形成。器官发生要持续到怀孕第二个月以后,前脑发生时间比较晚。ICRP 第 60 号出版物指出,人类怀孕第 8～15 周,胎儿在子宫内受到辐射照射,出生后的儿童出现严重智力低下的概率是 $0.4\ Sv^{-1}$;怀孕第 16～25 周,胎儿在子宫内受到辐射照射,出生后儿童出现严重智力低下的概率是 $0.1\ Sv^{-1}$;整个怀孕期胎儿受到辐射照射,出生后的儿童出现癌症的概率是 $0.02\ Sv^{-1}$。足以说明,对孕妇进行 X 射线诊断检查应当持慎重态度。

表 7.14 中给出了在正常情况下育龄妇女接受不同类型的 X 射线诊断检查中致子宫的吸收剂量。育龄妇女接受胸部 X 射线诊断检查中致子宫的吸收剂量通常不小于 10 μGy。

表 7.14 不同 X 射线检查所致子宫的吸收剂量

检查	典型剂量/mGy	剂量范围/mGy
腹部	2.5	0.05～12
胆囊造影	1	0.05～16
腰椎	4	0.27～40
尿路造影	6	0.7～55
钡灌肠	10	0.28～130
骨盆	2	0.55～22

孕妇接受头部 X 射线 CT 检查时,其胎儿几乎没有或完全没有辐射危险;接受全身 X 射线 CT 检查须慎重考虑。

4. 对乳腺 X 射线诊断检查应考虑的因素

对乳腺实施 X 射线诊断检查时需要使用钼靶 X 射线管和钼过滤器,并采用稀土增感屏及与之相匹配的胶片。在任何情况下,钼靶管的固有过滤不应当小于 0.03 mm 钼;干板乳腺 X 射线摄影时钼靶管的总过滤不应当小于 0.5 mm 铝当量。数字成像技术可能会降低乳腺的受照剂量,同时可能改善影像质量。但是,若使用不当也许会增加乳腺的受照剂量。

作出用 X 射线诊断检查法普查妇女乳腺癌的举措时,需要进行利益与代价分析。根据当代的 X 射线诊断技术水平,在 50 岁以上的人群中每年进行乳腺癌普查,查出并能得到早期有效治疗的乳腺癌的发生概率,将会明显地高于因 X 射线照射诱发乳腺癌的发生概率。

5. 牙科 X 射线诊断检查中的特点

牙科 X 射线诊断检查,通常是由非放射科专业的医生施行;多数的检查包含重叠 X 射线照射;患者中多数是儿童和青少年。所以,在放射防护方面须给予特殊考虑。

为了减少患者的受照剂量,牙科医生应当对患者的临床症状仔细检查,研究患者以前的牙科 X 射线摄影胶片,最后作出正当化判断;应当避免将牙科 X 射线诊断检查作为常规临床检查项目。

口腔 X 射线胶片摄影,应当采用限定射束的椎体定位架;使用管电压≤60 kV 的 X 射线机摄影时,最小焦-皮距为 20 cm;使用管电压为 60 kV 以上的 X 射线机摄影时,最小焦-皮距为 10 cm;曝光计时器限定的最长曝光时间不应当超过 5 s,不应当重复曝光;使用高速胶片能减少局部皮肤剂量。

现代牙科 X 射线诊断机的管球尺寸较小,对这种 X 射线的调查表明,每次摄片致局部皮肤吸收剂量为 0.5～1.0 Gy;采用适当的过滤和灵敏的牙科 X 射线胶片,使头部受到的吸收剂量不会高于 0.05～0.1 Gy,比普通牙科 X 射线机致患者和致工作人员的辐射剂量低。

在牙科 X 射线诊断检查中,甲状腺的受照剂量被关注。以适宜形状的 0.5 mm 铅当量屏蔽物屏蔽甲状腺,可以使其受照剂量减少 50%～80%。需要研制适合于儿童的甲状腺屏蔽物,它既能起到屏蔽作用,又不会妨碍获得所需的诊断信息。

第四节 诊断检查中的质量保证

医用 X 射线诊断质量保证是为获取稳定高质量的影像信息、使患者和工作人员受到较小剂量且不增加成本而采取的有计划的控制行动。包括对 X 射线机的验收检测、校准、维护、辐射剂量控制、影像质量控制和对人员的培训等内容。

一、验收检验

对一台新购进的医用 X 射线诊断设备,用户授权的医学物理专家应当会同供应商派出的代表,按照该设备技术指标说明书和国家相应的技术标准,对该设备进行验收检测。

已有的正在运行中的医用 X 射线诊断设备,也应当适时地对其功能状态和运行参数进行检测。在设备经过维修或重大改进后,应及时对其功能和运行参数进行校验。

二、医用 X 射线诊断设备的质量控制指标和评价

(一) X 射线透视诊断设备质量控制的检测项目与要求

表 7.15 和表 7.16 中给出了国家规定的对 X 射线透视诊断设备必须进行的检测项目和基本要求。

表 7.15 X 射线透视机入射屏前空气比释动能率

影像增强器入射屏直径/mm	350	310	230	150
入射屏前空气比释动能率/(mGy/mim)	30	48	60	134

表 7.16 X 射线透视设备的检测项目及要求

序号	检测项目	设备类型及检测方法	验收检测要求	状态检测要求	状态检测周期	稳定性检测要求	稳定性检测周期
1	透视受检者入射体表空气比释动能率典型值/(mGy/min)	透视荧光屏 影像增强器	≤50 ≤25	≤50 ≤25	1年 1年	≤25	半年
2	透视受检者入射体表空气比释动能率最大值/(mGy/min)	介入放射学用设备	≤100				
3	透视荧光屏灵敏度/(cd/m², cGy/min)		≥0.11	≥0.08	1年		
4	空间分辨率/(Lp/min)	透视荧光屏 影像增强器系统	2.0 8~14	≥0.6	1年	±20%基线值	半年
5	低对比度分辨率	对比灵敏度测试卡	≤4%	≤5%	1年	≤5%	半年
		低对比度分辨率测试板	≤20% 7 mm	≤4% 7 mm	1年	≤4% 7 mm	半年
6	影像增强器入射屏前空气比释动能率/(μGy/min)		30~134	30~134	1年		
7	影像增强器系统的亮度自动控制率	不同厚度衰减层的亮度变化	≤10%	≤15%	1年	≤±30%基线值	半年
8	透视照射野						
	照射野与影像感受器中心的偏差		≤2%SID				
	最大照射野与普通荧光屏尺寸相同时的台屏距		≥250 mm				
	透视影像小于影像增强器透视方形野的长和宽		≤10 mm 不得超过影像感受区直径				

（二）X 射线摄影机的检测项目与要求

表 7.17 中给出了规定的 X 射线摄影机的检测项目和技术要求。

表 7.17 X 射线摄影设备[①]的检测项目与技术要求

编号	检测项目	检测方法及条件	验收检测要求	状态检测要求	状态检测周期	稳定性检测要求	稳定性检测周期	技术标准及文献编号
1	管电压指示的偏离	非介入仪表检测	±10%	±10%	1年			GB9706.3
2	输出量	距焦点 1 m 处 80 kV,mGy/(mA·s)				±30%基线值	半年	

第七章 医用X射线诊断中对患者的防护

续表

编号	检测项目	检测方法及条件	验收检测要求	状态检测 要求	状态检测 周期	稳定性检测 要求	稳定性检测 周期	技术标准及文献编号
	输出量重复性	80 kV,10次曝光	≤10%	≤10%	1年			GB9706.3
	输出量线性	相邻两档间	±20%	±20%	1年			
	有用线束半值层	80 kV,标准铝片	≥2.3 mAl	≥2.3 mAl	1年			
3	曝光时间指示的偏离	三相或直流	±10%	±10%	1年			
		单相≥0.1 s	±10%	±10%	1年			GB9706.3
		单相<0.1 s	±10%	0.01 s	1年			
4	自动曝光控制	不同厚度模体的影像光密度	±0.300	±0.300	1年	±30%基线值	半年	
		空气比释动能	±20%	±20%	1年	±30%基线值	半年	
5	几何光学特性							
	SID值的偏离		±5%	±5%	1年	±5%	半年	
	有用线束垂直度偏离	模体摄影	≤6°	≤6°	1年	≤6°	半年	
	光野与照射野偏离	3模板摄影 SID=100cm	≤2%SID	≤2%SID	1年	≤2%SID	半年	GB9706.12
	照射野与影像感受器的偏离	1个主轴上	≤3%SID	≤3%SID	1年			
		2个主轴上	≤4%SID	≤4%SID				
6	滤线栅与有用线束中心偏离	模块摄影	无明显不对准 <13 mm	1年				
7	普通断层摄影有关指标							
	层高/mm	模块摄影	极限偏差 ±(1.0~2.5)					
	分辨率/(Lp/min)	模块摄影	1.5~1.9					
	扫描角度	模块摄影	≤5°大角 ≤2°小角					YY/T0202-95

编号	检测项目	检测方法及条件	验收检测要求	状态检测 要求	状态检测 周期	稳定性检测 要求	稳定性检测 周期	技术标准及文献编号
	轨迹均匀度	模块摄影	≤0.300					
	轨迹闭合	圆、椭圆、内摆线、三角闭合范围	10% 轨迹长度					
8	有效焦点尺寸	星卡或线对卡 75 kV 额定功率的一半						IEC336

①进口机器按厂家保证评价。

(三) X 射线 CT 影像质量控制指标与评价

1. 定位光准确性

指在同一张胶片上,定位光指示位置上可见光曝光和扫描 X 射线曝光实际位置进行的比较。评价:按厂家保证值评价;如指标不明,按不超过 ±2 mm 要求。

2. 进床精度

指用直接测量或模体扫描图像测定计算控制下床移动到位的准确性和重复性。评价:没有厂家指标时,平均偏差≤3 mm;注意是系统误差还是偶然误差。

3. CT 剂量指数(CTDI)

在 CT 扫描时,旋转 X 射线源围绕患者照射,形成一圈或不到一圈的窄辐射带,单次扫描时患者表层剂量 D_s 随着管电压(U_P)、线质(HVL)、管电流、源皮距(SSD)和患者吸收因子(B)的变化而异,即:

$$D_s = U_P \cdot I \cdot B / SSD$$

由于射线束准直装置床、机架和患者躯体散射,剂量是沿着垂直于断层平面的直线上位置的函数,用 $D(z)$ 表示。国际电工组织(IEC)在 1998 年出版的 62B/60601-2-44 标准中给 CT 剂量指数作了如下定义,并注明 $D(z)$ 为空气吸收剂量:

$$CTDI_{100} = \int_{-50\,mm}^{+50\,mm} \frac{D(z)}{NT} dz$$

式中,N 为 X 射线管旋转 1 次的扫描层数;T 为标称层厚。

IEC 还定义了权重 CTDI,即 $CTDI_w$;$CTDI_w = 1/3 CTDI_{100}$(中心)$+ 2/3 CTDI_{100}$(周围)

评价:(1) 按 $CTDI_w$ 计算剂量值;(2) 全部扫描条件组合下 $CTDI_w$ 最大值不应超过厂家保证指标;(3) 结合临床应用,常用扫描条件下的 $CTDI_w$ 应不超过 IBSS 建议的指导水平。

4. 层厚准确性

扫描器断层扫描灵敏度分布曲线的半高宽对应的层厚。

评价:按厂家指标评价。在没有厂家指标的情况下,使用旋转阳极 X 射线管的扫描机,其灵敏度分布应在层厚预置值的 ±0.5 mm 之内。

5. CT 值的均匀性噪声水平和伪影

扫描均匀介质是确定扫描系统重建扫描图像 CT 值的空间均匀性、噪声水平和检查伪影情况简便的方法。水模是最佳均匀介质模体。

评价:(1) 不得出现不能消除的影响临床诊断的伪影;(2) 按厂家保证值评价均匀性和噪声水平。一般情况下,照射野内 CT 值与中心 CT 值之差在 4 Hu 之内,最大噪声(ROI 内像素 CT 平均值标准偏差)在 5 Hu 以下。

6. 空间分辨率

空间分辨率又称高对比度分辨率,是指当物体与背景的 CT 值之差与噪声相比足够大时,在 CT 设备的显示图像中分辨不同物体的能力。通常当物体和背景的 CT 值相差达数百 Hu 时,被认为它们的衰减系数相差足够大,符合定义要求的空间分辨率模块及测调制传递函数(MTF)的软件,都可用来检测评价设备的空间分辨率。模块法比 MTF 法更实用。

评价:(1) 按厂家保证值评价验收新机,按卫生管理实施细则评价状态检测结果;(2) 根据大量比对测试,模块法测得的分辨率与 MTF 为 10% 的分辨率有很好的符合。

7. 低对比度分辨率

两物质在 CT 影像中的对比度用其影像区 CT 平均值之差表示。要检测评价扫描设备低对比度分辨率,检测模体必须提供不随扫描线束线质变化而变化的恒定对比度模块。

评价:(1) 作为验收检测应以厂家保证值为依据,可接收前提是 CTDI 值 $\leqslant 50$ mGy 下的分辨指标。(2) 如果厂家指定模体的实测对比度与其标称值相差较大,则可用可见最小孔径与对比度的乘积来评价。

8. CT 值线性

由于有机玻璃与水的衰减系数之差,在较宽 X 射线能量范围内变化不大,现代 CT 机多用其作为 CT 刻度的参数值,材料的衰减系数取值能量为 70 keV。

评价:(1) 将测得的各材料的 CT 值与标称值比较;(2) 如无具体允差指标,空气及聚氟乙烯的 CT 值偏差约为 ± 50 Hu,其他材料的偏差为 ± 10 Hu。

三、医用 X 射线诊断质量保证的防护意义

(一) X 射线诊断检查中的防护重点

在医用 X 射线诊断检查中有两部分人员将会受到 X 射线的辐射照射,即放射科医务人员和患者。放射科医务人员所受的辐射照射剂量主要来自 X 射线的漏射和散射辐射照射,所以,工作人员通常采取隔室操作方式,他们的年受照剂量分布中 99% 小于现行防护标准中规定的年有效剂量限值的 1/4。

患者在接受 X 射线诊断检查中,除了受到有用 X 射线束照射以外,还同时受到某种程度的 X 射线漏射辐射和散射辐射照射。正如第二节中所介绍的那样,目前,全球每年接受 X 射线诊断检查的人口约 19 亿,年集体有效剂量约为 233 万人·Sv,人均有效剂量为 1.2 mSv,占天然辐射对人类产生年有效剂量(2.4 mSv)的 1/2。所以,自 20 世纪 80 年代以来,人们把医用 X 射线诊断检查中放射防护的重点放在对患者的防护方面。

(二) X 线诊断质量保证的意义

20 世纪 90 年代初期和中期,国际上相继对医用 X 射线诊断质量保证计划的实施情况进行过两次较大规模的调查。调查结果表明,切实执行了质量保证(quality assurance,QA)计划的 X 射线诊断检查,必然会减少患者的受照剂量。表 7.18、表 7.19 和表 7.20 中的数据便是执行 X 射线诊断质量保证计划对患者防护意义的有力佐证。

表 7.18　QA 前、后患者受到剂量(mGy)的比较

摄影部位	体位	QA 前	QA 后	剂量减少率(%)
胸部	PA	0.45	0.24	47
	LAT	1.88	1.15	39
腰椎	AP	12.36	8.39	32
	LAT	19.06	12.22	36
骨盆	AP	11.74	6.42	45
头颅	PA	5.88	3.81	35
	LAT	3.84	2.53	34

表 7.19　QA 前、后影像质量的比较

摄影部位	体位	总分	QA 前	QA 后
胸部	PA	10	8.5	9.0
	LAT	6	5.2	5.5
腰椎	AP	6	5.4	5.4
	LAT	6	4.8	5.2
骨盆	AP	6	5.2	5.8
头颅	PA	4	3.2	3.6
	LAT	6	4.8	5.0

表 7.20　QA 前、后废片率(%)的比较

摄影部位	QA 前	QA 后
胸部	5.29	1.28
腰椎	4.91	2.43
骨盆	8.82	3.21
头颅	11.21	5.67

四、人员培训和组织建设是质量保证的前提

(一) 人员培训

一般而言,一些有经验的放射科医生对 X 射线诊断中的质量保证和对患者防护的主动性已有足够的认识。然而,从整体上全面提高放射科工作人员的业务技术素质在任何时候都是必需的。仅就其中的年轻工作人员来说,除了应创造条件得到专业技术方面的深造机会以外,接受放射防护知识教育是必要的,包括接受电离辐射基本特性、放射防护和对患者防护等方面的知识教育,并接受必要的考核。国外不乏既是放射诊断专家又是放射防护专家的实例。跨学科专家往往有独特的创新作为。

（二）建立健全的质量保证组织

建立国家级和省、市级 X 射线诊断质量保证组织，旨在监督 X 射线诊断检查中质量保证的实施情况，制定有约束力的质量保证计划，指导或协调各家医疗部门放射科的 X 射线诊断质量控制工作，组织影像质量评价活动。

放射科 X 射线诊断质量保证计划的实施，包括人员职责分工、人员培训、对 X 射线诊断设备性能和技术指标的检测、对新的设备安装提出验收和检测报告、对设备运行期间的常规维护和直观的或定量的影像质量评价，以及对所有检测、维护和影像评价记录的管理制度等。为实现 X 射线诊断质量保证计划，放射科应建立或健全质量保证组织，由专职或兼职医生负责，定期组织有关质量保证的学术活动。

第八章　放射治疗中对患者的防护

治疗人类恶性肿瘤和良性肿瘤的方法很多，其中，用高辐射吸收剂量照射肿瘤靶体积的治疗方法称为肿瘤放射治疗法。这种治疗方法包括远距离体外射束治疗法、近距离治疗法和放射性药物治疗法。远距离体外射束治疗法常用的辐照装置有电子直线加速器、密封源^{60}Co治疗机和X射线治疗机等。近距离治疗法是将一个或一组密封源放置在体表、体腔或组织内，通过密封源释放出的γ或β射线照射肿瘤靶体积从而达到治疗目的。

放射治疗中对患者的防护不是要求避免对患者的照射，而是要求设法使肿瘤靶体积邻近的正常组织或器官受到的漏射辐射和散射辐射的剂量减少到可以合理做到的尽量低的水平，目的是降低放射治疗并发症的发生率。

第一节　对患者防护应遵循的基本原则

一、放射治疗正当化

如果根据放射肿瘤专家的临床判断，肿瘤的放射治疗将会给患者带来净利益，即能使患者的健康状况得到明显改善，那么，这种专业上的判断就构成了患者接受放射治疗的正当化理由。假如拒绝这种治疗方法，患者将面临生命丧失的危险。所以，一旦作出放射治疗的抉择，就应当认为接受这种治疗是最合理的治疗手段。

二、放射治疗最优化

在对肿瘤施以治疗性辐射照射中，既要保证肿瘤靶体积得到足够的辐射吸收剂量，又要在不妨碍治疗的前提下使肿瘤靶体积附近的正常组织或器官受到的散、漏辐射剂量减少到能合理做到的尽量低的水平，这就意味着在肿瘤治疗中须考虑整体治疗的最优化。单纯考虑放射防护的最优化在放射治疗实践中是不够的。从广义上讲，整体治疗最优化的必要条件是：从事肿瘤放射治疗工作人员良好的业务技术素质、正确的治疗计划、正确地应用辐照装置及其辅助设施和记录治疗结果等。仅就从事肿瘤放射治疗工作人员的业务技术素质而言，医生对于肿瘤的治疗方法、放射治疗适应证、治疗中辐射类型的选择和正常组织或器官受照后可能出现的反应，应了解得很透彻；医学物理师对辐射剂量学和辐射测量的基础知识应当深入了解；技术员通常是医学物理师的助手，他们在辐射剂量学、放射防护和治疗计划制定方面应当接受过专门的培训，并获得受权资格。从事肿瘤放射治疗的工作人员应当具有对患者防护的主动性，并建立健全的患者防护计划。增强对患者的防护意识,必将促进继续发展的辐射在肿瘤的临床治疗中达到更高的水平。

三、合适的处方剂量

治疗计划要求肿瘤体积接受的辐射吸收剂量在处方剂量的±5%以内,同时使靶区周围正常组织或器官的受照剂量最小。表8.1和表8.2分别给出了不同级别医疗保健水平国家对不同位置肿瘤远距离治疗和近距离治疗的处方剂量,供参考。

表8.1 1991年—1996年19个不同保健水平级别的国家远距离放射治疗的处方剂量(Gy)[①]

国家[②]	白血病	淋巴瘤	乳房肿瘤	肺胸部肿瘤	妇科肿瘤	头颈部肿瘤	脑肿瘤	皮肤癌	良性疾病
阿根廷[a]	14	36	60	66	50	70	65	75	15~75
加拿大[a]	25	40	50	40	45	60	50	35	6~20
爱尔兰[a]	30	30~60	45	40~50	40	60	40	35	—
新西兰[a]	15	40	50	50	45	60	50	40	8~15
阿联酋[a]	12	40	50		54		54	50	30~45
丹麦[a]	12	40	48	30~50	46	64	54	48	
瑞典[a]	—	37	49	51	55	59	52	46	
澳大利亚[a]	15	34	53	44	49	56	50	45	6~26
罗马尼亚[a]	10~40	6~45	—	2~74	18~70	2~87	16~60	—	
科威特[a]	18	36	50	60	46	60	60	40	—
利比亚[b]	18	45	50	30	50	66	55	45	
约旦[b]	20	35	50	30	44	60	50	50	10~40
秘鲁[b]	18	44	60	50	50	60	60	50	—
土耳其[b]	22	34	54	50	51	63	55	58	9~25
墨西哥[b]	24	40	50	55	80	75	60	65	24~32
马达加斯加[c]	24	40	45	45	45	45	45	50	—
摩洛哥[c]	24	36	50	30~70	46	70	60	70	—
苏丹[c]	30	50	45	45	55	55	—	55	20~30
坦桑尼亚[d]	30	30	50	30	64	60	45	60	6

①引自 UNSCEAR 2000年报告。②a 为Ⅰ级保健水平国家,b 为Ⅱ级保健水平国家,c 为Ⅲ级保健水平国家,d 为Ⅳ级保健水平国家。

表 8.2　1991 年—1996 年 14 个国家近距离放射治疗的处方剂量(Gy)[①]

国家	头颈部肿瘤	胸部肿瘤	妇科肿瘤	前列腺癌
阿根廷	75	—	60	70
加拿大	60	40	70	—
爱尔兰	30	30	15	—
新西兰	45	15	70	
阿联酋	10		20	
俄罗斯	30～50	20～40	20～40	
捷克	65	12	60	60
澳大利亚	30	10	32	
突尼斯	55～75		20～60	
土耳其	21	20	24	
墨西哥	30	15	30	
摩洛哥	24	—	24	
苏丹	—		35	

①引自 UNSCEAR 2000 年报告。

第二节　治疗频次及靶外器官的受照剂量

一、治疗频次

放射治疗资源在全球范围内分布不均匀,在不同国家之间和同一个国家不同地区的分布也存在明显差异,使得一些癌症患者很少或根本没有机会接受放射治疗。全球远距离治疗和近距离治疗的年度频次,是 UNSCEAR 2000 年根据有限的调查资料估计出来的,因而可能存在明显的不确定性。1991 年—1996 年间全球每年有 5100 万患者接受放射治疗,其中 90％的人是接受远距离治疗。相应的治疗频次是每 1000 人中有 0.9 名患者接受放射治疗。1985 年—1990 年间每年接受放射治疗的患者是 4900 万。1991 年—1996 年间每年接受放射治疗的患者总人数分布如下:Ⅰ级医疗保健水平国家和地区占 51％,平均每 1000 人中有 1.7 人接受了放射治疗;Ⅱ级医疗保健水平国家占 43％,平均每 1000 人中有 0.7 人接受了放射治疗;Ⅲ级医疗保健水平国家占 6％,平均每 1000 人中有 0.5 人接受了放射治疗;Ⅳ级医疗保健水平国家占 1％,平均每 1000 人中有 0.07 人接受了放射治疗。从全球看,1991 年—1996 年间每年接受放射治疗的患者人数,与同时期每年接受医用 X 射线诊断的患者人数(19.1 亿)和每年接受牙科 X 射线诊断的患者人数(5.9 亿)相比,显得很少。

放射性药物治疗,是将选用的核药物系统地或局部地注射到患者体内,使其对特定靶组织产生治疗性辐射照射,治疗良性或恶性疾病。据 UNSCEAR 2000 年报告,全球 1991 年—

1996 年间每年接受核药物治疗的患者人数为 40 万,平均每 1000 人中有 0.065 人接受治疗,而 1985 年—1990 年的五年间每年有 20 万患者接受核药物治疗,平均每 1000 人中有 0.04 人接受核药物治疗。1991 年—1996 年的五年间每年接受核药物治疗的患者总人数分布如下:Ⅰ级医疗保健水平国家和地区占 68%,每 1000 人中有 0.2 人接受了治疗;Ⅱ级医疗保健水平国家占 29%,每 1000 人中有 0.04 人接受了治疗;Ⅲ级医疗保健水平国家占 3%,每 1000 人中有 0.02 人接受了治疗;Ⅳ级医疗保健水平国家占的份额小于 0.1%,每 1000 人中有 0.04 人接受了核药物治疗。从全球看,与其他放射治疗方法相比(如远距离治疗的全球年度人数为 470 万),核药物治疗的患者人数仅与近距离治疗的患者人数(40 万)相当。

二、靶区以外的正常组织或器官的受照剂量

(一) 受照剂量来源

在体外射束治疗中,某些情况下个别的正常组织或器官将不可避免地处在靶区以内,受到有用射束的照射。然而,多数处在靶区以外的正常组织或器官所受的照射剂量则相对较小。处在靶区以外的正常组织或器官受照剂量来自两个方面。一是源于有用射束在患者体内的乱散射,称为内散射;二是源于修正有用射束形状的限束器的散射和来自楔形滤块、治疗床、治疗室墙壁、治疗室内设施及设备的散射,称为外散射。楔形滤(挡)块产生的散射辐射可能是靶区内的主要散射辐射成分。

图 8.1、图 8.2 和图 8.3 分别显示了以峰值电压为 300 kV 的 X 射线治疗机、^{60}Co 治疗机和直线加速器输出的 4 MV X 射线治疗肿瘤时,患者的正常组织或器官受到的散、漏射线辐射剂量随着离开靶区中心距离的增大而变化的情况。图中的数据是在一个水模中 1~15 cm 深度范围内测得的(Kase 等,1982 年)。由图可看出,漏射辐射剂量与距离的关系不明显,但与照射野尺寸大小似乎有些关系。

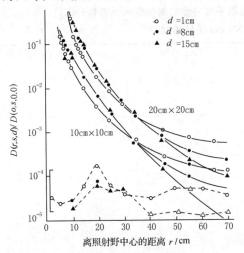

图 8.1 峰值电压为 **300 kV** 的 X 射线总散、漏射辐射的剂量变化曲线
(按射野中心最大剂量归一化)
(——散射辐射,……漏射辐射)

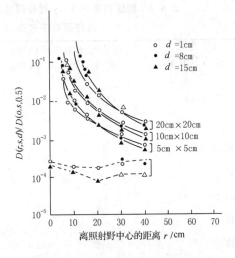

图 8.2 ^{60}Coγ 射线总散、漏射辐射的剂量变化曲线
(按射野中心最大剂量归一化)
(——散射辐射,……漏射辐射)

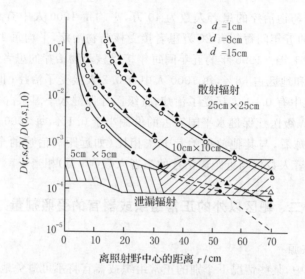

图 8.3 4 MV 的 X 射线总散、漏射辐射的剂量变化曲线
(按射野中心最大剂量归一化)

(二) 受照剂量

在体外射束放射治疗中,靶区以外正常组织或器官的受照剂量,可以通过标准的非均匀人体组织等效模型(phantom)间接测量,也可以采用蒙特卡罗法进行计算。采用蒙特卡罗法可以得出体内组织或器官与光子相互作用中传递能量的三维分析结果,给出受照剂量。表 8.3、表 8.4、表 8.5 和表 8.6 是蒙特卡罗法计算结果的代表性实例。计算中采用的男性和女性的组织等效体模(Kraner 等,1982 年)基本上是依据 ICRP 第 23 号出版物的资料导出的。这些资料仅提供一般的参考。对于更高能量的 X 射线治疗中所得到的资料与 4 MV 的 X 射线治疗所得的资料类似。为了适合特定情况的需要,放射治疗中心自己应当能进行测量。

表 8.3 靶区剂量每 1 Gy 时各器官或组织平均内部散射剂量的计算值(mGy)
(靶区位于颈部,5 cm×5 cm 同轴相对野)

辐射类型 (有效能量) 器官或组织	峰值电压为 200 kV 的 X 射线 1.8 mmCu HVT (115 keV)		$^{60}Co\gamma$ 射线 (1.25 MeV)		8 MV 的 X 射线 (6.62 MeV)	
	男性	女性	男性	女性	男性	女性
脑	6.7	6.6	1.9	1.7	1.5	1.4
乳腺(女性)	—	1.0	—	0.3	—	0.3
肾脏	0.1	0.1	0.1	0.1	0.1	0.1
眼晶体	4.1	5.3	2.7	2.0	1.8	1.8
肺脏	4.6	5.0	0.9	0.9	0.8	0.8
胰腺	0.3	0.4	0.1	0.1	0.1	0.1
红骨髓(全身)[①]	17.6	18.3	15.6	16.2	15.9	16.1
脾脏	0.3	0.4	0.1	0.1	0.1	0.1
睾丸	0.1	—	0.1	—	0.1	—

续表

辐射类型 (有效能量) 器官或组织	峰值电压为 200 kV 的 X 射线 1.8 mmCu HVT (115 keV)		^{60}Coγ 射线 (1.25 MeV)		8 MV 的 X 射线 (6.62 MeV)	
	男性	女性	男性	女性	男性	女性
甲状腺	在射束内	在射束内	在射束内	在射束内	在射束内	在射束内
子宫	—	0.1	—	0.1	—	0.1
卵巢	—	0.1	—	0.1	—	0.1

①部分在射束内。

表 8.4 靶区剂量每 1 Gy 时各器官或组织平均内部散射剂量的计算值(mGy)

(靶区位于支气管,14 cm×14 cm 同轴相对野)

辐射类型 (有效能量) 器官或组织	峰值电压为 200 kV 的 X 射线 1.8 mmCu HVT (115 keV)		^{60}Co 的 γ 射线 (1.25 MeV)		8 MV 的 X 射线 (2.62 MeV)		25 MV 的 X 射线 (6.77 MeV)	
	男性	女性	男性	女性	男性	女性	男性	女性
脑	10.4	10.4	3.4	3.3	2.7	2.7	1.3	1.4
乳腺(女性)	—	49.3	—	18.7	—	15.1	—	10.8
肾脏	5.1	5.6	1.4	1.9	1.2	1.4	0.8	0.7
眼晶体	11.9	10.5	3.2	3.5	4.4	2.8	4.2	1.0
肺脏	200	232	95.3	127	88.6	121	74.7	114
胰腺	14.4	18.0	3.5	3.6	2.0	2.9	1.3	1.5
红骨髓(全身)①	138	141	103	107	102	106	99.7	108
脾脏	13.7	15.3	3.0	3.8	2.4	2.5	1.2	1.4
睾丸	0.1	—	0.1	—	0.1	—	0.1	—
甲状腺	246	260	77.8	81.6	54.4	76.2	44.2	62.4
子宫	—	0.6	—	0.2	—	0.2	—	0.1
卵巢	—	0.1	—	0.1	—	0.1	—	0.1

①部分在射野内。

表 8.5 靶区剂量每 1 Gy 时各器官或组织平均内部散射剂量的计算值(mGy)

(靶区位于胰腺,14 cm×14 cm 前野和后侧野)

辐射类型 (有效能量) 器官或组织	峰值电压为 200 kV 的 X 射线 1.8 mmCu HVT (115 keV)		^{60}Coγ 射线 (1.25 MeV)		8 MV 的 X 射线 (2.62 MeV)		25 MV 的 X 射线 (6.77 MeV)	
	男性	女性	男性	女性	男性	女性	男性	女性
脑	0.2	0.2	0.1	0.2	0.1	0.1	0.1	0.1
乳腺(女性)	—	左 36.0 右 45.9	—	左 14.9 右 7.8	—	左 10.0 右 6.3	—	左 7.0 右 3.6
肾脏	在射束内	在射束内	在射束内	在射束内	在射束内	在射束内	在射束内	在射束内
眼晶体	0.7	1.9	0.3	0.1	0.1	0.1	0.1	0.1

续表

辐射类型 (有效能量) 器官或组织	峰值电压为 200 kV 的 X 射线 1.8 mmCu HVT (115 keV)		⁶⁰Coγ 射线 (1.25 MeV)		8 MV 的 X 射线 (2.62 MeV)		25 MV 的 X 射线 (6.77 MeV)	
	男性	女性	男性	女性	男性	女性	男性	女性
肺脏	74.4	80.4	18.1	20.9	15.2	16.2	7.9	8.8
胰腺	在射束内	在射束内	在射束内	在射束内	在射束内	在射束内	在射束内	在射束内
红骨髓(全身)[①]	123	134	107	115	106	115	104	114
脾脏	174	193	183	212	199	198	189	219
睾丸	0.9	—	0.5	—	0.6	—	0.6	—
甲状腺	2.2	3.2	0.7	0.8	0.7	1.1	0.4	0.2
子宫	—	34.1	—	8.2	—	6.7	—	3.4
卵巢	—	左 29.6	—	左 0.9	—	左 59	—	左 2.8

①部分在射束内。

表 8.6　靶区剂量每 1 Gy 时各器官或组织平均内部散射剂量的计算值(mGy)
(靶区位于骨盆中央,14 cm×14 cm 前野和两个侧野)

辐射类型 (有效能量) 器官或组织	峰值电压为 200 kV 的 X 射线 1.8 mmCu HVT (115 keV)		⁶⁰Coγ 射线 (1.25 MeV)		8 MV 的 X 射线 (2.62 MeV)		25 MV 的 X 射线 (6.77 MeV)	
	男性	女性	男性	女性	男性	女性	男性	女性
脑	0.1	0.1	0.1	0.1	0.1	0.1	0.1	0.1
乳腺(女性)	—	0.8	—	0.5	—	0.3	—	0.2
肾脏	10.8	13.1	4.0	4.5	3.0	4.0	1.4	1.9
眼晶体	0.1	0.1	0.1	0.1	0.1	0.1	0.1	0.1
肺脏	0.7	0.7	0.5	0.5	0.3	0.4	0.2	0.2
胰腺	6.4	8.1	1.9	2.7	1.8	2.1	1.2	1.4
红骨髓(全身)[①]	142	156	94.4	109	91.9	105	83.3	102
脾脏	4.3	4.1	1.8	2.6	1.6	2.0	0.9	0.9
睾丸	187	—	47.1	—	4.0	—	23.9	—
甲状腺	0.1	0.1	0.1	0.1	0.1	0.1	0.1	0.1
子宫	在射束内	在射束内	在射束内	在射束内	在射束内	在射束内	在射束内	在射束内
卵巢	在射束内	在射束内	在射束内	在射束内	在射束内	在射束内	在射束内	在射束内

①部分在射束内。

第三节 对患者的防护

一、远距离治疗机及辅助设备应满足的防护要求

（一）远距离治疗机应满足的防护要求

放射治疗的基本方法之一是应用体外的 X 射线束或密封源发射的 γ 射线束照射给定部位的肿瘤体积，称为远距离治疗。使用的治疗机有以下几种：(1) 能量为 40～50 kV 的 X 射线接触治疗机；(2) 能量为 50～150 kV 的 X 射线浅表治疗机；(3) 能量为 150～300 kV 的 X 射线深部治疗机；(4) 平均能量为 1.25 MeV 的 ^{60}Co γ 射线治疗机；(5) 能量大于 1 MeV 的直线加速器。可以利用其产生的电子束进行浅表治疗，高能 X 射线进行深部治疗。

对远距离治疗机的放射防护要求，见第四章第三节。

（二）辅助治疗设备应满足的防护要求

(1) 应具有肿瘤影像诊断设备。这些设备不一定都配置在放射治疗中心。其中，超声诊断和 X 射线 CT 诊断设备对正确定位肿瘤、优化治疗计划是不可缺少的辅助设备。

(2) 应具备模拟治疗机。模拟治疗机既能摄取肿瘤影像照片，又能精确定位照射野，使有用射线束对准肿瘤体积，以减少在治疗床上摆动患者体位的动作。模拟成像示意图见图 8.4。

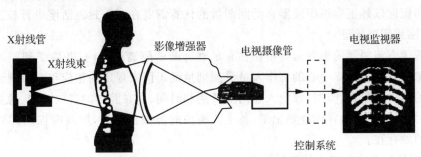

图 8.4　模拟治疗机 X 射线影像的产生过程示意图

(3) 通过计算机算得的患者体内剂量分布结果应当足够准确，这是治疗计划中重要的最优化项目。体内剂量分布计算涉及到解剖学知识和物理技术参数，不能遗漏任何重要细节。计算结果要通过体模测量的数据验证。治疗机厂商提供的剂量资料，在未经过实测验证时，不能在临床上直接应用。

(4) 应具备一套适用的楔形滤片、组织补偿片或挡块。这些附件的安装应牢固，不允许任何一个附件掉落在患者的身上。这些附件用以修正有用射线束的形状，并屏蔽正常组织或器官。

(5) 应当配置不同类型的辐射剂量测定仪，测定射束特征，或测量患者的体表剂量。

(6) 在有用射束的出射部位放置胶片盒，以验证有用射线束照射部位的准确性。

(7) 用非单一射束治疗时，须配置三个或四个聚焦光源或激光束装置。其中的两个聚焦光束为水平光束，另一个或两个聚焦光束为垂直光束，两维聚焦光束相交在同一中心，能正确

定位照射野。

（8）应设计并制作适于不同患者体型的石膏背心和躯干石膏托，能避免患者在接受治疗中因体位变动所致靶外正常组织或器官受到有用射束的照射。儿童接受治疗时，使用镇静剂可能是需要的。

（9）体外射束治疗，无论是光子束还是电子束，都可以在手术中应用，称为术中放射治疗。术中放射治疗时，应为正常组织或器官提供适宜的可移动式外照射个人屏蔽物。外科医生应预先熟识术中放射治疗程序，预先进行模拟练习很有必要。

二、近距离治疗中须考虑的防护问题

（一）腔内治疗中须考虑的问题

1. 定期检测密封源包壳的完整性

早期的腔内治疗是采用镭密封源腔内置入治疗宫颈癌。由于镭密封源包壳破损后的辐射危险性大，ICRP建议以 ^{60}Co、^{137}Cs 或 ^{192}Ir 密封源取代镭密封源。尽管如此，仍须定期检测密封源包壳的完整性。一般认为，每半年检测一次。检测方法见第四章第一节。

2. 腔内治疗时的辐射安全考虑

早期的腔内治疗是以手工操作法将密封源置入腔内治疗宫颈癌，操作仓促，源的置入不易到达理想位置，操作人员受照剂量较大。后装治疗技术问世后，取代了手工操作的腔内治疗方法。然而，为了减少靶外正常组织或器官的受照剂量，后装治疗用的施源器形状应当满足靶区解剖学特点和治疗计划要求。靶区的准确定位应当通过直交摄影法或 X 射线 CT 照相法实现。靶区和靶区以外正常组织或器官受照剂量的计算需要在对密封源活度进行校正的基础上作出，计算结果需要验证。

腔内携带有施源器的患者需要留住在有足够屏蔽的隔离病房内，并应受到照顾。应保证其他住院患者和放射治疗中心的工作人员受照剂量低于国家规定的相应年有效剂量限制。腔内治疗用的放射源数目、类型、源置入腔内的日期和时间、源在腔内的置放时间、源被撤除腔内的日期和时间，都要准确并作详细记录，备案。腔内的源被撤除后，应及时探测并判定腔内是否有遗留的源存在。

（二）间质治疗中须考虑的防护问题

间质治疗源被置入前，须对其包壳的完整性作检漏测定，对其放射性活度进行修正。在对间质治疗源的消毒灭菌时不能使其包壳受到腐蚀。

有的间质治疗源可能适于采用后装技术植入。无论采用哪种植入方法，都需要在手术室内操作。源植入前需要通过摄影定位法确定病变的正确位置。参加手术的外科医生应预先熟识植入治疗程序，以模拟源练习为佳；操作真源时应使用植源夹持工具，采取适当的距离防护和屏蔽防护，并小心避免使密封源包壳的密封性遭到破坏。

携带暂时性植入源和永久性植入源的患者，都需要留住在有足够屏蔽的隔离病房内，并受到照顾。携带永久性植入源的住院患者，须待其体表处外照射剂量率降低到审管部门认可的水平时才能出院。一般认为，植入 ^{198}Au 或 ^{125}I 等治疗源后，当距离患者体表 1 m 处 γ 辐射剂量率低于 50 μGy·h^{-1} 时，可以解除对患者的隔离，出院回家。

（三）高剂量近距离治疗中应考虑的防护问题

作为置入几小时或几天的腔内治疗源的替代源，是与常规腔内治疗源活度相比高 100 倍的源,通过后装治疗技术将此高活度源输入腔内治疗(几分钟),称为高剂量近距离治疗。常用的源是 ^{60}Co、^{137}Cs 或 ^{192}Ir。需要考虑的问题是治疗时间的准确性。要求后装治疗机上计时器的计时误差在 ±0.5 以内;源的输入时间为治疗时间的 2%~3%,并应扣除源的输入时间;应当对这类后装设备的参数定期进行校验,以始终确保患者在治疗中的辐射安全。

三、医生须熟识治疗性预期危险

放射治疗,对恶性肿瘤体积要求给予足够的治疗剂量,因而某些器官或组织将不可避免地会出现明显临床损伤的危险表现。这些危险表现包括确定性效应和随机性效应。确定性效应易于发生在受照剂量最大的照射野内;随机性效应可以由有用射线束诱发,也可以由照射野以外的散射辐射和漏射辐射诱发。任何一个器官或组织受到足够的辐射剂量照射后,都可能出现确定性效应。

(一) 确定性效应

1. 皮肤

明显可见的皮肤效应是色素的改变和脱皮。当累积吸收剂量达 15~20 Gy 时,即可出现色素变化,治疗肿瘤即使其总剂量是在数周内以分次方式通过有限面积的皮肤照射,皮肤出现的确定性效应也是如此。给予能量 ≤400 keV 的单束 X 射线照射肿瘤时,皮肤的吸收剂量较大,用这样低能的 X 射线以吸收剂量为 55 Gy,在 39 d 内分 30 次通过面积为 10 cm×10 cm 的皮肤照射肿瘤时,大约有 50% 的概率会产生湿性脱皮效应。以兆电子伏能量级的 X 射线和 ^{60}Coγ 射线通过皮肤照射肿瘤时,因最大吸收剂量发生在皮肤以下某一深度处,所以皮肤不会发生明显的损伤效应。未成年少女胸壁受到照射有可能不会引起明显可见的皮肤病变,但却可能导致乳房发育不全。

2. 消化系统

口腔、咽部、食管和肛门的鳞状上皮细胞对治疗性照射的反应类似于皮肤反应。而胃、小肠和大肠的腺体对辐射的耐受性较差。正常成人的小肠上皮细胞是机体中更新最快的细胞。新生的肠上皮细胞是由深处的小肠隐窝干细胞分裂形成的。新生的细胞从隐窝向上移行并覆盖突出的绒毛,在为期仅 6~7 d 的寿命终了期便脱落到肠内容物中。辐射照射小肠会导致隐窝干细胞暂时或永久性停止分裂,所以当绒毛上皮细胞脱落后因新生上皮细胞不再出现而使绒毛变短。绒毛的缩短则减少了吸收小肠内容物的有效表面积,出现肠内容物通过速度加快、腹泻和吸收不良的临床综合征。一次超过 10 Gy 的照射,整个小肠就会因丧失覆盖的肠上皮细胞而致死。在 70 d 内分 30 次给予高达 40~45 Gy 的剂量照射小肠,能被耐受,只伴有轻度腹泻。

3. 肝脏

常规分次照射肿瘤的累积剂量如果超过 35 Gy,发生放射性肝炎的可能性明显增加。成年患者全肝照射的"安全"剂量为每次 3 Gy,在 1.5~2 周内给予的总剂量为 21~24 Gy。当每次照射 1.5~1.8 Gy,在 3.5~4 周内给予时,"安全"剂量可以增加到 30 Gy。5-氟尿嘧啶、5-氟脱氧尿嘧啶核苷或阿霉素与辐射合并应用治疗肿瘤时,不会增加急性放射性肝炎的危险。

4. 造血系统

正常成人主要是由头颅、脊椎、胸骨、肋骨和骨盆的骨小梁中的红骨髓造血;儿童期长骨骨髓在造血过程中也起很大作用。一次超过 0.5~1 Gy 的全身均匀照射会引起外周血中白细胞和血小板的减少,在照后约 3 周达到最低水平。人类骨髓衰竭的 LD_{50} 剂量与剂量率有关,估计急性照射(在几分钟内给予)的剂量约为 3 Gy 的中央平面剂量,相当于体表剂量 4.5 Gy 左右(NCRP,1974 年)。正常造血干细胞能迁移到受过照射的骨髓中进行再增殖。以累积剂量 30 Gy 或 30 Gy 以上给予局部照射时,对整个造血系统影响很小;而接受 0.05~0.1 Gy 的全身照射则会导致外周血中淋巴细胞死亡。

5. 心脏

在对乳腺癌、何杰金病和肺癌患者施行放射治疗后几个月到几年可能发生心脏的辐射损伤效应。主要表现是心包炎。这种并发症的发生率与心脏受照体积、辐射剂量和分次照射方式有关。当心脏受照体积≥60%时,发生心包炎的概率达 5%时所需的常规分次照射总剂量为 40 Gy。当照射前、照射同时或照射后给予阿霉素时,则可降低心脏的辐射耐受性。

6. 眼睛

在 0.5~2 Gy 的单次照射下即可观察到晶体的轻微混浊;5 Gy 或 5 Gy 以上的照射可能发生严重的进行性白内障。总剂量超过 46 Gy,在 38 d 内分 27 次给予进行肿瘤治疗时,可能发生视网膜或结合膜的损伤(Wara 等,1979 年)。眼睛不应当包括在计划中的高剂量照射的靶区以内,除非有威胁生命的恶性肿瘤累及眼眶或位于其邻近以致不能避免眼睛受照射。

7. 神经系统

脑部每天受到 1.8 Gy 左右剂量的照射,当总剂量达 45~50 Gy 时会引起暂时性头痛、困倦、恶心和增加癫痫发作的危险,一般在几周至几个月内发生,不需特殊治疗即可中止。这可能是由于暂时性脱髓鞘作用所致。急性淋巴细胞性白血病的患儿,头颅接受常规分次照射,每次 1.5~2.0 Gy,累积剂量大于 20 Gy 时,会发生脑组织中小血管损伤并导致细微钙化。用这种方案治疗肿瘤时,神经功能障碍的发生率少于 1%。在 5.5 周内全脑照射 55 Gy 或在 6.5 周内脑的一部分接受 65 Gy 的照射剂量,受照后几个月到几年内可能出现脑组织放射性坏死。胸部脊髓的放射治疗,如每周给予 5 次,1 周内给 20 Gy,2 周内给 30 Gy 或 5 周内给 50 Gy 剂量,引起脊髓损伤的可能性较小。虽然周围神经被认为是辐射敏感性低的组织,但也可能发生失去功能的辐射损伤效应。大多数损伤是由于射束重叠而引起的,在乳腺治疗中尤其如此。

8. 生殖系统

对于 40 岁的妇女,生殖腺一次受到约 3 Gy 剂量的照射能诱发停经和永久性绝育;相同的剂量在 20 岁的女子中,只能引起暂时性闭经。睾丸单次受到 0.15 Gy 剂量照射可使精子计数降低,而产生永久性不育所需的剂量至少还要大 10 倍。

9. 肾脏

常规分次照射累积剂量超过 20~25 Gy 时,会有永久性肾功能损伤的显著危险。在最初几周内肾小球滤过和肾小管再吸收功能均降低,有细胞和管型"漏出";晚期表现为高血压、蛋白尿和肾功能衰竭。

10. 肺

以 20 Gy 按常规分次照射 75%的肺,能在 20%的患者中引起放射性肺炎。致命的放射性肺炎发病率在 8 Gy 时为 3%,9.3 Gy 时为 50%,11 Gy 时为 80%;每分钟 0.5 Gy、总剂量 9.3 Gy 与每分钟 0.1 Gy、总剂量 11 Gy 所产生的效应相等(Warat 等,1981 年)。因此,总剂量、分次照射次数、受照肺组织的体积、化疗和辐射照射剂量率等都是预防放射性肺炎所必须考虑的因素。

11. 骨骼

与软组织相比,骨骼对低能光子有较高的吸收,一致骨的吸收剂量比同样受照的软组织高出1倍以上。因而,应用邻近软组织所能耐受的剂量照射,可能发生放射性骨病,伴有无菌性骨坏死和骨折。对于^{60}Coγ射线和兆伏能量级的X射线,骨和软组织的吸收剂量只相差3%～4%,很少引起骨放射性坏死。以兆伏能量级的X射线按常规分次照射儿童正在生长中的骨,低到25 Gy的累积剂量即可使骨生长受抑制,因此,只要有可能就应避免照射未成熟的骨组织。

12. 内分泌器官

垂体功能可因辐射直接作用于腺体或间接通过下丘脑而受到抑制。超过50 Gy的剂量按常规分次照射下丘脑-垂体区,可能伴有下丘脑和原发性垂体功能不全。分次照射剂量约65～70 Gy时,能使垂体功能减退的发生率超过50%。儿童生长激素的分泌对辐射照射特别敏感。甲状腺功能减退是用放射性碘治疗弥漫性甲状腺功能亢进的常见并发症。在给予每克甲状腺组织2 MBq(50 μCi)的^{131}I的患者中,甲状腺功能减退的发生率为22%;接受超过6.5 MBq(175 μCi)^{131}I治疗的患者中,甲状腺功能减退的发生率为55%。常规分次外照射成年人颈部的肿瘤,甲状腺受到的剂量达26～48 Gy时可能发生甲状腺功能减退。

四、靶区以外器官的屏蔽

实践表明,对靶区以外正常器官或组织进行适当的屏蔽,至少可使其受照剂量减少70%。只要患者接受,则可以考虑采用适宜的阴影屏蔽方法对靶区以外的重要器官或组织进行屏蔽。屏蔽厚度可依据治疗设备使用的辐射能量不同,通过实验确定。

第四节 放射治疗中的质量保证与质量控制

目前,随着影像医学和计算机技术的发展,放射治疗已经进入了一个新的令人振奋的时代——三维放射治疗时代。从物理和技术角度分析,这一时代的显著特点是:CT模拟技术和三维放射治疗计划系统的发展,以及三维适形调强照射技术正逐步成为放射治疗的常规方法。照射技术的这一发展,在一定程度上促进了治疗模式的转变。与常规治疗方法相比,人们逐渐朝以下方向进行探讨和实践:(1)增加肿瘤的总剂量和分次剂量;(2)保持或尽量减少正常组织特别是敏感器官受到的总剂量和分次剂量;(3)缩短总治疗时间和减少分次治疗次数。放射治疗的上述发展,从技术上讲,运用现代复杂的治疗设备,可以实现高剂量分布在三维空间精确而完善地包罗任意形状的靶体积,同时最大限度地减少周围正常组织的剂量,从而进一步提高肿瘤的局部控制率和改善患者的生存质量。这正是放射肿瘤学家们一个世纪以来所追求的目标。同时,随着放射治疗技术的迅速发展,人们也越来越重视放射治疗的质量保证和质量控制。因为惟有建立完整的质量保证体系,严格执行质量保证计划所确定的多项质量控制指标,以及明确质量标准,加强质量监督,才有可能使放射治疗质量达到高水平。

20世纪80年代以来,一些国际组织如世界卫生组织、国际原子能机构、欧洲放射肿瘤学会和众多放射肿瘤学专家,以放射治疗的质量保证为课题作了深入的研究和实践工作,发表了许多论文。

一、放射治疗质量保证的概念

根据国际标准化组织(ISO)所发布的 ISO9001 标准,质量保证的定义是:为提供对于符合质量要求的产品或服务的足够信任所必须进行的全部有计划的和系统的活动。世界卫生组织给出放射治疗质量保证的定义是:指以肿瘤患者获得有效治疗为目标,使患者的靶体积获得足够的辐射剂量,同时正常组织所受剂量最小,及正常人群所受辐射最小,为确保安全实现这一医疗目标而制定和采取的所有规程和方法。

放射治疗是对肿瘤患者提供的一种医疗服务,是一个复杂的医疗过程。为使肿瘤患者在这一过程中获得安全有效的治疗,取决于各类技术人员的素质、专业水平及相互之间的配合和协调,也取决于相关资源,主要是放射治疗设备的合理配置、完好状态及正确操作和使用。同时,在这一过程中,为避免发生可能对患者产生伤害的随机或系统偏差,完善和规范各个环节的各种医疗活动和操作,必须制定一系列的质量规程和质量控制措施。图 8.5 给出的是 ISO9001 标准中放射治疗质量保证体系的模式。

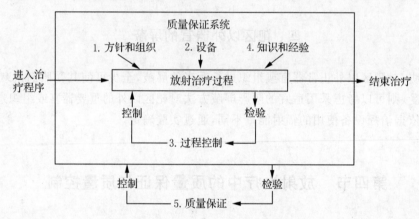

图 8.5 放射治疗质量保证体系的模式

图中规划的放射治疗质量保证体系包括以下五个方面:

(1)方针和组织:按照国家颁布的相关标准,制定放射治疗中心质量保证的方针,建立和完善质量保证体系,同时确认放疗中心各方面工作人员的组成、权限、职责及相互工作关系。

(2)设备:放射治疗中心须制定设备的购置(包括各类材料)、验收、检验、维护、使用和操作的相关规程。

(3)过程控制:放射治疗中心必须明确和规范肿瘤患者从进入放射治疗程序直至治疗结束为止,所涉及的所有医疗活动;并参照国家和国际发展水平,制定对各类病种的治疗规程。

(4)知识和技能:放射治疗中心应负责按系统方法,培养和提高所有工作人员的知识和技能。

(5)质量控制:监督质量保证体系的有效性,使其不断完善,并发展相关质量控制方法。

二、放射治疗质量保证与质量控制的必要性

放射治疗的基本原则，无论是根治性还是姑息性放射治疗，都是给肿瘤予以准确、足够的辐射剂量，同时使周围的正常组织特别是敏感器官所受的辐射剂量最小，提高肿瘤的局部控制率，减少正常组织的辐射并发症。影响肿瘤的局部控制率和正常组织的辐射并发症的因素，除了一些尚待确定的因素外，辐射剂量是最重要的因素之一。对于某些类型的肿瘤和正常组织，它们的剂量响应曲线表现得极为陡峭，见图8.6。有临床数据表明，靶体积所接受的剂量变化在7%～10%之间时，会使肿瘤的局部控制有显著的改变。同样，剂量的变化，也会引起正常组织损伤发生率的变化。例如，早期喉癌和头颈部鳞癌，局部控制率从50%增加到75%时，剂量响应梯度将变化5%～13%。而一些正常组织的并发症（如喉的严重慢性并发症，皮肤、小肠的晚期反应，放射性肺炎等）的发生概率可从25%增加到50%，剂量变化为2%～5%。

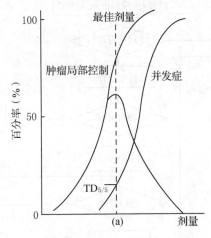

图8.6 肿瘤局部控制率和正常组织并发症发生率的剂量响应曲线示意图

从以上的分析可以看出，对于不同类型的肿瘤，应该有一个较为适宜的最佳靶体积控制剂量。就是说，这一控制剂量水平，应在不增加正常组织并发症的前提下，保持一定的肿瘤局部控制率。而偏离这一剂量，就会影响放射治疗的疗效，要么降低肿瘤的局部控制率（剂量不足），要么影响患者的生存质量（剂量过高）。显然，这是对肿瘤控制剂量精确性的要求。ICRU第24号报告认为，已有的证据表明，对于一些类型的肿瘤，靶体积控制剂量的精度应好于±5%。这一结论已被众多学者的研究所证实。

放射肿瘤学是一门涉及多学科的综合科学，而且放射治疗需要多学科专业人员的参与和配合，包括放射肿瘤学医师、医学物理师、放射治疗技师和机械、电子工程师。放射治疗中要使用复杂、精密的医疗设备，包括治疗设备和影像设备、辐射测量仪器、计算机系统、光学设备和患者体位固定装置。同时，放射治疗又是一个复杂的医疗过程，肿瘤患者接受放射治疗一般要经历不同的阶段（见图8.7），包括病人资料的获取、治疗计划的设计和验证、治疗计划的实施和检测以及治疗结果的评价。仅常规分次治疗，也要持续6～7周的时间。在这样一个复杂过程中，任何环节、不同专业人员操作中的以及资料获取和传输中的偏差，最终都可能会影响放射治疗最佳控制剂量的精度。以下是在放射治疗的不同阶段可能产生的影响剂量精度的偏差：① 患者解剖结构的确定和患者体位、外轮廓描绘、定义敏感器官、估计组织不均匀性产生

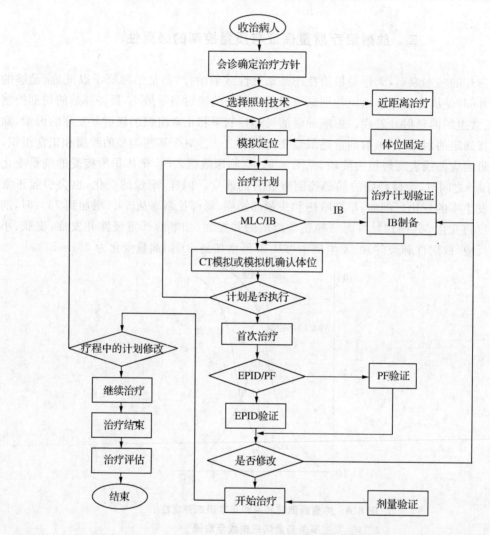

图 8.7　放射治疗过程的基本流程框图

的偏差;② 靶体积的定义、靶体积的形状和位置、器官和组织的生理活动(如呼吸)产生的偏差;③ 治疗计划设计、临床射线束数据、计算机软件和硬件等产生的偏差;④ 治疗实施中的机器校准、患者摆位、不规范的操作和设置产生的偏差;⑤ 患者数据资料登记、诊断、治疗处方及描述、过去治疗记录等出现的偏差。

上述偏差,可能是随机的或系统的偏差,也可能是由于工作人员误操作中判断错误产生的,或因机械和电器故障所造成的。图 8.8,图 8.9 显示的是放射治疗剂量不确定度及其误差分配和治疗位置精度及其误差分配框图。由图中分析可以看出,放射治疗中可能在许多环节中产生偏差,这将直接影响患者接受安全有效的治疗。从另一侧面也说明,要获得最好的治疗效果,重要的前提之一是放射治疗中的质量保证与质量控制。

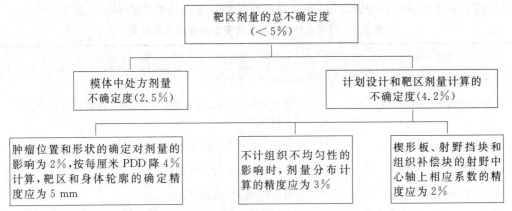

图 8.8 放射治疗剂量不确定度及其误差分布(95%可信度)

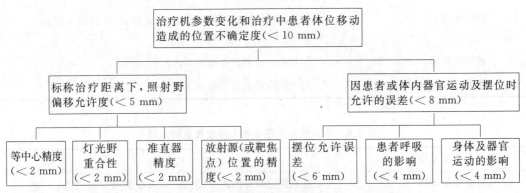

图 8.9 放射治疗位置精度及其误差分布(95%可信度)

三、放射治疗质量保证与质量控制的内容

建立放射治疗的质量保证体系,涉及许多学科的专门知识,如管理学、临床治疗学、放射肿瘤学、物理技术学等。基本内容包括以下六方面。

(一)目标和方针

放射治疗中心的主要目的,是对肿瘤患者提供医疗服务,对肿瘤实施放射治疗。应根据自身的人力、设备资源和肿瘤流行病学特点,确定出符合可利用资源的发展方略。不同治疗中心的学术地位、人员构成和技能、设备配置之间存在差别,应该明确自己的特点,拓展自己在一些特定领域中的优势。发展是一个动态过程,制定的目标和方针,也会随着时间和技术的进步、人员专业素质和技能的提高,不断地充实和完善。

(二)质量保证的组织结构

放射治疗需要多学科不同专业人员的配合和协作,所以质量保证组织需要有具体的负责人、多学科合格称职的专业人员和准确、通畅的信息传递渠道。

首先,应建立以中心主任为负责人的质量管理委员会(小组),根据国家或国际与相关质量保证和质量控制标准,制定中心质量方针和规程,并实施质量监督。

其次,应制定和完成开展放射治疗临床实践所需专业人员的配置(见表 8.7),明确各专业人员应具备的知识水平(见表 8.8)和业务职责(见表 8.9)。每一个专业人员应该很好地理解自己在放射治疗质量保证中的权限,知晓自己与其他专业人员的职责和相互关系。

表 8.7　放射治疗临床实践所需要的最少人员配置

专业类别	人员
主管放射肿瘤学医师	每中心或亚中心 1 人
放射肿瘤学医师	年治疗 200～250 名患者增加 1 人,每一医师同时收治患者不超过 25～30 人
放射治疗物理师	年治疗 400 名患者配备 1 人,并按 1:400 的比例增加
剂量师	年每治疗 300 名患者配备 1 人
模室技师	年每治疗 300 名患者配备 1 人
放射治疗技师	
主管技师	每中心 1 名
治疗技师	每台高能治疗机及每天治疗患者数在 25 名以下配备 2 人,至 40 名患者配备 4 人
模拟机技师	年治疗 500 名患者配备 2 人
维修/电器工程师	每 2 台高能治疗机配备 1 人

表 8.8　从事放射治疗专业人员应具备的知识

专业类型	知识要求
放射肿瘤学医师	除接受过良好的医学、肿瘤学、放射肿瘤学教育外,还应具备普通物理学、放射物理学、剂量学、放射生物学、辐射防护、临床剂量学的一般知识
放射肿瘤学物理师	接受过良好的物理学教育,必须掌握放射治疗物理学、机械工程学、临床剂量学、放射生物学、辐射防护以及具备解剖学、生理学和放射肿瘤学的一般知识
放射肿瘤学技师	接受过良好的放射治疗技术学教育和接受过放射物理学培训,还需要具备剂量学、放射生物学、辐射防护的一般知识,以及基本的解剖学、放射肿瘤学知识

表 8.9　从事放射治疗专业人员的职责

专业人员	职责
放射肿瘤学医师	病人诊治、治疗计划设计、治疗实施、疗中评价、治疗总结、随访 QA 规程培训
放射肿瘤学物理师	放射治疗设备校准、验收,剂量数据测量、制备,剂量计算规程,治疗计划设计,QA 规程,辐射防护,设备维护指导、培训
放射肿瘤学技师	治疗实施(记录、验证、病人监护),治疗设备(操作、功能验证、安全),治疗计划(掌握治疗方法、规程),参与 QA 规程、教育

按照放射治疗服务过程的程序,不同专业人员之间,即便同组人员之间,诸如对患者资料、

第八章 放射治疗中对患者的防护

记录、文件等信息材料的传输，应有明确的制度约束，确保其传输通畅、准确。

（三）设备的质量控制

对任何类型医疗设备实施质量保证的目的，都是确保它在使用过程中对于患者、工作人员和公众是安全的。使用的设备，包括外照射治疗设备、模拟机及其他影像设备、治疗计划系统、近距离治疗设备、计算机系统、挡块和补偿器等制作设备、剂量监测和验证用仪器，以及一些自制设备，建立这些设备的质量保证规程和质量控制的标准和方法，熟识国家技术监督部门和相关国际组织[如国际原子能机构（IAEA）、国际辐射单位和测量委员会（ICRU）、国际电工委员会（IEC）等]已发布的标准和规程，确定检查的项目、检测的方法、检查的频率、精确度要求和其他安全标准。表8.10和表8.11列举了一些放射治疗设备的机械和几何特性，以及剂量学特性的质量控制要求。

表8.10　放射治疗机、模拟机的机械（几何）特性及检测要求

	允许精度	检查频率
机架（等中心型）	±0.5°	每年1次
机架等中心	±1 mm	每年1次
源距离标尺	±2 mm	每周1次
束流中心轴	±2 mm	每月1次
射野大小数字指示	±2 mm	每月1次
灯光野指示	±2 mm	每周1次
准直器旋转	±0.5°	每年1次
治疗床		
横向、纵向运动标尺	±2 mm	每年1次
旋转中心	2 mm	每年1次
垂直标尺	2 mm	每月1次
垂直下垂	±5 mm	每年1次
激光定位等（两侧及天花板）	±2 mm	每周1次

表8.11　放射治疗剂量学特性及检测要求

检测内容	允许精度	检查频率
灯光野与射野的符合性		
灯光野指示		每周1次
照射野的符合性	±2 mm	每月1次
辐射能量		
加速器X射线	±2%	每半年1次
加速器电子束	±2 mm	每半年1次
X射线治疗机		每半年1次或更换球管后
吸收剂量校准		

续表

检测内容	允许精度	检查频数
^{60}钴治疗机	±2%	每月
深部 X 射线机	±2%	每周
加速器	±2%	每天或至少每周 2 次
加速器 X 射线		
射野平坦度	±3%	每月 2 次或修理后
射野对称性	±3%	每月 2 次或修理后
^{60}钴 γ 射线		
射野对称性	±3%	每月
深部 X 射线		
射野对称性	±3%	每月或修理后
加速器电子束		
射野平坦度	±5%	每月 2 次或修理后
射野对称性	±3%	每月 2 次或修理后

为确保放射治疗设备在临床上安全有效地运行,作为质量保证的要求内容之一,须建立设备的运行档案和明确无误的故障处理程序。当设备发生故障时,经诊断、维修后,应在最终重新投入运行之前,进行功能和运行状况检验,包括剂量学检验,确认无误后,方可使用。这一程序应由称职的工程技术人员和物理人员共同承担完成。

(四)临床治疗程序的控制

治疗程序控制的根本目的,是保证每位肿瘤患者都将得到相同的高质量标准的治疗。为此,对每位患者从其进入治疗中心直到离开放射治疗中心,接受的所有医疗服务(活动),都应当按照中心的治疗程序和方针进行,并给予文字的描述和记录。

从获得患者的信息资料、制定治疗计划、实施治疗、确认治疗效果直至治疗总结和随访,每一个环节都应有质量控制措施和独立的质量监督。例如,在确定治疗计划时,住院医生应根据放射治疗中心制定的治疗程序,结合患者的诊断检查、病理学报告等数据,定义临床靶体积、敏感器官以及总剂量、分次模式、总治疗时间等参数。经主管医生签字后,将这些参数传输给物理师或剂量师进行计划设计。设计的计划在递交给主管医生之前,必须经过"双检查"措施,即一人计算、设计,另一人(往往是高年资物理师)检验、签发。在患者首次治疗时,主管医生、物理师和治疗技师会根据治疗计划,对可能发生的不一致性给予修正。

在实施治疗阶段,按照质量保证规程制作的质量控制措施,放射治疗技师应考虑以下问题:(1)检查患者是否无误,摆位、体位和固定装置是否与模拟定位和计划参数一致。(2)检查射线束设置,确定所有治疗参数符合医嘱,包括照射野大小、射线束改造装置、入射角度等。(3)照射前或治疗中检查,确保辐射参数包括能量、MU 数等正确和治疗机功能、运行状态正常。

治疗过程控制,是用质量控制的措施和规程,规范各类人员的操作,使这一过程安全、有效、有序地进行。

(五) 教育和培训

教育和培训是质量保证体系中的一项重要内容。放射治疗中心作为一个整体，在特殊意义上讲，质量管理的好坏，取决于不同类型专业人员的知识和技能。应该给所有人员一适当的机会，接受继续教育。

教育和培训还包括应用新技术和新设备使用前的特殊培训，学术资料、文献的积累和交流，并鼓励参与科室、区域、国家及国际的学术交流。

(六) 质量保证体系本身的控制

质量保证系统的控制，是通过质量监督实现的。质量监督是一种系统的和独立的评价和检查。它的目的是：确定质量活动和有关结果是否符合放射治疗质量保证体系的计划安排，以及是否有效、安全地实施；确定已经制定的和执行的质量保证规程是否符合、达到所制定的目标。对质量保证体系的质量监督，不仅着眼于符合性，还着眼于质量保证体系的改进，并评价是否需要采取改进和纠正措施。如果发现可能对患者的治疗有潜在的影响，就必须完善质量控制措施，予以改进。

综合上述，建立放射治疗的质量保证体系是一项复杂的系统工程。它涉及多学科专门人才的组织和协调、制度的建立和完善、观念的转变和更新以及技术的探索和进展。只有建立完善的质量保证体系，才能更好地发挥放射治疗的作用，适应放射治疗目前的发展，使肿瘤患者得到更安全、有效的治疗。

第五节 放射治疗工作人员资格和应具备的相关知识

根据我国《放射治疗卫生防护与质量保证管理规定》，凡从事放射治疗工作的医疗、物理和其他技术人员，必须具备国家规定的资格条件，并经省级人民政府卫生行政部门组织实施的专业及防护知识考核合格，取得职业照射工作人员证书后，方可从事放射治疗工作。从事放射治疗装置安装、维修和剂量测试工作的人员，必须经省级以上人民政府卫生行政部门组织实施的有关防护知识培训及专业培训，取得考核合格证书后，方可从事限定范围内的工作。

一、放射肿瘤学医师

放射肿瘤学医师是应用放射线治疗肿瘤的熟练医学专家。他们必须熟悉诊断和治疗恶性肿瘤及非肿瘤疾病的各种方法。放射肿瘤学专家须了解其同事的专长，并具有关于手术、化疗、内分泌治疗和其他生物治疗方法的可能性及其局限性的丰富知识，能判断用什么方式进行放疗才能在根治或姑息治疗或作为其他疗法的辅助治疗中起到充分的作用。他们不仅要具备一般的医学知识，还须具备肿瘤学、放射生物学、剂量学、物理学和放射防护等方面的基础知识。

医学院校毕业后要有至少1年的一般医学临床实践经验，然后要在大型放射治疗教学中心获得至少3年的教育、训练和工作经验以后才能获取放射治疗医师资格。应当作出规定，要求放射肿瘤学医师在其一生的工作期间不断地接受继续教育。

二、放射肿瘤医学物理师

医学物理师应具备充分的辐射物理基本知识,包括辐射剂量学、治疗计划和放射防护基本知识,还应具备人体解剖学、生理学、放射生物学和肿瘤学的基本知识,有放射治疗实践经验。医学物理师应担负辐射剂量学(对患者放疗方案中有关受照剂量的估算与最优化方案的选择提出剂量学建议)、治疗计划、辐射防护、设计射束限制器方面的工作,并在质量保证的监督、放疗设备选择、辐射屏蔽设计和建筑设计等方面提出意见和承担责任。

三、放射治疗技术人员

放射治疗技术人员应当具备中专以上学历,先接受放疗技术的学习,时间至少为两年,再接受包括解剖学、生理学、病理学、肿瘤学、放射物理学、放射生物学、放射防护、治疗计划、正常组织的放射反应和对患者的护理等方面的教育。接受教育的深度应当足以使放疗技术人员既有熟练的专业知识和技能,又有同情心地执行上述职责。专业人员应通过学习的课程考试并取得资质认证证书。

放射治疗技术人员协助放射治疗学家施行治疗,并在每次治疗期间观察患者。放射治疗技术人员的职责是准备装置,以供每日使用;恰当地插入限束器,将患者定位;准备和应用定位器件,拍摄验证照射野位置的照片;测量临床剂量,记录治疗数据和协助进行放射性核素的治疗应用等。

四、其他工作人员

与直接提供放疗没有直接关系的工作人员在放射治疗中心的工作占有重要的地位。没有他们,患者将得不到最佳的医疗,这些人员包括行政管理人员、护士、社会工作者、营养学家、医学秘书、接待人员及肿瘤登记和随访调查人员等。若是从事研究或教学的机构,还需要有相应的工作人员。放射治疗中主要工作人员的任务见图 8.12。

第八章 放射治疗中对患者的防护

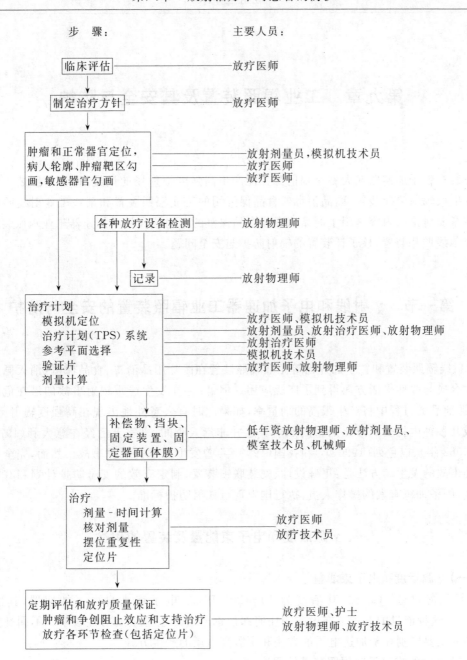

图 8.12 放射治疗过程中主要工作人员的任务

第九章 工业辐照装置及其安全与防护

安装有粒子加速器或大型γ辐射源并能产生高强度辐射场的设施,称为辐照装置。它包括体外射束辐射治疗装置、商品消毒或食品保鲜用的工业辐照装置和某些工业射线照相装置等。本章要讨论的内容是用于商品消毒或食品保鲜的γ射线和粒子加速器工业辐照装置以及工业γ射线照相装置、核子计装置的辐射防护与安全问题。

第一节 γ射线和电子加速器工业辐照装置的安全与防护

γ射线辐照装置和粒子加速器等工业辐照装置在医疗用品消毒、食品保鲜、消灭昆虫或在聚合物合成与改性等诸方面得到了广泛应用。但是,存在发生严重辐射事故的潜在危险。因为,辐照商品的过程中将产生很高的剂量率,如果此时有人意外地出现在高强度辐射区,在几分钟或几秒钟内将受到致死剂量的照射。这并非耸人听闻,事实上已经在意大利(1975年)、挪威(1982年)、以色列(1990年)和我国(1990年)曾发生过这类死亡事故。然而,完全可以杜绝这类事故的发生。方法是:正确设计、安装联锁装置,制定有效的安全防护计划和有效的管理制度,配备训练有素的操作人员,执行国家现行放射防护标准。

一、γ源活度和电子束能量及装置的用途

(一) γ源活度和电子束能量

γ源是密封型 ^{60}Co 源,其活度为 $10 \sim 200$ PBq。电子束来自电子加速器,其能量≤10 MeV。这种能量的电子束在设备的任何部位都不会产生感生放射性核素。不同类型电子加速器的主要区别在于加速电子的方法和所需高电压的产生方式。

(二) γ射线或电子束辐照装置的用途

γ射线或电子束辐照装置的辐射照射可以对构成物质的原子或分子产生电离作用,破坏分子键,产生的离子可能自由地进行新的结合并形成另外的分子。所以,辐射照射本身可以成为化学反应中的"催化剂",被用于工业生产溴化乙基中。此外,某些物质经过辐射照射以后能使其性能发生改变,诱发产生新的对人类有益的特性。例如,经过辐射照射以后的聚乙烯大分子的交联效应,能使聚乙烯材料具有良好的延展性。工业辐照装置对人类日常生活中直接可见的益处是对食品的保鲜或保藏,以及对医疗用品的消毒等。辐射照射可以消灭侵染或寄生在食品产品和中药材中的细菌或昆虫以及其他对人体有害的生物。工业用的辐照装置仅在生产效率较高的条件下,精确而均匀地使受照物质受到所需要的辐照剂量才能达到预期出现的效应。表 9.1 中给出了不同产品欲得到预期效应所需的辐射照射剂量参考值。

表 9.1 可供参考的不同产品获得预期效应的剂量

产　品	典型剂量/kGy	预期效应
塑料	1～250 0.2～30	交联 聚合物接枝、聚合
肉类、家禽、鱼、贝类、某些蔬菜、烧烤食品	20～70	消毒(产品可在室温下贮存)
外科敷料、缝线、导管、注射器、某些药品、移植物	15～25	消毒(产品预先按单元包装,供一次性使用)
调料和其他调味品	1～30	杀灭各种微生物和昆虫
肉类、家禽和鱼	1～7	延缓腐烂(杀灭某些使食品变质的细菌,如沙门菌)
草莓和其他水果	1～4	延缓霉菌生长和草莓变质,延缓货架期。
谷物、水果、蔬菜	0.01～1	消灭昆虫或防止再出现昆虫(可部分取代杀虫剂)
香蕉、芒果、木瓜、石榴和某些非柑桔类水果	0.25～0.35	延缓成熟
猪肉	0.08～0.15	消灭肉中包囊寄生虫
土豆、洋葱、大蒜	0.05～0.15	抑制发芽
昆虫不育	0.01～0.1	对雄性昆虫照射后释放,用作群体控制
血液成分	0.015～0.05	用于免疫协调病人的安全输血

二、辐照装置的类型

(一) 实验或工业用 γ 辐照装置的类型

1. 整装式干法贮源 γ 辐照装置

IAEA 称此类 γ 辐照装置为第 Ⅰ 类辐照装置。使用的源是 ^{137}Cs 密封型放射源,完全被封闭在一个用固体屏蔽材料制作的辐照容器内,源总是处于安全屏蔽状态,见图 9.1。人身体的任何部位都不可能接近源,也不能进入正在对物质进行照射的空间。这类辐照装置称为自屏蔽辐照装置,适于做实验时用。

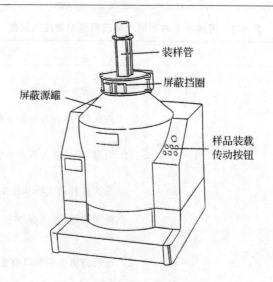

图 9.1 第Ⅰ类γ辐照装置

2. 宽视野干法贮源辐照装置

IAEA 称此类γ辐照装置为第Ⅱ类辐照装置,见图 9.2。密封型γ源被封闭在用固体材料制作的辐照容器内。当辐照器不被使用时源则处在完全屏蔽态。当使用辐照器时,源在一个空间内对物质进行辐射照射,此时借助入口处的安全控制系统使得人员不能进入辐照空间。

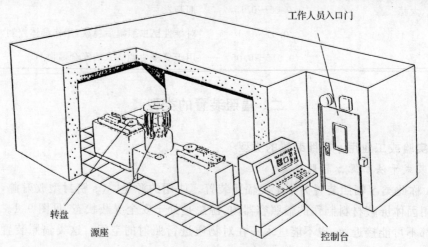

图 9.2 第Ⅱ类γ辐照装置

3. 整装式湿法贮源辐照装置

IAEA 称此类γ辐照装置为第Ⅲ类辐照装置。密封型γ源贮藏在充水的井内,源处于水的屏蔽状态,见图 9.3。按照正确的设计布置和正确的使用方式(如图 9.3 所示),这类γ辐照装置在实体上限制了人员接近源和进入正在对物质进行照射的空间。

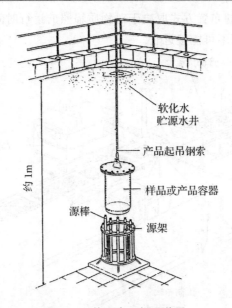

图 9.3　第Ⅲ类 γ 辐照装置

4. 宽视野湿法贮源 γ 辐照装置

IAEA 称此类 γ 辐照装置为第Ⅳ类辐照装置。密封型 γ 源被贮存在辐照室内的水井内。源不被使用时处于井水的屏蔽状态；源被使用时则通过控制系统被提吊离开水面一定距离辐照其周围空间的物质。借助辐照室入口通道的控制系统使得人员不能进入辐照空间，见图 9.4。我们要讨论的 γ 辐照装置的防护与安全，是针对这类辐照装置展开的。对于使用较低活度 γ 辐照装置的防护与安全问题在此基础上适当修改后同样适用。

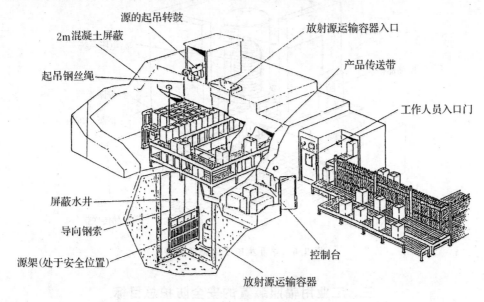

图 9.4　第Ⅳ类 γ 辐照装置

（二）电子束辐照装置的类型

1. 配有联锁装置的整体屏蔽机组

IAEA 称这类电子加速器为第Ⅰ类电子束辐照装置，见图 9.5。这类电子束辐照装置是一种自屏蔽辐照装置。屏蔽的布置方式取决于对物质辐照的运行时间。在这类辐照装置运行期间，人员身体的任何部位都不可能接近它。

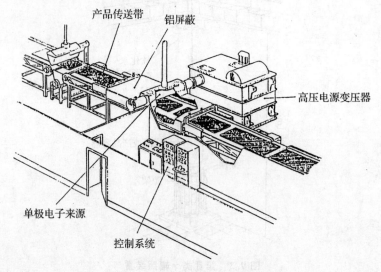

图 9.5　第Ⅰ类电子束辐照装置

2. 安装在屏蔽室内的电子加速器

IAEA 称此类电子束辐照装置为第Ⅱ类电子束辐照装置。这类装置安装在正确设计建造的屏蔽室内。借助入口处的控制系统使得人员在此类辐照装置对物质辐照运行期间不可能进入屏蔽室内接近它，见图 9.6。

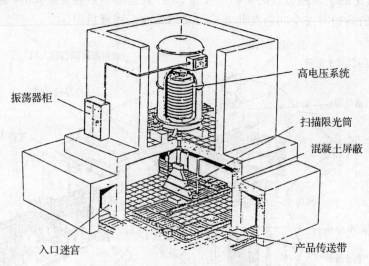

图 9.6　第Ⅱ类电子束辐照装置

三、工业用辐照装置的安全防护总目标

1. 在正常运行、维修和退役期间，以及在事故应急情况下，在考虑到经济和社会因素的前提下，要保证工作人员和公众成员双方受到的照射剂量保持在可以合理做到的尽可能低的水平。

2. 在正常运行和维修过程中,工作人员个人和公众成员个人双方的受照剂量不应超过 GB10252 中规定的相应年有效剂量限值。在控制区和监督区工作的人员,个人年平均有效剂量应保持在 5 mSv 以内;公众成员个人年平均有效剂量不能超过 0.25 mSv。

3. 在考虑了经济和社会因素以后,应保证使重大辐射照射事故的发生概率最小,使人员受照剂量最低。

四、工业用辐照装置的安全防护基本原则

为保证辐照装置运行期间安全可靠,应遵守下述安全防护原则。

(一) 纵深防护原则

不论与组织体制、行为特性或与工艺运行有无直接关系,纵深安全防护原则应当运用到所有的辐射防护实践中,并纳入一系列规章制度条款中。针对给定的安全目标,运用多种防护措施,使得即便其中一种防护措施失效,仍能达到该安全目标。这多种防护措施,称为纵深防护。例如:(1)对辐照室通道入口处提供多种控制措施;(2)对辐照器提供多种控制系统;(3)在已有安全防护措施的基础上附加高度可靠的安全措施;(4)借助安全防护系统自动启动或人员手动对辐照器进行补充控制;(5)为控制事件发生和为控制事故发展提供备用设备和备用程序等。

备有多种防护设施,能防止事故发生,减轻事故后果的严重程度。纵深防护的功能如下:

(1) 第一道安全防护设施是为了防止偏离正常运行工况而设。要求对这道安全防护设施精心设计;在选用材料或部件等方面要做到保证质量,认真验收和检验。

(2) 第二道安全防护设施是为探测和控制偏离正常运行工况所建立的。一个辐照装置在其服役寿命期内虽然从安全角度上受到高度重视,用心防止任何事件发生,可是总免不了会发生某些不可预料的事件,这是国际公认的事实。所以,在第二道安全防护设施中必须配置某些专用的检测设备和控制系统,并制定有效的安全运行操作程序。

(3) 第三道安全防护设施是为减轻事故后果的严重程度而设。应当提供相应的附加设备和程序。任何辐照装置必须在所有各道安全防护设施全部到位并确认能发挥功能时,才允许投入运行。

(二) 冗余防护原则

采用比完成某一给定安全防护功能所需物项最少数目还要多的物项进行防护,称为冗余防护,或称备份防护。冗余防护可以使对安全起重要作用的设施或系统的可靠性得以保证。例如,给某具有特定防护功能的设备配置 4 个联锁装置,若其中的任何两个联锁装置起作用就能起到联锁的目的,而其余的两个联锁装置就是冗余。冗余防护原则容许系统中某物项的功能失效,但不会由此而致整个安全防护系统丧失其防护功能。就上面的例子来说,假如 4 个联锁装置中有一个联锁装置失效,还有 3 个联锁装置的功能完好,整体上的联锁功能并没有丧失。4 个联锁装置同时失效的发生概率非常小。

(三) 多样性防护原则

采用多样性防护能增进防护系统的可靠性。多样性防护原则应用于不同冗余系统中,是将不同类型的防护属性融合到一个系统中完成相同的防护功能。不同类别的防护属性可归因于不同运行原理、不同物理变量、不同运行工况和不同营运单位等。应当从分析可能发生潜在故障的部位和原因入手,认真研究在哪些地方可能应用多样性防护。采用多样性设备或部件时,在考虑到可能会增加操作和维修的复杂性等不利方面以后,必须保证安全系统的总体效能

不受影响。

(四) 独立性防护原则

采用安全防护功能隔离或实体分离的方法来实现该防护设施在总体安全系统中的独立性。独立性防护原则能明显地提升安全系统总体上的可靠性。例如：(1) 冗余系统或冗余部件之间保持独立性；(2) 正常运行的安全系统与用于减轻事故后果的设备之间保持独立性，不能因事故导致用于减轻事故后果所设系统的功能发生故障或失去作用；(3) 对安全防护起重要作用的物项与非安全重要性物项之间保持独立性。

(五) 可编程电子控制系统维护原则

可编程电子控制系统(PES)在控制安全物项中得到应用。PES可能会出现某些与硬件完整性和与软件有效性相关的毛病，从而导致受控物项出现故障。因此应及时出现的问题加以正确处理和解决。但是，只能允许接受过充分教育、训练有素、完全能胜任的人员改动软件。

(六) 安全分析原则

对源的设计、运行中涉及人员防护与源安全的各个方面进行的分析，称为安全分析。包括对源的设计和运行中建立的各种防护与安全措施或条件的分析，以及对正常运行工况和事故工况下伴有的各种危险的分析。

最好采用概率安全分析(PSA)法对安全系统的每一个部件依次进行研究。阐明每种事件起因和出现的概率，以及每种事件可能导致的事件序列和后果。例如，对工艺系统的部件及其功能和对安全系统可能产生的影响等的分析。把每个起因事件所伴随的事故序列及其产生的影响用事故树图解的形式表示出来，一目了然。安全分析只论及事件出现概率和可能的事故后果。

许可证持有者在向审管部门陈述其负责的辐照装置的基本情况时，应主要陈述其辐照装置在设计上和相关的操作中是如何做到既能预防事故发生又能减轻事故后果所采取的措施，并尽可能地给出工作人员和公众成员在某偶然事件的应急行动中可能受到的预计剂量和可避免剂量。安全报告必须涉及的情况包括以下方面：(1) 对辐照室通道入口处的失控情况；(2) 构筑物、安全防护系统和部件的误动作和故障情况；(3) 辐照器移动系统的失控情况；(4) 屏蔽、源密封性、贮水井的完整性丧失情况；(5) 配电系统损坏，从局部故障到整个外电源系统的电源丧失情况；(6) 暴风雨、洪水、地震、爆炸等外因产生的故障情况；(7) 工作人员遵守安全操作规范方面的失误情况；(8) 禁止一般外来人员进入辐照室的规定被破坏的情况；(9) 违反行政管理规定导致不安全实践情况等。

五、第Ⅳ类γ辐照装置对产品的辐照方式

这类辐照装置是全方位辐照装置，使用的是γ因子高(0.351)的高放射性活度的^{60}Co源，很少或不使用γ因子低(0.081)的^{137}Cs源。进口^{60}Co源长约450 mm，直径11 mm左右，被密封在金属包壳内，是密封型放射源。通常把几根^{60}Co源装进一个一端开口的不锈钢管内以后，称为源棒。有的工业γ辐照装置的源不设不锈钢套管，而是把出厂的源直接装到γ辐照装置的源架上。许多源棒或源被整齐地安放到平板形或圆柱形的源棒架上，见图9.7。这些操作以井水作屏蔽并借助于专用长柄工具在水井底部完成，需要良好的水下照明设备。源架上可能有空位或模拟源棒，目的是满足放射源需要的空间分布。在每只不锈钢源棒管的外面适当部位处都蚀刻有源棒的序列号，可以使得源棒在源架上的位置便于记录。模拟源棒是真源

棒的仿制品,它的包壳结构和材料与真实源棒完全相同;模拟的源棒芯体材料在机械、物理和化学性质方面尽可能接近真实放射源的材料,但不是放射性物质。

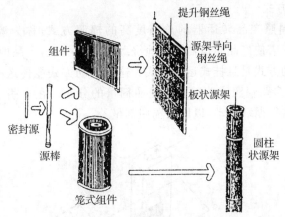

图 9.7　辐照装置源架几何形状

产品辐照生产速率取决于辐照装置的总规模和产品受辐照的方式。产品受辐射照射剂量和受照剂量的均匀性,则由产品围绕源架的运动方式保证。需要考虑的因素有:源架与产品之间的距离、产品箱尺寸大小、产品的密度、受辐射照射的时间等。对于应用广泛的工业辐照来说,通常有两种辐照产品的方式:一种是产品超盖辐照方式,另一种是源超盖辐照方式。

(一) 产品超盖辐照方式

受辐照的产品转运器总高度比源架高度高出许多的辐照方式,称为产品超盖辐照方式(见图 9.8)。产品超盖辐照方式要求产品转运器在辐射场不同剂量水平高度处全程通过源架两次或多次,以保证产品所获照射剂量比较均匀。

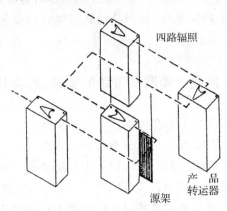

图 9.8　产品超盖辐照方式

产品经过源架的运动方式有以下两种:

1. 平面传送带运动方式

在这种运动方式中,产品箱被放置在称为转运器的铝制容器内,借助传送带的传送,绕源架运动。转运器体积为 0.25 m³。传送带动力来自称为汽缸的气动活塞或液压系统驱动设备。多路辐照能提高产品受照剂量和受照剂量分布的均匀性。

2. 单轨悬挂运动方式

这种运动方式能输送较大体积的铝制转运器。典型的铝制转运器的体积为 1.8 m³。提升机构和汽缸能使产品在转运器各层间自动换层。结合多路辐照可以使得产品获得的剂量均匀分布。

(二) 源超盖辐照方式

源架的高度比受辐照产品转运器的总高度高的辐照方式,称为源超盖辐照方式(见图9.9)。这种辐照方式只需使产品转运器完整地绕源架通过一次,产品即可获得比较均匀的照射剂量。转运器的运动方式是悬挂式运动方式。这种运动方式能传送高达3 m的转运器,绕较高(4 m)源架运动。多路辐照能改善产品受照剂量的分布。在有些γ辐照装置中,其悬挂输送系统可以使转运器做循环运动,以增加辐照剂量。

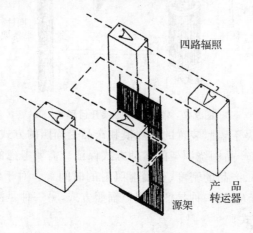

图9.9　源超盖辐照方式

可编程电子控制系统控制着汽缸做定时有序的运行,这种控制称为可编程电子控制。老式辐照装置采用的是继电器逻辑控制柜。无论是平面传送带式运动方式还是悬挂式单轨传送方式,都可以采用可编程电子控制系统,使产品的转运能自动从辐照路线的起点开始回到起点。

六、第Ⅳ类γ辐照装置源的屏蔽、贮存和控制

辐照产品的场所,称为辐照室。辐照室周围墙壁和屋顶在工程设计上给予了精细考虑,是以厚重的混凝土构成的,称为屏蔽体。屏蔽体为辐照室以外的工作人员和公众成员提供了足够的屏蔽防护。进出辐照室的通道呈迷宫式,能减少直射辐射和散射辐射对辐照室以外的工作场所的辐射影响。但是,辐照室屋顶进源口的混凝土塞子和辐照室进出口通道大门处的屏蔽有可能存在屏蔽薄弱部位,经过辐射监测确认后应当考虑对泄露辐射的屏蔽。这类辐照装置辐照室的典型结构和设备配置见图9.10。辐照室内的水井用以贮存辐射源。当辐射源不被使用或对某些设施和设备进行维修时,由控制系统将源送回到深水井内贮存。水作为γ辐射源的屏蔽体。水井深度取决于所使用源的放射性活度。γ射线与水相互作用会产生契伦柯夫光,这是一种蓝色辉光,对人体危害很小。在辐照室内灯熄灭以后源的周围会很清楚地看到这种光。源处于水井贮存位置后,辐照室内的γ辐射剂量率处于天然本底水平,这时才允许工作人员进入辐照室。贮源水井中的水是去离子水,经过过滤和冷却后,可循环使用。过滤井水是为了除去水中杂质,保护源棒、源架和水井内壁表面免受腐蚀,并维持井水清洁。^{60}Co核素衰变过程产生的热能会导致井水温度升高,促进腐蚀效应,所以要对井水冷却。

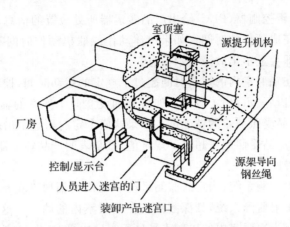

图 9.10　辐照室典型结构和设备配置

这类辐照装置的控制室设立在辐照室屏蔽体以外合适的地方。控制室内设有各种控制系统的按钮和信息显示器(后文将分别介绍)。产品被辐照结束后,任何人都不可以马上进入辐照室,必须在启动辐照室内的通风换气系统并通风 5 min 以后才允许人员在确认源已经处于贮存位置的前提下,进入辐照室。这是因为在产品接受辐射照射期间,辐照室内的空气被电离后形成了一些对人体有害的气体。例如,臭氧(O_3)和氮氧化物。GB10252 中规定,当源处于水井贮存位置并通风 5 min 后,辐照室内空气中 O_3 浓度不应超过 0.3 mg·m^{-3};辐照室外部工作地点空气中 O_3 平均浓度在 1 h 内不应超过 0.16 mg·m^{-3}。与此同时,辐照室内空气中的 NO、N_2O 和 NO_2 等氮氧化物转换成 NO_2 的浓度不应超过 5 mg·m^{-3};辐照室外部工作地点空气中氮氧化物的日平均浓度不应超过 0.1 mg·m^{-3},任何一次采样浓度不应超过 0.15 mg·m^{-3}。有害气体的测量方法见 GB3095。O_3 的气味通常是可以闻到的,即便浓度很低也会被闻到。

该辐射装置的井水处理设备、给排水设备和新源进来时盛源贫铀罐的提吊设备等,都被设置在紧靠辐照室旁或在辐照室屋顶相应房间内。它们被称为辐照装置厂房的不同辅助房间。

七、第 IV 类 γ 辐照装置的辐射安全控制措施

(一) 程序控制

为了防止人员误入辐照室,只有一把主控钥匙。这把主控钥匙有三种用处:一是用它启动控制台;二是用它开启辐照室入口处大门上的锁;三是用它开启辐照室内四面墙壁上的延时开关。只有当源确实回到水井内的贮存位时,才能从控制台上取下主控钥匙,并用它去开启辐照室入口处大门上的锁。这就是说,控制台是与辐照室的大门相联锁的。运行人员即将离开辐照室之前必须用主控钥匙去启动在辐照室四面墙壁上的延时开关,以启动开车工序,这一工序称为搜索和锁住工序。因为,开车之前要求运行人员确认在辐照室内已没有其他人员。与此同时,辐照室内发出音响信号,预告即将提升源到工作位置,进入辐照室有辐射危险。但是,辐照室内的人员任何时候都可以拉动墙壁上预设的钢丝绳把源迫降回贮存位置,并能从辐照室内打开出入口大门。

(二) 反馈控制和定时控制

在源架的行程终点处和在产品转运器进入辐照室的入口处以及在汽缸上都设有电子装

置,能通过可编程序逻辑控制器(PLC)给出产品转运器所处位置的信息。运行一开始 PLC 就在监测着产品转运器完成动作的时间。如果单体动作或联机动作时间超过了预定时间,控制台的相应显示器上随即会显示出故障警示信息。

如果产品转运器在辐照室内的运动时间超过了规定的运动时间,控制台上与 PLC 时间记录相应的显示器上会自动显示:出了故障。如果分别设立两个独立的辐照定时器同时监测每个辐照环节,能保证产品受照剂量的精确度。如果这两个定时器显示出的结果不一致,也会提示出了故障:不是表明产品受照剂量超过了规定值,就是表明产品转运器分布不恰当。

(三) 辐射监测控制

通常设有两种辐射监测系统:固定式监测系统和便携式辐射剂量率仪。在辐照室迷宫入口处安装一台固定式辐射监测系统,其探测器装在辐照室内的墙上。这种监测系统与迷宫口处的大门相联锁。只有当辐照室内的辐射水平处于本底水平时,人员才可以进入辐照室。

在产品传送带或悬挂式单轨传送机构的卸产品地点处,设一台固定式辐射监测系统,其探测器安装在装卸产品的地点附近。这种监测系统与源的自动控制系统联锁。当卸产品处的辐射水平超过规定值时,过源机和产品输送系统会自动停车,处于工作状态的源自动回到水井内的贮存位置。

在井水去离子装置的树脂交换柱附近安装一台固定式辐射监测系统,监视着离子交换树脂柱的 γ 辐射水平。监测系统与整体辐照装置联锁。树脂柱的 γ 辐射水平一旦超过正常值,过源机、产品输送系统和井水循环系统会自动停车,源自动回到水井内的贮存位置。IAEA 建议,^{137}Cs 源不宜采用湿法贮存。

运行人员可以进入辐照室的时候,必须始终随身携带便携式剂量率仪。为确保做到这一点,要把主控钥匙与便携式剂量率仪栓在一起,并且需要一台备用的便携式剂量率仪,供现役剂量率仪在剂量刻度和维修期间使用。便携式剂量率仪的量程应在 $1\ \mu Sv\cdot h^{-1}$ 到几个 $mSv\cdot h^{-1}$ 之间。

(四) 传感器监测控制

常用的传感器有热敏传感器、烟雾传感器、流量传感器、压力传感器、红外线传感器和地震传感器等。

热敏传感器装在辐照室的天棚上和源架上,可探测辐照室的温度,以防止源架过热。烟雾传感器可探测辐照室内的烟雾。装在通风管道中的气体流量传感器能给出有害气体的排放和有害气体在辐照室空气中的积累情况。压力传感器能给出提升源的机构空气压缩机的气体压力。红外线传感器装在辐照室迷宫通道入口处,能给出人员误入辐照室的信息,它与辐照室的音响信号系统及控制台联锁。此外,在源架导向装置的两侧还装有一种传感器,能给出转运器与源架碰撞的信息。在平面传送带式的辐照装置中,在近源架周围设置的全层板能避免转运器与源架相碰撞。

(五) 停机控制

控制台上的应急停机揿钮,或设在辐照室内的墙壁上并延伸到迷宫入口处墙壁上的钢丝缆绳,一旦动作,源就会立即被迫降回到水井内贮存位置,全线停车。

(六) 火情控制

如果辐照室内某处的温度异常,出现烟雾或火情,这时与热敏传感器或烟雾传感器联锁的控制系统会使辐照装置全线自动停车,源自动回到水井内贮存位置,通风系统自动停机,甚至消防设施自动启动。

(七)灯光显示控制

控制台上的仪表盘指示灯能给出源所处的位置。如果源尚未处于水井内的贮存位置,仪表盘上就有灯光或位置显示,与此同时,辐照室外迷宫通道入口处大门上方的红灯亮着。当源已经回到水井内贮存位置时,此处的绿灯亮而红灯不亮;当源处于工作状态时,此处的红灯一直亮着,直到源停止工作并回到水井内贮存位置为止。

(八)水井的水位控制

贮源水井中装有额定的水位浮球和超额定的水位浮球及低水位浮球。这些浮球有自动水位开关,并与辐照室入口处的大门联锁。当水井中的水位低于额定水位时,会触发声光警报器发出声光警示;如果不作出专门程序的操作,人员就不可能进入辐照室。

(九)供电故障控制

源正处于工作状态而供电系统却发生了故障,这时应急供电系统启动,源会回到水井内的贮存位置。在电源故障期间,辐照室入口处的大门没办法打开;只有当恢复供电且源回到水井贮存位置时才能开启此门。

(十)状态显示控制

控制台仪表显示器上对下列情况有显示:(1)可编程序逻辑控制器(PLC)工作正常或不正常;(2)源处于水井内贮存状态或运动状态,或处于正常工作位置等。

八、第Ⅳ类 γ 辐照装置的建造、运行和维护

(一)建造

根据 GB17568 中的规定:γ 辐照装置建造选址时,要尽量避开破坏性地震活动区和地下水位过高、地下土层过软地区;避开高压输电走廊和易燃易爆场所;在可能(50 年内的可能性为 90%)发生严重破坏性地震(即地面水平加速度大于或等于 $0.3g$ 的地震)地区设计建造 γ 辐照装置时,应配置地震监测器,地震传感器一旦有响应,与其联锁的源会自动回到水井内贮存位置;应建造在交通运输方便,道路桥梁能承受 10 吨汽车运输的地方。综合以上要求,应收集当地水文、地质、气象、人口分布和地理环境资料,经过对地质和环境的评价以后,向审管部门提出建造 γ 辐照装置的申请。在设计建造上应满足 GB10252 的要求,应保证在非限制区的工作人员个人和公众成员的受照剂量,每年平均有效剂量不应超过 0.1 mSv。IAEA 建议,辐照装置、源和辅助设备等所有的设备都必须由有经验的、声誉好的设计部门和施工部门按照国际通用标准和国家标准进行设计和施工。GB17568 中规定:γ 辐照装置的设计单位应当持有国家标准的核工程设计证书或质量体系认证书。在设计文件中应当有这些文件的复印件或影印件。

IAEA 建议:在 γ 辐照装置建造筹备组织中应当有一位资深的辐射防护人员,他对辐射防护设备负责,对参与运行人员的职业技能和辐射防护知识培训负责。

(二)运行和维护

1. 常规运行

虽然第Ⅳ类 γ 辐照装置配置了许多自动控制系统,可是维持其安全运行仍然与运行人员的素质和技能有关。因此,建立有效的安全操作规范十分重要。应当明确员工的职责、机构管理程序和适合于各类员工的正规培训计划。在文字上的运行程序中应当列出相应工种员工的姓名和责任。

达到标准要求并授权进行产品辐照常规运行的人员,尽管其在一年内受到的外照射有效剂量不太可能会超过 GB10252 中规定的 5 mSv,然而仍需要强调运行人员都应当佩戴适用的个人剂量计,并妥善保存个人剂量记录。要注意,千万不能把个人剂量计与产品剂量计相混淆。产品剂量计是由硫酸亚铁溶液、塑料、丙烯酸或有机玻璃片构成的。产品剂量计对高剂量的响应是以改变其颜色或色度(颜色浓度)来显示的。使用产品剂量计的目的是证实给予产品的辐照剂量是否足够。

被称为辐照装置常规运行日志的记录,应当包括所完成的产品辐照工作和设备运行参数及设备维护等所有有关细节。如果有参观者经允许进入辐照室,应当将其佩戴的直读式个人剂量计的剂量读数记录在参观人员登记簿上。

2. 常规维护

电器设备、机械设备和其他物件的常规维护对保持辐照装置的安全运行十分重要。很小的故障也会导致源架发生不可忽视的严重问题。所以,运行人员应当对任何很小的不正常现象或设备的磨损等都要保持高度警惕,要经常进行例行检查;对所有的安全系统要逐月检查,确保其运行功能正常。一旦发现安全系统出现异常,要马上停车,并向主管责任人报告,直到查明原因、排除故障后才能开机。决不能对任何安全系统出现的任何问题不在乎,这样做有可能会使工作人员受到过量的辐射照射。常规维护的目的在于防止问题的发生。所以,常规维护是受过正规培训的技师的责任。在常规维护中,对于需要替换的部件应当从辐照装置供应商那里获得,或者经过其认可后的部件才可以使用。对于所有的例行检查和更换部件的细节都要记录在案。正常维护还包括以下内容:由运行人员所完成的例行辐射剂量测量,即当源处于工作状态时对屏蔽体外部所有易与人员接近的表面处的 γ 剂量率都应当进行测量;当源处于安全贮存位置时,对辐照室内也要进行 γ 剂量率巡测,以验证是否存在由源架上脱落下的放射源。所有的辐射测量记录都应当存档。

3. 特殊维护和例行操作

为保持辐照装置的功能完好并能安全运行,可能需要对其进行定期的维护,称为特殊维护。由于 ^{60}Co 源的放射性活度随着使用时间的延长而减少,为了满足需要的照射剂量和照射剂量的均匀性,需要定期补充新的 ^{60}Co 源和重新排列源架上的源,这种操作称为例行操作。在特殊维护中,可能需要专门的设备和部件,可能需要辐照装置供应商和其他专家的特殊技能。在例行操作中,由于存在潜在的照射危险,可能需要辐射防护专家和医学监护人员参与。下文主要介绍补充新 ^{60}Co 源的例行操作过程和要求。

新的进口 ^{60}Co 源是盛放在符合国际《放射性物质安全运输规程》(IAEA 第 6 号安全丛书)要求的贫化铀罐中运抵到使用单位的。这种源罐属于 B 类包装容器(见本章第二节),能为运输 ^{60}Co 源活度达 7.5PBq 时提供足够的屏蔽保护。新的 ^{60}Co 源运抵前,可能需要在停放源罐的周围预先设置辐射危险标志,划出一个临时控制区。^{60}Co 源罐通过辐照室屋顶部进源孔道被吊装进贮源水井内,见图 9.11。采用一系列专用工具在水井底部将贫铀罐的盖子吊出井面后,从源罐内借助专用的长柄工具把盛 ^{60}Co 源的金属篮子取出并放在规定的水井底部的位置处。也可能在新的 ^{60}Co 源到来之前,已经把源架上的旧源重新排列好了,并规定了新的 ^{60}Co 源在源架上的位置。上述开启盛 ^{60}Co 源的贫化铀罐盖子、取出盛源的金属篮子、重新排列源架上的旧源和将新 ^{60}Co 源放置到源架规定位置的系列例行操作都是在水井底部或在水井内合适的深度处,通过各种专用长柄工具,借助特殊照明条件来实现的。

第九章　工业辐照装置及其安全与防护　　　201

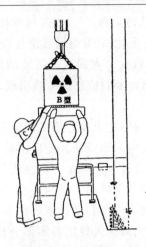

图 9.11　装源操作

在整个例行操作中，去离子水循环装置树脂柱的辐射监测仪一直在监测着水井水中所含放射性污染物的浓度，以确认密封型 ^{60}Co 源的金属包壳是否存在破损。GB10252 中规定：贮源水井水中所含 β 放射性污染物的浓度应控制在 10 Bq·L^{-1} 以下，每月排出废水中所含 β 总放射性浓度不应超过 1×10^6 Bq·L^{-1}，单次排放出的 β 放射性浓度不应超过 1×10^5 Bq·L^{-1}；废水排放地点要固定，排放以后要用清水冲洗排放口。工作场所、工作人员的衣服和人体皮肤等表面上的 β 放射性活度污染水平应低于国家现行防护标准中规定的相应控制水平。

运行人员在例行操作以前，必须对固定式辐射监测系统和便携式 γ 剂量率仪进行特殊维护，作为例行操作的一部分。对固定式辐射监测器就地检验和维护，并用低活度源检验探测器的响应；对便携式 γ 剂量率仪的检验包括对探测器的校准或刻度、对所用电池的检验和对低活度源的响应检验。例行操作前和例行操作以后，当源处于工作状态时，对屏蔽体以外的相应工作场所和受关注的外环境进行 γ 剂量率测量，并作出评价。

在例行操作前后 24 h 内，医学监护人员应对直接参与例行操作的人员进行外周血象检查，并依据例行操作后通过个人佩戴的剂量计获得个人受照剂量，对直接参与例行操作的人员作出健康评价，记录评价结果并妥善保存。在例行操作过程中，医学监护人员应在现场巡视，以对受外伤人员及时进行医学处理。

（三）重大改进

辐照装置的设计参数通常超过了初始的防护要求，这是为了日后可能要安装增加活度的源而又不会使屏蔽外的工作人员受到超过 0.1 mSv·h^{-1} 的外照射剂量留有余地。

许可证持有者，借助外单位的经验可能会向辐照装置制造商建议对自己负责的辐照装置进行重大改进，以减少问题或降低事件出现的风险。作出重大改进或修理的决定之前，应当向审管部门申请，得到批准以后才能行动。任何合理化的建议都应当有助于确保辐照装置的安全运行或能提升装置的安全性。

九、第 Ⅳ 类 γ 辐照装置的事件预见和事故处理

对辐照装置及其设备和程序作出的安全分析，可以预见事件，制定出对抗事件的应急计划。可预见的事件包括：(1) 地震、龙卷风或其他外部危险；(2) 辐照室内外出现的火情或爆炸事件；(3) 源不能被提升或不能返回安全贮存位置；(4) 源架或产品转运器受损坏；(5) 水井

水中或水井水过滤物中含有放射性污染物;(6)水井内壁覆面材料和通水管路损坏;(7)水井水流失;(8)电气、机械或结构部件老化;(9)通风或水处理设备出现故障;(10)固定式辐射剂量仪监测结果、便携式剂量率仪读数或个人剂量计测读结果高于正常值;(11)人员进入辐照室的控制系统出现故障;(12)控制台上的信息显示器出现故障;(13)场所警示系统出现故障等。

对抗可预见事件的应急计划包括:记录执行规定的应急行动计划人员的姓名、职务和联系电话;分工明确,任务清楚;同时,应将熟识设备并能提供技术援助的专家姓名也列入应急行动计划人员名单之中,请专家参与应急计划的讨论。应急行动计划中应写明必须向上级报告的主管部门。应急行动计划常涉及到外部的相关机构,应当事先与其讨论应急行动计划的内容,以取得其同意和支持。必须对被列入应急行动计划名单中的所有人员进行适当的应急知识培训,以便使他们能完成计划中对他们每个人规定的那部分任务。需要安排适当的应急行动演习,以确认各类人员是否能够胜任自己的任务;演习有助于对应急行动计划内容和措施作出修订或补充。例如,在辐照装置运行工况下,因产品转运器被卡阻可能威胁源的安全,在这种情况下只能采取暂时停车的应急行动。在采取行动摆脱困境之前,运行人员必须确认源是否回到了安全贮存位置。如果固定式辐射监视系统显示出有超常辐射水平存在,最好的办法是关闭辐照室入口处的大门,及时向主管责任人报告。接下来的工作是修复措施。采取修复措施之前必须遵守的安全原则是:只有能使事态不扩大而且又不会对人员生命带来风险的行动才是合理的行动。再如,在正常运行工况下,对任何导致外照射个人受照射剂量过高的不正常现象都要认真调查,并写出书面报告。重要的是应当确认所怀疑的个人剂量数值是否是实际受到的剂量。如果印证个人确实受到了过高剂量照射,则应当及时接受医学处理。

十、对电子加速器辐照装置的特殊安全考虑

(一)设计中的安全考虑

在设计电子加速器时,不仅需要考虑其运行简单和能提供可靠能量的电子束源,而且更应当考虑可能发生的具有严重后果的辐射照射事故的安全和防护措施。要特别重视在电子加速阶段可能出现故障的纠正措施和防护措施,和维修正在运行中的加速器辅助系统时人员可能受到意外照射的防护措施。只要加速器仍然维持加速能力,就存在由暗电流产生X射线的可能性。虽然改进了的加速器已经减少了这种意外照射的危险,但是若能进一步改善辐射安全可靠性的设计,就容易排除故障并减少人员受照射的机会。此外,对射频辐射的防护不能忽视。电子加速器在设计中应当对以下要求予以考虑:(1)给出使主加速器系统失效的可靠方法;(2)给出对内装加速器参数的监测方法;(3)给出对内装远距离加速器的诊断方法。

使主加速器失效必须在不会损坏加速器部件的条件下使其失去加速能力。失效的特征必须能被清楚地辨识。给出加速器运行参数的连续监控方法非常重要,将为维修工程师和常规维护工作人员提供有关故障事件的时序记录信息。与内装远距离加速器诊断相关的关键性电子学检验点,应当设置在操纵室内,以避免操作人员和维修人员必须等到加速器失效或只能从旁路进入才能全面对加速器作出诊断。有些加速器采用闭路电视监视方法是可取的。

(二)屏蔽防护和联锁的考虑

电子在不同的物质中射程不同。电子的射程是电子初始能量与吸收物质密度两者的函数。电子与被轰击物质相互作用时将产生X射线。电子的最大射程与产生的X射线射程相

比是很小的。所以,当考虑电子加速器的屏蔽防护时只需要考虑 X 射线的屏蔽防护。

电子与被轰击物质相互作用产生两种 X 射线:一种是特征 X 射线,另一种是轫致辐射。只有当电子被加速到其能量小于或等于 300 keV 时,特征 X 射线辐射才是主要的防护对象。可以采用铅或贫化铀之类的高原子序数材料作为其自屏蔽材料。在大多数情况下,轫致辐射是电子加速器的重要屏蔽防护对象。只要 X 射线的转换不是电子加速器的运行目的,那么,对任何可能受到电子束轰击的结构部件都要尽可能地采用低原子序数的材料制作,可以将产生的轫致辐射的份额减少到较低的程度。屏蔽厚度计算时,可以假定电子的全部能量被受轰击的高原子序数材料吸收,这样计算得到的屏蔽厚度足以满足防护要求。但是,应当考虑到受电子束轰击的结构部件的材料组成成分,并针对电子的最大能量和所用的最大电流考虑屏蔽计算问题。

在考虑对 X 射线的屏蔽防护时,不要忽视对"附加"X 射线辐射的防护。当电子加速器以高电压状态运行,而且加速管位于辐照屏蔽室的外部时,更要对"附加"X 射线辐射防护问题给予重视。产生"附加"X 射线辐射的原因如下:(1) 反散射电子返回到加速管束流中以前仍然具有足够高的能量,当其与加速管相互作用时可以产生 X 射线。如果电子加速器的运行目的是利用高能电子轰击高原子序数的靶进行 X 射线转换时,这种"附加"X 射线效应尤为显著。(2) 在对电子加速器的调试过程中,或电子加速器在其真空系统的真空度相对较差的条件下运行时,加速管中会出现能产生 X 射线辐射的暗电流。

除了低能($\leqslant 500$ keV)的自屏蔽电子加速器以外,或在高能段具有特殊运行目的的电子加速器以外,在对电子束辐照装置的屏蔽防护时,在考虑到经济方面因素的前提下,采用普通混凝土作为屏蔽材料是最优化选择。由于"附加"X 射线辐射可能从穿过屏蔽体的管道缝隙处泄漏出来并致某些小的区域处出现较高的剂量率水平。因此,应当在这种管道的周围填塞铅丸或钢砂作为屏蔽物。电子加速器的电压和电流控制系统应当与产品输送机构联锁。

第二节 工业 γ 射线照相源的安全与防护

一、工业 γ 射线照相及所用放射源

(一) 工业 γ 照相

当两段管路之间的焊接点存在缺陷时,或者某铸件和金属部件存在某些疵点时,这些管路、铸件或部件投入使用以后很可能会产生灾难性后果。工业 γ 照相是利用 γ 射线能贯穿这类重要设备而又不会损伤设备的特性,通过 γ 射线照相发现设备缺陷或疵点的过程。γ 射线照相师摄取的射线照相底片是一种可以永久保存的照相记录。工业产品 γ 照相是产品质量保证(QA)的一部分。

(二) 常用的 γ 源

铱-192 是理想的 γ 照相辐射源。根据被照相物体的材料特性,也可以采用其他 γ 源,见表 9.2。选用 γ 源时其 γ 辐射必须能贯穿被检查的物体。由于穿透物体后辐射强度明显减弱,于是穿透物体的 γ 辐射必然会在胶片底板上留有物体的影像。如果穿过的是裂缝或空腔,

由于透过的辐射没有明显的减弱，必然在胶片底板显影以后显示出裂隙处或空隙处出现较黑的图像。辐射源的放射性活度决定着可供使用的辐射强度。如果使用的辐射强度太高，会使胶片底板显影模糊不清，全片过黑，降低了裂隙或孔洞影像的清晰度。另外，若辐射强度过高，要求采取的安全防护措施就应更严格，划定的限制区域也应扩大。为了使影像感受体（胶片）产生可用的影像，使用活度过低的 γ 源时则需较长的照相时间。照相时间的延长又会增加照相师及助手的受照剂量，采取的安全防护时间也就随之延长。所以，应当根据需要向供应商购置活度合适的 γ 照相设备。

表 9.2　可被选用的 γ 照相源

放射源	γ 射线能量/MeV	钢材厚度/mm
^{60}Co	高(1.17,1.33)	50~150
^{137}Cs	高(0.662)	50~100
^{192}Ir	中(0.2~1.4)	10~70
^{169}Yb	低(0.008~0.31)	2.5~15
^{170}Tm	低(0.08)	2.5~12.5

二、工业 γ 照相设备

这种照相设备在设计上应当考虑既适合在偏远地域使用，又适合在建设工地上的某些艰难的照相条件下使用。所以，工业 γ 照相设备的重量要轻，便于携带。工业 γ 照相源是密封放射源，通常被放在照射容器内，处于屏蔽状态。照射容器是由铅或贫化铀制作的。制造商生产的照射容器多种多样，但并非是国际通用的样式。然而所有的照射容器都是按下列方式之一通过释放有用的 γ 辐射曝光胶片来进行工作的：(1) 照射容器的部分屏蔽可以被移开而达到曝光目的；(2) γ 源可以被移到照射容器薄的屏蔽部位而达到曝光目的；(3) γ 源可以安全地从照射容器中被移出，施行对胶片的曝光。

前两种照射容器被称为"快门"式或"射束"式定向照射容器，能将射出的 γ 射线束准直并限定其照射野形状。快门式照射容器的机械系统分为自动的和手动的两种。使用快门式照相设备时，照相师必须站在照相设备的背后，决不能立于射野之内。快门式照相设备的适用条件刻板：不能放进工地现场的复杂空间使用；胶片面积受限制，不能超过其射线束面积。于是，制造商提供长柄挟具，用它把源从照射容器中挟出来，对物体进行全景射线照相。这种全景射线照相法有两个缺点：①射线束方向无法控制；②照相师会受到较大的射线剂量。要减少照相师的受照剂量，长柄挟具的长度至少为 1m。目前被广泛应用的照相设备是第三种照射容器，称为投射式或手摇式 γ 照相设备，见图 9.12。

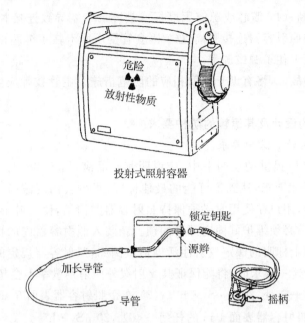

图 9.12 投射式照射容器(剖面图示出 S 型管)和附件

三、投射式照相设备的基本结构和安全防护

(一) 投射式照相设备的基本结构和照相过程

投射式 γ 照相设备由照射容器和源辫以及附件组成。照射容器由铅或贫化铀构成,内装源辫。γ 源装在源辫中心处。源辫是可弯曲的金属软管,呈 S 形。S 形管的一端由锁环固定在照射容器的一侧;另一端固定在照射容器的另一侧,可以与导管相通,平时用塞子堵着这一侧的开口处,防止碎屑进入源辫。金属软管呈 S 形的目的是防止 γ 射线直接泄漏到照射容器以外。照射容器的附件包括缆芯、摇柄和导管。缆芯的一端与摇柄相连接,另一端与源辫相连接;导管的一端与准直头相连接,另一端与照射容器相连接。

使用投射式 γ 照相设备时,先把准直头与导管连接好,并借助于稳定支撑架把准直头靠近被照相的物体,要设法防止当源进入准直头时准直头的移动;然后将导管的另一端与照射容器相连接,应旋紧丝扣;再将缆芯的另一端与源辫连接好,将缆芯固定在照射容器上时需要旋转锁环,使源辫松开。一切准备工作就绪以后,转动摇柄驱动 γ 源从源辫中出来,并沿着导管直达准直头。照相结束后,反向转动摇柄将源从准直头处退回到照射容器内的源辫中。

(二) 照射容器可能出现的安全问题

照相师及其助手应依据照射容器使用说明书,对照射容器及其附件进行常规维护。保存维护、检查和测试记录,并说明在适当时间间隔内完成这些工作的记录是有意义的。自动操作的机械部件容易破损。如果这些部件出现故障就会导致 γ 源仍处于工作状态而不能退回到照射容器的源辫内,这是非常危险的。凭射线照相师的经验和借助伴随照相设备提供的技术操作手册,应该能判断出故障的原因和需要采取的补救措施。虽然实践已经证明,投射式 γ 照相设备的照射容器是很安全可靠的,并能减少照相师的受照剂量,可是它仍然存在一些潜在故障隐患。例如:(1) 由于缆芯故障,缆芯的一端失去摇柄的控制,或导管、准直头的连接有误;(2) 从缆芯上或从照射容器内脱落的碎屑卡塞摇柄,使摇柄转动困难或不能转动;(3) 缆芯或源辫打结,容易破裂或折断;(4)缆芯或源辫因磨损或被碎屑卡塞导致连接脱扣;(5)因不规范操作或因故障致套管与照射容器连接脱离;(6)因套管受压而卡住了缆芯;(7)因导管受压或导管连接丝扣有毛刺而卡住了源或源辫。

认识到以上潜在故障,将有助于采取相应的防范措施。主管技师应当负责对照相设备进行定期检查。

(三) 照相设备的设计及其运输的防护要求

1. 对照射容器设计的防护要求

照射容器供应商所提供的说明书中,应说明其产品满足 ISO3999 γ 射线照相装置(ISO/TC85.SC2N 78)的技术要求,达到了可能的最佳标准,很少会出现故障。为了保证照射容器能长期符合这些标准,用户在使用时必须保持照射容器的清洁,使三叶形警示标志和"放射性物质"字样清晰可见。必须维护好固定源辫的锁。新装入照射容器内的任何新源的 γ 活度不能超过在该照射容器上标明的额定放射性活度值。例如,照射容器规定的铱-192 源的额定活度值为 4 TBq。符合这一要求时,将能保证其 γ 射线外照射剂量率不会超过下列限值:(1) 在照射容器表面的任何一点处,2000 $\mu Sv \cdot h^{-1}$;(2) 在距照射容器表面 5 cm 的任何一点处,500 $\mu Sv \cdot h^{-1}$;(3) 在距照射容器表面 1 m 的任何一点处,20 $\mu Sv \cdot h^{-1}$。

照射容器外表面上的标签上必须有已经装入源的规格说明,包括放射性核素的名称和给定日期的放射性活度以及源的序号等。

2. 对照射容器安全运输的防护要求

放射性物质的运输货包可分为 A 和 B 两类。A 类货包在严重事故情况下容易受到严重损伤,甚至被破坏。这类运输货包的设计不要求审管部门核准,国际上尚未制定出此类货包在正常运输条件下的最大可泄漏率标准,因而实践中要求以此类货包运输的仅限于密封型放射源。B 类运输货包必须经得起各种运输事故的考验,而且在各种运输事故的考验下该型货包的密封性和屏蔽效能都不会出现任何丝毫的下降。此类货包具有以下特点:①能消散大量的核衰变热,这种核衰变热不会使货包自燃致毁,伤害人或损坏其他物体;②可以盛纳大量的有严重潜在危险的放射性物质;③其设计需要审管部门核准。

运输货包的外包装分为以下三级:

(1) 1 级包装。其外表有一条白底红色竖条的标志。在正常运输期间的任何时刻,1 级包装的外表面任何一点处由货包产生的 γ 辐射水平不应超过 5 $\mu Sv \cdot h^{-1}$;运输指数不应超过 0.5。运输指数在数值上等于距货包表面 1 m 处的最大剂量率($\mu Sv \cdot h^{-1}$)除以 10 所得到的商。

(2) 2 级包装。其外表面有黄色竖条标志。在正常运输期间的任何时刻,该级包装的外表面任何一点处由货包产生的 γ 辐射水平不应超过 500 $\mu Sv \cdot h^{-1}$;在距包装表面 1 m 处任何一点的 γ 辐射水平不应超过 10 $\mu Sv \cdot h^{-1}$;运输指数≤1.0。

(3) 3 级包装。其外表面有黄色竖条标志。在正常运输期间的任何时刻,包装外表面任何一点处由货包产生的 γ 辐射水平不应超过 2000 $\mu Sv \cdot h^{-1}$;在距包装表面 1 m 处任何一点的 γ 辐射水平不应超过 100 $\mu Sv \cdot h^{-1}$;运输指数≤10。

符合 ISO3999 标准辐射容器的货包是 B 类货包。运输照射容器时需适当的文件和标签,说明其相应的 γ 剂量率属于 2 级包装还是 3 级包装。通常在其运输车辆上也需贴上相应的标志。

四、投射式照射容器中源的泄漏检验

泄漏检验应当在审管部门所要求的时间间隔内进行,或依据照射容器供应商的建议进行检验,或当照射容器受到损伤事件后进行检验。泄漏测试可以采用简单的擦拭法,擦拭任何可能与源相接触的表面,如 S 型管或导管的内表面等处,以评估拭子上是否存在放射性物质。比较可取的擦拭方法是取一段短而刚性好的导管,直接固定到源引出口的部位上,将一块纱布放在这段短管内,如同进行射线照相那样把源摇出照射容器,使其沿着这段短管慢慢地压向纱布拭子。然后将源退回到照射容器内的源辫中。用长柄镊子或长柄钳子把纱布拭子从短管内取出,用灵敏的辐射探测器测试纱布拭子上有无放射性物质。严重的放射性物质污染将使纱布拭子上具有一定的 γ 辐射剂量率。例如,对于超过 600 kBq 的 ^{137}Cs 污染,或远低于此值的 ^{192}Ir 污染,或 ^{60}Co 的严重污染,都将会在距纱布拭子 10 cm 远处给出可测量的不少于 5 μSv·h^{-1} 的 γ 剂量率。而可被接受的泄漏污染的数值远小于 5 μSv·h^{-1}。

五、照射容器的安全存放

投射式照射容器自身有足够的屏蔽能够满足短时间内搬动或运输的防护要求。但任何人都不应当长时间靠近它。照射容器在建设工地常规应用时,应当为其准备专用的存放库,以便照射容器在不被使用时能被安全存放。考虑到专用存放库的隔离,存放库应当远离易燃易爆或易腐蚀的场所,并需要工地现场的人员共同合作。专用存放库外面应当有清晰的警示标志,库内应保持清洁、干燥。专用存放库外的 γ 剂量率应达到尽可能低的水平,最好低于 2.5 μSv·h^{-1}。在专用存放库门上加锁,防止无关人员进入存放库与照射容器接触。门锁钥匙保存在安全地点。任何时候都应当有记录,说明每个照射容器的存放地点。当照射容器不被使用时,应当进行检查,确认源是否处于照射容器内的安全状态,这种检查十分重要。

六、γ 照相防护程序

当 γ 照相使用的源处于工作状态时,在其周围较大的区域内将产生大于 7.5 μSv·h^{-1} 的 γ 辐射剂量率。如果源的活度已知,就可以估算出离开 γ 源不同距离处的 γ 剂量率,并确定出"控制区"的大致范围。除了射线照相师及其助手以外,禁止任何人进入"控制区"。采用射束式照射容器照相时的"控制区"范围最小,尤其是当射束方向朝向地面时更是如此。减少"控制区"面积的另一种方法是在被照相物体周围设置可移动的局部屏蔽物,以进一步减少 γ 辐射强度,降低屏蔽外的剂量率。屏蔽物材料可以由铅皮或其他任何类似的原子序数相对较高的金属板制作。

在"控制区"边界处应当有足够的防护屏蔽设施和警示标志。警示标志应当使用当地的文字,有利于使附近的人员都明白正在做什么事和为什么不能穿越设置的屏蔽。应确保在 γ 照相过程中,屏蔽物以外有人巡视,阻止人员穿越屏蔽物。

γ 照相师在实施照相前,必须给出声音警示(如吹哨子),警示其助手或其他无关人员,即将进行 γ 照相。理论上认为,γ 照相最好安排在很少有人工作的时间段或很少有人工作的地点进行。

照相师及其助手必须佩戴个人剂量计,并随身携带一台便携式γ剂量率仪。当他们运输照射容器、进行照射、固定某种部件或取下照相底片时,剂量率仪应当是处于工作状态。应当记录每次γ照射的受照剂量数据,总结经验和教训。照相师及其助手应当按规定定期接受职业病控制中心的健康监护。

七、γ照相中事件的应急处理

在使用照射容器的全部时间内,γ射线照相师必须始终保持警惕,预计可能事件出现的概率,制定针对不同事件的应急行动计划。假如正常照相程序被破坏,或者照射容器发生故障,照相师及其助手应当及时撤离工作地点,保护现场,寻求援助,考虑实施应急行动计划。基本的应急工具箱内应当有4袋铅粒,每袋铅粒重2 kg,用做屏蔽材料;另外,还应当有一个长1 m或1.5 m的挟具,以及一些精选的手工工具。

为了排除故障,可能需要靠近源工作。除非应急行动计划制定得极为详细,并能得到有效的执行,否则靠近源工作短时间将会受到过量的照射剂量。源复位,基本上是由射线照相师完成的,应当尽一切可能将其受照剂量限制在10 mSv以下。这一剂量低于职业照射人员个人的年有效剂量限值。在实际可能的情况下,应当尽可能地对辐射源进行局部的屏蔽;参与行动的任何人员要与源保持至少1 m的距离,以降低受照剂量;如果有可能则应当使任何人的受照时间都不超过距源1 m处累积受照剂量达10 mSv所需的时间,见表9.3。对于任何可能导致人员受到过量照射事件的发生原因,或剂量率仪指示有高剂量率照射情况出现的原因,都需进行认真调查,重要的是确认剂量率仪指示的情况是否真实,人体是否受到了可能危害器官或组织的高剂量照射。

表9.3 距离源1 m处累积受照射剂量达10 mSv所需的时间

^{192}Ir 活度/TBq	距源1 m处的剂量率/(mSv·h^{-1})	累积10 mSv剂量所需的时间/min
0.75	97.5	6.2
20	260	2.3
3.7	480	1.3

如果发生的事件是源丢失,应当尽快找到它。为了确定丢失源的位置,需要高灵敏度的γ辐射探测器,用以测量低剂量率γ辐射或放射性物质污染,有助于探测来自远处或被屏蔽的源的γ辐射;同时,也需要低灵敏度的γ辐射探测器,用以测量靠近无屏蔽的源的γ辐射。不应当在剂量率已经超过所用探测仪量程的区域内盲目地寻找源。此时,应该由远到近,在剂量率仪指示出异常剂量率的地方停住,借助于剂量率与距离的平方成反比的计算公式,推算出丢失源与测量点之间的距离,因为源的活度已知。千万不可盲目靠近丢失的源。

第三节 核子计源的安全与防护

一、核子计及其类型

(一) 核子计

利用电离辐射的特性来监测和控制产品质量以及分析物质成分的辐射照射和测量装置，称为核子计。核子计不需要与物质直接相接触就能完成对它的监测。例如，监测物质的密度和厚度，监测容器内的液面高度，监测高温物质和有害的化学物质，监测矿物成分等。核子计使用的放射源是 β 源、γ 源、中子源或 X 射线源等。

(二) 核子计类型

按照使用方式不同可将核子计分为固定式核子计和便携式核子计两类。安装在固定位置上的核子计称为固定式核子计，它通常可自动运行。可以随身携带的核子计称为便携式核子计。例如，监测沥青碎石公路表面特性的核子计即是便携式核子计。无论是固定式核子计还是便携式核子计，都是由源室和至少一个探测器组成的。探测器用以测量辐射与物质相互作用以后的剂量率，或用于确定到达该探测器的辐射类型及其能量。

按照辐射入射到探测器前辐射与物质相互作用的类型不同，可将核子计分为透射式核子计、反散射式核子计和核反应核子计三种。

1. 透射式核子计

这种核子计的源室和探测器相对应地安装在被监测物质的两侧。入射辐射穿过被监测物质以后强度减弱了，探测器能测到已减弱的辐射剂量率(或计数)。如果被监测的物质几何条件恒定，也就是说被监测物质的厚度不变或者容器的容量恒定，那么，依据探测器测到的辐射剂量率(或计数)的增大或减少可以判断出被监测物质的密度。据此原理，透射式核子计就成为产品的密度监测仪，称为密度计。例如，利用透射式核子计监测水泥产品的质量，监测钻井管杆中流动泥浆的密度，监测容器内最高或最低液态料位或密封包装容器内液态产品的液面位置等。监测液态料位的核子计，称为料位仪。

如果被监测物质的密度恒定，探测器测到的剂量率的变化就能够反映出该物质的厚度变化。随着被监测物质的厚度增加，穿透该物质后辐射的减弱程度加大，探测器给出的剂量率(或计数)也明显降低。所以，透射式核子计在这里就是产品厚度监测仪。例如，监测生产流水线上纸张产品的厚度，监测轧钢厂生产流水线上薄钢板产品的厚度等。

选择合适活度和合适辐射类型的放射源就能提供所需的对物质的辐射穿透能力(见表 9.4)。常用的 β 源活度为 40 MBq～40 GBq，γ 源活度为 0.4～40 GBq。

表 9.4 透射式核子计的源及其用途

放射源	典型用途
^{147}Pm(β)	测纸张的密度
^{204}Tl(β)	测纸、橡胶和纺织品的厚度
^{85}Kr(β)	测纸板的厚度
^{90}Sr/^{90}Y(β)	测金属薄板的厚度;测香烟和香烟箱中的烟草含量
X射线	测 20 mm 以下厚度的钢板和罐头中的液面
^{241}Am(γ)	测 10 mm 以下厚度的钢板和瓶子中的内容物
^{137}Cs(γ)	测 100 mm 厚的钢板和管道及罐中的内容物
^{60}Co(γ)	测炼焦炉、砖窑等的内容物

2. 反散射式核子计

反散射式核子计的源室和探测器安装在被监测物体的同一侧。为避免来自源室的初级（直接）辐射线直接到达探测器上，探测器轴心以外被屏蔽。当辐射入射到被监测的物质上时，辐射与被监测物体中的原子和分子发生相互作用。被监测物体的厚度越厚或者其密度越大时，这种相互作用的概率就越大，相互作用越有效。探测器准直头专门测量辐射相互作用产生的反散射次级辐射。如果被监测物体的几何条件不变，那么反散射式核子计就能测出该物体的密度。反之，如果被测物体的密度恒定，反散射式核子计则可测出该物体的厚度。为了满足实际应用的要求，应当选择合适的辐射源（见表 9.5）。采用 γ 源反散射式核子计监测碳之类的较低原子序数的元素时，其灵敏度要比采用其他源的灵敏度更高。如果采用镅/铍（^{241}Am/Be）中子源，探测器只要给出测到的中子数就能判断被监测物质中含有多少氢原子。现在有多种用途的反散射式核子计。例如，监测纸张生产中产品湿度的湿度计，监测沥青碎石路面特性的公路核子计，监测地下岩石中碳氢化合物含量的孔隙核子计等。β 源活度通常为 40~200 MBq，γ 源活度最高可达 100 GBq。

表 9.5 反散射式核子计的源及其用途

放射源	典型用途
^{147}Pm(β)	测纸张厚度及薄的金属涂层厚度
^{204}Tl(β)	测薄橡胶和纺织品的厚度
^{90}Sr/^{90}Y(β)	测塑料、橡胶、玻璃和薄的轻合金板的厚度
^{241}Am(γ)	测 10 mm 以下玻璃和 30 mm 以下塑料的厚度
^{137}Cs(γ)	测 20 mm 以上玻璃及岩石/煤炭的密度
^{241}Am/Be(n)	探测岩石中的碳氢化合物类

3. 核反应式核子计

某种低能 γ 射线和 X 射线与物质中的某些特定原子发生相互作用时，能发出特征能量的荧光 X 射线。测量这种荧光 X 射线可以判定物质中所含的某种特定原子及其含量。核反应式核子计即据此原理设计制作的，可以监测矿石和含金属物的组成成分及监测物体衬底上涂层的厚度。

电动高能中子发生器可以把非放射性物质诱发成具有放射性的物质。生成的放射性物质

发射出的特征 γ 射线的能量可以被识别。这种核子计通常用在石油勘探中,称为测井仪。

核反应式核子计中常用的放射源见表 9.6。源的活度在 200 MBq~40 GBq 之间。

表 9.6　核反应式核子计的源及其用途

放 射 源	典 型 用 途
^{55}Fe(0.2 MeV 的 X 射线)	分析低质量元素
^{241}Am	分析中等质量元素,铁上 0~100 μm 的锌层
^{109}Cd(0.088 MeV 的 X 射线)	分析高质量元素
X 射线(<60 keV)	分析元素的范围
中子发生器	分析岩石中的碳氢化合物

二、核子计源的安全设备

核子计用的源是密封型放射源,形状特殊,尤其是 γ 密封源。密封源锁在源室内。源室是密封的屏蔽容器。γ 源的源室是由铅材料制作的,该源室有一个初级射线束准直孔,可引导初级射线束直接入射到受监测的物体上。透射式核子计源室的准直孔与探测器相对应,初级射束穿过被监测物体后直达探测器。γ 源的源室屏蔽效果按要求应把源室外部任何可接近处的辐射剂量率降到 2.5 μSv·h^{-1} 以下。但是,由于源重量的限制,在源室设计上可能难以满足这一防护要求,因此,在不影响初级准直射束强度的条件下,应当设计简单的机械防护装置。

源室上应提供辐射束闸门,源不被使用时,闸门处于完全关闭状态。当探测器前面没有被监测物体时,闸门总是处于自动关闭状态。核子计供应商随核子计一起向用户提供了该核子计的使用说明书。在源室外表面的标签上注明了源的详细情况,包括放射性核素名称特定日期的活度和源及源室的序号,还标有辐射危险标志。任何与源室相关的防护装置上和"控制区"边界处都应当挂有辐射危险标志。

三、核子计的辐射防护

对于装有 β 源核子计的外照射防护,主要考虑如何防止人员接近核子计外部初级辐射束附近的高剂量区。有以下两种方法可供选择:一种是建议核子计供应商提供源室自动闸门;另一种是在被监测的物体两侧安装合适的屏蔽物,使得除了被监测的物体以外,人员身体的任何部位都不可能进入高剂量区域。

在透射式核子计和反散射式核子计的应用中,被监测物体的两侧都可以设置控制人员受高剂量辐射照射的屏蔽物(见图 9.13),即在被监测物体的两侧分别安装上平行板(称为导向板),使被测物体在两块平行的导向板中间通过,图中的粗黑线即导向板。安装导向板并不影响对辐射的测量(见图中长方形探测器的摆放位置)。

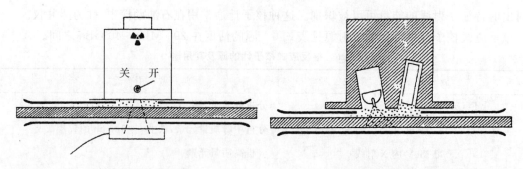

a. 透射式核子计的屏蔽　　　　　　　　b. 反散射式核子计的屏蔽(剖面图)
(用于防止人员靠近初级射线束和散射辐射)　　(用于防止人员接近反散射和透射辐射)

图 9.13　透射式和反散射式核子计高剂量区屏蔽

只有在需要将核子计从其安装位置上拆卸下来的情况下，人员才有可能接近安装在大型生产设备上核子计的初级射线束；在采取拆卸行动之前，需要给出警示，并确保核子计的闸门处于关闭状态。

对核子计的局部屏蔽也很有必要。例如，设置被减弱的射向探测器周围辐射的屏蔽，可以减少这种辐射的影响范围。另外，只要有可能，就应当将源室主屏蔽与射线束之间借助于电动的机械装置进行联锁，以便当源室被移走时闸门能自动关闭。

需要的屏蔽材料取决于要减弱的辐射类型及其辐射能量的大小。对β源的屏蔽还需要考虑屏蔽轫致辐射。在剂量率减弱方面，距离防护与屏蔽防护有同样的效果。为了监测人员的受照射剂量和确认令人满意的受照射水平，必须有一种专门用于辐射防护的适宜的剂量率仪。

核子计的运输应当按运输规程所规定的准则运输。当核子计的源室不能满足运输规程要求的标准时，应当选用合适的货包运输。A类货包适用于低活度源核子计的运输，B类货包适用于高活度源核子计的运输。

四、核子计源的操作

有些核子计，例如核反应式核子计，需要定期更换放射源；测定地下岩石特征的反散射式（测井）核子计在使用中运输时需要把探测器的箱子和放射源分开运输。对上述不同种类核子计放射源的操作都需要使用特殊的长柄操作工具，其长度通常为 10 cm 或 1 m。操作人员要随身带一台合适的剂量率仪，随时监测辐射剂量情况。

五、核子计维护和源泄漏检验

在产品生产工厂安装的核子计，长年累月暴露在各种气候条件下，可能导致射线束闸门结构受损，或导致源室外表面的标志受损。因此，应当对核子计的各类活动部件进行定期维护，这种维护不涉及拆卸放射源。

便携式公路核子计和矿石成分分析核子计长期在现场使用时，其功能状态很容易随着使用时间的延长而受损。因此，对它们的日常清洗和定期维护是必不可少的一项工作。在清洗或维修之前，一定要用辐射剂量率仪检查核子计的射线束闸门是否已经处在关闭状态。

虽然核子计的放射源能提供若干年可靠的服务，但是仍然要按审管部门的规定或供应商的建议对核子计放射源进行定期泄漏检验;当发生了可能导致源损坏的事故后,更应当及时对放射源进行泄漏检验。对于"永久"性安装在生产设备上的核子计常规泄漏检验至少两年一次。这种泄漏检验不需直接擦拭放射源,可以采用适当的拭子擦拭源室周围预计可能受到放射性物质污染的部位。对于经常使用的其他核子计都要进行频繁的泄漏检验,至少每半年一次。用拭子擦源表面时,切记不要损坏低能源的薄"窗"。对泄漏检验只能用镊子或夹钳操作拭子。采用高灵敏探测器可精确地测试拭子上有无放射性物质,有多少放射性物质。如果总的污染物中有超过 600 kBq 的 ^{137}Cs 或更少的 ^{60}Co,在距其 10 cm 处会产生可测出的剂量率至少为 5 μSv·h^{-1}。

六、核子计的贮存和清点

待安装的核子计和便携式核子计以及新更换下来的放射源,可能需要足以满足其在短时间携带或运输用的屏蔽设施。任何人在它们旁边停留的时间和操作时间都不能超过受控制的安全时间。

应当给核子计或放射源提供专用的库房。这个库房不应贮存其他危险品,如化学试剂、压缩气体等。库房要保持通风和干燥。库房外部设立清楚、醒目的警示标志,剂量率不能超过 2.5 μSv·h^{-1}。库房要加锁,防止未经授权的人员进入,钥匙要放在安全的地方。保存记录簿,在任何时候都能提供出每个核子计的位置。每周对便携式核子计和放射源例行检查一次,并记录在案,以确保核子计和放射源的安全。对固定式核子计的安全例行检查,每月一次。

七、工作人员的防护

在装有核子计的区域内的操作人员通常不太可能受到对健康有影响的辐射剂量。所以,通常不需要佩戴个人剂量计。在更换放射源的操作过程中,操作人员可能会受到某一累积剂量的照射,因此,应采用所提供的专用工具和采取使受照时间尽可能缩短的有效措施。重要的是,操作人员在更换放射源过程中必须佩戴个人剂量计;可能还需要提供手指剂量计,要确保手部受到的当量剂量不超过年当量剂量的限值。

八、核子计事件的应急处理

对核子计在其应用过程中作出全面的安全分析,将能提示可能出现的异常事件,有利于制定针对性的应急行动计划,以恢复对核子计和放射源的控制。对下列事件应立即采取行动,并应向审管部门报告:(1) 核子计或放射源丢失,或被盗;(2) 源室因受挤压、火灾或爆炸导致实体损坏;(3) 密封源泄漏;(4) 射线束闸门失灵,或因警示信号失灵导致人员受到高剂量率照射;(5) 因核子计故障或操作程序错误导致人员受照射。

如果是放射源丢失,即使在源室内,也要尽可能快地找到它。高灵敏度辐射剂量率仪能测到低的辐射剂量率或低活度的放射性物质污染,有助于探测来自丢失的放射源的辐射。如果怀疑某核子计的放射源泄漏,必须尽快将其隔离,避免人员直接与该源以及该源室接触。如果衣服或皮肤局部表面受污染,要采取去污染措施,进行洗消。

对导致人员受到内、外照射的事件都要进行调查。重要的是,必须确认人员是否受到了所怀疑的照射剂量或所报告的剂量,以及人员受到的高剂量率照射是否会导致局部组织的损伤。

第四节 辐照装置及源退役

一、大、中型 γ 辐照装置及源退役

按照 GB17568 规定,退役情况有强制退役、放射源退役和标志三种。

(一) 强制退役

凡是不符合 GB18871 防护标准基本原则的,不符合 GB17568 规定中设计和建造规范要求的,年久失修并按照有关安全规定无法改造的大、中型 γ 辐照装置,应当接受国家对其施行的强制退役的指令。但是退役须由许可证持有者正式向审管部门提出申请,说明退役计划和采取的措施。获得审管部门批准后,方可实施退役计划;并应当在审管部门的监督下做好放射源的转移和回收,妥善完成对设备、水井或水池的去污和清洁工作。经过测定,达到安全无害水平以后,方可进行封存或拆除。退役计划中所完成的任何工作都应当详细记录,并存档保存记录。

(二) 放射源退役

达到使用寿命期的放射源应当及时退役。若要延长使用期,必须对 γ 源的密封性进行检验,经过专家评估并获得审管部门批准以后才可以按规定延长其使用期限。退役的放射源,可以退还给供应商,也可以由国家授权的接受单位按放射性废物管理规定处置。

(三) 标志

虽然被强制退役,但未办理退役批准文件手续的大、中型 γ 辐照装置,其原址不得用于新建其他房产和设施,应当在显著位置处作出标志,并记录存档,加强管理。

二、γ 照相设备的源和核子计及其源退役

(一) γ 照相设备的源退役

IAEA 建议,当 γ 照相设备的源达到其使用寿期不再有任何使用价值时,应当妥善处置。办法是将源返回给供应商或交给经国家授权的单位处置。

(二) 核子计或其放射源退役

IAEA 建议,如果核子计或其放射源不再使用时,应当把它送回到制造厂家或供应商那里。如果采用其他方式处置放射源,则必须符合政府法律的规定。送出去处置的放射源必须予以适当包装,按照 IAEA《放射性物质安全运输规程》的规定进行运输。

第十章 核反应堆的安全与防护

核反应堆是受控制的自持链式核裂变反应装置。世界上第一座核反应堆于1942年12月2日在美国芝加哥大学建成并运行。从20世纪50年代开始,美、英、法和前苏联等国家在核能军事工业的基础上发展核电力,到60年代已经建成了许多原型核电站。我国原子能研究院创建于1950年,第一座实验核反应堆于1956年在北京建成;1967年第一座生产核反应堆建成并运行;1990年第一座原型核电反应堆建成并运行。截至2002年,我国先后共有4座核电反应堆在运行。目前,我国的核电反应堆已发展到7座,装机容量为540万千瓦;全世界在运行的核电反应堆有473座,装机容量约为352 Gwe(net gigawatts electric)。这些核电反应堆提供的电力占世界总发电量的17%,占世界能源消费总量的6%。

第一节 核反应堆的用途和类型

一、核反应堆的用途

核反应堆可被用来生产 ^{239}Pu 和 ^{3}H、^{233}U 等核燃料;可以用于生产工业、农业、医学和科学研究中使用的放射性同位素;还可以作为核物理、辐射化学、工程物理学、生物和医学实验研究的工具;也可以用其提供热能,或作为潜艇及其他特定船舶的动力源,或利用提供的热能推动汽轮发电机组发电。

根据推算,1 g ^{235}U 的原子核裂变能释放出 2×10^7 千卡(1 千卡=4.18 kJ)能量。以平均 1 kg 煤燃烧产生 7.2×10^3 千卡热能计算,则 1 g ^{235}U 的原子核裂变释放出的能量,相当于 2.8 t 煤完全燃烧释放出的能量。可见,发展核电是解决能源不足的途径之一。

二、核反应堆的类型

按照反应堆内用的中子能量不同,反应堆可分为热中子堆、中能中子堆和快中子堆;按照用的中子慢化剂(或称中子减速剂)不同,可分为石墨堆、轻水堆和重水堆;按照用的载热剂(或称冷却剂)不同,可分为水冷堆和气冷堆;按照使用的核燃料不同,可分为天然铀堆、低浓铀堆和高浓铀堆;按照反应堆内的慢化剂与核燃料之间的分布不同,可分为均匀堆和非均匀堆;按照反应堆的用途不同,可分为实验堆、生产堆、动力堆和发电堆。

按照上述不同分类方法,反应堆有不同的组合方式。例如,热中子水冷非均匀低浓铀发电堆。

第二节 核反应堆内中子物理的基本概念及堆芯的物理设计原则

一、核反应堆内中子物理的基本概念

所有的反应堆在其运行中有意义的核物理过程,都是由中子与原子核之间的核反应引起的。通常存在下述四种主要的中子反应。

(一) 弹性散射

一个中子在原子核旁被散射,中子的运动方向和运动速度发生了改变,这种改变过程服从能量和动量守恒定律。反应堆内的快中子向热中子的慢化,主要是通过快中子与中子慢化剂的弹性散射来实现的。

(二) 非弹性散射

高能中子被原子核吸收,生成的新的中间核处于激发状态,这个不稳定的原子核通过释放一个动能较低的中子,能量差以 γ 辐射形式释放。非弹性散射是有阈反应,瞬间被原子核吸收的高能中子的能量必须大于 10^5 eV 才会发生非弹性散射。然而,当反应堆在以水作为中子慢化剂的条件下,核裂变产生的中子能量为 $5 \times 10^4 \sim 10^5$ eV,而且通过弹性碰撞,裂变中子的动能很快被降到 10^5 eV 以下。所以,在轻水热中子反应堆中非弹性散射的实际作用很小。

(三) 中子俘获

中子被原子核吸收后,生成的新原子核处于激发状态,不稳定。这个不稳定核可能有下述几种转归:①在释放出 γ 射线后最终达到其稳定状态;②通过 β 衰变和 α 衰变最终达到稳定态;③发生核裂变。

中子被原子核俘获后,处于激发状态的原子核的 β 衰变具有重要意义,典型的例子是铀和钍核燃料的增殖。热中子不能引起 ^{238}U 核和 ^{232}Th 核发生核裂变,只能使它们转变成 ^{239}Pu 和 ^{233}U 之类的易裂变核燃料,即

$$^{238}U \xrightarrow{n} {}^{239}U \xrightarrow{\beta} {}^{239}Np \xrightarrow{\beta} {}^{239}Pu$$

$$^{232}Th \xrightarrow{n} {}^{233}Th \xrightarrow{\beta} {}^{233}Pa \xrightarrow{\beta} {}^{233}U$$

从理论上讲,在所有装载含 ^{238}U 或含 ^{232}Th 核燃料的反应堆中,都会发生这种易裂变核燃料(^{239}Pu 或 ^{233}U)的增殖过程。

(四) 核裂变

存在于自然界的任何能量的中子都能引起 ^{235}U 核裂变。^{235}U 核的热中子裂变截面比较大。^{235}U 核裂变可能形成大约 40 对初级裂变产物。这些核裂变产物的初始速度大约为 10^4 km·s^{-1},可被其周围物质减速而降到热能区。初始核裂变产物大多数不稳定,经过核衰变或中子俘获而转变成新的原子核。如果准确计算核裂变产物,大约有 200 种同位素需要考虑。大多数核裂变产物是气态放射性核素。随着反应堆运行时间的延长,这些气体核裂变产物在核燃料锆金属或不锈钢包壳管内产生了裂变气体压力,其压力大小取决于核燃料包壳内裂变气体膨胀空间应有的尺寸。从经济地利用中子的观点来看,这些核裂变气体核素在反应

堆内将持续地吸收中子。

二、堆芯物理设计原则

核裂变时最重要的副产品是中子。每次核裂变平均产生 2~3 个新的中子。中子物理设计的任务是在满足安全技术和经济设计准则的条件下，建立相应的条件便于维持链式核裂变反应，并确保反应堆稳定、安全地运行。于是，要求维持反应堆内的中子平衡。例如，典型功率为 1300MW 的、以轻水为慢化剂和载热剂的新压水反应堆首次装料，在给定的平均燃耗状态下，100 个裂变中子中，有 46 个中子被 ^{235}U 核吸收；29 个被 ^{238}U 核吸收；余下的 25 个中，有 2.9 个因泄漏逃逸损失掉，2.6 个被反应堆构筑材料钢、因科镍和被核燃料包壳锆材料吸收，5 个中子被慢化剂吸收，还有 14.5 个"过剩中子"中被气态核裂变产物和载热剂中的硼吸收掉 13.9 个以后，最终只有 0.6 个过剩中子，这意味着中子到了循环消耗末期。假定反应堆处于临界状态，这时单位时间内产生的裂变中子数 $\dot{P}$ 在数值上应当等于单位时间内被吸收掉的中子数 $\dot{L}$ 和单位时间内泄漏逃逸掉的中子数 $\dot{A}$ 之和。于是，$\dot{P}/(\dot{A}+\dot{L})=K_e$，式中，$K_e$ 被定义为中子有效增殖系数；而 $(K_e-1)/K_e$ 定义为反应堆的反应性，记做 ρ。维持反应堆链式核裂变反应并使得反应堆能稳定运行的基本条件是：$K_e=1, \rho=0$。以百分数表示的过剩中子量就是反应堆的反应性。首次装料的反应堆的反应性为 14.6%。在载热剂中加硼酸可以调节反应性。

有许多因素对中子增殖系数 K_e 和反应性 ρ 有影响。例如，核燃料棒的半径和节距、易裂变核燃料 ^{235}U 在反应堆内的装载量、堆芯结构材料的成分、控制棒在堆芯中的位置、减速剂的密度与温度、载热剂输入堆芯的压力、核裂变产物形成的量和核燃料燃耗状态等。$\dot{P}/\dot{A}=K_\infty$，式中 K_∞ 被定义为中子无穷增殖系数。K_∞ 与下述参数有关：① 氢/铀原子核密度比。在热中子轻水堆载热剂中没加硼酸时，N_H/N_U 的最大比值为 7~10。② 核燃料的半径。当半径较大时，K_∞ 较高。因为 ^{238}U 核共振吸收（约 17%）是一种表面共振吸收效应，随着核燃料棒半径的增加，其表面积/截面积的比值则下降，因此在核燃料棒中心部位的 ^{238}U 核很少发生共振吸收，这是核燃料自屏蔽的效果。

综上所述，一座先进的以轻水作为慢化剂和载热剂的压水反应堆，其堆芯物理设计遵循下述原则：① 载热剂温度系数（$\Gamma_k=\partial\rho/\partial T_k$）在反应堆满负荷运行状态下，始终为负值；② 反应堆内核功率分布系数（堆芯局部最大功率密度与平均功率密度之比值），在满功率运行状态下不会超过给定的设计基准；③ 核燃料的平均燃耗状态（燃耗深度），能接近经济考虑的最佳值；④ 在昼夜间反应堆能以足够的功率变化速度安全运行；⑤ 在任何工况下，反应堆能借助控制棒系统自动调节功率和实现可靠的停堆动作。

第三节 发电反应堆类型及其主要系统和堆芯构成

一、发电反应堆类型

目前世界上在运行的发电反应堆类型主要是轻水堆(light water reactor,LWR)。LWRs 已经超过了 300 座(包括 PWRs 和 BWRs),占在运行发电反应堆总数的 70%。这其中压水堆 (pressurized water reactor,PWR)的应用最普遍,占 LWRs 的 70%。加拿大开发了独特的重水反应堆(heavy water reactor,HWR)。HWRs 在阿根廷、韩国、印度和我国得到了应用。HWRs 总数约占发电反应堆总数的 7%。气冷石墨堆(gas-cooled graphite moderated reactor,GCR)在英国应用,以 CO_2 或 He 为冷却剂,以石墨作为慢化剂。前苏联开发了轻水冷却石墨慢化堆(light-water cooled graphite moderated reactor,LWGR)。以下主要介绍 LWRs 中的 PWRs。LWRs 包括 PWRs 和沸水堆(boiling water reactor,BWR)。由于 PWRs 和 BWRs 的结构比较简单,安全性能好,选价较便宜,所以发展较快,其中 PWRs 比 BWRs 发展快,应用广,所以下面以 PWRs 为例介绍其安全与防护。PWRs 与 BWRs 的异同点,见表 10.1。

表 10.1 PWR 与 BWR 的异同点

堆型	慢化剂	载热剂	核燃料	载热剂压力	水温
PWR	轻水	轻水	2.5%~3.1%的低浓度$^{235}UO_2$	160 个大气压输入堆芯	300~330℃,水不沸腾
BWR	轻水	轻水	2.5%~3.5%的低浓度$^{235}UO_2$	70 个大气压输入堆芯	280℃,水沸腾

二、压水反应堆的两个主要系统

(一)蒸气供应系统

蒸气供应系统包括反应堆本体、蒸气发生器、一回路系统及其主泵和稳压器。蒸气供应系统俗称核岛,相当于燃煤电厂的锅炉,其工艺技术相当复杂。反应堆本体是核电站的心脏。

一回路系统是联通着反应堆堆芯、稳压器、主泵和蒸气发生器的载热剂闭合回路系统。载热剂在主泵驱动下通过反应堆压力壳进入堆芯,沿压力壳内壁自上而下到达堆芯下部,再自下而上沿堆芯中核燃料棒和控制棒表面通过,带走链式核裂变时产生的热能,尔后进入稳压器经稳定后进入蒸气发生器。蒸气发生器内有导热管(或称热交换器),载热剂通过导热管壁将携带的热能传给在导热管外流动着的二回路水;然后一回路水在主泵驱动下回到堆芯,如此往复循环不息,把堆芯中的热能传递给二回路水,确保堆芯的热安全。一座大型压水反应堆通常设有 2~4 个一回路系统,每个一回路系统有一个蒸气发生器并配有相应的主泵。所有新型压水堆的载热剂几乎都是在 160 个大气压下通过堆芯的,流量为 18800 $kg \cdot s^{-1}$,在 300~330℃下不沸腾,故称压水堆。

(二) 汽轮发电机系统

这个系统包括汽轮发电机组、二回路系统及其给水泵和凝汽器。汽轮发电机系统俗称常规岛,又称"透平"。它和燃煤电厂的汽轮发电机系统基本相同。

二回路系统是联通着蒸气发生器、汽轮发电机、凝汽器和给水泵的闭合回路系统。二回路冷却水经过蒸气发生器导热管的外壁时受热变成饱和蒸气,在给水泵驱动下以很大压力进入汽轮机内驱动发电机发电;由汽轮机出来的蒸气进入凝汽器,凝汽器可以把蒸气变成冷却水,在给水泵驱动下回到蒸气发生器,如此往复循环不息地传送着高压蒸气驱动汽轮发电机发电。

凝汽器何以能把蒸气变成冷水?原来凝汽器自身有一套冷却系统。凝汽器的冷却水来自露天水源水。经过净化处理的露天水源水引入凝汽器并带走凝汽器中的热能,载热的水再回到露天水源。冷却凝汽器的系统是两端开放的系统,两端都与露天水体相通,不停地循环着。由此可见,发电反应堆需要靠近江、河、湖、海,以确保水的供应。

压水堆用水量和同等电功率燃煤电厂的用水量相比,大约多 1.5 倍。发电堆排出的热量比同等电功率燃煤电厂排出的热量高约 30%。当露天水体受纳压水反应堆排出的热量达到饱和程度时,其周围的大气温度会受影响。但是,压水反应堆在设计上能保证由凝汽器出来的水最高温度不超过 30℃,且这些水在与露天水体混合以后的最初温度不超过 28℃,完全混合以后不会使水体温度超过原水体温度 3℃,不会影响水生生物的生长和繁殖。

压水反应堆的蒸气发生系统和汽轮发电机系统,以及一回路与二回路系统的示意图见图 10.1。

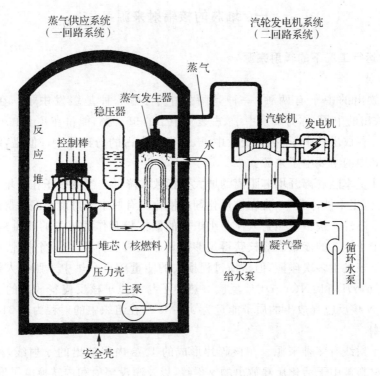

图 10.1 压水反应堆示意图

三、压水反应堆堆芯的基本构成

压水反应堆的堆芯主要由核燃料组件和控制棒组件构成。

(一) 核燃料组件

浓缩铀(UF_6)经过化学方法被转化成UO_2。然后,如同制作陶瓷器一样将UO_2粉末压制并烧结成圆柱形片状物,称为UO_2芯块。把UO_2芯块装进锆金属包壳管内或不锈钢包壳管内,两端密封,成为核燃料束棒。许多核燃料束棒呈方阵栅格式组装成为核燃料组件。许多核燃料组件呈方阵式排列在反应堆的堆芯内。

(二) 控制棒组件

由星形架和含有中子吸收体(如银-铟-镉)的控制棒束组成的可动式组件,称为控制棒组件。具有开、停堆,升降功能和保证反应堆安全的功能。控制棒组件在堆芯内与核燃料组件相对排列,构成一个结构单元。

第四节 压水反应堆的辐射来源分析

一、堆芯的核辐射来源

(一) 正常运行工况下的辐射来源

1. 中子辐射

核裂变释放出的中子有两种:一种是瞬发中子,另一种是缓发中子。在核裂变瞬间(10^{-15}s)内释放出的中子,称为瞬发中子,占裂变中子的99.9%,能量在几十电子伏到18 MeV之间。由核碎片释放出的中子,称为缓发中子,在中子中占的份额很少。但是,缓发中子是反应堆停堆后堆芯中的主要中子来源。

裂变中子注量率随着离开堆芯距离的增大呈指数式降低。裂变中子在与堆芯周围物质达到热平衡之前(假定未被俘获)一直在被慢化剂所慢化。有些中子可能会经由屏蔽体边界或管道孔道逃逸出堆芯外。快中子照射人体与组织中的氢核相互作用损失的能量最大,一次碰撞平均损失掉快中子2/3的能量。氢核获得足够能量后成为反冲质子。当然,快中子也与人体组织中其他原子核发生多次碰撞,但碰撞过程损失的能量较小。热中子照射人体组织时主要的核反应是$H(n,\gamma)D$和$^{14}N(n,p)^{14}C$反应。热中子与氢原子核反应释放出的γ射线能量为2.2 MeV;与^{14}N核反应释放出的质子能量为0.6MeV,在组织中的射程为0.01 mm。

2. γ、β辐射

堆芯中的γ射线有多种来源。在核碎片形成的1 μs内释放出的γ射线,称为瞬发γ辐射。堆芯结构材料被中子活化后释放出的γ射线,以及湮没辐射和内转换电子形成的γ辐射,统称为缓发γ辐射。

^{235}U核裂变平均释放出7条不同能量的γ射线,能量为0.25~7 MeV,是屏蔽防护的重要对象之一。

新生成的核裂变产物发射中子以后,其核内中子过剩,将发生一次或多次β衰变。通常在β衰变后还伴有γ辐射;在核燃料增殖过程中,也有β辐射。

(二) 事故工况下的辐射来源

事故是指可能危及运行人员安全,或可能对环境产生放射性物质污染从而导致公众受到超正常辐射照射的反应堆设备故障。压水反应堆最可能的事故是载热剂失去(失水)事故,或蒸气发生器导热管破损事故。失水事故往往是因操作错误引起的。如果发生失水事故,其事故序列事件是核燃料包壳破裂或(和)燃料元件烧毁,一回路循环水受放射性物质污染,蒸气发生器导热管内壁受污染。从核燃料包壳内泄漏出的核裂变产物主要有气态惰性放射性核素、某些卤素族放射性核素、碱金属放射性核素和碱土金属放射性核素。例如,^{133}Xe、^{135}Xe、^{85}Kr、^{131}I、^{134}Cs、^{137}Cs 和 ^{90}Sr,以及 Ru、Rh、Mo 和 ^{3}H 等放射性核素。

二、堆芯以外的核辐射来源

(一) 中子活化产物的 γ 辐射

一回路的载热剂、慢化剂中的硼、载热剂管道、载热剂管道中的沉积物和载热剂管道材料中固有的天然铀等,它们受到中子辐照以后会形成中子活化产物。这些中子活化产物能释放γ射线。

主要的中子活化产物有:^{16}O(n,p)^{16}N、^{18}O(n,γ)^{19}O、^{23}Na(n,γ)^{24}Na、^{27}Al(n,α)^{24}Na、^{56}Fe(n,p)^{56}Mn、^{58}Fe(n,γ)^{59}Fe、^{58}Ni(n,p)^{58}Co、^{59}Co(n,γ)^{60}Co 等。这其中的中子活化产物有的留在堆芯内,有的可能被乏燃料组件和控制棒组件带出堆芯,也有的可能随载热剂在一回路系统内周游。载热剂净化设施的γ辐射水平取决于载热剂的pH、载热剂在这个净化设施中滞留的时间和净化设施的容积,以及中子活化产物的理化特性等。

(二) 乏燃料"冷却"水池附近的 γ 辐射

经过中子辐照达到计划"卸料比燃耗"以后,从反应堆内卸出来的不再使用的核燃料,称为乏燃料。刚从反应堆堆芯中卸出来的乏燃料γ辐射强度极高,需要通过水力传送到水池内"冷却"一段时间,使乏燃料中的半衰期短的核裂变产物"死"掉,最终将被移送到乏燃料后处理工厂进行必要的化学处理。乏燃料"冷却"水池附近虽然有红灯和绿灯能分别警示出危险和安全,但无关的人员应尽可能少接近水池。

第五节 压水反应堆的辐射安全与防护措施

一、核反应堆的自屏蔽设施

典型的压水反应堆具有下述辐射安全防护自屏蔽设施:(1) 在核燃料芯块的外面包裹着气密性的锆合金包壳或不锈钢包壳;(2) 在反应堆堆芯外面包裹着反应堆压力壳,压力壳由约300 mm 厚的合金钢板制成,压力壳内壁衬有 6~8 mm 厚的抗腐蚀材料;(3) 在压力壳外面包裹着由混凝土浇注成的屏蔽层,称为生物屏蔽层;(4) 在混凝土生物屏蔽层外面包裹着反应堆安全壳,它的厚度约为 30 mm,由合金钢板制成;(5) 反应堆一回路载热剂是完全闭合的循环系统;(6) 在安全壳外面包裹着球形或圆柱形的混凝土二次屏蔽层。整个压水反应堆在设计和建造方面能对抗各种外部事件对反应堆本体的袭扰。如果发生失水事件,堆芯的事故冷却系统、贯穿安全构筑物的特殊控制系统和气体排放控制系统等各种系统都会自动启动并运行。所有的安全与防护系统都是根据纵深、冗余、多样、独立和可编程电子控制的安全原理设计和建造的。

二、降低载热剂系统的 γ 辐射水平

一回路系统的 γ 辐射主要来自中子活化产物 ^{58}Co 和 ^{60}Co。在反应堆运行初期,^{58}Co 和 ^{60}Co 的 γ 辐射剂量贡献大致相等。运行时间较长以后,^{60}Co 的剂量贡献是主要的。降低载热剂系统 γ 辐射水平通常有以下三种方法。

(1) 选用含 ^{59}Co 少的构筑材料。新型因科镍材料中仅含 0.15% 的 ^{59}Co,采用这种含 ^{59}Co 低的因科镍不锈钢材料制作反应堆堆芯构件和载热剂管道,可以使载热剂系统的 γ 辐射水平降低 50%(与含 ^{59}Co 多的因科镍相比)。

(2) 调节载热剂的 pH。当 pH 在 6.8~7.2 的条件下,管道中的腐蚀产物不容易沉淀。因此,停堆前或停堆后在载热剂中加入适当的 NaOH,会使已经附着在管道内壁上的不溶性杂质转变为可溶性物质,经过电磁净化设备过滤后,最终可以除掉这些中子活化产物。

(3) 对设备去污。设备表面上污染的中子活化产物应当被去除。例如,蒸气发生器导热管道的内壁、一回路系统主泵水管内壁、由堆芯中提出的控制棒表面和载热系统运行参数总监测仪表的仪表杆等表面。可以选用下述去污试剂和程序进行去污。首先,采用由 3%~5% 的高锰酸钾溶液与 10%~18% 的氢氧化钠溶液组合成的去污液,在 95~100℃ 条件下浸泡设备 2 h,使 ^{51}Cr 由 3 价态转化为可溶性 6 价态 ^{51}Cr 活化产物。这种去污方法可以将大部分 ^{51}Cr 和部分 ^{56}Mn、^{58}Co、^{60}Co 和 ^{59}Fe 等中子活化产物去除掉。随后,用清洁水冲洗设备表面,以除掉残留在设备表面上的碱性高锰酸钾。接着,再采用由 2.5% 的草酸溶液、5% 的柠檬酸氢二胺溶液、0.2% 的硝酸铁溶液和 0.1% 的二乙基硫脲溶液组成的去污液,对设备表面进行二次去污。这种组合去污液能溶解和络合 ^{58}Co、^{60}Co、^{56}Mn 和 ^{59}Fe 等中子活化产物,有助于进一步将它们从设备表面去除掉。

三、降低检修人员的受照剂量

主要措施是采取距离防护和时间防护。例如,采用自动定位检修法检修蒸气发生器导热管,检修人员受照剂量仅为采用涡流检修法受照剂量的 2%。借助模拟源的模拟检修技术,并辅以录像,可以熟练检修技术,缩短检修时间,减少检修人员的受照剂量。

四、工作场所的分区管理

压水反应堆工作场所区划为控制区、监督区和非限制区。

控制区包括反应堆厂房,辅助厂房,核燃料贮存厂房,乏燃料冷却水池(箱),废物固化厂房,洗衣房和中、低放射性废物库等。监督区包括汽轮机厂房、反应堆主控楼、主蒸气管廊、进

出辐照控制区通道和特种车库。非限制区是指除了辐照控制区和监督区以外的一切区域。

在非限制区和监督区之间设置卫生通过室。工作人员进出监督区和控制区时,必须经过卫生通过室,在这里更换衣服、鞋等个人防护用具,并领取个人剂量计。离开工作场所时在这里淋浴、清洗,并通过自动检测仪,检测个人剂量计记录的外照射剂量,和通过自动污染检测仪检测个人防护用具和体表是否受到了放射性物质污染。然后,更衣离开卫生通过室进入非限制区。

在控制区内,按照受控制的外照射剂量率、表面污染水平和空气导出浓度(DAC)的不同,又划分了四个区,即红色区、橙色区、黄色区和绿色区。红色区的外照射剂量率、表面污染程度和 DAC 分别控制在:$\geqslant 5000\ \mu Gy \cdot h^{-1}$,$\geqslant 400\ Bq \cdot cm^{-2}$,$\geqslant 10\ DAC$;橙色区相应的控制水平分别为:$< 5000\ \mu Gy \cdot h^{-1}$,$< 400\ Bq \cdot cm^{-2}$,$< 10\ DAC$;黄色区相应的控制水平分别为:$< 500\ \mu Gy \cdot h^{-1}$,$< 40\ Bq \cdot cm^{-2}$,$< 1\ DAC$;绿色区相应的控制水平为:$< 25\ \mu Gy \cdot h^{-1}$,$< 4\ Bq \cdot cm^{-2}$,$< 0.1\ DAC$。在辐射控制区的分区标志上的色块可表明该区的外照射剂量率、表面污染水平和 DAC 的数值。

五、反应堆厂房的通风换气

反应堆厂房内大体分为人员可以进入和人员通常不可以进入的两个区域。人员可以进入区,称为操作间;人员不可进入区,称为设备间。

通风换气的原则是,由厂外引入的新鲜空气,经过空气净化过滤器后,首先被引入操作间,再被引入设备间。由于设备间与操作间保持空气负压,所以设备间的空气不会返流到操作间。由设备间引出的空气经过多级净化过滤后由高烟囱稀释排放,排放前经过相应的辐射监测系统监测。空气净化过滤设备对放射性气溶胶粒子和放射碘的过滤净化效率均为 99.9%。

假如安全壳内的气体压力大于壳外大气压力,环安全壳内的抽气系统自动启动,于是安全壳内形成的空气负压"屏蔽"能阻止放射性物质由安全壳内向壳外泄漏。

六、运行人员的资格

反应堆的运行人员是经过系统的专业学习和培训并取得受权资格和上岗证书的有经验人员,这就在运行技术上支撑了反应堆的安全运行。但是,他们需要学习成熟的经验,不断地吸收新知识。

七、运行人员受照剂量的控制

在反应堆正常运行工况下,对压水堆而言,运行人员主要是受到电离辐射外照射,而内照射剂量仅占总受照剂量的 1%,最高不会超过 4%。检修人员受照剂量占反应堆职业照射人员集体剂量的 70%。

控制运行人员受照剂量的方法是:控制运行人员个人受照剂量和对个人受照剂量的监测。控制个人受照剂量包括制定管理控制措施和技术控制措施。管理控制措施是指制定安全操作规范,设立场所安全出口,悬挂警示标志。技术控制措施是场所区划并确定受照剂量的管理限值。个人受照剂量监测包括工作场所外照射水平监测和个人受到的累积照射剂量监测。

自从 ICRP 第 60 号出版物公布以来,由于技术的进步、设计的改善、发电反应堆安装水平的提高、水化学的改进、运行程序与培训工作的改进和运行人员辐射防护意识的提高,运行人员的年平均受到的有效剂量不超过 4 mSv,而且受照剂量在逐年降低。据UNSCEAR 2000年报告,对压水堆而言,接受监测的职业人员受到的年平均有效剂量在各个五年期间内持续降低,从每年 3.5 mSv 降到 3.1 mSv,再降到 2.3 mSv,最近降到 1.3 mSv,整体上看大约降至原来的 1/3。剂量分布数据与剂量降低的趋势相一致,1990 年—1994 年间工作人员个人剂量分布比 NR_{15} 和集体剂量分布比 SR_{15} 分别小于 0.01 和 0.07。关于 NR_{15} 和 SR_{15} 的概念,详见第十二章第一节。

加拿大开发的独特的坎杜(CANDU)重水堆职业照射主要来源于载热剂和载热回路系统中的中子活化产物产生的外照射。如同轻水堆一样,检修人员在检修活动期受照剂量在总集体剂量中占的份额最高。内照射是职业照射的重要组成部分,主要是摄入氚产生的。氚是由慢化剂重水被中子活化产生的,即 $D_2O(n,\gamma)TDO$。按各个五年平均,全世界重水堆的数量从 1975 年—1979 年的 12 座增加到 1990 年—1999 年的 31 座。职业照射人员的受照年平均有效剂量从第一个五年期的 30 人·Sv 增加到第二个五年期的 45 人·Sv 和第三个五年期的 60 人·Sv;第四个五年期大幅度下降,降到 20 人·Sv。重水堆和轻水堆的不同之处,在于重水堆的内照射对职业人员受照总剂量的贡献较明显,随着年份和国家的不同而变化。典型的波动范围在 15%~50% 之间,内照射平均剂量贡献为总剂量的 30%。在 1975 年—1979 年第一个五年期每座重水堆归一化内照射集体剂量略有下降,从 2.6 人·Sv 降至 2.3 人·Sv;在第四个五年期降至 1.1 人·Sv。在前两个五年期接受监测人员的年平均内照射有效剂量从 4.8 mSv 降至 3.2 mSv;在第三个五年期没有降低;在最近的一个五年期,即 1990 年—1994 年间又大幅度下降,降至 1.7 mSv。数据主要来自加拿大,并呈持续降低趋势。但是,阿根廷的重水堆,在前三个五年期接受监测的人员受内照射的年平均有效剂量超过了 10 mSv;在最近一个五年期降至 8.17 mSv(加拿大则为 1.06 mSv)。在剂量分布方面,国家不同差异也很明显:在阿根廷,年个人受内照射有效剂量超过 15 mSv 的人员的集体剂量占总集体剂量的 65%,而在加拿大的相应值为 11%。

八、废水净化和固体废物处理

压水堆的废水主要来自洗衣水、洗澡水、厂房地沟水和实验室废水,以及污染产生的去污废水。废液或汇集在废水池内,或直接引入水槽中。通过废液蒸发器、沉淀过滤器和离子交换器等对废液进行净化处理。单级蒸发净化处理的净化系数为 $10^3 \sim 10^5$。沉淀过滤净化处理的净化系数为 $10^1 \sim 10^2$。离子交换法净化处理的效果也很满意。

经过净化处理后的废液排放前汇集在控制槽内,取样检测允许排放时由惟一的排放管道排入露天流动的水体中。排放管道上装有自动监测系统,记录、指示排出废液的体积、流量和废水中的放射性浓度。

世界各国发电反应堆几十年的运行经验证明,对固体放射性废物合理、方便、稳定的处理方法是,在厂内将其固化处理。

九、公众成员受照剂量的控制

(一) 发电反应堆的建造选址

GB14317中规定,核电厂选址不仅要考虑正常运行工况下放射性流出物对环境的长远影响,更首要的是考虑事故工况下释放出的放射性物质对公众可能产生的影响。选址,应综合考虑备选厂址地域的地质、地震、水文、气象、交通运输、工业企业、土地利用、厂址周围人口密度与分布,以及社会和经济方面的合理性等因素。还应当考虑厂址地域可能发生的自然的或人为的外部事件对发电反应堆安全的影响和核燃料、乏燃料及放射性废物的运输等问题。

用于城市居民供热的反应堆,离开10万人口以上城镇发展边界的距离不应当小于10 km。用于发电的反应堆在不能满足以上的距离要求时,应当提供附加的工程安全设施和厂址安全性评价资料,加以说明并充分论证。

(二) 对公众受照剂量和流出物活度的控制

在正常运行工况下,每座发电反应堆向环境中释放的放射性物质,对公众成员中任何成年人产生的年有效剂量不应当超过0.1 mSv。气载流出物和液体流出物的年排放量应当控制在表10.2和表10.3中规定的活度以内。

表10.2 气载流出物年排放活度(Bq)的控制水平

惰性气体	1.0×10^{15}
碘	3.0×10^{10}
粒子($T_{1/2} \geqslant 8$ d)	8.0×10^{10}

表10.3 液体流出物年排放活度(Bq)控制水平

氚	6.0×10^{15}
其余核素	3.0×10^{11}

以反应堆为中心向外划分为两个区域。中心起点向外半径为0.5 km范围的区域,称为非限制区;由非限制区边界向外5 km范围的区域,称为限制区,限制在该区域内设立企业、学校和娱乐场所等。

在事故工况下,在非限制区边界处的任何成年人,在事故发生2 h内受到的有效剂量不应当超过0.25 Sv,其甲状腺受到的当量剂量值不应当超过2.5 Sv。在事故持续30 d内,在半径为80 km的范围内公众成员集体剂量不应当超过2×10^4 人·Sv,甲状腺集体剂量不应当超过2×10^4 人·Sv。

为了尽可能地减少反应堆事故的发生概率,在设计技术方面采取了对抗各类事件所需的多重的主动的和被动的防护措施。但是,任何时候也不能说对公众的保护已经达到了绝对安全的程度。然而,确实能够做到使事故发生概率非常低,低到比日常的交通事故和疾病发生概率还低,大约是10^{-6}。因此,发电反应堆的存在不会明显地增加周围居民的风险。

十、辐射监测

在发电反应堆设计和安装时配置了工作场所辐射监测系统,运行人员个人剂量监测系统和流出物监测系统,以及对厂区边界以外的辐射环境监测系统,由保健物理部和环境监测站承担相应的监测工作。

国外几十年来对压水反应堆厂区边界以外的辐射环境监测结果表明,一座以精湛技术和高标准设计、安装的压水反应堆在正常运行工况下,其流出物对环境的辐射影响并不比同等电功率燃煤电厂对环境的辐射影响大。从秦山核电厂和大亚湾核电厂的报道资料看,这两家核电厂在正常运行工况下,气载流出物和液体流出物的年排放活度均低于国家规定的年排放活度。氚和氪以外的人工放射性核素的年排放活度低于国家规定的相应的年排放活度的15%,环境中各个监测点的样品中未检测出人工放射性核素,总 β/α 比值的月平均值超过控制限 $\bar{x}+3s$ 的天数为零;各类样品测量结果的月平均值与运行前的天然本底水平无显著性差异。

第十一章 放射性废物的安全管理

第一节 放射性废物及其分类和特性鉴定

一、放射性废物

含有放射性物质或被放射性物质污染的、其活度或活度浓度大于审管部门规定的清洁解控水平的、预期不会再利用的任何物理形态的废弃物,被称为放射性废物。

清洁解控水平是由审管部门规定的以活度浓度和(或)总活度表示的值。当辐射源的活度浓度和(或)总活度等于或低于该值时,可以不再受审管部门的审管。

二、放射性废物的分类

放射性废物可按下述原则分类和分级:(1) 按照放射性废物的物理形态不同,分为气载废物、液体废物和固体废物;(2) 按气载废物的放射性浓度不同分为不同的级别,浓度单位是 $Bq \cdot m^{-3}$;(3) 按液体废物的放射性浓度不同分为不同的级别,浓度单位是 $Bq \cdot L^{-1}$;(4) 对固体废物先按其所含放射性核素半衰期不同分为四种,再按各种固体废物的活度浓度(比活度)不同分为不同的级,活度浓度单位是 $Bq \cdot kg^{-1}$;(5) 对每类放射性废物都指出了其放射性浓度或活度浓度的下限值,用以确定该种废物是不是放射性废物。

(一) 放射性气载废物的分级

1. 非放射性气载废物

放射性浓度小于或等于公众导出空气浓度($DAC_{公众}$)的气载废物,为非放射性气载废物。

2. 低放射性气载废物

浓度大于 $DAC_{公众}$,小于或等于 $1 \times 10^4 \; DAC_{公众}$ 的气载废物,为低放射性废气。

3. 中放射性气载废物

浓度大于 $1 \times 10^4 \; DAC_{公众}$,小于或等于 $1 \times 10^8 \; DAC_{公众}$ 的气载废物,为中放射性废气。

4. 高放射性气载废物

浓度大于 $1 \times 10^8 \; DAC_{公众}$ 的气载废物,为高放射性废气。

单一核素的 $DAC_{公众}$(derived air concentration,DAC)的计算:

$$DAC_{公众} = ALI_{职吸}/(1.0512 \times 10^5) \times 1/50 \; Bq \cdot m^{-3} \tag{11.1}$$

式中,$ALI_{职吸}$ 为职业照射人员的放射性核素年吸入量限值(Bq),1.0512×10^5 为参考人在一年时间内吸入的空气体积(m^3),1/50 是指公众成员放射性核素年摄入量限值可以取职业照射人员的 1/50。

气载废物中若含两种或两种以上的放射性核素时,$DAC_{公众}$的计算公式如下:

$$DAC_{公众} = \frac{1}{\sum_{i=1}^{k} \frac{P_i}{DAC_i}} \text{Bq} \cdot \text{m}^{-3} \tag{11.2}$$

式中,DAC_i是每种放射性核素的$DAC_{公众}$,P_i是每种放射性核素在总活度中占的份额。

(二) 放射性液体废物的分级

1. 非放射性液体废物

浓度小于或等于公众导出食入浓度($DIC_{公众}$)时,为非放射性液体废物。

2. 弱放射性液体废物

浓度大于$DIC_{公众}$,小于或等于3.7×10^2 Bq·L^{-1}的液体废物,为弱放射性废液。

3. 低放射性液体废物

浓度大于3.7×10^2 Bq·L^{-1},小于或等于3.7×10^5 Bq·L^{-1}的液体废物,为低放射性废液。

4. 中放射性液体废物

浓度大于3.7×10^5 Bq·L^{-1},小于或等于3.7×10^9 Bq·L^{-1}的液体废物,为中放射性废液。

5. 高放射性液体废物

浓度大于3.7×10^9 Bq·L^{-1}的液体废物,为高放射性废液。

单一核素$DIC_{公众}$(derived intake concentration,DIC)的计算如下:

$$DIC_{公众} = \frac{ALI_{职食}}{8.03 \times 10^2 \times 1/50} \text{Bq} \cdot \text{L}^{-1} \tag{11.3}$$

式中,$ALI_{职食}$为职业照射人员的放射性核素年食入量限值(Bq),8.03×10^2为参考人在一年中食入的水量(kg)。

职业照射人员放射性核素年吸入量限值和年食入量限值参见 ICRP 第 61 号出版物《工作人员放射性核素年摄入量限值》,见本教材附录中的表 1。

液体废物中含两种或两种以上放射性核素时,公众食入浓度最大值的计算公式如下:

$$DIC_{公众 \max} = \frac{1}{\sum_{i=1}^{k} \frac{P_i}{DIC_i}} \text{Bq} \cdot \text{m}^{-3} \tag{11.4}$$

式中,DIC_i为每种放射性核素的$DIC_{公众}$,P_i为每种放射性核素占总活度的份额,$DIC_{公众 \max}$为公众食入浓度最大值。

(三) 放射性固体废物的分级

1. 放射性固体废物活度浓度的下限值

(1) 活度浓度小于或等于7.4×10^4 Bq·kg^{-1}的固体废物,为非放射性固体废物。

(2) 活度浓度大于7.4×10^4 Bq·kg^{-1}或仅含天然α辐射体的活度浓度大于3.7×10^5 Bq·kg^{-1}的固体废物,为放射性固体废物。

(3) 放射性固体废物中,超铀核素(原子序数大于92,$T_{1/2}$大于20 a 的α辐射的放射性核素)的活度浓度大于或等于3.7×10^6 Bq·kg^{-1}者,为超铀固体废物。

(4) 表面污染水平超过国家规定的表面污染控制水平值,而活度浓度小于或等于 7.4×

10^4 Bq·kg^{-1}的固体废物,为放射性污染废物。

2. 除了超铀废物外,放射性固体废物按其所含放射性核素的半衰期不同分为四种,每种又按活度浓度不同进行分级。

(1) 含半衰期≤60 d 的放射性核素的固体废物分为以下三级:①低放射性固体废物:指活度浓度大于 $7.4×10^4$ Bq·kg^{-1},小于或等于 $3.7×10^7$ Bq·kg^{-1} 的固体废物。②中放射性固体废物:指活度浓度大于 $3.7×10^7$ Bq·kg^{-1},小于或等于 $3.7×10^{11}$ Bq·kg^{-1} 的固体废物。③高放射性固体废物:指活度浓度大于 $3.7×10^{11}$ Bq·kg^{-1} 的固体废物。

(2) 含半衰期>60 d,≤5 a(包括^{60}Co)的放射性核素的固体废物分为以下三级:①低放射性固体废物:指活度浓度大于 $7.4×10^4$ Bq·kg^{-1},小于或等于 $3.7×10^6$ Bq·kg^{-1} 的固体废物。②中放射性固体废物:指活度浓度大于 $3.7×10^6$ Bq·kg^{-1},小于或等于 $3.7×10^{11}$ Bq·kg^{-1} 的固体废物。③高放射性固体废物:指活度浓度大于 $3.7×10^{11}$ Bq·kg^{-1} 的固体废物。

(3) 含半衰期大于 5 a,小于或等于 30 a(包括^{137}Cs)的放射性核素的固体废物分为以下三级:①低放射性固体废物:指活度浓度大于 $7.4×10^4$ Bq·kg^{-1},小于或等于 $3.7×10^6$ Bq·kg^{-1} 的固体废物。②中放射性固体废物:指活度浓度大于 $3.7×10^6$ Bq·kg^{-1},小于或等于 $3.7×10^{10}$ Bq·kg^{-1} 固体废物。③高放射性固体废物:指活度浓度大于 $3.7×10^{10}$ Bq·kg^{-1} 的固体废物。

(4) 含半衰期>30 a 的放射性核素的固体分为以下三级:①低放射性固体废物:指活度浓度大于 $7.4×10^4$ Bq·kg^{-1},小于或等于 $3.7×10^6$ Bq·kg^{-1} 的固体废物。②中放射性固体废物:指活度浓度大于 $3.7×10^6$ Bq·kg^{-1},小于或等于 $3.7×10^9$ Bq·kg^{-1} 的固体废物。③高放射性固体废物:指活度浓度大于 $3.7×10^9$ Bq·kg^{-1} 的固体废物。

三、放射性废物特性鉴定的目标和要求

放射性废物特性鉴定的目标是:选用合适的直接或间接方法对废物的特性进行极为详细的鉴定,为废物的安全管理、核设施退役预案的判定和实施及废物的接收符合有关准则提供可靠的科学依据。

对按规定分类收集、处理、整备、贮存、运输和处理(含排放)的废物进行特性鉴定,以确保这些活动符合国家有关的法规、标准中规定的要求,及上述各环节中的废物接收准则。

运行特性参数鉴定时,应当选用合适的数据质量保证措施,以保证数据的不确定度可以被接受。许可证持有者应当配备为特性鉴定所需的合格人员和所需设备,也可以委托有资格的国家授权单位进行鉴定。选用的特性鉴定参数和方法都应当符合国家有关标准的规定。将废物特性鉴定的参数、方法和操作程序等列入文件中。记录、保存废物特性鉴定结果和评价结论的所有资料。

第二节　放射性废物管理的总目标和基本原则

放射性废物管理是指包括废物的预处理、处理、整备、运输、贮存和处置在内的所有行政管

理和运行活动。通常把有潜在利用价值的设备和材料的管理,以及对退役与环境的整治也包括在放射性废物的管理范畴之内。

一、放射性废物管理的总目标

放射性废物管理的总目标是:采取一切合理可行的措施,使人类和环境质量在现在或者将来都能够得到足够的保护,不会受到任何不可接受的辐射危害,不会给后代增加不适当的负担。

二、放射性废物管理的基本原则

在放射防护上应以安全为目的,以处置为核心。废物管理设施的选址、设计、建造、运行、退役和处置场关闭的各个阶段都应当首先考虑安全,既要满足现行放射防护标准的要求,又要满足国家的环境保护政策和法规的要求,要保证职业照射人员和公众成员受到的辐射照射剂量不超过相应的个人年有效剂量限值,并尽可能地达到可以合理做到的最低水平。在考虑到有利于国家经济建设和社会可持续发展的情况下,放射性废物管理设施应当与主体工程同时设计、同时施工、同时运行。

放射性废物管理应当遵循"减少产生、分类收集、控制排放、净化浓缩、减容固化、严密包装、就地暂贮、安全运输、集中处理、加强监测"40字方针。为减少废物的产生量,在前部的生产工艺设计或选用时应当最优化。例如,设计或选用产生废物少、含盐量低、悬浮固体颗粒不多和产生其他有害物质量少的生产工艺。废物处理和废物整备的设计应当最优化。例如,设计出能使设备的使用寿命长、操作维护简便、对废物的处理效果好、投资和运行费用低、产生二次废物少、废物的减容比大和废物包装体积小的设备。

严格控制不同形态、不同浓度或活度浓度及可燃性或不可燃性的放射废物相互混合,应尽一切可能使废物形态和特征单一化,以便于处理。

放射性废物管理应当遵守国家有关的法律和规定;应当考虑对境外人员的健康和环境的保护,保证对其影响不会大于对境内人员和环境已经判定的可以接受的水平。

第三节 放射性废物的预处理和处理

一、放射性废物的预处理

在处理放射性废物之前对废物的收集、分拣、化学调制和去污等操作,称为放射性废物的预处理。

(一)预处理目的

分类收集废物,防止混杂;调整废物性质,为废物处理、整备或处置提供好的条件。

（二）对预处理的基本要求

要在通风、防护、检测和有个人剂量监督的条件下，在专用设施内，将放射性固体废物按其可燃或不可燃性、可压缩或不可压缩性，以及按其所含放射性核素半衰期长短的不同，分别分拣并收集。

对液体废物进行化学调制时，应当考虑尽量减少废液的化学组成成分，以利于对液体废物的处理。

对被放射性核素污染的实验动物尸体，要防止腐烂；对一次性医疗用品和破碎玻璃器皿及纱布等受污染的固体废物，要消毒灭菌。

二、放射性废物的处理

为了安全或经济目的改变废物特性的操作，称为废物处理。废物处理包括对废物减容、从废物中去除放射性核素、改变废物的组成等。处理以后，废物可以被固定，也可以不被固定，应当是一种适当的废物体。

（一）气载废物净化和液体中的废物浓缩

1. 气载废物净化

气载废物净化是将混合在空气中的有害气体和有害蒸气，以及混合于空气中的放射性气溶胶粒子借助于合适的方法从空气中将它们除掉，并利用高烟囱排放，最终使它们在大气中得到稀释，降低它们在大气中的浓度。

对不同的气载废物，可采取不同的净化方法。对于惰性放射性气体（如 ^{85}Kr 和 Xe），可以采用低温蒸馏法或吸收法，如低温活性炭吸收法、分子筛吸收法；对于放射性碘，可以采用碱洗涤法、浸渍化学吸收法或水泥固定法等多种方法；对于氚，可以选用氧化挥发法、HT/H_2O 催化交换法、激光法、低温蒸馏法和催化法等技术；对于放射性气溶胶粒子，通常采用高效微粒空气过滤器过滤。

2. 液体中的废物浓缩

已经开发了许多对液体中放射性废物的浓缩方法，包括化学沉淀法、离子交换法、隔离膜分离法、蒸发法和生物法等。各种处理方法的比较见表 11.1。

表 11.1　放射性废液处理方法的比较

方　　法	优缺点	适用范围	净化系数①
化学沉淀法			
氢氧化铁沉淀	设备运行费低，生产能力大	低放射性废液，含悬浮物、胶体物、溶解物的废液	4～20
磷酸钙沉淀			10～100
磷酸盐和亚铁氰酸盐共沉淀	产生的泥浆要处理		50～100
离子交换法			
化学沉淀后，蛭石处理	去除可溶性离子	中、低放射性废液，含溶解物的废液	100～500
两级离子交换树脂床	杂质的影响大，废物要预处理，会产生二次废物		800～1200
隔离膜分离法			
电渗析	投资低，节能，易自动化运行，膜易碎，维修麻烦	中、低放射性废液，含溶解物的废液	50～100
反渗透			10～100
超滤			10～100
蒸发法	减容效果好，适应性强，净化系数高，费用低	中、低放射性废液，含胶体物、悬浮物、溶解物的废液	10^3～10^6
生物学法	节省费用，能除去废液中的有机污染物，净化系数低	低放射性废液，含有机物、悬浮物、溶解物的废液	2～50

①净化系数等于处理前、后液体中的放射性活度浓度（$Bq \cdot L^{-1}$ 或 $Bq \cdot m^{-3}$）之比。

（二）固体废物减容和减容后的废物固化

减少固体废物体积的过程，称为减容。减容的目的是为了最大限度地缩小固体废物的体积，降低贮存、运输和处置废物的经费。把减容的凝聚态气体和把液体废物转变成固体废物的方法，称为废物固化。固化的目的是使废物稳定，不易于弥散，便于贮存、运输和处置。固化后的废物体，称为固化废物体。

1. 固体废物减容

对可燃性固体废物通常在专用的焚烧炉内焚烧减容。实验动物尸体不宜直接焚烧减容，要经过防腐处理。焚烧后的灰渣收集在密闭容器内，待固化处理。

对于不可燃性固体废物可用压缩法减容。压缩减容后的固体废物收集在经过审管部门审核批准的标准容器内封好，待处理。

对于受放射性核素污染且不准备再利用的设备，可采取切割减容。按表面污染的程度不同，可以在热室内切割，或在其他专用操作间切割。将切割后的固体废物再压缩，进一步减容。最后，将减容后的废物装入标准容器中封好，待处理。所谓"热室"是指通过窥视窗借助机械手对强放射性物质操作的具有厚屏蔽层的封闭室。

对含有易裂变材料或废弃不用的核燃料的锆合金包壳的切割，应当在热室内进行。要考虑核临界安全问题和金属铀屑的自燃问题。核临界安全是指含易裂变材料的肯定不能维持自持链式核反应的状态或保证这种状态的措施。金属铀屑在常温、常压条件下氧化时会自燃，先冒白烟,后出现黄色火焰。避免金属铀屑自燃的方法是将产生的金属铀屑及时收集在盛装冷却油的桶内。

2. 废物减容后的固化

国际通用的固化基质是水泥、沥青和熔融玻璃料等。固化方式有桶外固化、桶内固化和就地固化三种。桶内固化是将废物和固化基质放到桶内搅拌使其混合均匀的固化过程;将废物与固化基质在桶外搅拌、混合均匀后注入到桶内的固化过程称为桶外固化;就地固化是在废物产生地点或贮存地点进行的废物固化处理。

对固化废物体的基本要求是:固化体内不应当含有游离的液体或者所含的游离液体不超过固化废物体体积的1%;固化废物体有足够的机械强度,在其包装容器被破坏的情况下仍然能保持其原有的几何形状;固化废物体长期处置时,具有良好的化学稳定性、生物稳定性、热稳定性和辐射稳定性;固化废物体的体积应当尽可能地小;在长期处置时,固化废物体内的放射性核素在单位面积上每天的浸出率($Bq \cdot cm^{-2} \cdot d^{-1}$)符合 ISO 要求;固化的成本低。

第四节 放射性废物的贮存、运输和处置

一、放射性废物的贮存

贮存是为了给废物处理、废物运输或废物处置做准备,是暂时性贮存。在规定的贮存期内,应保证废物不流失,废物容器完好,便于回取。

(一) 固体废物的贮存

应当按照废物中所含核素的半衰期和活度的不同,分类贮存。中、低放射性固体废物贮存期不宜超过 5 年,应当适时处理或处置。

应当根据贮存库址的自然条件(如常年气温、气湿和空气中所含腐蚀物质浓度)的不同和废物自身的侵蚀性、释热性和放射性活度的不同,采取通风、防湿、防火、防水、防震、防雷击、防撞击、屏蔽、冷却、实物保护和辐射监测等相应的防护措施,对贮存库进行防护,确保在规定的贮存期限内废物安全和容器完好。应及时发现容器损坏或气体泄漏事件。

贮存库在设计上应当考虑适当的冗余,应当为检修或退役中产生的大件废物设置贮存场所。被贮存废物的活度和体积以及贮存时间不能超过贮存库的设计基准或审管部门规定的指标。

经过贮存衰变以后,废物的放射性活度浓度水平达到或低于现行放射防护标准中规定的豁免水平时,应当向审管部门提出豁免申请。

建立废物贮存档案,登记进出贮存库的废物,保证废物始终处于受控制的安全状态。

(二) 液体废物的贮存

液体废物应当贮存在双层壁、底部加托底和上部带盖的贮槽内。采用经过确认的能够耐受废液侵蚀的材料制作贮槽。贮槽上应当设置多种检漏系统和温度、压力、液位、pH 的检测系统,以及通风、搅拌、运行和采样装置。至少要有一个同类和同容量的备用贮槽。对于高放射性废液贮槽还应当设置冷却、核临界安全和控制氢气浓度的安全系统,并采取防止液相蒸气

和液态流出物的浓度超过规定限值的防护措施。

二、放射性废物的运输

在废物处理后和废物贮存前有一个废物整备环节，即把废物体封装在符合贮存、运输和处置的标准容器内，成为废物包的过程。废物包的外层是货包。货包规格应符合 GB11806 规定的标准。

运输的任务是把废物运到终极目的地。应当保证，在废物运输过程中，运输人员和沿途公众成员受到的照射剂量低于现行防护标准规定的相应年有效剂量限值。为此，应当考虑两个方面的问题：一是在运输前，确认废物运输的货包类型，确认运输工具负载能力，确认运输工具上防护设施的防护效能，确认装卸废物起吊设备的安全可靠性，分析在废物吊装、转移和堆码过程中发生跌落事件的概率和制定对抗措施。二是考虑运输线沿途人口密度、自然条件、企业和危险品仓库的布局、交通流量和事故发生概率、桥梁和涵洞及隧道的通过能力与现状，通讯条件，停靠地点的社会治安状况和安全保卫条件等。

三、放射性废物的处置

把废物放置在经过审管部门批准的专门设施里且预期不回取的放置，称为废物处置。固体废物的处置目标是将废物与人类及环境长期、安全地隔离，使废物对人类环境的辐射影响减小到可合理做到的尽量低的水平。

被处置的固体废物应当是适于处置的废物体。近地表处置的废物应当符合 GB16933 接收准则的规定。

固体废物处置设施应当根据需要设置不同的多重屏蔽，包括工程屏障（如废物体、废物容器、处置结构和回填材料）和天然（地质）屏障，以及废物与环境的有效隔离。多重屏蔽应被视为一个整体系统，每个屏障是整体屏蔽系统的一部分，整体系统中某一屏障的不足可以由其他屏障弥补。由于废物的长期隔离存在不确定因素，所以废物处置系统在设计上应当留有较大的安全宽裕度。要增加系统固有的安全性，可减少对长期监督管理的依赖。

中、低放射性固体废物按"区域处理"方针处置。在考虑到废物来源和数量以及经济、社会因素的条件下，应当建设若干个国家级区域处理场。中、低放射性固体废物应当采取近地表（包括岩洞）或其他具有等效功能的处置方式，按 GB13600 规定的原则选址、设计、建造、运行、关闭和监测。

高放射性固体废物和 α 放射性废物按"集中处置"方针处置。应当在合适的深层地质中建设一处国家级地质处置库，以处置全国的高放射性固体废物和 α 放射性废物。

中、低放射性固体废物的隔离期限通常不应短于 300 年；高放射性固体废物（包括不被后处理的乏燃料）和 α 放射性废物的隔离期限不应短于 10000 年。每个处置设施的隔离期限都应当经过专家评估，由审管部门在许可证条件中给出规定。

处置设施选址应当考虑下述基本要求：（1）地质稳定、结构简单、岩性均匀、面积广、岩体厚，有较好的吸附和滞留放射性核素的性能；（2）水文地质条件简单，地下水位较深，不存在长期影响地下稳定的因素；（3）工程地质状况稳定；（4）人口密度低，开发前景小，没有重要的自然资源和人文资源；（5）距离露天水体和饮用水供水源有一定距离；（6）尽可能远离飞机场、军事试验场地和危险品仓库。

放射性废物处置设施应当由持有国家授权的许可证的专门营运法人负责。

第五节 少量放射性同位素医学应用单位的废物收集和处理

应用少量放射性同位素的医院和学校产生的少量放射性废物，可以按下述方法收集和处理。

一、低放射性气载废物的收集与处理

诊断疾病使用 ^{133}Xe 时，需要设置能收集、净化患者呼出气体中 ^{133}Xe 的设备。当 ^{133}Xe 浓度小于或等于 DAC$_{公众}$ 时，可以按非放射性气载废物将其直接排入大气中，排气口超出周围建筑高度至少 3 m。

二、低放射性液体废物的收集与处理

对于放射性核素等效日用量或等效年用量较多的应用单位，其低放射性液体可以采取贮存衰变方法处理。设立两个同等容量的分隔式废液贮槽，它们之间近底部适当高度处有废液通道闸门，利于处理衰变后轮流排放废液。贮槽应当由被确认能够耐受废液侵蚀的材料制作，有安全可靠的贮槽盖和采样口，并设辐射危险警示标志。不可直接将废液排入普通下水道。待贮存废液中放射性核素半衰期最长者衰变 6~10 个半衰期时，可以直接排入到流量大于 10 倍废液排放量的普通下水道中。每次排放的活度不应当超过 1 ALI·min^{-1}，而且应当用 3 倍于废液排量的清洁水冲洗下水道。每次的排放程序需要做记录并存档。

对于放射性核素等效日用量或年用量较小、产生废液量少的单位，可以取安全可靠的专用容器收集废液。贮存衰变后的废液处理方法同上。对于高放射性废液，必须设立废液净化和废液浓缩设施，并设立辐射危险警示标志。盛废液贮槽或容器的位置离开工作场所和居民点至少 30 m。

对于浓度小于或等于 1×10^4 Bq·L^{-1} 的废弃闪烁液，或仅含浓度小于或等于 1×10^5 Bq·L^{-1} 的 ^{3}H、^{14}C 废弃闪烁液，可以按非放射性废液排放。

对于接受核医学药物治疗的患者，医院应当为他们提供专用的洗手间和化粪池。洗手间应当适时去污染，并设立辐射危险警示标志。还应当为患者提供专门收集呕吐物的容器，并标以辐射危险警示标志，加盖放置衰变；应适时地在呕吐物中加入 NaOH 或 10% 的 KI（对接受 ^{131}I 或 ^{32}P 治疗患者的呕吐物而言）。

三、低放射性固体废物的收集与处理

应当按照核素半衰期和固体废物形态的不同分类收集固体废物。收集容器应当带有脚踏式开闭盖，外表面有辐射危险警示标志。固体废物收集容器应当放置在工作场所人员不易接近的角落处。容器内衬纸袋。

受污染的纱布、口罩、手套或纸张，以及去污染用的抹布等物，应当在装入纸袋后投入收集容器中。受污染的破碎玻璃器皿经双层包装后单独收集，单独储存。

适时将固体收集容器中的废物连同收集容器内衬的纸袋一起送到临时贮存库中相应形态的废物包中。

GB145000-2002 中规定：医院、学校、科研院所和其他少量应用放射性核素的单位产生的少量放射性废物，经审管部门批准，可以将废物临时贮存在认可的场所或专用的容器内；贮存活度和贮存期限不应当超过审管部门批准的期限；临时贮存期满以前，应适时地将废物送往贮存库或废物处理、处置单位；如果需要较长期就地贮存，应当考虑保持废物包在贮存期间的完整性；必要时应当考虑将废物固化或把废物转移到耐辐射、耐侵蚀的安全可靠的容器内，以保证不会对工作人员和周围环境产生辐射影响。

应当建立必要的废物管理制度，配备废物管理人员，登记进出临时贮存库的废物，使废物始终处于受控制的安全状态，防止丢失或污染周围环境。

临时贮存库应当建在离开工作场所和居民点 30 m 以外处，要防火、防水、防盗，有通风设施。

第十二章 辐射监测

为支持放射防护最优化、保持可接受的尽可能低的辐射照射水平、实现满意的工作条件和良好的环境质量而进行的辐射测量并对测量结果作出评价的活动,称为辐射监测。

辐射监测与辐射测量不同。辐射监测包括辐射测量和对所测结果作出解释,只有当辐射监测有助于实现足够的辐射安全并得到证实时才能认为这种监测是合理的;辐射测量只是放射防护的一种技术手段,而不是放射防护的最终目的。

辐射监测分为常规监测、操作监测和特殊监测。常规监测是对工作场所辐射水平和对职业照射人员个人受照剂量以及对环境质量的定期重复性监测,是确认性监测。操作监测是针对某工作场所和该场所的工作人员受照剂量的监测,这种监测结果可以为立即确定安全运行方案提供数据支持。操作监测与常规监测有时不能截然分开,但它们各自的作用迥然不同。特殊监测是对已经发生或预计可能会发生异常照射的监测,可用于为控制照射但并无充分资料可用的场所监测,也可用于可能存在潜在照射场所的监测。特殊监测具有调查的性质,其特点是:目的明确,时间限定,达到预期目的就立即结束监测,代之以常规监测或操作监测。

辐射监测对象包括对职业照射人员的个人监测、对工作场所的监测和对环境质量的监测。

第一节 个人监测

对职业照射人员个人受到的外照射累积剂量及放射性核素体内污染和皮肤污染的监测,称为个人剂量监测。

凡在控制区工作的职业照射人员,或有时进入控制区工作并可能受到显著职业照射的工作人员,或其职业照射剂量可能大于 $5\ mSv \cdot a^{-1}$ 的工作人员均应接受个人监测。在进行个人监测不现实或不可行的情况下,经过审管部门认可以后,可以根据工作场所的监测结果和受照地点、受照时间等资料对工作人员的受照剂量作出评价。对于在监督区或偶然进入控制区工作的工作人员,如果预计其职业照射剂量是在 $1\sim 5\ mSv \cdot a^{-1}$ 的范围内,则应当尽可能地对其进行个人监测。应当对这类人员的职业照射进行评价,这种评价应当以个人监测结果或以工作场所的监测结果为基础。如果可能,则应当对所有受到职业照射的人员都进行个人监测;但是,对受照剂量一直不大于 $1\ mSv \cdot a^{-1}$ 的工作人员,可以不进行个人监测。应当根据工作场所的辐射水平的高低和变化情况以及潜在照射的可能性与大小,确定个人监测的类型、周期和不确定度要求。

用人单位应当对可能受到放射性物质体内污染的工作人员(包括使用个人呼吸器的工作人员)安排相应的体内污染监测,以证明所实施防护措施的有效性,并在必要时为内照射评价提供所需的核素摄入量或待积当量剂量数据。

一、外照射个人累积剂量的监测

如果工作场所已经采取了简单的防护措施,而且在任何情况下也不会徒手拿放射源,在这样的条件下,操作放射源的活度低于下述数值时,不需要进行外照射个人监测:

(1) γ 辐射体(其 β 辐射全被屏蔽)为 50 MBq;

(2) β 辐射体(伴有或没有 γ 辐射):$E_{\beta max} \geqslant 0.3$ MeV 时为 5 MBq;$E_{\beta max} < 0.3$ MeV 时为 50 MBq。

(一)监测目的

监测职业人员在一个给定周期内或在一次操作过程中受到的外照射累积剂量,以评价个人受照剂量上限,或藉以评价工作场所现有防护措施的有效性。通过职业照射人员佩戴的个人剂量计可获得事故受照剂量,作为医学处理的剂量依据。

(二)测量方法

根据工作场所的辐射类型,选用相应的个人剂量计佩戴在职业照射人员身体有代表性的部位处,以记录相应部位受的外照射累积剂量。例如,将个人剂量计佩戴在前胸、腕部、手指或下腹部等部位。

应根据辐射水平的波动情况和潜在照射的可能性与大小确定个人监测周期以及对不确定度的要求。外照射常规个人监测周期可以是一个月或三个月。特殊监测或事故处理过程的个人监测是针对某一次操作过程或事故处理进行的个人监测。外照射个人剂量计应当满足下述基本要求:①有足够的灵敏度和尽可能低的探测下限;②量程宽,记录的累积剂量范围应当在 0.1~10mGy 之间;③能量响应好,方向依赖性小,重量轻,体积小;④读数稳定,测量误差小于 20%。

个人剂量计的种类很多。例如,β 剂量的常规监测可选用胶片剂量计或热释光剂量计;测量 X 射线或 γ 射线剂量可选用直读式剂量计、热释光剂量计、光致发光剂量计或荧光玻璃剂量计;测量中子剂量时应选用既能记录中能中子剂量又能记录热能中子剂量的个人剂量计。在中子能谱变化不大的场所可选用反照率中子个人剂量计,这种剂量计能记录从人体反散射到剂量计的低能中子剂量,灵敏度高。测量热中子剂量是通过对胶片剂量计盒上的镉在俘获中子后释放出的 γ 射线剂量实现的。然而,热中子授予人体的组织剂量与同等注量高能中子授予的组织剂量相比要小得多。因此,热中子个人剂量计只有在能谱主要在热区的特殊场所才有用。在特殊监测中,应当选择性能可靠、高剂量阈的、可自动显示并能发出警示信号的个人剂量计。在事故处理过程中,测量 X 射线或 γ 射线剂量时应采用量程宽的热释光剂量计、光致发光剂量计或荧光玻璃剂量计,也可以采用电子剂量计;测量中子个人剂量可采用阈活化中子探测器与反冲径迹中子探测器组合成的中子个人剂量计。全身计数测量装置可测量事故中人体内的中子活化产物[24]Na,给出的数据有助于快速、精确地评价人员所受的中子剂量。作为生物剂量计的染色体微核、FISH 和 ESR,它们在辐射事故剂量估算中的应用也有其独特的优点。

(三)测量结果评价

在常规监测中,能给出皮下 0.07 mm 和皮下 10 mm 深部剂量的个人剂量计,可提供评价所需的剂量数据。眼晶体的深度介于上述深度之间,而且在多数情况下眼晶体能够得到适当防护。希望人体所有部位的受照剂量都保持在可以做到的尽量低的水平上,这是不切实际的。

在某个复杂而不均匀的辐射场中,可以采用简化方法评价皮肤剂量和皮下深部组织或器官剂量。同时佩戴以下两种个人剂量计:一种记录强贯穿辐射(如 γ 射线和中子),另一种记录弱贯穿辐射(如 β 射线)。前者所记录的剂量代表皮下深部组织或器官的有效剂量,而后者所记录的剂量代表皮肤的当量剂量。

最近,ICRP 建议,个人监测的记录水平,年有效剂量不应当低于 1 mSv 或由年当量剂量相关的剂量限值的 10% 导出。然而,在以往的许多年间,人们在外照射个人监测实践中很少采用记录水平,而是将高于测量技术最低探测限的测量结果记录在案,把低于或等于最低探测限的测量结果记为零。此外,采用个人剂量计的种类不同,也影响测量结果的可比性。例如,英国的 Sizewell B 核电厂用胶片个人剂量计测得的工作人员月集体剂量比用电子个人剂量计测得的结果高 20 倍。所以,统一记录水平、统一个人剂量计种类和类型可以提供具有可比性的数据。

当个人剂量计丢失或因故无法获得读数时,可以采用"名义"剂量弥补。即用该工作人员前 12 个月受照剂量的平均值弥补,或用在同一个监测周期内相同工种同事的年受照剂量的平均值弥补。但是,在这些方法中也许会使记录的名义剂量明显失真。

职业类别与类型以及职业照射剂量的分布也影响个人剂量监测结果评价的可比性。目前,被人们普遍认可的职业类别和类型,见表 12.1。如果按照表中的分类方案报告监测数据和比较数据,其好处是不言自明的。在某些职业类别中,工作人员甚至没有接受多少剂量;而在另一些职业类别中,工作人员可能经常不得不接受较高剂量的照射。因此,应当注重剂量分布研究,最后作出公认的评价结果。剂量分布研究需考虑以下三个方面的内容:①年平均有效剂量 E(外照射年剂量与年待积剂量之和);②年集体有效剂量 S;③年个人剂量超过 E(mSv) 的集体有效剂量与总的集体剂量之比 SR。SR 表示受到高水平个人剂量的工作人员受照剂量占集体剂量的份额,SR 称为集体剂量分布比。

表 12.1 用于评价受照剂量的职业类别和类型

职业类别	职业类型	职业类别	职业类型
核燃料循环	铀矿开采	工业应用	工业辐照
	铀矿水冶		工业射线探伤
	铀化学浓缩物转化		荧光合剂
	核燃料制造		放射性同位素生产
	反应堆运行		测井
	乏燃料后处理		加速器运行
	核燃料循环研究		
		天然源	民用航空
医学应用	诊断放射学		煤炭开采
	牙科放射学		其他矿物开采
	核医学		石油天然气工业
	放射治疗		操作矿物与矿石
	所有其他医学应用		
		其他	教育机构
国防活动	核动力船舶和辅助活动		兽医
	所有的其他国防活动		其他指定的职业群体

年集体有效剂量 S 的表达式为:

$$S = \sum_{j=i}^{r} N_j E_j \tag{12.1}$$

式中，r 为个人剂量测量结果经校核后的有效剂量区间数；N_j 为有效剂量区间中的工作人员数；E_j 为该区间工作人员受到的年平均有效剂量。年平均有效剂量 E 等于 S/N。工作人员分布比值 NR 可由下式算出：

$$NR_E = \frac{N_{(>E)}}{N} \tag{12.2}$$

式中，$N_{(>E)}$ 为接受的年有效剂量超过 E(mSv) 的工作人员数。年集体有效剂量分布比值 SR 可由下式算出：

$$SR = \frac{S_{(>E)}}{S} \tag{12.3}$$

式中，$S_{(>E)}$ 为年个人有效剂量超过 E(mSv) 的工作人员的年集体有效剂量。

工作人员的总数 N 应当给以说明。因为 N 将影响其他参量的估算。依据已获得数据的性质和拟进行的评价（或考虑的专题），工作人员数既可以是接受监测的人数或职业分类中的人数，也可以是受照射的工作人员数或从业人员总数，或其中的一部分人员。由于这些量总是与估算中涉及的工作性质和人员组成有关，所以进行比较时须谨慎，保证与同类工作人员或同类工作相互比较。

审议职业照射剂量时，需要研究下述剂量分布：(1) 年平均有效剂量 E（年外照射剂量与年待积剂量之和）；(2) 年集体有效剂量 S（年集体外照射剂量与年集体待积剂量之和）；(3) 相应于年有效剂量 E 分别为 15 mSv、10 mSv、5 mSv 和 1 mSv 的集体有效剂量分布比 SR_E；(4) 年有效剂量 E 分别为 15 mSv、10 mSv、5 mSv 和 1 mSv 的个人剂量分布比 NR_E。

二、放射性核素体内污染的监测

(一) 需要接受监测的个人

体内污染监测常常受到科学技术水平和设备费用的限制。因此，恰当地选择需要施行监测体内污染的人员十分重要。经验表明，从事下述实践活动的职业照射人员需要接受体内污染的常规个人监测：(1) 从事气态或易挥发性放射性物质（如氚及其化合物）大规模生产实践的职业操作人员，或者是大规模生产发光材料和重水反应堆重水的操作人员；(2) 从事钚和其他超铀核素处理的操作人员；(3) 从事处理钍矿石和钍核素及其化合物物料的操作人员，在这些操作中可能由于放射性气溶胶和 ^{220}Rn 及其子体而致体内污染；(4) 从事高品位铀矿的水冶和精炼物料的操作人员；(5) 从事天然铀和低浓缩铀生产加工和反应堆燃料元件制造的操作人员；(6) 从事放射性核素大量生产的操作人员；(7) 氡水平超过行动水平的工作场所作业人员；(8) 为治疗目的操作大量 ^{131}I 的工作人员。

(二) 测量方法

通常通过体外直接测定和分析排泄物的方法调查体内污染情况。体外直接测定是借助于全身计数测定，检测人体内受到放射性核素意外污染的部位并鉴别核素种类。把全身置于低水平测定用的屏蔽室内，采用 γ 射线探测器作全身测量，仅限于对能发射电磁辐射的核素的测定。对已知污染核素作全身放射性活度调查，或在短时间内对许多人员作体内污染检测时，大尺寸的 NaI(Tl) 晶体探测器是不可缺少的探测器。被测者躺在床上，上下排列着几个 NaI

(Tl)探测器,进行测定。正常人测定 10~15 min,测量精度为 2%~5%。为了调查污染核素在体内的浓集部位,有必要采用 Ge(Li)半导体探测器,在鉴别核素时可起到更大作用。作为整体的全身计数测量室,应当设置厚的屏蔽,至少要用 10 cm 以上的铅和 20 cm 的铁作屏蔽;室内的构件要选用放射性杂质少的材料;为了进入人,不能缺少空调;由于室内空间较大,所以要建立确保不进入氡和灰尘的设施。必须有用已校正过的人体模型把测定值转换为绝对放射性活度的准备。

对于不能发射电磁辐射或仅发射低能 γ 光子的体内核素污染的调查,可以采用人员排泄物分析测定法判定体内污染情况。通常收集尿样进行分析测定。收集尿样时应当注意以下三点:①防止尿样二次污染;②取 24 h 尿样;③当尿样体积小或分析技术对小体积尿样灵敏度低时,可以把几份尿样合并在一起进行分析测量。

鼻涕或鼻拭样品的分析测量结果仅能定性地而不能定量地估算核素摄入量。在体内污染的个人监测中,有时需要测量人员呼出气体中的 ^{14}C 或 ^{133}Xe 等;当体内有高活度污染核素时,可能需要采集外周血样进行分析测定。

工作场所空气样品的总 α 和总 β 浓度测定结果虽然对评估核素摄入量的用处不大,可是它们可被用来证明场所空气质量的优劣。假如 β/α 比值出现异常,提示应当对场所空气污染状态进行调查。

(三) 测量结果的评价

体内污染个人测量结果评价的主要目标是:①获得待积有效剂量,在合适的情况下也可以获得有意义照射的组织中的待积当量剂量,以说明是否遵守了管理要求和法规的要求;②为操作控制和防护设施的可靠性设计作出贡献;③在事故过量照射的情况下,为启动和支持适当的健康监护和治疗提供有价值的剂量信息。然而,应当指出,体内放射性核素污染活度的直接测定结果或生物样品的分析测定结果并不能充分地给出摄入量、有效剂量或当量剂量的估计结果,还需要关于核素摄入时间、在体内分布滞留的补充资料。标准的生物学代谢模型和剂量估算方法已被用在估算从摄入量到有效剂量的转换系数中,详见 ICRP 第 68 号出版物或 GB18871 附表 B3。

三、皮肤污染的个人监测

皮肤污染个人监测的目的是:证明是否遵守了适当的剂量限值;探测可能转移到控制区以外的污染;在事故过量照射情况下,为启动和支持适当的健康监护和治疗提供信息。

皮肤污染往往是不均匀的,而且容易发生在身体的暴露部位。手是最容易受污染的部位。常规监测是测量 100 cm² 面积上单位面积的平均值;而手部污染则要求测量 300 cm² 面积上单位面积的平均值。二者都以 Bq/cm² 表示测量结果。在大多数情况下,皮肤污染测量结果应与 GB18871 中规定的表面污染控制水平相比较。当污染超过规定的控制水平时,首先的行动是去除皮肤污染物,并调查污染原因;如果污染水平没有超过规定的污染控制水平,就不需要估计当量剂量。

当持续污染或初始污染水平较高时,当量剂量的估算可能是需要的。在这种情况下,要求选用的探测器能估计出 1 cm² 面积上的平均剂量,以便与当量剂量限值相比较。但是,这种剂量的估计值往往是极不精确的,在污染物嵌入皮肤或被皮肤吸收的情况下更是如此。在估计 α 辐射体的局部剂量时,出现两个数量级的不确定度并不罕见。

在严重皮肤污染事件的情况下,最直接的行动是尽力去污染。有以下三种情况需要考虑:①氚和某些形态的碘可能通过皮肤被吸收从而导致体内污染;②β辐射体污染物在皮肤上长时间滞留,如果污染水平足够高,可能导致确定性效应,如导致皮肤烧伤;③伤口被α辐射体污染时,可能导致污染物经伤口被吸收,或引起局部伤口纤维变性。在第一种情况下,须注意估算体内、外污染量;在第二种情况下,须采取大面积皮肤烧伤的特殊治疗措施;在第三种情况下,须采取对伤口的外科扩创手术,除掉放射性污染物,并检查其尿样,通过尿样分析测量结果估算体内污染量。

四、个人剂量测量精度和质量保证

在估算外照射个人剂量和估算摄入量的测量中,对总的不确定度有贡献的误差至少来自以下四个方面:①测量中的随机误差;②测量中的系统误差;③剂量学和代谢模式的系统误差;③应用计算模式产生的系统误差。由于个人受照射通常有个持续时间段,所以在这个时间段内多次测量可以减少随机误差。对于多数的剂量估算而言,估算模式导致的系统误差常常高估了真实的剂量。

实践中对于外照射个人剂量的估算,在好的实验室条件下,辐射场的测定通常不难达到95%置信度时的10%的准确度。可是,由于工作场所辐射场的能谱和方向性常常是未知数,所以个人剂量计的测量结果不确定度比较大。应用标准估算模式在非均匀的和方向不确定的辐射场估算每个工作人员受外照射的年有效剂量时,在95%置信度的条件下,对光子的总不确定度很可能是1.5,这是可以接受的。对未知能谱的中子或β粒子的总不确定度可能比1.5大得多。对于所有的辐射,低水平有效剂量的不确定度较大,这是不可避免的。

在记录的剂量中,内照射剂量的总不确定度比外照射个人剂量的总不确定度大,至少有3倍的不确定度,这也是可以接受的。标准的估算模式假定,用两次采样时间中点的单次采样结果代表摄入量就足够了。对持续均匀的摄入,最好频繁地随机采样。确定的采样频度要避免因此引起的误差超过3倍。对于简单的监测计划,例如对^{131}I和氧化氚的监测,不确定度是产生这种误差的主要原因;对于比较复杂的监测计划,例如对难溶性钚的监测,其不确定度可能使总的不确定度增加将近一个数量级。

实际上,在某一监测计划中估计误差的大小是不太可能的。ICRP建议,常规监测可以采用"最佳估计"值和计算模式。在任何相关的监测或特殊监测中,非标准的估算模式可能更为合适。

在估算外照射个人剂量和估算摄入量的监测计划中,质量保证是为控制测量结果和为监测计划提供足够置信度而采取的有计划的和系统的行动。包括质量控制认证,按已规定的要求评价设备、仪器和程序的适宜性的全部活动。质量保证是监测计划的重要组成部分,目的是保证设备和仪器的功能正常,程序的正确建立和执行,分析技术可靠,用数据表达的误差在可接受的限值之内,记录正确而且能及时保存。质量保证计划和为质量控制而作的定期检查结果都应当记录在案。

五、内、外照射个人剂量的评价

由于与工作人员相关的放射防护在规模和性质上都可能有较大的变化,所以对个人受照剂量评价时采用内、外照射分组评价方法切合实际。但是,在用以描述剂量标准的物理量中没有一个量是能由直接测量方法可以获得的,所以需要借助某种模式把测量的物理量与防护标准用的物理量联系起来。

外照射个人剂量的评价最简单和最常用的模式是,把个人剂量测量结果与光子致深部组织或器官的有效剂量和β粒子致皮肤的当量剂量联系起来。在常规监测中,该模式假定以10 mm和0.07 mm皮下深度刻度的个人剂量计佩戴在工作人员身体的适当部位处,能恰当地给出深部组织或器官有效剂量和皮肤的当量剂量。满足上述条件的个人剂量计所记录的结果可以作为相关的防护量被直接记录在案。如果条件差别很大,需要规定并采用复杂的模式。

对体内污染所致内照射个人剂量的评价,采用的模式相当复杂。ICRP在其第68号出版物中已经把很多模式结合了起来,以摄入量与有效剂量之间的转换系数描述了测量的摄入量与防护量的有效剂量二者之间的关系,见GB18871-2002。

内、外照射个人剂量的总和剂量评价可以这样进行,把估算出的内、外照射个人有效剂量相加,最后给出总的与个人年有效剂量限值相比较的有效剂量。

第二节 工作场所的监测

一、工作场所外照射剂量率的监测

(一)监测目的

旨在说明工作条件是否满意,及是否符合法规要求;为立刻作出运行管理决定提供剂量率数据支持;为放射防护最优化提供数据支持。

(二)测量方法

工作场所常规监测包括采用便携式剂量率仪定期重复性巡测和利用固定的剂量率仪对异常或突发事件的报警测量。例如,对放射源不能回到其屏蔽容器的报警监测和对一次临界事故的报警监测都属于后者。

常规监测的频度应根据辐射场的稳定程度来决定。如果工作场所辐射场不易变化,则出于巡测目的只需偶尔对工作场所进行监测。例如,对固定在容器侧面的料位计的巡测或对固定式X射线诊断设备的巡测。如果工作场所辐射场易于发生变化,但变化不快或变化不严重,那么仅在预先选定的监测点进行周期性检测即可及时充分地给出工作条件恶化的警报。这种测量的频度和空间分布须考虑辐射场预期变化的性质,特别要注意对人员停留区域的测量。如果工作场所辐射水平易于迅速变化,甚至达到不可知的水平,那就要在工作场所设置一套固定式的连续工作的剂量率自动警报系统,或由工作人员佩戴一种小型的剂量率警报仪器。

用于工作场所外照射剂量率监测的仪器大多是测量剂量率的仪器,而不是测量累积剂量的仪器。但是,有些情况下,在工作场所设置如同TLD那样简单的累积剂量计,将是有用的。新型测量仪器应当用SI单位表示测量数据,按ICRU推荐的实用量刻度仪器。通用的实用量是周围剂量当量和定向剂量当量。其他辐射量的转换系数见ICRU第74号出版物。老式测量仪器用SI单位刻度,刻度的空气吸收剂量适于对光子的测量。

与任务相关的特殊监测采用便携式剂量率仪,并且应该给出在任务期间可能积累的剂量预测。监测计划在很大程度上取决于操作性质和辐射场特性。如果辐射场基本保持不变,则对工作人员停留区域的剂量率初步巡测就足够了;在每次系列操作前需要重复这样的巡测。如果操作本身将会影响剂量率或因操作易导致辐射场发生变化,那就应当在整个操作期间跟踪测量。当工作场所辐射场存在β辐射或其他弱贯穿辐射时,测量时要特别小心,很小的操作(如移动部件或方向改变)将会导致剂量率的明显变化。因为在很多的监测中,特别是在向工作人员提供的报警监测中,都是以探测较高能量的γ辐射为基础,所以对上述的弱贯穿辐射可能探测不到,最可取的办法是应当接近表面测量。

操作录像是监测计划的一部分。如果录像与操作同步,则能详尽地调查那些对剂量有特殊贡献的操作,能为操作者提供有价值的剂量数据,使他们对正在执行的一些操作方案得以改善。

(三) 测量结果的评价

根据工作场所外照射剂量测量结果评价屏蔽防护的效能或工作条件的满意度,并不困难。但是,利用工作场所外照射剂量率测量结果评价工作人员受到的有效剂量和当量剂量时,不确定度较大。因为剂量率将随着工作人员的移动而在空间和时间上有变化。假定工作人员在整个操作期间始终处于最高剂量率区域,在不考虑人员移动的情况下,这样的估算结果应当远低于管理限值。如果在防护上不能把场所的外照射剂量率保持在管理限值以下,则必须限制人员在高剂量率区域的工作时间。

二、工作场所空气污染的监测

(一) 监测目的

气载污染物的运行控制监测目的是:有助于控制工作人员由于吸入而导致的内照射;提供工作条件恶化或异常的早期探测结果,以便随后采取补救或防护行动(如采取个人呼吸防护措施);为工作人员体内污染监测计划的制定提供信息。

仅在设备内处理大量非密封源(比相关的年摄入量限值大千倍以上)时才需要空气污染监测。在下述的一些工作场所内需要常规监测:(1) 处理大量的气态或易挥发放射性物质的工作场所(例如:大规模生产氚及其化合物的工作场所和重水生产的工作场所);(2) 铀、钍采矿、水冶和精炼加工的工作场所;(3) 反应堆和核燃料制造及乏燃料后处理工作场所;(4) 处理钚和其他超铀核素的工作场所;(5) 氡被视为职业照射一部分的工作场所。

(二) 测量方法

有两种气载污染源特别重要,即局部释放的污染源和表面污染再悬浮的污染源。这两种污染源都可以由工作人员的活动直接产生。气载污染通常是局部的和瞬间的。因此,工作人员呼吸带的浓度与在某些固定位置附近测量的浓度之间可能有明显差别,呼吸带的浓度通常比较高。了解这些因素对于为控制工作场所气载污染而进行的监测非常重要。

工作场所空气污染监测方式分为报警监测、区域采样监测和代表性采样监测。

1. 报警监测

探测大量气载污染并报警的监测,称为报警监测。因此,应该在有可能因操作失误或因设备故障引起大量放射性物质意外释放的场所设置连续工作的空气污染探测报警装置。这种装置应设置在能可靠地探测到放射性物质释放的位置,而不是设置在呼吸带。例如,设置在工作场所空气排放地点，而不是设置在通风柜之类的密封排气系统中。经验表明，在核反应堆的工作区域、热室附近、操作钚和其他超铀核素的区域或在操作其他大量非密封源的区域安装这种连续工作的空气污染探测报警装置是特别有用的。设置的报警水平应该考虑气载污染活度的正常水平和其预期的变化，要避免误报警，而且需要鉴别混淆因素对报警阈值的贡献。例如，由于氡子体天然本底变化而引起的误报警。

2. 区域采样监测

对整个工作场所气载污染变化趋势的采样监测，称为区域采样监测。这种采样监测是通过设置在工作场所固定的区域采样器获得空气样品。这种监测方式不管其有无报警监测设备，都可以给出工作场所气载污染变化趋势的测量数据。固定式区域采样器的数量及其设置的位置应当由气载污染总的意义和气载污染变化程度来决定。

3. 代表性采样监测

定量地估算工作人员摄入气载污染物量可能范围的监测，称为代表性采样监测。方法是采取工作人员呼吸带的空气活度样品，估算工作人员的摄入量。最一般的采样方式是在选定的一些能合理地代表工作人员呼吸带的若干位置上通过固定式采样器获取空气活度样品。采样点的选择要与工作人员停留时间长的某些固定的场所相适应，采取的工作场所活度样品的位置应接近于呼吸带位置。

(三) 测量结果的评价

无论是区域采样测量结果还是代表性采样测量结果，都可以用来估算工作人员的摄入量。但是，用区域采样测量结果估算摄入量时，还需要用个人空气呼吸采样器采集具有代表性的空气样品，并建立区域采样测量结果与个人空气呼吸采样器采集样品的测量结果之间的转换系数，而且要不断地对转换系数进行修正；在空气污染有重大变化的情况下，更需要这种修正。尽管如此，还是不能对每个工作人员都给出有充分代表性的摄入量数据。在局部空气受污染或在由于人员活动引起的表面污染物再悬浮的空气污染随时有变化的情况下，更是如此。

虽然通过工作人员佩戴的个人空气呼吸采样器采集样品的测量结果能给出工作人员个人摄入量的估计值，但还是应谨慎地对待这种测量结果。因为，个人空气呼吸采样器的采样速率比工作人员的呼吸速率低得多，而且一个工作班或一周的气溶胶粒子采样的测量结果与由单次非代表性气溶胶粒子采样的测量结果相比，偏差非常明显。长期采样测量结果的平均值与单次非代表性采样的测量结果之间，偏差不大。因此，可以根据长期采样测量结果的平均值评价工作人员的摄入量。但是，应当对长期采样测量结果的平均值进行严格的审核，并判断其变化趋势。

在某些情况下，当个人空气呼吸采样器采集样品的测量结果中出现少数孤立的高的测量结果时，则需要采用气溶胶粒子级联撞击器采集气溶胶粒子样品，研究其粒径分布特征。

三、工作场所表面污染的监测

(一) 监测目的

工作场所表面污染的程度和范围直接反映非密封源的包容程度、操作程序控制的有效性和管理实践的投入情况。因此，工作场所表面污染监测的目的在于：支持防止污染扩散的防护措施；探测非密封源包容的失效或偏离安全操作的程序；为制定体内污染监测计划和制定安全操作程序提供依据。

(二) 原则和方法

1. 表面污染监测原则

经验表明,工作场所表面污染与工作人员受其外照射剂量之间并没有直接联系,所以表面污染测量结果不能直接给出人员受外照射剂量的定量结果。但是,表面污染测量结果能为工作场所的区域划分提供依据,可以确定需要进行空气污染监测或体内污染个人监测的场所。如果表面污染水平在控制水平标准以下,提示非密封源的包容和管理控制良好,不需要空气污染常规监测或体内个人污染监测。

表面污染监测的着眼点是产生污染的操作地点,界定受污染的区域。应根据经验对污染区域内有代表性的表面进行常规监测。监测频度较高的指示点是高污染区;监测频度较低的指示点是控制区内有代表性的地方和控制区以外区域的确定性监测。

对离开控制区的工作人员体表应进行污染监测。在核工业的某些企业中易于发生污染或在一次事件中受污染的个人很容易把污染物带到控制区以外的清洁区,所以通常在控制区出入口处设置固定式表面污染监测仪,例如手、脚污染监测仪和门式监测仪等,作为常规监测的补充。但是,放射源在医学应用和在工业应用中很少要求设置固定的门式监测仪。不能忽视对由控制区带出的物项的适当监测。要想监测从控制区带出的所有物项往往不现实。对于从控制区带出的物项中哪些需要进行表面污染监测及其监测性质和程序都要作出明确规定。总的要求是,应该确认移出控制区的物项污染清洁区的可能性和污染的程度是可以接受的。

在正常情况下,应用密封源的工作场所不需要进行表面污染监测。但考虑到密封源包壳可能会破损而发生泄漏,所以应定期检验。泄漏检验周期为一年或两年。检验方法见第四章第一节。对于易破碎的源或经常在有腐蚀物存在的环境中应用的密封源,应对其进行频繁的泄漏检验。

通常辅之以与任务相关的工作场所表面污染的特殊监测。这种监测结果在很大程度上有助于避免或限制操作期间的污染扩散,对局部包容的设备(如通风柜)和非常规的工作以及对设备维修工作期间或其后的监测非常有用。

2. 表面污染测量方法

表面污染测量方法通常有三种,即直接测量法、间接测量法和表面污染辅助测量法。

(1) 直接测量法

对 α 辐射体表面污染物的直接测量法,是将探测器的探头与表面保持一定距离进行扫描式测量。由于 α 粒子在空气中的射程只有几个厘米,一层薄的液体或薄层固体将会影响测量结果,所以探头与表面的距离不应大于 0.5 cm。扫描测量时,探测器对 α 辐射的响应时间和计数显示时间都比把探头放在表面上测量时的响应时间和计数的显示时间要长,所以探头在表面上方的移动速度不能超过 15 cm·s^{-1}。

对 β 辐射体表面污染直接测量时,也采用扫描式测量。鉴于 β 粒子在空气中的射程远比 α 粒子的大,所以探头与表面保持在 2.5~5.0 cm 的距离处,扫描速度为 15 cm·s^{-1} 时,可以获得满意的测量结果。在探头上附加一个屏蔽 β 粒子的屏蔽罩,可以鉴别是 β 辐射体污染物还是 β、γ 混合辐射体污染物。

(2) 间接测量法

由于受表面特性或几何形状的限制而无法用直接测量法测量其表面污染物时,可以采用间接测量方法,包括干擦拭法、湿擦拭法和胶带纸粘贴法测量。

干擦拭法测量是用一块面积约 100 cm^2 的清洁布料,在表面上多次反复擦拭,然后测量拭料上的放射性活度。这种方法仅适用于偶尔与污染表面相接触的或怀疑有污染的表面。

湿擦拭法测量类似于干擦拭法，不同之处是将拭料蘸上合适的去污液后反复多次地擦拭污染表面，尔后测量拭料上的放射性活度。^3H 的表面污染湿擦拭法测量比较特殊，需要将拭料蘸上甘油后反复多次擦拭，然后测量拭料上的放射性活度。但要注意，拭料上的 ^3H 经过 20 min 后，由于蒸发可能损失 50%。

胶带纸粘贴法测量是将 1~2 cm 宽的胶带纸贴到污染表面上，然后仔细地揭下胶带纸，测其粘黏下的放射性活度。

(3) 辅助测量法

对低能 β 辐射体表面污染物的测量，可以将袋装热释光粉贴在表面上，能测出表面污染物的照射剂量。由于装热释光粉的袋子对低能 β 射线的吸收，测量结果可能偏低，需要通过实验进行修正。对 ^{90}Sr 表面污染物的测量，采用片状热释光剂量计测量可以降低测量结果的不确定度。

采用射线能谱甄别法的测量称为表面污染辅助测量法。例如，用 Ge(Li) 半导体探测器或 NaI(Tl) 晶体探测器测量擦拭的拭料，可以鉴别发射 γ 射线的核素种类。由于 α 粒子的射程短，所以可测量的样品种类受到限制。

第三节 核设施边界外的环境监测

必须考虑安全问题的规模生产、加工或操作放射性物质或易裂变材料的设施，例如铀富集设施，铀、钚加工与核燃料制造设施，核反应堆，核动力厂，乏燃料后处理等核燃料循环设施，统称为核设施。其边界外的环境监测包括运行前的环境本底水平调查和运行期间的环境质量常规监测。

一、核设施运行前的环境本底调查

(一) 调查目的

环境本底调查目的在于获得需要的环境本底数据，作为评估核设施运行期间环境质量常规测量结果对照的基准，有助于发现异常污染；支持环境保护措施；为运行期间常规监测熟悉方法、积累经验。

(二) 调查项目、地域、采样和分析测量频度

核设施运行前的环境本底调查项目是在确定地域范围以内对陆地 γ 辐射水平和环境介质中主要的天然放射性核素和主要的人工放射性核素含量的调查，以及对关键人群组人口分布与日常生活习惯、饮食习惯的调查。某一给定的辐射源和给定的照射途径，受照射相当均匀，并能代表该给定辐射源和给定照射途径所受的有效剂量或当量剂量最高的个人的一组公众成员，称为关键人群组。

本底调查采样或测量地域范围的大小取决于核设施的性质和规模。对核电厂来说，环境介质样品应当在该设施边界外半径 20~30 km 的地域内选点采取；陆地 γ 辐射水平可以在该设施边界外半径 50 km 的地域内选点测量。应根据放射性核素的理化特性、污染源的特性、

环境介质的稳定性、核素在环境中的转移规律确定调查项目和采样分析测量周期,表 12.1 中提供的环境本底调查项目和调查频度,可作参考。调查项目中的水样品应包括地表水样、地下水样、饮用水样和海水样;生物样品包括陆生农牧产品、淡水生物样品和海产品样品等。

在确定的采样地域范围内至少需要获得连续两年的本底调查数据,并在核设施运行前完成调查工作。采样地域范围,见 HJ/T61-2001(辐射环境监测技术规范)。

表 12.1 环境质量监测项目和频度

监测项目	分析测量项目	调查频度
陆地 γ 辐射	γ 辐射空气吸收剂量率 γ 辐射累积剂量	连续测量或每月 1 次 每季度 1 次
氚	氚化水蒸气	1 次/月
气溶胶粒子	总 α、总 β、总 γ 能谱分析	1 次/月
沉降物	γ 能谱分析,累积采样	1 次/月
降水	^{3}H、^{210}Po、^{210}Pb	降雨(雪)期采样
水	U、Th、^{226}Ra、总 α、去钾总 β、^{90}Sr、^{137}Cs、^{3}H、γ 能谱分析	每半年 1 次或每季度 1 次
土壤和底泥	U、Th、^{226}Ra、^{90}Sr、^{137}Cs、γ 能谱分析	1 次/年
生物样品	^{90}Sr、^{137}Cs	1 次/年

二、核设施运行期间环境的常规监测

(一) 常规监测目的

运行期间常规监测的目的在于提供陆地 γ 辐射水平和涉及的环境介质样品中放射性核素的含量数据,以本底调查数据为基线评估该设施气载流出物、液体流出物和固体放射性废物对环境质量的辐射影响;必要时通过标准模式估算关键人群组受的有效剂量和当量剂量。

(二) 监测项目、地域和采样及分析测量频度

核设施运行期间环境质量常规监测项目、地域、采样点、采样数目和分析测量的频度应当与本底调查时的情况完全相同。待核设施正常运行 3~5 年后,在取得足够的运行经验和监测数据后,经过评审证明该设施在正常运行工况下对环境的辐射影响足够低时,可以适当地减少监测项目、样品采集数目和监测频度。对于压水堆核电厂,表 12.2 提供的环境质量常规监测方案可供参考。应用非密封源工作场所的外环境质量常规监测方案见表 12.3。

表 12.2　压水堆核电厂环境质量常规监测方案

监测项目	布点原则①	采样频度	分析测量项目
气溶胶粒子	厂区边界、场外地面最高浓度处②、主导风向下风向距厂区边界<10 km 的居民区、对照点	连续采样 累积采样（1 次/月，采样体积为 10000 m³）	总 α、总 β、α/β 比值 总 α、总 β、γ 核素分析
气体	厂区边界、场外地面最高浓度处②、主导风向下风向距厂区边界<10 km 的居民区、对照点	1 次/月	^{3}H、^{14}C
沉降物	厂区边界、场外地面最高浓度处②、主导风向下风向距厂区边界<10 km 的居民区、对照点	累积采样（1 次/月）	^{90}Sr、总 α、总 β、γ 核素分析
降水	厂区边界、场外地面最高浓度处②、主导风向下风向距厂区边界<10 km 的居民区、对照点	降雨（雪）期采样	^{3}H、γ 核素分析
地表水	排放口下游混合均匀处、预计可能受影响的地表水、排放口上游对照点	1 次/半年	^{3}H、γ 核素分析
地下水	预计可能影响的地下水源、对照点	1 次/半年	^{3}H、γ 核素分析
饮用水	预计可能影响的饮用水源、对照点	1 次/季	总 α、总 β、^{3}H、γ 核素分析
海水	排放口附近海域、对照点	1 次/半年	^{3}H、γ 核素分析
水生物	排放口下游水域或海域、对照点	1 次/年	γ 核素分析
底泥	与地表水（海水）采样点相同	1 次/年	^{90}Sr、γ 核素分析
陆生农作物	主导风向下风向或排水口下游灌溉区、对照点	收获期	γ 核素分析
家畜、家禽器官	主导风下风向厂外最近的村镇、对照点	1 次/年	γ 核素分析
牛（羊）奶	主导风下风向厂外最近的牧场	1 次/半年	^{131}I
指示生物	厂外地面最高浓度处②、排放水域	1 次/年	按指示生物浓集作用确定的核素
土壤、岸边沉积物	<10 km 的 16 个方位角内（主导风下风向采样点适当增多）、对照点	1 次/年	^{90}Sr、γ 核素分析
潮间带土	排放口附近潮间带土、对照点	1 次/年	^{90}Sr、γ 核素分析
陆地 γ 辐射	厂外地面最高浓度处②； 厂边界外半径 2 km、5 km、10 km、20 km、50 km，8 个方位角间隔交叉布点 与气溶胶采样点相同	1 次/季 连续测量	γ 辐射空气吸收剂量率 γ 辐射空气吸收剂量率
γ 累积剂量	场外地面最高浓度处②； 厂区边界外半径 2 km、5 km、10 km、20 km，8 个方位角间隔交叉布点	1 次/季	γ 辐射空气吸收剂量率

①布点数应满足统计学要求；②由大气扩散实验确定的地面最高浓度处。

表 12.3　应用非密封源的环境质量监测方案

监测项目	监测范围和地点	监测频度（次/年）	监测内容
γ辐射剂量率	以工作场所为中心，半径为 50～300 m	1～2	γ辐射空气吸收剂量率
土壤	以工作场所为中心，半径为 50～300 m	1	应用的核素
地表水	废水排放口的上、下游 500 m 处	1～2	应用的核素
底泥	废水排放口外	1	应用的核素
废水	废水贮存池或排放口	1～2	应用的核素
废气	排放口	1	应用的核素
放射性固体废物	贮存室或贮存容器外表面	1～2	γ空气吸收剂量率，α、β表面污染水平

三、样品的采集、保存、管理和分析测量方法

（一）样品采集原则

1. 采样点分布和采样过程需要严格的质量控制。
2. 充分考虑代表性样品的采集。
3. 采集的样品要留有余量，以便复查。
4. 样品采集器和容器应符合国家规定的技术标准，使用之前须对其检验，确保清洁而且没有污染。

（二）样品采集方法

1. 气溶胶样品的采集

用超细纤维滤膜夹具、流量计和抽气泵组成的采样系统采取样品。同时记录采样点的气温、湿度、气压、风向和风速。采样的空气体积应换算成标准状态下的空气体积。

2. 沉降物采集

将面积为 0.25 m²、深度为 30 cm 的不锈钢采样托盘安放在开阔无遮盖的平台上，托盘口距平台地面 1.5 m，保持水平状态。

湿法采样时，在托盘内注入 1～2 cm 深的蒸馏水。收集样品时把托盘中的沉降物与蒸馏水一并收入塑料或玻璃容器中封存。

干法采样时，预先在托盘内表面的底部涂一层硅油或甘油，以粘黏沉降物。收集样品时用蒸馏水将托盘冲洗干净，将冲洗液连同沉降物一并收入塑料或玻璃容器中封存。

遇到降雨，应适时收集湿法或干法采集的样品，合并处理。

3. 降水采集

将采样容器安放在 30 m 范围内无树木、无建筑物的开阔平地处；采样容器的上缘离地表 1 m 高，应防扬尘干扰。定时更换采样容器，以免样品外溢。雪样品须移到室内自然融化。收集样品前须将样品充分搅拌后用量筒量取其总量。用蒸馏水洗净采样容器，以备重复使用。

4. 水样采集

采集地表水时,用自动采样器或塑料桶在江或河中采样。水面宽度≤10 m 的水体,在其中心采样。水面宽度>10 m 的水体,在其某一断面的左、中、右三处采样。湖泊或水库的采样点应当多些。露天淡水水体深度≤10 m 时,在水面下 50 cm 处采样;水深>10 m 时,采集断面的中层水样和水面下 50 cm 处水样。采样之前必须净化采样容器,采样时先用采样点的水将采样容器洗涤三次后,再采取水样。

采集饮用水时,应放掉积在水管中的水,取末端自来水样;在水的中央采集井水样品;泉水采样时,应当取水量大的泉水样。

海水采样方法同地表水采样。在潮间带或滩涂以外采取海水样品。

5. 底质泥采样

深水下的底质泥用专用的采泥器采样;浅水下的底质泥可以用塑料勺直接采取样品。将采集到的样品装在广口瓶中或食品袋内,再放入等大的布袋中保存。

6. 土壤采集

在相对开阔的未耕地面,在 10 m×10 m 的范围内,以梅花形布点法或根据地形以蛇形布点法,用土壤采集器或采样铲采集垂直深度 10 cm 处的表层土壤,在一个采集点,至少采集 5 个点的样品。除去样品中的碎石、草根等杂物,将 5 个点的样品混合后,取 2~3 kg 样品装入双层塑料袋内封存,再将其放进等大的布袋中保存。

7. 陆生农、牧产品的采集

(1) 谷类采集:以当地居民消费量大、种植面积广的谷类为采集对象。在收获的季节现场采集子实样品。

(2) 蔬菜采集:以当地居民消费量大、种植面积广的蔬菜为采集对象。在生长期选取 5~7 个点采集样品。

(3) 牧草采集:在有代表性的牧区均匀地划出 10 个等面积小区,在每个小区中央采集等量样品。在现场采集新鲜原汁牛(羊)奶样品。

8. 水生生物采集

淡水生物采集鱼类和贝类。海水生物采集浮游生物、底栖生物、海藻类及其附生物。在捕捞季节于养殖区直接采取淡水生物样品,或在渔业公司购买指定捕捞海域的海产样品。

(三) 样品的管理、保存、运输、交接和验收

1. 现场采集记录

采集者应当及时、真实地填写采样记录表和样品标签,并签名。由另外的人员复核记录表和样品标签,并签名。样品标签的填写应字迹清楚,不可涂改。标签应挂或贴在相应的样品袋或容器上,不可分离。

2. 样品保存

(1) 采集到的水样,应立即用浓硝酸酸化到 pH=1~2 的酸度。但用于测量氚、^{14}C 或 ^{131}I 的水样无需酸化;而用于测量 ^{137}Cs 的水样需用盐酸酸化。当水样含沙量高时,须静置 24 h 后取其上清液酸化。有的水样须尽快分析测量。某些水样的保存期限不应超过两个月。

(2) 采集到的土壤样品必须在 7 d 之内测其含水率,晾干后保存,待处理。

(3) 采集的生物样品应适时处理。在牛(羊)奶样品中应加入适量的甲醛,以防变质。

(4) 采集的所有样品应当分类保存,以防交叉污染。

3. 样品的运输

运输前,认真填写送样单据,并附上现场采样记录复印件;对照送样清单和样品标签认真核对样品种类和数目;检验样品包装是否符合要求。有专人随车运送样品,及时补救样品在运输过程中的破损或撒漏,确保安全运至实验室。

4. 样品交接、验收和领取

(1) 质保人员和送样人员应按照送样清单和样品标签认真交接和验收样品,确认无误后,交接双方在送样单据上签字。

(2) 验收后的样品应放在贮存室或实验室内,由质保人员妥善保管,防止丢失或交叉污染。

(3) 样品分析测量人员须持任务书(表),按规定领取样品。

(四) 样品的处理和分析测量方法

1. 样品的处理方法

(1) 水样的处理:对于要求分析澄清的样品,过滤或静置后,取其上清液。

(2) 土壤及底质泥样品的处理:除去残存沙石、草根等异物,称重后置于搪瓷盘内摊开,晾干,碾碎,用120目筛子过筛,置于105℃的恒温箱中烘干,计算样品失水量。然后将烘干的样品置于有编号的广口瓶中密封保存,备用。

(3) 生物样品的处理:对于谷类样品,如稻或麦的子实,风干去壳后称鲜(干)重;对于蔬菜样品,去泥洗净,晾干表面的水分后称鲜重;对于鱼类样品,水洗、去鳞、去内脏、骨肉分离后分别称重;对于贝类样品,先在原水内浸泡使其吐出泥沙,再取其可食部分称鲜重;对于藻类样品,洗净晾干表面的水分,取可食部分称重。尔后将已称重的样品切碎后放在搪瓷盘内摊开,置于105℃恒温箱内烘干至恒重,计算失水量后密封保存,备用。对于牛(羊)奶样品,置于蒸发皿中缓慢加热蒸干。将经过以上初步处理的各类生物样品分别放在蒸发皿中加热,充分炭化(防止明火)。然后,依照测量项目要求选择合适的温度在马弗炉内灰化,冷却后称重,计算灰/鲜(干)样品的质量比值,并将灰样密封保存,备用。

(4) 沉淀物样品的处理:用光洁的镊子认真剔除样品中残存的树叶、昆虫等异物,用去离子水将附着在异物上的细小尘粒冲洗下来,合并冲洗物于样品中,把样品溶液与尘粒全部定量地转入500 mL烧杯中,在电热板上蒸发浓集至50 mL,分次转入恒重的瓷坩埚中,用去离子水洗净烧杯,确保样品全部转入坩埚。先在电热板上小心将样品蒸发干(防止迸溅),尔后在105℃条件下烘干至恒重。根据分析测量项目的要求,准确称取部分或全部样品,备用。

(5) 气溶胶样品的处理:用于直接测量的滤膜样品不必预先处理。根据需要可以选择适当的温度炭化采样滤膜。

2. 样品的分析和测量方法

选定的分析和测量方法,必须是国家统一的标准方法。尚无国家标准方法时,优先选用行业标准方法。选用其他分析和测量方法的分析测量结果需要审管部门认可。

从1986年起截至1995年,国家先后公布了36种与环境样品分析测量相关的标准方法。因本文篇幅所限不能列举,读者可自查。

(五) 数据处理

1. 有效数字和修约规则

分析测量结果的数据运算中有效数字的修约规则,是为了既能简化运算又能使结果满足有效数字位数与相对误差限的要求而确定的。随着计算机的普遍应用和计算过程的简化,目前在环境监测的数据处理中不再采用以往出版的某些标准和教材中推荐的有效数字的修约规则,而是遵循下述原则:最终报告结果的有效数字位数须限制在合理范围内;实际的相对误差与有效数字位数所反映的相对误差限应相当;对通常的环境样品测量结果,有效数字取 2~3 位,误差的有效数字位数取 1~2 位。

2. 探测下限

探测下限不是测量装置的技术指标,而是用于某一测量的技术指标,包括测量方法、仪器和人员的操作,表示为了以预定的置信度精确地推断低水平放射性的存在,要求样品必须含有的最小放射性活度所相应的计数。给出探测下限时须同时给出与该测量相关的参数,例如测量效率、测量时间或测量时间的程序安排、样品体积或质量、化学回收率和本底以及可能存在的干扰因素。

环境样品的放射性水平通常很低,有时几乎与本底水平相近,由于放射测量的统计涨落,判断低水平环境样品中是否存在人工核素污染时难免出错。如果环境样品中不存在人工核素污染($\mu=0$),而竟被判断为有污染,这种性质的判断错误在统计假设的检验上被称为犯了第一类错误;如果样品中实际上存在人工核素污染($\mu=\mu_0$),竟被判断为不存在环境污染,这种性质的错误在统计假设的检验上被称为犯了第二类错误。在统计学中通常把第一类错误的概率用 α 表示,而把犯第二类错误的概率用 β 表示。例如,当 $\alpha=0.05$ 时,表示在 100 次的观测中,有 5 次判断错了,而 95 次的判断是对的($\mu=0$)。也就是说,在 100 次的观测中犯第一类错误的概率为 5%。

α 是显著性水平,$1-\alpha$ 称为置信度;把 $1-\beta$ 称为实验的检出率或实验的功效。在制定检验计划时,总是希望 α、β 越小越好。但是 α 和 β 值不会同时减小,因为当 α 变小时,β 则增大,所以在测量实践中 α 值总是事先指定的,而 β 值则和指定的 α 值及样品中所含放射性活度有关。在环境样品测量中通常把 α 值定得大一些,相应地缩小了 β 值。

对计数率、活度或活度浓度的探测下限而言,可以由样品的最小可探测净计数 LLD_n 求得。采用近似于正态分布的 LLD_n 在大多数情况下,是可以接受的。LLD_n 由下列公式计算:

$$LLD_n=(K_\alpha+K_\beta)S_n \tag{12.4}$$

式中,K_α 为显著性水平等于犯第一类错误的概率 α 时标准正态变量的上侧分位数;K_β 为显著性水平等于犯第二类错误的概率 β 时标准正态变量的上侧分位数。常用的 K_α、K_β 值见表 12.4;S_n 为样品净计数的标准差。

表 12.4 常用的 K 值表

α 或 β	$1-\beta$	$K(K_\alpha$ 或 $K_\beta)$	$2\sqrt{2}K$
0.02	0.98	2.054	5.81
0.05	0.95	1.645	4.65
0.10	0.90	1.282	3.63
0.20	0.80	0.842	2.38
0.50	0.50	0	0

在样品测量中,当净计数比本底计数小时,要使样品总计数的标准差与本底计数的标准差 S_b 值相等,可用下式计算:

$$S_n=\sqrt{2}S_b \tag{12.5}$$

如果 $\alpha=\beta=0.05$,即 $K_\alpha=K_\beta=1.645$,则 LLD_n 由下式计算:

$$LLD_n = 2\sqrt{2}K_a S_b = 4.65 S_b \tag{12.6}$$

S_b 既可以是多次重复测量的高斯分布的本底计数标准差,也可以是由本底平均计数计算的泊松分布标准差。须指明是按哪类分布给出的标准差。

如果样品的测量时间 t 与本底的测量时间 t_b 相同,采用泊松分布标准差。假如置信度为 95%,净计数率的 LLD_n 由下式计算:

$$LLD_n = 4.65\sqrt{\frac{n_b}{t_b}} \tag{12.7}$$

式中,n_b 是在 t_b 时间内测量的本底计数率。

3. 小于探测限的数据处理

活度或活度浓度没有负值。在对某样品的重复测量中出现的净计数为负值是统计涨落所致,是允许的。如果重复测量中出现小于 LLD_n 或小于零的净计数值,可以按实际的测量值参与平均值计算,结果不会是负值;如果净计数值小于探测限,可以按 LLD_n 的 1/10 报告结果。

在对 n 个在不同地点或不同时间对环境样品的测量结果进行平均以后,对平均结果小于探测限的样品以探测限的 1/10 参与平均计算。若测量的样品数目比较多,例如大于 15 个样品,而其中小于探测限的样品测量结果所占份额不大,比如占 1/3 时,可以采用对数正态分布方法求平均值。

4. 可疑数据的剔除

对于采样、测量、记录和运算等各环节尚未进行仔细审核判断是否存在差错之前,不可轻易地剔除可疑数据。在经过审核以后并未发现存在导致数据偏离的原因时,可以按照 Grubbs 方法对可疑数据进行检验,判断是否可以将其剔除。检验的步骤如下:

(1) 计算统计量

设有一组测量数据为:X_1、$X_2 \cdots X_n$。

先计算这组数据的平均值: $\overline{X} = \dfrac{1}{n}\sum\limits_{i=1}^{n} X_i$

再计算单次测量的标准差 S: $S = \sqrt{\dfrac{\sum\limits_{i=1}^{n}(X_i - \overline{X})^2}{n-1}}$

最后计算统计量 T: $T = \dfrac{|X_j - \overline{X}|}{S}$

式中,X_j 为待检验的第 j 个可疑数据。

(2) 检验可疑数据

当 T 值大于表 12.5 中的检验临界值 $T(n,\alpha)$ 时,起码有 95% 的把握可以剔除此可疑数据;当 T 值 $\leqslant T(n,\alpha)$ 时,这个可疑数据就不能被剔除。

表 12.5　Grubbs 检验临界值 $T(n,\alpha)$ 表

n	显著性水平 α				n	显著性水平 α			
	0.05	0.025	0.01	0.005		0.05	0.025	0.01	0.005
3	1.153	1.155	1.155	1.155	30	2.745	2.908	3.103	3.236
4	1.463	1.481	1.492	1.496	31	2.759	2.924	3.119	3.253
5	1.672	1.715	1.749	1.764	32	2.773	2.938	3.135	3.270
6	1.822	1.887	1.944	1.973	33	2.786	2.952	3.150	3.286
7	1.938	2.020	2.097	2.139	34	2.799	2.965	3.164	3.301
8	2.032	2.126	2.221	2.274	35	2.811	2.979	3.178	3.316
9	2.110	2.215	2.323	2.387	36	2.823	2.991	3.191	3.330
10	2.176	2.290	2.410	2.482	37	2.835	3.003	3.204	3.343
11	2.234	2.355	2.485	2.564	38	2.846	3.014	3.216	3.356
12	2.285	2.412	2.550	2.636	39	2.857	3.025	3.228	3.369
13	2.331	2.462	2.607	2.699	40	2.866	3.036	3.240	3.381
14	2.371	2.507	2.659	2.755	41	2.877	3.046	3.251	3.393
15	2.409	2.549	2.705	2.806	42	2.887	3.057	3.261	3.404
16	2.443	2.585	2.747	2.852	43	2.896	3.067	3.271	3.415
17	2.475	2.620	2.785	2.894	44	2.905	3.075	3.282	3.425
18	2.504	2.651	2.821	2.932	45	2.914	3.085	3.292	3.435
19	2.532	2.681	2.854	2.968	46	2.923	3.094	3.302	3.445
20	2.557	2.709	2.884	3.001	47	2.931	3.103	3.310	3.455
21	2.580	2.733	2.912	3.031	48	2.940	3.111	3.319	3.464
22	2.603	2.758	2.939	3.060	49	2.948	3.120	3.329	3.474
23	2.624	2.781	2.963	3.087	50	2.956	3.128	3.336	3.483
24	2.644	2.802	2.987	3.112	60	3.025	3.199	3.411	3.560
25	2.663	2.822	3.009	3.135	70	3.082	3.257	3.471	3.622
26	2.681	2.841	3.029	3.157	80	3.130	3.305	3.521	3.673
27	2.698	2.859	3.049	3.178	90	3.171	3.347	3.563	3.716
28	2.714	2.876	3.068	3.199	100	3.207	3.383	3.600	3.754
29	2.730	2.893	3.085	3.218					

5. 扣除探测仪器对宇宙射线的响应值

在陆地 γ 剂量率的测量值中须扣除宇宙射线电离成分剂量率的贡献。方法是,选择水域宽广、水深大于 3 m 的湖泊或水库,乘木质帆船或玻璃钢质快艇在离岸边至少 1 km 的水面上用选定的 γ 剂量率仪测量宇宙射线电离成分的剂量率。研究表明,在上述条件下氡子体对测量结果的剂量贡献可以忽略。探测仪对宇宙射线电离成分的响应值 $\dot{D}_c$ 由下式计算:

$$\dot{D}_c = K_1 K_2 \frac{A_0}{A} \overline{X} \tag{12.8}$$

式中,K_1 为由照射量到空气吸收剂量的转换系数,取 0.873;K_2 为计量单位刻度探测仪量程时给出的刻度系数;A_0 为计量单位在刻度探测仪时给出的探测仪对检验源的响应值;A 为测量宇宙射线前、后探测仪对检验源响应的平均值;$\overline{X}$ 为在测点水面上多次测量的平均值。

由于 $\dot{D}_c$ 值受到测量地点海拔高度和地磁纬度的影响,所以对 $\dot{D}_c$ 值须根据海拔高度和地磁纬度作出修正,修正公式如下:

$$D_c = \frac{D_{宇}}{\dot{D}_{宇}} \dot{D}_c \tag{12.9}$$

式中,D_c 为修正后的宇宙射线电离成分的剂量率;$\dot{D}_c$ 的含义同式(12.8);$D_{宇}$ 和 $\dot{D}_{宇}$ 分别为监测点和湖泊(或水库)水面处宇宙射线电离成分在低大气层中产生的空气吸收剂量率($nGy \cdot h^{-1}$)。$D_{宇}$ 由下列经验公式计算:

$$D_{宇} = (I_0 + a)\exp(7.27 \times 10^5 \times h^{1.184}) \times 15.0 \tag{12.10}$$

$$a = \begin{cases} 0.0098\lambda_m & (\lambda_m > 13^\circ N) \\ 0.127 & (\lambda_m \leqslant 13^\circ N) \end{cases}$$

式中,I_0 为 $\lambda_m = 0, h = 0$ 时的宇宙射线电离值,此值随太阳 11 年的一个活动周期而变化,1984 年—1989 年的 6 年间的实测平均值为 1.70 ± 0.07 离子对 $\cdot cm^{-3} \cdot s^{-1}$;$h$ 为测量点的海拔高度(m);λ_m 为测量点的地磁纬度($^\circ N$)。λ_m 可由测点的地理纬度 λ 和地理经度 φ 计算出:

$$\sin\lambda_m = \sin\lambda\cos 11.7^\circ + \cos\lambda\sin 11.7^\circ \times \cos(\varphi - 291^\circ) \tag{12.11}$$

(六) 样品分析测量中的质量保证

质量保证应当贯穿于采样点布设、样品采集、样品处理和样品分析测量的全过程。探测仪器的性能应可靠,各项技术指标须满足环境样品的测量要求;探测仪器定期刻度,所用标准源应追踪国家标准;更换探测仪重要元件或改变工作位置时,应适时重新进行校准或刻度,并做记录。实验室须建立严格的质量控制系统。从事分析测量工作的人员一定要接受专业知识培训,并经考核获得受权资格后才能上岗工作。

1. 低水平测量装置的工作状态检验

通常把信号与噪声比值,即 S/N 小于 1 或计数率小于 1 cpm 的测量,称为低水平测量。也有人把 S/N 等于 0.01 或更低的测量称为超低水平测量。

射线多数是由原子核随机衰变时释放出来的,可视为服从泊松分布。样品和本底测量中所得到的计数,它们的和与差依然服从泊松分布。对低水平测量装置的测量结果作泊松分布的检验方法如下:

(1) 计算统计量 χ^2 值

选择一个工作日或对某一组样品的测量时间作为检验的时间区间。在该时间区间内测量 10~20 次相同时间间隔的本底计数,按下式计算 χ^2 值:

$$\chi^2 = (n-1)S^2/N \tag{12.12}$$

式中,n 为测量本底的次数;S 是按高斯分布计算出的本底计数的标准差;N 为 n 次本底计数的平均值,也是按泊松分布计算的本底计数的方差。

(2) 泊松分布的检验方法

把计算的 χ^2 值与 χ^2 分布的 α 显著水平的分位数 $\chi^2_{1-\frac{\alpha}{2},df}$ 和 $\chi^2_{\frac{\alpha}{2},df}$ 相比较(α 为选定的显著性

水平,例如 $\alpha=0.05$ 或 0.01;df 是 χ^2 的自由度,为 $n-1$)。如果 $\chi^2_{1-\frac{\alpha}{2},df} \leqslant \chi^2 \leqslant \chi^2_{\frac{\alpha}{2},df}$,那就表示可用 $1-\alpha$ 的置信区间判断:该测量装置的本底计数服从泊松分布,测量装置的工作状态正常;如果 $\chi^2 < \chi^2_{1-\frac{\alpha}{2},df}$ 或 $\chi^2 > \chi^2_{\frac{\alpha}{2},df}$,则表示可用 $1-\alpha$ 置信度判断:该测量装置的本底计数不服从泊松分布,该测量装置的工作状态不正常,需要检查原因。

χ^2 分布上侧分位数的数值见表 12.6。

表 12.6 χ^2 分布的上侧分位数表

α \ df	0.995	0.99	0.975	0.95	0.05	0.025	0.01	0.005	α \ df
1	0.04393	0.03157	0.03982	0.003	3.84	5.02	6.63	7.88	1
2	0.100	0.0201	0.0506	0.103	5.99	7.38	9.21	10.60	2
3	0.717	0.115	0.216	0.352	7.81	9.35	11.34	12.84	3
4	0.207	0.297	0.484	0.711	9.49	11.14	13.28	14.86	4
5	0.412	0.554	0.831	1.145	11.07	12.83	15.09	16.75	5
6	0.676	0.872	1.237	1.635	12.59	14.45	16.81	18.55	6
7	0.989	1.239	1.690	2.17	14.07	16.01	18.48	20.3	7
8	1.344	1.646	2.18	2.73	15.51	17.53	20.1	22.0	8
9	1.735	2.09	2.70	3.33	16.92	19.02	21.7	23.6	9
10	2.16	2.56	3.52	3.94	18.31	20.5	23.2	25.2	10
11	2.60	3.05	3.82	4.57	19.68	21.9	24.7	26.8	11
12	3.07	3.57	4.40	5.23	21.0	23.3	26.2	28.3	12
13	3.57	4.11	5.01	5.89	22.4	24.7	27.7	29.8	13
14	4.07	4.66	5.63	6.57	23.7	26.1	29.1	31.3	14
15	4.60	5.23	6.26	7.26	25.0	27.5	30.6	32.8	15
16	5.14	5.81	6.91	7.96	26.3	28.8	32.0	34.3	16
17	5.70	6.41	7.56	8.67	27.6	30.2	33.4	35.7	17
18	6.26	7.01	8.23	9.39	28.6	31.5	34.8	37.2	18
19	6.84	7.63	8.91	10.12	30.0	32.9	36.2	38.6	19
20	7.43	8.26	9.59	10.85	31.4	34.2	37.6	40.0	20
21	8.03	8.90	10.28	11.59	32.7	35.5	38.9	41.4	21
22	8.64	9.54	10.98	12.34	33.9	36.8	40.3	42.8	22
23	9.26	10.20	11.69	13.09	35.2	38.1	41.6	44.2	23
24	9.89	10.86	12.40	13.85	36.4	39.4	43.0	45.6	24
25	10.52	11.52	13.12	14.61	37.7	40.6	44.3	46.9	25
26	11.16	12.20	13.84	15.38	38.9	41.9	45.6	48.3	26
27	11.81	12.88	14.57	16.15	40.1	43.2	47.0	49.6	27
28	12.46	13.56	15.31	16.93	41.3	44.5	48.3	51.0	28
29	13.12	14.26	16.05	17.71	42.6	45.7	49.6	52.3	29
30	13.79	14.59	16.79	18.49	43.8	47.0	50.9	53.7	30
40	20.7	22.2	24.4	26.5	55.8	59.3	63.7	66.8	40
50	28.0	29.7	32.4	34.8	67.5	71.4	76.2	79.5	50

续表

df \ α	0.995	0.99	0.975	0.95	0.05	0.025	0.01	0.005	α \ df
60	35.5	37.5	40.5	43.2	79.1	83.3	88.4	92.0	60
70	43.3	45.4	48.8	51.7	90.5	95.0	100.4	104.2	70
80	51.2	53.5	57.2	60.4	101.9	106.6	112.3	116.3	80
90	59.2	61.8	65.6	69.1	113.1	118.1	124.1	128.3	90
100	67.3	70.1	74.2	77.9	124.3	129.6	135.8	140.2	100

2. 置信区间及其确定方法

(1) 总体均值的置信区间

表述环境辐射水平的最终结果时不仅要给出平均值,而且还应当给出其置信区间和样品数。给出的所测样品活度浓度的置信区间,包括了测量结果、本底或在某一其他时间或地点测量结果的显著性检验结果,也能给出其值的上、下置信限,与某一设定值(如管理限值或长期多次测量得到的本底平均值)差异的程度。

(2) 置信度和显著性水平

包含在置信区间内的总体参数的概率,称为置信度(水平),以 $1-\alpha$ 表示。α 为一很小的概率,称为显著性水平。置信度的取值大小反映着置信区间估计的精度。通常根据专业知识、实践经验和被研究对象的性质确定置信度。在环境样品测量中最常用的置信度为 0.95,有时也用 0.90 或 0.99。

(3) 置信区间的确定方法

服从正态分布总体均值的置信区间估计按以下步骤进行:①计算一组测量值的平均值 $\bar{x}$,并按高斯分布计算标准差 s 和自由度 f;$f=n-1$,n 为样品数;②确定的置信度为 $1-\alpha$,从 t 分布的双侧分位数表中查到的 $t_\alpha(f)$ 值见表 12.7;③计算 δ:$\delta=t_\infty(f)s/\sqrt{n}$;④在 $1-\alpha$ 的置信水平下,总体均值 μ 的置信区间为:$(\bar{x}-\delta, \bar{x}+\delta)$。

表 12.7 t 分布的双侧分位数 t_α 表

f \ α	0.20	0.10	0.05	0.02	0.01	0.001	α \ f
1	3.078	6.314	12.706	63.657	63.657	636.619	1
2	1.886	2.920	4.303	9.925	9.925	31.598	2
3	1.638	2.353	3.182	5.841	5.841	12.941	3
4	1.533	2.132	2.776	4.604	4.604	8.610	4
5	1.476	2.015	2.571	4.032	4.032	6.859	5
6	1.440	1.943	2.447	3.707	3.707	5.959	6
7	1.415	1.895	2.365	3.499	3.499	5.405	7
8	1.397	1.860	2.306	3.355	3.355	5.041	8
9	1.383	1.833	2.262	3.250	3.250	4.781	9

第十二章 辐射监测

续表

f \ α	0.20	0.10	0.05	0.02	0.01	0.001	α \ f
10	1.372	1.812	2.228	3.169	3.169	4.587	10
11	1.363	1.796	2.201	3.106	3.106	4.437	11
12	1.356	1.782	2.179	3.055	3.055	4.318	12
13	1.350	1.771	2.160	3.012	3.012	4.221	13
14	1.345	1.761	2.145	2.977	2.977	4.140	14
15	1.341	1.753	2.131	2.947	2.947	4.073	15
16	1.337	1.746	2.120	2.921	2.921	4.015	16
17	1.338	1.740	2.110	2.898	2.898	3.965	17
18	1.330	1.734	2.101	2.878	2.878	3.922	18
19	1.328	1.729	2.093	2.861	2.861	3.883	19
20	1.325	1.725	2.086	2.845	2.845	3.850	20
21	1.323	1.721	2.080	2.831	2.831	3.819	21
22	1.321	1.717	2.074	2.819	2.819	3.792	22
23	1.319	1.714	2.069	2.807	2.807	3.767	23
24	1.318	1.711	2.064	2.797	2.797	3.745	24
25	1.316	1.708	2.060	2.787	2.787	3.725	25
26	1.315	1.706	2.056	2.779	2.779	3.707	26
27	1.304	1.703	2.052	2.771	2.771	3.690	27
28	1.313	1.701	2.048	2.763	2.763	3.674	28
29	1.311	1.699	2.045	2.756	2.756	3.659	29
30	1.310	1.3697	2.042	2.750	2.750	3.646	30
40	1.303	1.684	2.021	2.704	2.704	3.551	40
60	1.296	1.671	2.000	2.660	2.660	3.460	60
120	1.289	1.658	1.980	2.617	2.617	3.373	120
∞	1.282	1.645	1.960	2.576	2.576	3.291	∞

(七) 测量结果评价

通常用环境本底样品测量结果的控制图评价核设施运行期间环境样品的测量结果。以本底样品测量结果的平均值 $\bar{x}$ 和标准差 s 为基准。当核设施运行期间环境样品测量结果的平均值落在本底样品测量结果的 $\bar{x}\pm 3s$ 区间内时,意味着环境样品没受污染的概率为 0.997,受污染的概率为 0.003。根据"小概率的实际不可能性"原理,只有当环境样品测量结果平均值落在本底样品的区间以外时,才认为这个环境样品受到放射性污染,需要调查原因。

控制图的制作方法是,取一张普通的算术坐标纸,在其纵坐标上按本底样品测量结果的平均值 $\bar{x}$ 和 $\bar{x}\pm 3s$ 分别画出三条平行于横坐标的横线,见图 12.1。上面的一条线是 $\bar{x}+3s$ 线,称为上控制限;下面的一条线是 $\bar{x}-3s$ 线,为下控制限;中间的一条是 $\bar{x}$ 线,为本样品的平均值。这张图称做平均数控制图。在 $\bar{x}\pm 2s$ 处再画出上、下两条线(见图 12.1 中的虚线),称为警告限。将各种环境样品测量结果的平均值分别点在各自的平均数控制图中,可以观察出其动态变化趋势,判断是否有异常污染事件。

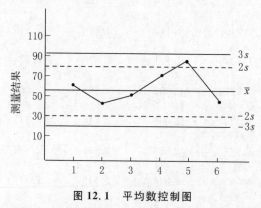

图 12.1 平均数控制图

第四节 测量方法的几个实例

一、总 α 放射性和总 β 放射性的测定方法

在正常情况下,一个地区的同一种水、植物和土壤等环境介质中的总 α 放射性和总 β 放射性水平基本上是恒定的,总 β 放射性与总 α 放射性的比值是个常数。如果环境介质受到人工放射性核素污染,同一种样品的 β 放射性活度与 α 放射性活度的比值则会出现异常。所以,对环境样品的总 α、总 β 放射性测定是有意义的。然而,环境样品的总 α、总 β 放射性通常很低,而且受多种因素的影响。为了提高测量的精度,通常把采集的样品加以浓缩或预处理,然后采用与样品的辐射类型和辐射能量相类似的标准放射源确定测量仪器的探测效率,尔后把样品放到低水平测量装置上进行测量。这种测量,只限于测量样品中各种核素发射出的 α 粒子计数和各种核素发射出的可以测到的 β 粒子计数,所以称为总 α、总 β 放射性测定,而不能区别核素的种类。

（一）使用的仪器、设备和试剂

α、β 测量仪，搪瓷盘，天然铀 α 标准源，分样筛，分析纯氯化钾，研钵，鼓风干燥箱，干燥器，电砂浴，电炉，样品盘，马弗炉，50 mL 坩埚，蒸发皿，2 mol/L 的 HNO_3，1000 mL 烧杯。

（二）样品的制备

1. 水样（蒸发法）残渣制备程序

（1）取 5 L 水样，分次倒入洗净的容积为 1000 mL 的烧杯中，把盛有水样的烧杯置于电砂浴上蒸发浓缩，不能把水样蒸干；

（2）将浓缩的水样转入已恒重的坩埚内，取 2 mol/L 的硝酸 1 mL 滴入空烧杯内，再用玻璃棒擦壁搅动滴入的硝酸，洗涤烧杯，洗涤 3 次，将洗涤液一并倒入盛样品浓缩液的坩埚内；

（3）将盛样品浓缩液的坩埚置于电砂浴上蒸发直至液体蒸干为止；

（4）将坩埚从电砂浴上取下，置于干燥器内冷却，尔后将样品残渣连同坩埚一起称重，总重量减去坩埚净重，即为水样残渣的重量；

（5）将水样残渣研细后，用小药勺将残渣移入测量用的样品盘中，铺平压紧，样品盘边缘应清洁，将铺好的样置于干燥器中，待测。

2. 植物灰样的制备程序

（1）将新鲜植物样品洗净，晾干水分后称重；

（2）将植物样品切碎，置于搪瓷盘内摊布后置于 105℃ 的鼓风干燥箱内烘干；

（3）将烘干的植物样品置于已恒重的瓷蒸发皿中，在电炉上炭化；

（4）将炭化后的样品连同蒸发皿一起置入马弗炉内，在 400～450℃ 条件下灰化；

（5）将充分灰化的样品连同蒸发皿一起置入干燥器中冷却，将冷却后的灰样连同瓷蒸发皿一起称重，总重量减去蒸发皿的净重，即为灰样重量；

（6）将灰样用小药勺移入测量用的样品盘中，铺平压紧，待测量。

3. 土壤样品的制备程序

（1）剔除土壤样品中的碎石、杂草和草根后，将样品摊在搪瓷盘中，置于鼓风干燥箱内，在 110℃ 条件下烘干；

（2）烘干后的样品用研钵研细，再用 150～200 目的分样筛过筛，取筛下的土壤样品在样品盘中铺样，待测。

（三）样品测量

1. 总 α 放射性（厚样法）的测量程序

（1）接通电源，预热测量仪器 20 min，确认仪器状态正常后，缓慢地将仪器的高压调到选定的工作电压位置；

（2）按确定的本底测量时间，进行本底测量，记录本底计数率（cpm），测量 3 次，取平均值；

（3）将样品置于仪器样品盘托盘中，按确定的样品测量时间对样品进行测量，记录样品计数率（cpm），测量 3 次，取平均值；

（4）测量出仪器对天然铀 α 标准源的计数率 cpm，计算出该仪器对 α 放射性的探测效率；

（5）测量在平面天然铀 α 标准源上盖有质量厚度为 $d(mg \cdot cm^{-2})$ 的铝箔片后的计数率（cpm）；

（6）按公式计算样品总 α 放射性浓度或活度浓度。

①水样的总 α 放射性浓度的计算公式：

$$C_\alpha = \frac{33.3(N_s - N_b)m}{S \cdot \delta \cdot \eta \cdot V} \tag{12.13}$$

式中，C_α 为样品总 α 放射性浓度（Bq·L^{-1}）；N_s 为样品计数率（cpm）；N_b 为本底计数率（cpm）；S 为样品盘的有效面积（cm^2）；m 为残渣总重量（g）；V 为水样体积（L）；δ 为饱和层质量厚度（mg·cm^{-2}）；η 为仪器对 α 放射性的探测效率（%）。

$$\delta = \frac{d(N_s - N_b)}{N_s - N_d} \tag{12.14}$$

式中，d 为铝箔的质量厚度（mg·cm^{-2}）；N_s 为仪器对天然铀 α 标准源的计数率（cpm）；N_b 为本底计数率（cpm）；N_d 为在 α 标准源上加盖铝箔片后测得的计数率（cpm）。

$$\eta = \frac{N_s - N_b}{A_0} \times 100\% \tag{12.15}$$

式中，N_s 为测量仪对 α 标准源的计数率（cpm）；N_b 为本底计数率（cpm）；A_0 为 α 标准源在 4π 方向上每分钟的衰变率（dpm）。

②植物样品的总 α 放射性活度浓度的计算公式：

$$C_\alpha = \frac{33.3(N_s - N_b)m}{S \cdot \delta \cdot \eta \cdot w} \tag{12.16}$$

式中，m 为灰量（g）；w 为样品鲜重（kg）；S、δ、η、N_s 和 N_b 的物理意义同式（12.13）。

③土壤样品的总 α 放射性活度浓度的计算公式：

$$C_\alpha = \frac{3.33 \times 10^4 (N_s - N_b)}{S \cdot \delta \cdot \eta} \tag{12.17}$$

式中，N_s 为样品计数率（cpm）；N_b 为本底计数率（cpm）；S 为样品盘有效面积（cm^2）；δ 为饱和层质量厚度（mg·cm^{-2}）；η 为测量仪对 α 放射性的探测效率（%）。

2. 总 β 放射性的测量程序

（1）氯化钾 β 标准源制备：取分析纯氯化钾，研细后置于烘箱内 110℃ 条件下烘 2～3 h，取出后置于干燥器内冷却，尔后称取与待测样品等量的氯化钾并移入样品盘内，铺制标准源，置于干燥器内，备用；

（2）按确定的本底测量时间，测量本底计数率（cpm）3 次，取平均值；

（3）按确定的样品测量时间，测量样品计数率（cpm）3 次，取平均值；

（4）测量氯化钾 β 标准源的计数率（cpm）3 次，取平均值；

（5）按下列公式计算样品的总 β 放射性浓度或活度浓度。

①水样的总 β 放射性浓度计算公式：

$$C_\beta = \frac{14.3(N_s - N_b)m}{(N_0 - N_b)V} \tag{12.18}$$

式中，C_β 为样品总 β 放射性浓度（Bq·L^{-1}）；N_s 为样品计数率（cpm）；N_b 为本底计数率（cpm）；N_0 为 β 标准源氯化钾计数率（cpm）；m 为水样残渣总重量（g）；V 为水样体积（L）。

②植物样品的总 β 放射性活度浓度计算公式：

$$C_\beta = \frac{14.3(N_s - N_b)m}{(N_0 - N_b)w} \tag{12.19}$$

式中，m 为质量（g）；w 为样品鲜重（kg）；N_s、N_b、N_0 的物理含义同式（12.18）。

③土壤样品的总 β 放射性活度浓度计算公式：

$$C_\beta = \frac{1.43 \times 10^4 (N_s - N_b)}{N_0 - N_b} \tag{12.20}$$

式中，N_s、N_b、N_0 的物理含义同式(12.18)。

二、生物样品中铯-137 的放射化学分析测定方法

(一) 方法概述

在酸性介质中，无机离子交换剂磷钼酸铵能选择性、定量地吸附铯，以氢氧化钠溶液溶解吸附铯的磷钼酸铵，并将其转入到柠檬酸和乙酸体系中，进行碘铋酸铯沉淀，干燥至恒重，测量并计算铯-137 的放射性活度浓度。此方法测定活度范围在 0.1~10Bq 之间，见 GB11221。

(二) 使用的试剂和材料

硝酸，质量分数为 65.0%~68.0%；盐酸，质量分数为 35.0%~38.0%；硝酸铵；冰乙酸 (CH_3COOH)，质量分数不低于 98%；乙醇 (C_2H_5OH)，质量分数为 99.5%；磷钼酸铵 $[(NH_4)_3PO_4 \cdot 12MoO_3 \cdot xH_2O]$；过氧化氢，质量分数为 30%；柠檬酸溶液，质量分数为 30%；氢氧化钠溶液，浓度为 2 mol/L；饱和硝酸铵溶液；硝酸，(1+9)；铯-137 标准溶液，约 1000 dpm/mL；铯载体溶液；碘铋酸钠溶液；硝酸-硝酸铵洗涤液。上述最后三种溶液须按下列方法分别配制。

(1) 铯载体溶液(约 20 mg/mL)的配制：称取在 110℃下烘干的氯化铯(CsCl)12.7 g 溶解到 100 mL 蒸馏水中，加入 7.5 mL 硝酸，转入 500 mL 容量瓶中，用蒸馏水稀释至刻度；铯载体溶液标定：取 4 份 2.00 mL 铯载体溶液，分别置于锥形瓶中，加入 1 mL 硝酸和 5 mL 高氯酸 ($HClO_4$)，加热蒸发直至冒出浓白烟，冷却到室温，加入 15 mL 乙醇，搅拌后，置于冰水浴中 10 min，将高氯酸铯沉淀抽滤到已恒重的 G4 型玻璃砂芯漏斗中，用 10 mL 乙醇洗涤沉淀物后，在 105℃烘箱中干燥至恒重；

(2) 碘铋酸钠溶液的配制：取 20 g 碘化铋(BiI_3)溶解在 48 mL 蒸馏水中，加入 20 g 碘化钠(NaI)和 2 mL 冰乙酸，搅拌，用快速滤纸滤除不溶物，滤液保存在棕色瓶中；

(3) 硝酸-硝酸铵洗涤液的配制：取 8.0 g 硝酸铵溶液溶解到 100 mL 蒸馏水中，加入 67 mL 硝酸，移入 1000 mL 容量瓶中，用蒸馏水稀释至刻度。

(三) 使用仪器和设备

低本底 β 测量仪；分析天平，感量为 0.1 mg；烘箱；马福炉；可拆卸式漏斗；G4 玻璃砂芯漏斗。

(四) 操作与测量程序

(1) 取 5~20 g 生物样品的灰样，准确到 0.01 g，置于 150 mL 瓷蒸发皿中，加少许蒸馏水润湿后，加入 1.00 mL 铯载体溶液，再缓慢加入 10 mL 硝酸和 3 mL 过氧化氢，搅拌均匀后，盖上玻璃表皿，在砂浴上蒸干后，置于低温电炉上加热至冒尽黄烟，放入马福炉内在 450℃下灰化 30 min，冷却后若见灰化不完全，可以用饱和硝酸铵溶液润湿并置于电炉上蒸干，至硝酸铵分解。灰样中不能存在炭粒。

(2) 用硝酸(1+9)分几次浸取灰样，加热并趁热过滤或离心，弃去残渣，合并清液，使浸出液体积控制在 250 mL 左右。

(3) 向浸取液中加入 1 g 磷钼酸铵，搅拌 30 min 后，用 G4 型玻璃砂芯漏斗抽滤，用硝酸-硝酸铵洗涤液洗涤容器，弃去滤液，保留沉淀物，假如加入磷钼酸铵后，磷钼酸铵会由黄色变为蓝绿色，再加入几滴饱和高锰酸钾溶液，磷钼酸铵又会由蓝绿色变回到黄色。

(4) 用 10 mL 氢氧化钠溶液溶解漏斗中的磷钼酸铵，并抽滤；用 10 mL 蒸馏水洗涤漏斗，

滤液和洗涤液一并被收集在抽滤瓶内的 25 mL 试管中,将试管中滤液和洗涤液转入 50 mL 烧杯中,加入 5 mL 柠檬酸溶液。

(5) 在电炉上蒸发(4)中溶液至 5~8 mL,冷却后置于冰水浴中加入 2 mL 冰乙酸和 2.5 mL 碘铋酸钠溶液,用玻璃棒擦壁搅拌直到生成碘铋酸铯沉淀物止,在冰水浴中放置 10 min。

(6) 将(5)中沉淀物转入垫有恒重滤纸的可拆卸式漏斗中抽滤,用冰乙酸洗涤直至滤液无色时,用 10 mL 乙醇洗涤一次,弃掉滤液;

(7) 把碘铋酸铯沉淀物连同滤纸在 110 ℃下烘干,称重,直至恒重;根据碘铋酸铯的分子式($Cs_3Bi_2I_9$)计算铯的化学回收率。

(8) 将沉淀物连同滤纸一起在样品盘中铺样,在低本底 β 测量装置上测量样品的 β 计数率。

① 低本底测量用的 β 校正源的制备:

向 5 只 50 mL 烧杯中分别加入 0.20 mL、0.40 mL、0.60 mL、0.80 mL 和 1.00 mL 铯载体溶液,再加入 1.00 mL 铯-137 标准液,置于冰水浴中后,加入 2 mL 冰乙酸和 2.5 mL 碘铋酸钠溶液,按照(5)~(8)的程序操作;制成的校正源须与样品源等大。

② 低本底 β 测量仪探测效率的计算:

$$E_f = \frac{N_s}{DY_{Cs}} \tag{12.21}$$

式中,E_s 为 β 测量仪对铯-137 源的探测效率(%);N_s 为对铯-137 校正源的净计数率(cpm);D 为 1.00 mL 铯-137 标准源溶液的活度(dpm);Y_{Cs} 为铯的化学回收率(%)。

可以在普通坐标纸上绘制出探测效率-活度曲线,供常规分析时查用。

③ 检验源制备:

在样品测量盘内均匀滴入 0.5 mL 铯-137 标准溶液,再在红外灯下烘干,成为可长期保存的检验源。在确定 β 测量仪的探测效率时,同时测定检验源的计数率,以便检验探测效率。

④ 空白试验方法:

当更换化学试剂时,则须做空白试验。试验样品至少为 4 个。空白试验方法是:向 4 个 500 mL 的烧杯中加入 250 mL 质量分数为 65.0%~68.0% 的硝酸与浓度为 2 mol/L 的氢氧化钠混合液后,加入 1.00 mL 铯载体溶液,按(3)~(8)的程序操作,在与测量生物样品相同的几何条件下和测量条件下测量空白样品计数率(cpm);计算空白试样品的平均计数率及标准差,检验其与 β 测量仪本底计数率的 95% 置信水平的差异是否显著。

(五) 结果计算

按下式计算样品中铯-137 的放射性活度浓度:

$$A = \frac{N_s J_0}{60 m Y_{Cs} J E_f} \tag{12.22}$$

式中,A 为样品中铯-137 的放射性活度浓度($Bq \cdot g^{-1}$);N_s 为样品的 β 净计数率(cpm);J_0 为测定 β 测量仪探测效率时测到的铯-137 源的净计数率(cpm);J 为测量样品时测得的铯-137 检验源的净计数率(cpm);m 为称取的样品灰量(g);60 为由 dpm 到 Bq 的转换系数;Y_{Cs} 为铯的化学回收率。

如果需要表达新鲜样品中铯-137 活度浓度,则须将 A 值乘以样品灰鲜比(g/kg)值。

如果从采集样品到物理活度测量的时间间隔超过一年,则需要对样品中铯-137 活度进行放射性衰变校正。

三、生物样品灰中锶-90 的放射化学测定方法
——离子交换法

(一) 方法概述

生物样品灰样的盐酸浸取液中存在的钙离子和镁离子能被乙二胺四乙酸二钠(EDTA)和柠檬酸这两种络合剂络合,在 pH 为 4.0~5.0 的溶液环境中绝大部分的钙离子能通过阳离子交换树脂柱,而锶和部分钙离子则被阳离子树脂柱吸附。用不同浓度和不同 pH 的 EDTA-乙二酸铵溶液淋洗树脂柱,锶和钙离子可被淋洗下来,向含锶和钙的流出液中加入铜盐后,锶离子将从 EDTA 和柠檬酸的络合物中被置换下来,并随加入的碳酸盐一起沉淀下来,放置 14 d 后从沉淀物中分离出钇-90 并测定钇-90 的 β 放射性活度,可以确定锶-90 的 β 放射性活度,见 GB11222.2。

(二) 使用的试剂和材料

硝酸,质量分数为 65.0%~68.0%;过氧化氢,质量分数不低于 30%;氢氧化铵(或氨水),质量分数为 25.0%~28.0%,新开瓶或无二氧化碳;结晶碳酸铵[$(NH_4)_2CO_3 \cdot H_2O$];无水乙醇,质量分数不低于 99.5%;广范 pH 试纸;732 苯乙烯型强酸性阳离子交换树脂(强酸×2),50~100 目;氢氧化铵,6 mol/L;盐酸,1+1(V/V);盐酸,1+5(V/V);盐酸,0.1 mol/L;乙酸,2 mol/L;硝酸,2 mol/L;乙酸铵溶液,2 mol/L;饱和乙酸铵溶液;饱和草酸溶液;草酸,质量分数为 0.5%;钡载体溶液(含 Ba 约 20 mg/mL),0.1 mol/L 盐酸介质;三氯化铁溶液(含 Fe 约 10 mg/mL),0.1 mol/L 盐酸介质;柠檬酸溶液,质量分数为 5%;氯化钠溶液,质量分数为 20%;乙二胺四乙酸二钠溶液,质量分数为 10%。

氨缓冲溶液。配制方法:称取 20 g 氯化铵(NH_4Cl)溶于 50 mL 蒸馏水中,加入 100 mL 质量分数为 25.0%~28.0% 的氢氧化铵,用蒸馏水稀释到 1.0 L。

络黑 T 溶液。配制方法:称取 100 mg 络黑 T 溶于 10 mL 氨缓冲溶液中,用无水乙酸稀释到 20 mL,使用有效期为 30 d。

钙淋洗剂。配制方法:称取 38 g EDTA($C_{10}H_{14}O_8N_2Na_2 \cdot 2H_2O$)和 25 g 乙酸铵($NH_4CH_3O_2$)溶于 1.0 L 蒸馏水中,用 6 mol/L 的氢氧化钠溶液和盐酸(1+1)调节溶液 pH 至 4.4,以 pH 计测量。

锶解吸剂。配制方法:称取 38 g EDTA 和 25 g 乙酸铵溶于 1 L 蒸馏水中,用 6 mol/L 的氢氧化钠和盐酸(1+1)将溶液 pH 调到 5.5~6.0(用 pH 计测量)。

钡淋洗剂。配制方法:称取 38 g EDTA 溶于 1.0 L 蒸馏水中,用 (1+1) 的盐酸和 6 mol/L 的氢氧化钠溶液调 pH 至 9.0。

草酸-草酸铵溶液。配制方法:在饱和草酸铵溶液中滴加饱和草酸溶液,调节 pH 至 4.0~4.5。

锶载体溶液(含 Sr 约 50 mg/mL)。配制方法:称取 153 g 氯化锶($SrCl_2 \cdot 6H_2O$)溶解于 0.1 mol/L 的硝酸后,转入 1 L 容量瓶内,并用 0.1 mol/L 的硝酸稀释至刻度。锶载体溶液标定:取 4 份 2.00 mL 锶载体溶液分别置于 4 只烧杯中后,加入 20 mL 蒸馏水,用氢氧化铵调节 pH 至 8.0,加入 5 mL 饱和碳酸铵溶液,加热至近沸腾,静置冷却凝聚沉淀后,用已称重的 G4 型玻璃砂芯漏斗抽吸过滤,用蒸馏水和无水乙醇各 10 mL 洗涤沉淀物,在 105℃ 条件下烘干,称至恒重。

钇载体溶液(含 Y 约 20 mg/mL)。配制方法:称取 86.2 g 硝酸钇[$Y(NO_3)_3 \cdot 6H_2O$]加热溶解在 100 mL 的硝酸(1+1.5)中,转入 1 L 容量瓶内,用蒸馏水稀释至刻度。钇载体溶液标定:取 4 份 2.00 mL 钇载体溶液分别置于 4 只烧杯中,加入 30 mL 蒸馏水和饱和草酸溶液 5 mL,用氢氧化铵调节 pH 至 1.5,在水浴中加热,静置凝聚沉淀,冷却至室温,置于有定量滤纸的三角漏斗中过滤,依次用蒸馏水、无水乙醇各 10 mL 洗涤,取下滤纸置于瓷坩埚中,在电炉上烘干,炭化后,置于 900℃ 马弗炉中灼烧 30 min,在干燥器中冷却,称至恒重。

锶-90 标准溶液(以钇-90 计,约 500 dpm/mL):0.1 mol/L 的硝酸介质。

(三)使用仪器和设备

低本底 β 测量装置;分析天平,感量为 0.1 mg;马弗炉;离心机,最大转速为 4000 r/min,容量为 15 mL×4;电热板;pH 计;烘箱;阳离子交换柱(内径为 18 mm,高为 300 mm);树脂处理:用蒸馏水浸泡 10 h 以上,再用(1+1)的盐酸浸泡两次,每次 4 h,用蒸馏水洗至中性;阳离子交换树脂装柱:量取 50 mL 经湿润处理过的树脂,用蒸馏水装入交换柱中,树脂床高 180 mm,柱的上下部均用玻璃棉填充,用 20 mL 的氯化钠溶液以 3 mL/min 的流速通过交换柱,将柱中的树脂由氢离子(H^+)型转成钠离子(Na^+)型,用 200 mL 蒸馏水淋洗,备用;树脂再生:依次用 100 mL 蒸馏水、200 mL(1+1)的盐酸、200 mL 蒸馏水、200 mL 氯化钠溶液和 200 mL 蒸馏水以 3 mL/min 的流速淋洗交换柱。

(四)分析操作程序

(1) 称取 5~20 g 的生物样品灰样,准确到 0.01 g,置于 100 mL 的坩埚中,加入锶载体溶液和钡载体溶液各 2.00 mL,用少许蒸馏水润湿后,加质量分数为 65.0%~68.0% 的硝酸 5~10 mL 和过氧化氢 3 mL,置于电蒸板上蒸干后,移入 600℃ 马弗炉中灼烧至灰样无碳黑为止。

(2) 取(1)中样品冷却至室温,先用 30 mL(1+5)的盐酸加热浸取灰样两次,再用 0.1 mol/L 的盐酸 20 mL 洗涤,浸取液和洗涤液一起经过离心或过滤后收集在 1 L 的烧杯中,用蒸馏水稀释到 1 L,使溶液中钙的浓度小于 1.5 g/L,加入质量分数为 10% 的乙二胺四乙酸二钠(EDTA)和等体积的柠檬酸溶液,直至样品中的钙、镁被完全络合为止。检验络合完全的方法是:取约 1 mL 样品溶液加入等体积的氨缓冲溶液和 1 滴铬黑 T 溶液后,若溶液体系呈现蓝色而不是紫红色,则表示钙、镁离子已经被络合完全,对照样是无离子水。

(3) 向(2)中溶液加入 2 mol/L 的乙酸 20 mL 和乙酸铵溶液 20 mL,用(1+1)的盐酸和氢氧化铵调节溶液 pH 至 4.5~5.0。

(4) 将(3)中溶液以 20 mL/min 的流速通过树脂交换柱。

(5) 用钙淋洗剂以 8 mL/min 的流速通过(4)中树脂柱进行淋洗,淋洗液经过草酸-草酸铵溶液检查,直到无钙后,继续用 150 mL 钙淋洗剂淋洗树脂柱。检查淋洗液中是否存在钙的方法是:取 1 mL 淋洗液与等体积的草酸-草酸铵溶液相混合,摇动 1 min,与无离子水对照样对比,如无混浊现象则表示无钙离子存在。

(6) 用 200 mL 锶解吸剂以 4~5 mL/min 的流速通过树脂柱,以解吸树脂柱的锶于烧杯中。

(7) 用 200 mL 钡淋洗剂以 5 mL/min 的流速通过树脂柱,以淋洗树脂柱上的钡。

(8) 在(6)中含锶的解吸液中加入 4~8 g 氯化铜($CuCl_2 \cdot 2H_2O$),搅拌使其溶解,用氨水调溶液至碱性(用广范 pH 试纸检验)后,加入 5 mL 氨水和 2 g 结晶碳酸铵,加热至近沸腾,冷却至室温,过滤,弃去滤液,用 20 mL 蒸馏水洗涤沉淀物,用 2 mol/L 的硝酸 10 mL 溶解沉淀物,并用蒸馏水稀释至 30 mL,加入三氯化铁溶液 1 mL 和几滴过氧化氢,煮沸 2 min,用氨水调溶液至碱性(用广范 pH 试纸检验),趁热过滤,用 10 mL 蒸馏水洗涤一次,弃去沉淀物,记下日期和时间,作为钇-90 开始生成的时间。

(9) 将(8)中滤液收集在烧杯中,加入 5 mL 饱和碳酸铵溶液,加热至近沸腾,冷却至室温,在可拆卸式漏斗中已称重的滤纸上过滤,用蒸馏水和无水乙醇各 10 mL 洗涤沉淀物,将沉淀物在 105 ℃条件下烘干 15 min,在干燥器内冷却 20 min 后称重。计算锶的化学回收率。

(10) 把称重后的(9)中样品(碳酸锶)用 2 mol/L 的硝酸约 10 mL 溶解于烧杯中,加入蒸馏水 10 mL 和钇载体溶液 1.00 mL,放置 14 d 以上。

(11) 将(10)中溶液转入离心管中,在水浴中煮沸几分钟,赶掉二氧化碳后,用氨水调节溶液 pH 至 8.0,继续加热约 10 min,使其凝聚沉淀,冷却至室温,离心,记下锶、钇分离时刻,弃去上层清液。

(12) 在搅拌中向离心管中加 2 mol/L 的硝酸至沉淀物溶解为止,用 20 mL 蒸馏水稀释,用氨水调节溶液至碱性(用广范 pH 试纸检验),离心,弃去上层清液。

(13) 在搅拌中向(12)中离心管内加入 2 mol/L 的硝酸至沉淀物溶解为止,加入饱和草酸溶液 5 mL,用氨水调节溶液 pH 至 1.5~2.0,加热使其凝聚沉淀,冷却到室温,将沉淀物在铺有已称重滤纸的可拆卸式漏斗上抽吸过滤,先后用草酸溶液、蒸馏水、无水乙醇各 10 mL 洗涤沉淀物,抽吸干,将沉淀物连同滤纸固定在测量盘中,在低本底 β 测量装置上按确定的样品测量时间测定 β 粒子的计数率,记下测量进行到一半的时间。

(14) 将(13)中的沉淀物在 45~50 ℃条件下干燥至恒重,根据草酸钇的分子式 $[Y_2(C_2O_4)_3 \cdot 9H_2O]$ 计算钇的化学回收率。

① 低本底 β 测量仪的校准:用于测量钇-90 活度的低本底 β 测量仪须校准,确定该测定装置对已知活度的钇-90 源的响应,即探测效率。方法是:向 4 只烧杯中分别加入蒸馏水 30 mL、2 mol/L 的硝酸 1 mL、钇载体溶液 1.00 mL、锶载体溶液 1.00 mL 和锶-90 标准溶液 1.00 mL;按(11)~(14)的程序操作,尔后在与样品测量相同的几何条件和仪器条件下测量钇-90 的 β 粒子计数率。钇-90 的探测效率计算公式为:

$$E_f = \frac{N_s}{DY_Y e^{-\lambda(t_3-t_2)}} \tag{12.23}$$

式中,E_f 为低本底 β 测量装置对钇-90 标准源的探测效率(%);N_s 为钇-90 标准源的计数率(cpm);D 为 1.00 mL 锶-90 标准溶液中钇-90 的活度(dpm);Y_Y 为钇的化学回收率(%);$e^{-\lambda(t_3-t_2)}$ 为钇-90 的衰变因子,可从本教材附录中的表 4 中查得;其中的 t_2 为锶钇分离时刻(h);t_3 为测量钇-90 源进行到一半的时刻(h);λ 为钇-90 的衰变常数,取 $0.693/T_{1/2}$;$T_{1/2}$ 为钇-90 的半衰期,为 64.2 h;e 为自然对数的底。

② 空白试验方法:每当更换试剂时须做空白试验。方法是:向 4 只烧杯中依次分别加入蒸馏水 1 L、锶载体溶液 1.00 mL、钡载体溶液 2.00 mL 和(1+5)的盐酸 30 mL,按(3)~(13)的程序操作,在与样品测量相同的条件下测量空白试样的 β 计数率,计算空白试样的平均计数率和标准误差,检验其与仪器本底计数率在 95%的置信水平下的差异是否显著。

(五) 结果计算

(1) 对分析样品即刻测定锶-90 β 活度浓度的计算公式如下:

$$A = \frac{N_s J_0}{60 E_f m Y_Y e^{-\lambda(t_3-t_2)} J} \tag{12.24}$$

式中,A 为生物样品灰样中锶-90 活度浓度(Bq·g^{-1});Ns 为生物样品最终样品的 β 净计数率

(cpm);J_0 为仪器校准时测量仪对锶-90 检验源的 β 净计数率(cpm);E_f 用以确定仪器的探测效率;m 为称取的生物样品的灰样重(g);J 为测量样品时锶-90 检验源的净计数率(cpm);60 为由 dpm 到 Bq 的转换系数;其他符号的物理含义同式(12.23)。

如果要表达新鲜样品中锶-90 的活度浓度,则需要将计算的 A 值乘以灰鲜比值(g/kg)。

(2) 对放置过一段时间后的样品计算锶-90 β 活度浓度的公式为:

$$A = \frac{N_s J_0}{60 E_f m Y_{Sr} Y_Y (1-e^{-\lambda t_1}) e^{-\lambda(t_3-t_2)} J} \tag{12.25}$$

式中,Y_{Sr} 为锶的化学回收率(%);$1-e^{-\lambda t_1}$ 为钇-90 的生成因子,t_1 为锶-90 的平衡时间(h);式中其他符号的物理含义同式(12.23)和式(12.24)。

所用试剂,除特别指明外,均用符合国家标准的分析纯试剂和蒸馏水。

四、牛奶中碘-131 的分析测定方法

(一) 方法概述

牛奶样品中碘-131 用强碱性阴离子交换树脂浓集,以次氯酸钠解吸,用四氯化碳萃取,用亚硫酸氢钠还原,以蒸馏水反萃取,制成碘化银沉淀样品源,在低水平 β 测量装置上或在低水平 γ 谱仪上可分别测量 β 放射性和 γ 放射性,计算出它们的放射性浓度。方法对 β 粒子的探测下限为 7×10^{-3} Bq·L^{-1},对 γ 光子的探测下限为 1×10^{-2} Bq·L^{-1},对环境中的核裂变核素 ^{99}Mo-^{99m}Tc 和其他总裂变产物的去污系数分别为 5.2×10^4 和 1.3×10^5,见 GB/T14674。

(二) 使用的试剂和材料

碘-131 参考溶液,核纯;次氯酸钠(NaClO),活性氯含量在 5.2% 以上;四氯化碳(CCl$_4$),99.5%;盐酸羟胺溶液 $C(NH_2OH·HCl)=3$ mol/L;硝酸(HNO$_3$),$\rho=1.40$ g/mL;硝酸溶液(HNO$_3$),(1+1)(V/V);硝酸银溶液(AgNO$_3$),质量分数为 1%;亚硫酸氢钠溶液(NaHSO$_3$),质量分数为 5%;氢氧化钠溶液(NaOH),质量分数为 5%;盐酸溶液,$C(HCl)=1$ mol/L;甲醛(CH$_3$O),37%;氢氧化钠溶液,$C(NaOH)=1$ mol/L;201×7Cl$^-$ 型阴离子交换树脂,20~50 目;251×8Cl$^-$ 型阴离子交换树脂,20~50 目。

碘载体溶液的配制:将 13.070 g 碘化钾溶解于蒸馏水中,转入 1 L 的容量瓶内,加少许无水碳酸钠,稀释至刻度,碘的浓度为 10 mg/L。碘载体溶液标定:用移液管分别吸取 5 mL 碘载体溶液,分别加入 6 只 100 mL 的烧杯中,再向各烧杯中分别加入 50 mL 蒸馏水,边搅拌边滴入浓硝酸,烧杯中溶液呈金黄色,再向各烧杯中加入质量分数为 1% 的硝酸银溶液 10 mL,加热至微沸,冷却后用 G4 型玻璃砂坩埚抽滤,再依次用 5 mL 蒸馏水和 5 mL 无水乙醇各洗三次滤渣,在 110℃烘箱中烘干、滤渣、冷却后称重,计算碘的浓度。

树脂的处理:将新树脂用蒸馏水浸泡 2 h,洗涤并除去漂浮在水面上的树脂后,用质量分数为 5% 的氢氧化钠浸泡树脂 16 h 后,弃去氢氧化钠溶液,再用蒸馏水洗涤树脂至中性,用 1 mol/L 的盐酸溶液浸泡树脂 2 h 后弃掉盐酸溶液,此时树脂转入 Cl$^-$ 型树脂,用蒸馏水洗涤至中性。

(三) 使用仪器和设备

低本底 β 测量装置,对铯-137 平面源测 100 min,置信度为 95% 时,最小探测限为 0.05 Bq;低本底 γ 谱仪或 γ 测量装置,对单一能量铯-137 薄源测量 1000 min,置信度为 95% 时,最小探测限为 0.1 Bq;电动搅拌器;玻璃解吸柱;分析天平,感量为 0.1 mg;高频热合机;可

拆式玻璃漏斗；不锈钢压源模具；封源铜圈。

（四）分析测量程序

（1）吸附：把牛奶样品搅拌均匀，每份牛奶样品 4 L，倒入 5 L 的烧杯中，加入碘载体溶液 30 mg，用电动搅拌器搅拌 15 min 后，加入处理过的阴离子交换树脂 30 mL，搅拌 30 min 后，静置 5 min，将牛奶转到另一个 5 L 的烧杯中，再加入处理过的阴离子交换树脂 30 mL，重复以上程序后，把树脂合并到 150 mL 的烧杯中，用蒸馏水漂洗树脂中残余的牛奶。

（2）硝酸处理：向装有树脂的烧杯中，加入 1+1(V/V) 的硝酸 40 mL，在沸水浴中煮沸 1 h，并不断地搅拌，冷却至室温后，把树脂转入玻璃解吸柱中，弃去酸液，加入 50 mL 蒸馏水洗涤树脂，弃掉洗液。

（3）解吸：向玻璃解吸柱中加入次氯酸钠 30 mL，用电动搅拌器搅拌 30 min，把解吸液收集到 500 mL 的分液漏斗中，重复上次解吸程序，再用 15 mL 的次氯酸钠和 15 mL 的蒸馏水搅拌解吸 20 min，合并三次的解吸液，用 40 mL 蒸馏水分两次洗涤，每次搅拌 3～5 min，将洗液与解吸液合并。

（4）萃取：向解吸液中加入四氯化碳 30 mL，再加盐酸羟胺溶液 8 mL，边搅拌边加 $\rho=$ 1.40 g/mL 的硝酸调节水相酸度至 pH 为 1，振荡 2 min（注意放气）后，静置；把四氯化碳转入 250 mL 的分液漏斗中，再重复萃取两次，每次用四氯化碳 15 mL，合并有机相，弃掉水相，将有机相转入另一个分液漏斗中。

（5）水洗：用等体积的蒸馏水洗有机相，振荡 2 min 后，静置分相；将有机相转入另一个分液漏斗中。

（6）反萃取：在有机相中加入等体积的蒸馏水，再加入亚硫酸氢钠溶液 8 滴，振荡 2 min（注意放气），见紫色消退后，静置分相，弃掉有机相，将水相转入 100 mL 的烧杯中。

（7）沉淀：将（6）中盛水相的 10 mL 烧杯加热至微沸，以除净水相中残余的四氯化碳，冷却后，边搅拌边滴加 $\rho=1.40$ g/mL 的硝酸，见溶液呈金黄色时，立即加入 7 mL 的硝酸银溶液，加热至微沸，冷却至室温。

（8）样品源制备：将碘化银沉淀物转入垫有已恒重滤纸的玻璃可拆式漏斗中抽滤，用蒸馏水和乙醇分别对沉淀物各洗三次，取下载有沉淀物的滤纸放在不锈钢压源模具上，置于 110 ℃ 烘箱中烘干 15 min，冷却后称重，计算化学产额。

（9）封闭样品源：将样品源沉淀物夹在两层质量厚度为 3 mg·cm^{-2} 的塑料膜中间，并放上封源铜圈，将高频热合机的刀刃压在封源铜圈上加热 5s，两层塑料膜便粘合在一起，剪去外缘，样品源便封闭成功，待测量。

（10）样品源的放射性测量，对于 β 放射性的测量，首先应绘制 β 粒子自吸收曲线。方法是：取 0.1 mL 适当活度的碘-131 参考溶液，滴在不锈钢盘内，加 1 mol/L 的氢氧化钠溶液 1 滴后，慢慢烘干，制成与样品源的几何条件相同的薄源，在低本底 β 测量装置上测量，放射性活度记作 I_0；取 6 只 100 mL 的烧杯，分别加入 0.5 mL, 1.0 mL, 1.5 mL, 2.0 mL, 2.5 mL, 3.0 mL 的碘载体溶液，再在这 6 只烧杯中分别加入碘-131 参考溶液 0.1 mL，按（7）～（9）的程序制作源；将薄源和制得的这 6 个沉淀源在低本底 β 测量装置中测定其放射性活度。各个源的放射性活度经过化学产额校正后为 I，以 I_0 为基准求出不同厚度的碘化银沉淀源的自吸收系数 E。以自吸收系数为纵坐标，以碘化银沉淀源质量厚度为横坐标，在方格坐标纸上绘制 β 自吸收曲线。

（11）低本底 β 测量装置探测效率的确定：用已知准确活度的铯-137 参考溶液制备的薄源

来确定仪器对 β 粒子的探测效率。

（五）测量结果的计算

（1）样品中的碘-131 β 放射性浓度的计算公式为：

$$A_\beta = \frac{N_s - N_b}{\eta_\beta \cdot E \cdot Y \cdot V \cdot e^{-\lambda t}} \tag{12.26}$$

式中，A_β 为牛奶中 ^{131}I 放射性浓度（Bq·L^{-1}）；N_s 为样品的计数率（cps）；N_b 为空白本底计数率（cps）；η_β 为仪器的探测效率（%）；E 为 ^{131}I β 射线自吸收系数；Y 为 ^{131}I 的化学回收率（%）；V 为所测样品体积（L）；t 为从采样到测量的时间间隔；λ 为 ^{131}I 的衰变常数。

（2）样品中碘-131 γ 放射性浓度的计算：

用低本底 γ 谱仪测量 0.364 MeV 全能峰的计数率计算牛奶中 ^{131}I γ 放射性浓度的公式为：

$$A_\gamma = \frac{N_s - N_b}{\eta_\gamma \cdot Y \cdot V \cdot K \cdot e^{-\lambda t}} \tag{12.27}$$

式中，A_γ 为牛奶样品中 ^{131}I γ 放射性浓度（Bq·L^{-1}）；N_s 为 0.364 MeV 全能峰的计数率（cps）；N_b 为 0.364 MeV 全能峰相应的本底计数率（cps）；η_γ 为低本底 γ 谱仪对 0.364 MeV（⌀20 平面薄膜源）全能峰的探测效率（%）；K 为 0.364 MeV 的分数（%）。

空白试验条件：每当更换试剂时，须做空白试验。方法是：取未受污染的牛奶样品（样品数不少于 6 个）4 L 倒入 5 L 的烧杯中，按分析测量程序中的（1）～（9）程序操作，计算空白样品的平均计数率和标准偏差，并进行检验。

本方法所用试剂，除特别指明以外，均为符合国家标准的分析纯试剂和蒸馏水。

五、水中钾-40 的分析测定方法

对河水、湖水、泉水、海水、井水、自来水和废水中的钾-40 的分析测定方法有原子吸收分光光度法、火焰光度法和离子选择电极法。这三种方法对钾-40 放射性浓度的测定范围依次为 $6.2 \times 10^{-3} \sim 3.1 \times 10^{-1}$ Bq·L^{-1}，$2.2 \times 10^{-3} \sim 6.2 \times 10^{1}$ Bq·L^{-1} 和 $2.5 \times 10^{-3} \sim 1.2 \times 10^{2}$ Bq·L^{-1}。以下仅介绍火焰光度法，见 GB11338。

（一）方法概述

将样品液体喷入火焰中时，样品中钾原子受激发，其原子核外的轨道电子由内层轨道跃迁至较高能级轨道上；当轨道电子由高能级轨道恢复到基态时，能级差则以波长为 766nm 的光辐射出来。当这种波长的光经过单色光仪照射到光电池上时便产生光电效应，于是钾的光谱强度转变为电流信号，借助于检流计可以测出这种电流的大小，而钾的光谱强度与样品中的钾含量成正比。

（二）使用的试剂和材料

氯化钾，含量大于 99.8%；硝酸，质量分数为 65.0%～68.0%，$\rho=1.42$ g·cm^{-3}；硝酸 (1+1)(V/V)：把 250 mL 硝酸置入 500 mL 的容量瓶中，用去离子蒸馏水稀释到刻度，摇匀。

钾标准溶液的配制：将氯化钾置于马福炉内，在 500～550℃ 条件下灼烧 1 h 后，取出置于干燥器内，冷却 30 min，在分析天平上准确称取 1.9070 g，溶于 1 L 的容量瓶中，用去离子水稀释至刻度，摇匀，贮存在聚乙烯塑料瓶中备用，每毫升溶液含 1.00 mg 钾。

所用试剂，除特别指明以外，均为符合国家标准的分析纯和去离子水。

(三) 使用仪器和设备

火焰光度计;空气压缩泵;120 号和 80 号汽油适量。

(四) 标准曲线的绘制

取 2 mL,4 mL,6 mL,8 mL,10 mL,12 mL,15 mL 钾标准溶液分别置入 7 个 100 mL 的容量瓶中,向每个容量瓶中加入(1+1)的硝酸溶液 1 mL,用去离子水稀释至刻度,以去离子水作对照样,在火焰光度计上测定,绘制成标准曲线。

(五) 分析测定程序

取适量水样品置于 50 mL 的容量瓶中(过滤悬浮物),加入(1+1)的硝酸溶液 0.5 mL,用试样稀释至刻度,在火焰光度计上测定,获得数据后可在标准曲线上查到样品水中的钾含量。

(六) 结果计算

水样品中钾-40 的放射性浓度的计算公式为:

$$A = K \cdot n \tag{12.27}$$

式中,A 为水样品中钾-40 的放射性浓度($Bq \cdot L^{-1}$);K 为常数,取 31.2;n 为水样品中测定出的钾含量($g \cdot L^{-1}$)。

常数 K 按下式计算:

$$K = \frac{\ln 2 \cdot N_A \cdot f}{M \cdot T_{1/2} \cdot \eta} \tag{12.28}$$

式中,N_A 为阿佛加德罗常数,为 6.025×10^{23};$\ln 2 = 0.693$;f 为钾-40 在天然钾中的丰度,为 1.17×10^{-4};$T_{1/2}$ 为钾-40 的物理半衰期,为 $1.28 \times 10^9 a$;M 为钾-40 的原子量;η 为由年到秒的转换值。

六、用 BH3103A 测定环境和工作场所 γ 剂量率的方法

对环境和工作场所 γ 辐射剂量率的测定结果,可以为评价环境和工作场所 γ 辐射水平提供数据,为估算 γ 外照射个人剂量提供参考数据。

(一) 仪器的刻度

在 BH3103A 便携式 X-γ 剂量率仪的使用中,当灵敏度变化超过 5% 时需要进行刻度。刻度周期通常为一年(除有特殊要求以外)。刻度应在国家计量部门进行,也可以交由仪器供应商进行。有条件的用户可以自行刻度,但所用的刻度源和刻度场需要计量部门认可,并参加比对测量。

(二) 测量结果的计算与宇宙射线剂量贡献的扣除

1. 测量结果的计算公式

$$\dot{D} = F\dot{D}_I \tag{12.29}$$

式中,$\dot{D}$ 为环境或工作场所的 γ 剂量率($\times 10^{-8} Gy \cdot h^{-1}$);$F$ 为仪器刻度系数,由剂量部门刻度证书中给出;$\dot{D}_I$ 为实测的 γ 剂量率($\times 10^{-8} Gy \cdot h^{-1}$)。

2. 宇宙射线对测量结果的剂量贡献

陆地 γ 辐射能谱在 50 keV~3.0 MeV 之间。BH3103A 便携式 X-γ 剂量率对这个能谱的响应非常好。该仪器对宇宙射线的测量值与高压电离室的测量值的准确度在 ±10% 以内,但

不能对宇宙射线测量值直接修正,须进行专门测量并作出修正。设 $\dot{D}_总$ 为该仪器对 γ 剂量率和宇宙射线总的空气吸收剂量率,则

$$\dot{D}_总 = \dot{D}_\gamma + \dot{D}_宇 + \dot{D}_自 \tag{12.30}$$

式中,$\dot{D}_\gamma$ 为环境或工作场所测到的 γ 剂量率($\times 10^{-8}$ Gy·h^{-1});$\dot{D}_自$ 为仪器自身本底对空气吸收剂量率的贡献($\times 10^{-8}$ Gy·h^{-1}),来自光电倍增管的暗电流和仪器材料固有的放射性。该仪器的暗电流小于 0.1×10^{-9} A;10×10^{-9} A 相当于 10×10^{-8} Gy·h^{-1};而 10×10^{-8} Gy·h^{-1} 的 γ 剂量率水平相当于大多数的室内 γ 本底水平,所以 $\dot{D}_自$ 通常可以被忽略不计(当在 γ 本底水平非常低的测点上,即小于 1×10^{-8} Gy·h^{-1} 时,则应当考虑 $\dot{D}_自$),于是,

$$\dot{D}_总 = \dot{D}_\gamma + \dot{D}_宇 \tag{12.31}$$

式中,$\dot{D}_\gamma$ 为环境或工作场所实测的 γ 剂量率($\times 10^{-8}$ Gy·h^{-1});$\dot{D}_宇$ 为宇宙射线的空气吸收剂量率($\times 10^{-8}$ Gy·h^{-1})。

宇宙射线空气吸收剂量率 $\dot{D}_宇$ 可以用该仪器在水深 3~5 m 以上、水体半径 >1000 m 的开阔水面上测得。从 $\dot{D}_总$ 中减去宇宙射线空气吸收剂量率,则为环境或工作场所实际的 γ 剂量率。

在水面上测得的宇宙射线空气吸收剂量率 $\dot{D}_宇$ 与实际的宇宙射线空气吸收剂量率 $\dot{D}_实$ 不会一致,存在比例系数 n,$n = \dot{D}_宇 / \dot{D}_实$。$\dot{D}_实$ 可以通过第一章中的式(1.1)计算出来。

(三)仪器的稳定性和检验源的使用方法

BH3103AX-γ 剂量率仪带有一块专用的 ^{137}Cs 检验源,它和探头有一个固定的检验位置。在仪器接受计量部门刻度时,会给出该仪器对检验源的参考读数,并写在刻度证书中。使用仪器前,固定好检验源后连续读取 20 个读数,取平均值。如果平均值与检验源参考数值相差在 ±5% 以内,说明该仪器灵敏度稳定。

(四)测量中的读数方法

装好 1 号电池后,启动仪器预热 15 min 后,将仪器置于离地面 1m 高处开始测量;在 ×1,×10,×100 挡的任何一挡上进行测量,只要听到蜂鸣声就读数,并记录,在一个测量点处多次读数,取平均值作为最终数据,即

$$\overline{\dot{D}} = \frac{\sum_{i=1}^{n} \dot{D}_j}{n} \tag{12.32}$$

式中,$\overline{\dot{D}}$ 为测量点的平均读数($\times 10^{-8}$ Gy·h^{-1}),$\dot{D}_j$ 为测量点的第 i 次读数($\times 10^{-8}$ Gy·h^{-1});n 为该测量点的读数次数。

变异系数 V 按下式计算:

$$V = \frac{\left[\dfrac{(\overline{\dot{D}} - \dot{D}_j)^2}{n}\right]^{1/2}}{\overline{\dot{D}}} \tag{12.33}$$

式中,各符号的物理含义同式(12.32)。

七、用 FJ2207 测定 α、β 放射性表面污染的方法

(一) β 放射性表面污染的测定

1. 探测器的刻度

探测器刻度是指探测器对已知 β 平面标准源的响应(读数)测定,目的是确定其探测效率。方法是在仪器处于正常工作状态下,将探测器的窗口对准 4π β 标准源活性区,离标准源表面 $2.5\sim5.0$ cm 处,以 15 cm·s^{-1} 的扫描速度测量 3 次,取平均值。按下式计算探测效率 η_β:

$$\eta_\beta = \frac{N_s}{\frac{A}{2} \cdot B} \times 100\% \tag{12.34}$$

式中,η_β 为仪器对 β 放射性污染物的探测效率(%);N_s 为仪器对 β 标准源的计数率(cpm);A 为 β 标准源放射性活度($dpm/4\pi$);B 为 β 粒子的反散射系数,当 $E_{\beta max} \geqslant 0.6$ MeV 时,$B=1.30$。

2. β 放射性表面污染的测定

将 β 放射性表面污染探测器的窗口离开污染表面 $2.5\sim5$ cm 处,以 15 cm·s^{-1} 的扫描速度测污染表面 3 次,取平均值。按下式计算表面 β 放射性污染水平 C_β:

$$C_\beta = \frac{N_s}{\eta \cdot S} \tag{12.35}$$

式中,C_β 为 β 放射性表面污染水平(Bq·cm^{-2});N_s 为测到的污染表面上 β 放射性平均计数率(cps);η 为仪器对 β 放射性的探测效率(%);S 为 β 表面污染探测器窗口的面积(cm^2)。

(二) α 放射性表面污染的测定

1. 探测器的刻度

将 α 放射性表面污染探测器的窗口对准 4π α 平面标准源,在距标准源表面 0.5 cm 处,以 15 cm·s^{-1} 的扫描速度测量 α 标准源 3 次,取平均值。按下式计算探测效率 η_α:

$$\eta_\alpha = \frac{N_s}{A/2} \times 100\% \tag{12.36}$$

式中,η_α 为仪器对 α 放射性污染的探测效率(%);N_s 为仪器对 α 标准源的计数率(cpm);A 为 α 标准源的放射性活度($dpm/4\pi$)。

2. α 放射性表面污染的测定

将 α 放射性表面污染探测器的窗口对准污染表面,在距污染表面 0.5 cm 处,以 15 cm·s^{-1} 的扫描速度测污染表面 3 次,取平均值。按下式计算 α 放射性表面污染水平 C_α:

$$C_\alpha = \frac{N_s}{\eta \cdot S} \tag{12.37}$$

式中,C_α 为 α 放射性表面污染水平(Bq·cm^{-2});N_s 为测得的污染表面上 α 放射性平均计数率(cps);η 为仪器对 α 放射性的探测效率(%);S 为 α 表面污染探测器窗口的面积(cm^2)。

将 α、β 放射性表面污染水平的测定结果与 GB18871-2002 中规定的:工作场所的放射性表面污染控制水平(见第三章第二节)相比较,判定污染程度,拟定去污染措施。

八、用 FJ-648 测氡仪测氡法

(一) 方法概述

FJ-648 型便携式测氡仪的测氡方法实际上是双滤膜测氡法。该仪器的自动化程度较高。在衰变筒进气口处有多层 49♯ 玻璃纤维滤膜,在衰变筒出气口处装有一层 LXGL-15-1 型超细纤维滤膜。进入衰变筒空气中的氡子体被进气口处的滤膜滤掉,进入衰变筒内空气中的纯氡衰变生成的子体沉积在出气口处的滤膜上。测定出气口滤膜上的 α 粒子放射性活度可以确定空气中氡的浓度。该方法灵敏度大于 3.3 Bq·m^{-3}（95% 置信度,采样流速为 40 L·min^{-1}),仪器本底小于 25 cph,主机功耗小于 1 W。

(二) 使用仪器和器材

FJ-648 型便携式测氡仪一套;秒表;49♯ 玻璃纤维滤膜和 LXGL-15-1 超细纤维滤膜;六节蓄电池(或 1♯ 电池)。

(三) 采样程序

(1)连接 FJ-648 型测氡仪的各部件,检查气密部件的气密性;(2)装入蓄电池(或 1♯ 电池);(3)启动电源电压开关,检查工作电压和电流,预热仪器 15 min;(4)仪器自检,调节仪器甄别阀;(5)选择定时键位和工作方式键位;(6)仪器本底计数测量和探测效率确定;(7)将装有不同滤膜的滤膜卡分别装到衰变筒入气口处和出气口处给定的位置上,确保气密性;(8)启动抽气泵,抽气采样 30 min;(9)迅速取下出气口处滤膜,停止抽气 1 min 后开始测定滤膜的 α 放射性 30 min,记录测量数据。

(四) 测量结果计算

按下列托马斯公式计算空气中的氡浓度:

$$C_{Rn} = \frac{16.65\chi}{S \cdot \Omega \cdot E \cdot V \cdot Z \cdot F_f \cdot \Sigma \cdot \beta \cdot G} \tag{12.38}$$

式中,C_{Rn} 为空气中氡浓度(Bq·m^{-3});χ 为出气口滤膜上 30 min 测得的 α 放射性计数;S 为能谱修正系数,取 1.06;Ω 为 α 探头的几何因子,取 0.735;E 为 ZnS(Ag)探测器对 α 粒子的 4π 探测效率(40%);V 为衰变筒体积,为 14.8 L;Σ 为衰变筒出气口处滤膜效率;β 为自吸收修正系数,取 0.91;G 为重力沉降修正系数,取 1;Z 为滤膜上 α 放射性测量时间间隔内氡子体衰变的修正系数;F_f 为扩散损失修正系数。Z 和 F_f 值分别见表 12.8 和表 12.9。

表 12.8　衰变修正因子 $Z(t, T_1, T_2)$

t/min	T_1/min	T_2/min	Z
5	1	6	1.672
5	1	15	2.597
5	1	30	3.411
5	1	100	6.314
10	1	6	2.312
10	1	15	3.803
10	1	30	5.425
10	1	100	11.068
15	1	6	2.656
15	1	15	4.634
15	1	30	7.070
15	1	100	15.281
30	1	30	11.121
30	1	60	19.184
30	0.5	30	12.249
30	0.5	60	20.535
60	1	31	20.229
60	1	61	33.691
60	0.5	30.5	20.632
60	0.5	60.5	34.184
15	0.5	30.5	7.552
15	0.5	60.5	12.003
30	0.5	30.5	12.344
30	0.5	60.5	20.570

表 12.9　扩散损失修正因子 $F_f(\mu = \pi DL/q)$

μ	F_f	μ	F_f
0.005	0.877	0.25	0.420
0.008	0.849	0.30	0.384
0.01	0.834	0.35	0.349
0.02	0.778	0.40	0.324
0.03	0.737	0.45	0.302
0.04	0.705	0.50	0.282
0.05	0.678	0.60	0.248
0.06	0.654	0.70	0.220
0.07	0.633	0.80	0.197
0.08	0.614	0.90	0.178
0.09	0.596	1.00	0.162
0.10	0.580	1.50	0.110
0.12	0.551	2.00	0.083
0.14	0.525	2.50	0.067
0.16	0.502	3.00	0.056
0.18	0.481	4.00	0.042
0.20	0.462	5.00	0.033

(五) 单位氡浓度与氡子体照射量的转换系数

1. 单位氡浓度与照射量的转换系数 $[mJ \cdot h \cdot m^{-3}/(Bq \cdot m^{-3})]$ 住宅内为 1.56×10^{-2}，工作场所为 4.45×10^{-1}。

2. 单位浓度氡子体照射量与有效剂量转换系数 $[mSv/(mJ \cdot h \cdot m^{-3})]$：住宅内为 1.1，工作场所为 1.4。

(六) 氡持续照射情况的补救行动

在大多数情况下，住宅内氡持续照射的优化行动水平是年平均 ^{222}Rn 浓度在 200～400 Bq/m^3 ($F=0.4$)的范围内，上限值用于已建的住宅内氡持续照射的干预；下限值用于对待建的住宅氡持续照射的控制。

工作场所氡持续照射情况下，补救行动的水平是 ^{222}Rn 平均浓度在 500～1000 Bq/m^3 ($F=0.4$)的范围内，达到 500 Bq/m^3 时宜考虑采取补救行动，达到 1000 Bq Rn/m^3 时应当采取补救行动。

九、FJ427A1型微机热释光剂量仪测定法

(一) 热释光发光机制

根据物理的能带理论,晶体物质中的电子能级分别属于两种能带,即满带和导带。处于基态的被电子填充满的容许能带,称为满带;没有被电子填充满的容许能带称为导带。满带和导带被较宽的禁带隔离开,见图12.2。晶体物质中常含有作为杂质的原子或离子,这些杂质原子或离子的缺位或结构上的错位导致了晶体结构上的缺陷。这些缺陷破坏了晶体物质的电中性,形成了局部的荷电中心。荷电中心能吸引或束缚异性荷电粒子,这意味着在禁带存在一些孤立的局部能级。在靠近导带下部的局部能级能吸附电子,称其为电子陷阱;在靠近满带上部的局部能级能吸附空穴,称其为激发能级。晶体物质没受到电离辐射照射时,电子陷阱是空着的,而激活能级是填满电子的。

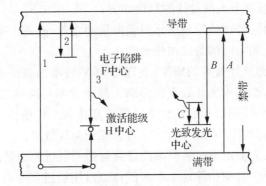

图12.2 热释光发光机制示意图

当晶体物质受到电离辐射照射时便产生电离和激发效应,这时满带或激活能级中的电子受激而进入导带,同时产生了一个空穴(见图12.2中的过程1)。由于低能态比高能态稳定,所以进入导带的电子很快会回到导带下部的电子陷阱中;而满带中的空穴也会移到激活能级(见图12.2中的过程2)。于是,分别形成了称为F和H的发光中心。F和H发光中心的形成意味着电离辐射能量的贮存。在常温条件下,贮存的辐射能量保持的时间较长。

对晶体加热到某一温度时,F发光中心的电子获得能量后进入导带,最终与H发光中心的空穴复合(见图12.2中的过程3),在复合过程中发射出的光称为热释光。热释光的总光子数与发光中心释放出的总电子数成正比,即正比于贮存的电离辐射能量。所以测定特定温度范围内晶体物质释放出的总发光量,可确定晶体受到的辐射吸收剂量。晶体发光强度与加热温度之间的相关曲线称为发光曲线。加热速率越快,光峰越窄,高度也越高。对于给定辐射吸收剂量,发光总额恒定,通常选择出现高大峰的最佳温度条件进行热释光测定。

综上所述,简而言之,热释光发光机制是基于热释光剂量探测元件 LiF、CaF_2、$CaSO_4$ 和BeO 等晶体物质具有热释光特性,当这些晶体受到贯穿辐射照射后,晶体结构内部的电子能级发生了变化,部分电子跃迁到较高的能级,并被掺入到这些晶体内的杂质形成的缺陷所致的陷阱所俘获。把经过贯穿辐射照射后的这类晶体材料加热到某一温度时,受热激发的电子会返回到基态能级,同时把贮存的辐射能量以光的形式释放出来。测定发光强度可以确定辐射的吸收剂量。

（二）使用的仪器和器材

FJ427A1 型微机热释光剂量仪一套；热释光剂量探测元件 LiF(Mg,Cu,P)若干；退火炉。

（三）测定程序

(1) 注意电安全。因为仪器处于工作状态，其底板上的"高压电源"模块有 1kV 的直流电压；变压器、电源滤波器、保险丝、低压电源模块和电源开关处都有 220V 的交流电火线。所以，当连接仪器与外部设备时，一定要在电源总开关断开的状态下进行。

(2) 热释光剂量探测元件退火。目的是消除该元件的残留本底，恢复其灵敏度。

(3) 退火后的剂量探测元件的本底测定。本底测定后的剂量探测元件分档组合，各组间的本底值偏差不应大于 10%。

(4) 组装外照射个人剂量计。将经过本底测定过可用的剂量探测元件分别装入专用的塑料小盒内，构成外照射个人剂量计，分发给工作人员佩戴在左胸前，佩戴周期一般为一个月，或视具体情况而定。

(5) 测定回收的外照射个人剂量计的程序如下：

① 确定测定温度条件：首次使用新型热释光剂量计之前，需要在本仪器上测定其热释光材料的发光曲线，据此确定测定时的最佳加热温度；

② 工作电压和标准光源计数率的确定：在以每 10V 递增的高压条件下，分别测定仪器本底和标准光源的计数率，绘制本底计数率和标准光源计数率与高压之间的相关曲线。从该曲线上选取标准光源计数率较高而本底计数率较低的高压为工作电压。在此高压下，测量标准光源计数率，如测 5 次，每次 10 s，取平均值作为标准光源计数率；

③ 校正系数的确定：先测定退过火但未经过照射器照射过的剂量探测元件的本底，求出平均本底值后，输入测量仪中自动扣除这个本底值；然后，用经过国家计量部门认可的专用热释光照射器照射一组退过火的剂量探测元件，照射剂量记做 H_a，其范围为 10～100 mGy；在测定仪上逐个测定经过照射器照射过的剂量元件，求出其平均读数值 R，计算校正系数 C：

$$C = H_a / R \qquad (12.39)$$

式中，H_a 以 μGy 为单位；R 以计数为单位。

④ 按顺序测定回收的个人剂量计中的剂量探测元件的计数，求出每只个人剂量计测量值的平均值 $\overline{N}$。

（四）测定结果的计算

每只个人剂量计的累积剂量测定结果可按下式计算：

$$D = C \cdot \overline{N} \qquad (12.40)$$

式中，D 为外照射累积剂量(μGy)；$\overline{N}$ 为每只个人剂量计测得的平均计数值；C 为校正系数，见式(12.39)。

实际上，FJ427A1 型微机热释光剂量仪的自动化程度较高，C、$\overline{N}$ 和 D 值均已在微机中算出，最终显示在显示屏上。

第十三章 职业照射人员的健康管理

除了国家有关法规和标准所排除的照射和根据国家有关法规和标准予以豁免的实践或源所产生的照射以外,工作人员在其工作过程中受到的所有照射,称为职业照射。所排除的照射是指那些本质上不能通过实施现行放射防护标准要求的对照射的大小或可能性进行控制的照射情况,例如,体内 ^{40}K 和到达地球表面的宇宙射线等所引起的照射。对职业照射人员的健康管理包括就业前的健康检查和就业以后的健康监护等。

第一节 就业前的健康检查和就业后的健康监护

一、就业前的健康检查

职业照射人员就业前的健康检查有两个目的:一是判定拟参加职业照射的人员是否具备所承担的职业照射工作的健康条件;二是为其在就业以后的定期健康监护或事故照射后的医学检查作对照。未经就业前健康检查的人员不可从事职业照射工作。根据 GB16387-1996 中的规定,职业照射人员就业前必须具备下述健康条件:

(1) 健康检查应了解其个人及家庭成员的既往病史、接触电离辐射或其他有害物质的既往史、婚姻及生育史和子女的健康状况等,并应作详细记录,备案。

(2) 当前的健康状况良好,如呼吸系统、心血管系统、内分泌系统、免疫系统、泌尿生殖系统、皮肤、粘膜、毛发、代谢、视觉、听觉、嗅觉和触觉等功能都正常,语言表达和书写能力正常;外周血淋巴细胞染色体畸变率和微核率正常;尿和精液常规检查结果正常。

(3) 造血功能正常,如红细胞系统、粒细胞系统、巨核细胞系统检查结果均在正常值范围内。外周血象:男性,血红蛋白为 120~160 g/L,红细胞数为 $(4.0~5.5)\times10^{12}$/L;女性,血红蛋白 110~150 g/L,红细胞数为 $(3.5~5.0)\times10^{12}$/L。就业前,白细胞总数为 $(4.5~10)\times10^9$/L,血小板数 $(100~300)\times10^9$/L;就业后,白细胞总数为 $(4.0~11)\times10^9$/L,血小板数 $(90~300)\times10^9$/L;高原地区外周血象需参照当地正常值范围判定。

在符合以上(2)、(3)中健康条件的基础上,对下述的职业照射人员就业前还须符合某些特殊的健康条件:

1. 核电厂职业照射人员的特殊健康要求

(1) 头颈部及体形应适于穿着和有效地使用个人防护衣具;

(2) 嗅觉:能辨别出燃烧物及异常的气味;

(3) 听觉:纯音听力电测听阈值平均优于 30 dB;

(4) 视觉：有立体视觉和足够的深度感；

(5) 色觉：能分辨红、绿、桔黄等颜色，能辨识安全操作的符号和代语等；

(6) 触觉：通过触摸能分辨出各种形状的控制按钮和手柄等。

2. 放射性厂矿工作场所的工作人员就业前的特殊健康条件

(1) 胸部 X 射线摄片检查，心肺功能正常；

(2) 电测听功能正常；

(3) 肝、肾功能正常；

(4) 痰细胞学检查和尿中放射性核素检测结果均正常。

凡是就业前健康检查合格者，都须接受上岗前的放射防护基本知识的培训，培训时间不应少于 40 h。考核合格者应当申领职业照射人员资格证书，就业以后还须定期接受放射防护知识再培训。

二、就业后的定期健康监护

就业后的定期健康监护目的是，保证职业照射工作人员能适应他们所承担的工作任务。定期健康监护的周期视工作场所的辐射照射情况而定，在一年里受到的有效剂量可能超过年有效剂量限值的 3/10 时，应当每年进行一次全面的健康监护；如果在一年内受到的有效剂量不可能超过年有效剂量限值的 3/10，则可以 2~3 年进行一次全面的健康监护。健康监护应当以职业医学的一般原则为基础，并评价职业照射工作人员对于其预期工作的适应和持续适应程度。健康监护中的胸部 X 射线摄片（不做透视）检查的周期，应根据具体情况确定。铀矿井下作业的工作人员每半年或一年进行一次 X 射线胸部摄片检查；其他工作场所的工龄长、年龄大的职业照射工作人员每年进行一次 X 射线胸部摄片检查。

在就业后的定期健康监护中，对下述情况应当详细记录：(1) 工种和主要受到的照射类型（外照射还是内照射，或是内、外混合照射）；(2) 工龄和受到的外照射累积有效剂量及摄入放射性核素的待积有效剂量；(3) 就业以来曾患过何种疾病及其治疗情况；(4) 对当前承担的工作的适应情况；(5) 是否受到过事故照射或参与过应急干预行动，及其受照剂量情况。

三、不适于从事职业照射的健康条件和原因

《放射工作人员的健康标准》GB16387-1996 中规定，就业前或就业后存在下述情况之一者，不适于从事职业照射工作。

1. 严重的呼吸系统疾病，如活动性肺结核、严重频繁发作的气管炎和哮喘等；心血管疾病，如各种失代偿的心脏病、严重高血压和动脉瘤等；消化系统疾病，如严重消化道出血、反复发作的胃肠功能紊乱、肝脾疾病和溃疡病等；造血系统疾病，如白血病、白细胞减少症、血小板减少症、真性红细胞增多症、再生障碍性贫血和红细胞系统、粒细胞系统、巨核细胞系统检查计数偏离了正常值等；神经和精神方面的疾病，如器质性脑血管病、脑瘤、意识障碍、癫痫、癔病、精神分裂症、精神病、严重的神经衰弱等；泌尿生殖系统疾病，如严重肾功能异常、精子异常、梅毒及其他疾病；内分泌系统疾病，如未能控制的糖尿病、甲状腺功能亢进和甲状腺功能低下等；免疫系统疾病，如明显的免疫功能低下和艾滋病等；皮肤病，如传染性反复发作的严重的大范围的皮肤疾病等。

2. 严重的视听障碍,如高度近视、重度的白内障、青光眼、视网膜病变、色盲、立体感消失、视野缩小和重度的听力障碍等。

3. 恶性肿瘤,有碍于工作的巨大的、反复发作的良性肿瘤。

4. 严重的有碍于工作的残疾,先天性畸形和遗传性疾病。

5. 手术后不能恢复正常功能者。

6. 就业后未完全恢复的放射性疾病或其他职业病等。

7. 患有其他器质性或功能性疾病和未能控制的细菌性或病毒性感染疾病等。

8. 年龄小于16周岁者不得接受职业照射。年龄小于18周岁者,除非为了进行培训并受到监护,否则不得在控制区工作;他们所受的剂量按 GB18871-2002 中的规定进行控制,见第三章的第二节。

9. 有吸毒、酗酒或其他恶习不能改正者,不能从事职业照射工作。

四、关于职业照射工作适应性的意见

《放射工作人员的健康标准》GB16387-1996 中规定,对职业照射工作适应性的意见,由授权的职业病学医师提出,须经健康监护机构确认。有以下三种情况:(1)可继续从事职业照射中所承担的工作;(2)暂时脱离职业照射工作;(3)不适于继续从事职业照射工作,调整工作岗位,做其他非职业照射工作。

第二节 过量照射和放射病的诊断管理

一、过量照射

《过量受照人员的医学检查规范》GB18196-2000 中定义,人员受到的外照射剂量大于年剂量限值,或摄入的放射性核素量大于该核素的年摄入量限值(ALI)时,称为过量照射;并规定,对受到过量照射的人员应及时进行医学检查,对全身受到有效剂量大于 0.1Sv 人员受照场所的放射防护条件和安全管理中存在的问题应进行调查;对全身受到有效剂量大于 0.25Sv 的人员,应当进行全面详细的医学检查和观察。观察周期,受照后 5 年内每年进行一次医学检查;受照后 5~10 年内每 2~3 年进行一次医学检查;受照 10 年后每 5 年进行一次医学检查。医学检查应以职业医学的基本原则为基础,评价人员对其预期工作的适应性和可能出现的效应。

二、放射病的诊断管理

我国卫生部设有职业病诊断鉴定委员会及放射病诊断鉴定组,其职责是:对全国的职业性放射病的诊断工作进行技术指导和仲裁;受理省级职业性放射病诊断鉴定组提出的疑难病例;参与放射事故中受照人员的医学诊断与医学处理。

省级卫生行政部门设有省级职业性放射病诊断鉴定组,其职责是:负责辖区内的职业性放

射病的诊断工作;负责辖区内的辐射事故中受照人员的医学诊断与医学处理;负责职业性放射病疑难病例的转诊。

职业性放射病的诊断,按照国家发布的放射病诊断的规定和标准进行。诊断是以诊断小组的集体诊断为原则,诊断结果是以个人健康档案和个人受照剂量档案及辐射事故档案等的文字记载为依据并结合临床表现作出的。没有上述文字档案资料不能进行放射病的诊断。放射病诊断书一式5份,诊断鉴定组、患者、患者所在单位、省级卫生监督部门和国家职业性放射病诊断鉴定组各存1份。持职业性放射病诊断书的患者每两年接受一次复查和诊断。

第三节 职业照射工作人员享受的待遇

根据1997年6月5日卫生部第52号令,《放射工作人员健康管理规定》中的第三十三条和第三十四条的规定,职业照射工作人员享受下列两种待遇。

一、保健津贴待遇

职业照射工作人员享受的保健津贴按国家和地方的有关规定执行。临时调离职业照射工作岗位者,可继续享受保健津贴,但最长不超过3个月。正式调离职业照射工作岗位者,可继续享受保健津贴1个月,从第2个月起停发保健津贴。

二、保健休假待遇

依据放射性工作场所的级别和从事职业照射工作的时间长短不同,除国家规定的其他休假外,职业照射工作人员每年还可享受保健休假2~4周。从事职业照射工作满20年的在岗人员,可由所在单位利用休假时间安排2~4周的健康疗养。享受寒、暑假的职业照射工作人员不再享受保健休假。

《电离辐射防护与辐射源安全基本标准》GB18871-2002中规定,用人单位有责任改善职业照射人员中孕妇的工作条件,以保证为胚胎和胎儿提供与公众成员相同的防护水平。孕妇和授乳妇女应避免受到内照射。

第十四章　核武器和辐射布放器袭击的防护

第一节　核武器及其种类和爆炸方式

一、核武器

以易裂变材料或以易聚变材料为核燃料而制造的武器,称为核武器。这种武器是通过易裂变材料发生核裂变反应或易聚变材料发生核聚变反应释放出的能量引起爆炸,达到杀伤和破坏目的。

二、核武器的种类

(一) 原子弹

以易裂变材料 ^{233}U、^{235}U 或 ^{239}Pu 为核燃料的核武器,称为原子弹。易裂变材料在中子源轰击下发生核裂变反应,释放出 2～3 个中子和能量,释放的新中子再轰击易裂变材料原子核,产生更多的中子和能量。这种连续增长的核裂变反应,称为链式核反应。最小的但仍能维持链式核反应的易裂变材料的体积,称为临界体积;相对应于临界体积的易裂变材料的质量,称为临界质量。对原子弹的引发爆炸是对其核燃料的临界体积和临界质量的控制而实现的。按照原子弹的引发爆炸机制不同,可将原子弹分为"枪式"原子弹和"内爆式"原子弹。

1. "枪式"原子弹

"枪式"原子弹是由易裂变材料、中子源、中子反射层、方向槽、普通炸药、雷管和弹壳等主要单元构成的,见图 14.1。中子源起引发核裂变反应的作用;中子反射层起反射中子的作用,使逃逸的裂变中子返回到核反应系统;易裂变材料是小于临界质量的 ^{235}U 金属块。点燃雷管引起普通炸药爆炸,圆柱形 ^{235}U 金属块受力被推入方向槽内与球形 ^{235}U 金属块合拢,达到临界质量,产生链式核反应,导致原子弹爆炸。也可以把满足临界质量的球形 ^{235}U 金属一分为几块,借助于普通炸药爆炸力的推动,将几块 ^{235}U 金属在瞬间合拢达到临界质量,引起链式核反应,发生爆炸。在没有中子反射层的条件下,^{235}U 金属的临界质量为 48.8 kg;而有中子反射层时为 16.9 kg。

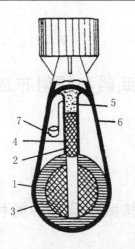

图 14.1 "枪式"原子弹构造图
(1.球形铀块　2.圆柱形铀块　3.中子反射层
4.方向槽　5.普通炸药　6.弹壳　7.雷管)

1945 年 8 月 6 日,美国投到日本广岛的名为"小男孩"的 ^{235}U 原子弹是"枪式"原子弹,见图 14.2。其直径为 71.12 cm(28 英寸),长 304.8 cm(120 英寸),重 3195.5 kg(7000 磅),爆炸威力为两万吨 TNT 当量。核燃料"燃烧"率为 5%,即核燃料装料量的 5% 发生了核裂变反应。

"枪式"原子弹有以下两个缺点:①点燃过早;②核燃料的"燃烧"率太低。

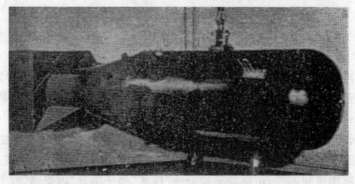

图 14.2　美国投到日本广岛的原子弹"小男孩"外形

2. "内爆式"原子弹

为了克服"点燃过早"的缺点,设计了特定形状的普通炸药,利用普通炸药爆炸时产生的球面向心爆炸波或冲击波在瞬间将许多易裂变材料挤压合拢到一起,达到超临界质量,引发链式核反应,导致爆炸,这种原子弹称为"内爆式"原子弹。

普通炸药爆炸产生的球面向心挤压效应经历的时间远比"枪式"原子弹核燃料合拢经历的时间为短,克服了"点燃过早"的缺点。"内爆式"原子弹是利用一个受控的中子源待到冲击波挤压效应达到最大值时才"点燃"易裂变材料并引起爆炸的。

"内爆式"原子弹的核燃料既可以是 ^{239}Pu 金属块,也可以是 ^{235}U 金属块。"内爆式"原子弹的基本构造见图 14.3。将许多呈凹透镜状的普通炸药分布在原子弹壳的内表面上。在这许多炸药块的表面都装有一块呈球形双凸透镜状或新月形透镜状的核材料块,这些核材料块与弹体中央部位安装的核材料块一一相对应。当普通炸药爆炸产生的向心气流把所有的核材料瞬间合拢,总质量便达到超临界,从而引起爆炸。

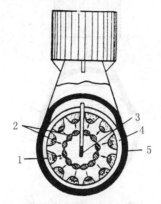

图 14.3 "内爆式"原子弹构造图
(1.普通炸药 2.核燃料 3.中子源 4.中子反射层 5.弹壳)

1945年8月9日,美国投在日本长崎的名为"胖子"的^{239}Pu原子弹是"内爆式"原子弹,见图14.4。其直径为152.4 cm(60英寸),长325.12 cm(128英寸),重4536.0 kg(10000磅),爆炸威力为两万吨TNT当量。新式的"内爆式"原子弹核材料的"燃烧"率可达30%~50%。

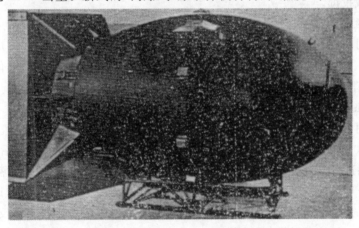

图 14.4 美国投到日本长崎的名为"胖子"的^{239}Pu原子弹外形

(二) 氢弹

氢弹是以氘、氚及其化合物为易聚变材料的核武器。易聚变材料在几千万摄氏度的高温下才能发生持续的核聚变反应,释放出巨大能量,致弹体爆炸。核聚变反应又称热核反应;氢弹又称热核武器。

易聚变材料的聚变反应没有临界质量的限制条件,因此,氢弹可以做得很大,也可以做得较小。如何满足核聚变反应所需的高温条件?据估算,一颗两万吨TNT当量的原子弹爆炸时可产生4000万~5000万摄氏度的高温,所以可利用原子弹爆炸产生的高温引发易聚变材料的核聚变反应。实际上引发氢弹核材料聚变反应的就是原子弹。氢弹的基本构造见图4.51。在氢弹的弹体中心处装有原子弹,在原子弹的周围装有易聚变材料。易聚变材料可以是氘和氚,也可以是氘化锂-6。以氘化锂-6为核材料时,氢弹的体积较小,重量也较轻,便于运载。氘由普通水制得,普通水中^{1}H/^{2}H的比值约为1/6000。氚是同位素锂-6金属在核反应堆中受中子轰击后生成的。氢弹有"湿式"氢弹和"干式"氢弹及"三相"氢弹之分。

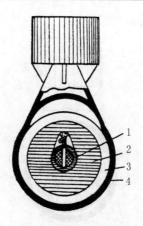

图 14.5 氢弹构造图
(1.原子弹 2.易聚变材料 3.中子反射层 4.弹壳)

1. "湿式"氢弹

1952年10月,美国在埃尼威克岛试验爆炸了一颗"湿式"氢弹。这颗氢弹的核材料是液态氘和液态氚的混合液。实际上这是一个聚变反应装置,不能算是氢弹,其体积较大,重量达65 t,不便于运载投掷。

2. "干式"氢弹

1953年8月12日,前苏联在高空试验爆炸了一颗氢弹。科学家们在其爆炸落下灰中发现了大量的锂-6。说明热核材料既可以是氘和氚,也可以是氘化锂-6。用氘化锂-6作核材料的优点是:氘和锂-6易形成固体化合物,因而可以把氢弹的体积做得小些。

3. "三相"氢弹

1954年2月28日,美国在比基尼岛地面爆炸试验的氢弹是"三相"氢弹。其重量为20t,爆炸威力为1500万吨TNT当量,属于"干式"氢弹。在这次爆炸试验数周后,日本科学家对积存的雨水样品进行分析时发现,雨水中存在大量的核裂变产物,提示这颗"氢弹"中装了较多的易裂变材料。后来,另一位科学家对美国原子能委员会所公布的这次爆炸试验的记录进行研究分析,得到的结论进一步证明,这次氢弹爆炸试验20%的能量来自热核反应,80%的能量来自核裂变反应。何故?因为在这颗氢弹的外壳上加了一层^{238}U金属外壳。^{238}U原子核在热核反应产生的14MeV中子的轰击下发生了核裂变反应,所以在落下灰中出现了大量的核裂变碎片。这就是"裂变—聚变—裂变"式热核武器,称为"三相"氢弹,也称为"三级弹"或"氢铀弹"。

(三) 中子弹

中子弹实际上是"干净的氢弹"。因为中子弹不是以原子弹爆炸产生的高温引发聚变材料聚变反应的,而是用其他不产生放射性的方法产生高温引发热核反应的。中子弹爆炸产生的能量中75%~80%是以高能中子的形式释放,达到对人员的杀伤目的;可以把城市和工厂的建筑较完整地保留下来。

目前的核武器正向着小型轻量化发展,特点是成本低、重量轻、当量准确、数量多、便于运载。

三、核武器的运载工具

核武器早期的运载工具是远程轰炸机。国外的军事评论家普遍认为,在现代仍用远程轰炸机投掷核武器未免过于落后。现代核武器是把核弹头安装在以导弹为基础的发射系统中作为运载工具的。例如,把核弹头安装在空对地、地对地、水面舰艇和水下核潜艇的导弹发射系统中。

四、核武器的爆炸方式

通常按照爆炸比高 h(爆炸高度/当量$^{1/3}$,即 $m/kt^{1/3}$)来区分爆炸方式。例如,$60\ m/kt^{1/3} \leqslant h \leqslant 120\ m/kt^{1/3}$,称为低空爆炸;$120\ m/kt^{1/3} < h \leqslant 250\ m/kt^{1/3}$,称为空中爆炸;$h > 250\ m/kt^{1/3}$,称为高空爆炸;$0 \leqslant h < 40 \sim 60\ m/kt^{1/3}$,称为地面(水面)爆炸。

核武器爆炸产生的特异外观景象,依次是闪光、火球和蘑菇状烟云。在数十公里处甚至在上百公里内都能听到爆炸声。

第二节 核武器爆炸产生的四种物理效应

一、光热辐射和冲击波效应

核武器爆炸产生的光热辐射和冲击波效应来自爆炸产生的热脉冲和高压气流。光热辐射以两种形式致人员烧伤。一种是人体体表直接吸收光热辐射引起的光烧伤和眼睛直接受到高强度可见光和红外线照射引起视网膜的光损伤;另一种是环境火灾导致的人体皮肤烧伤。光热辐射实际上是红外线辐射。人体裸露部位的皮肤易吸收红外线。朝向爆炸中心的皮肤将被烧伤,背向爆炸中心的皮肤不易被烧伤。穿浅色的衣服能反射红外线;穿深色的衣服易吸收红外线,致皮肤烧伤。存在于人体与火球之间的任何不可燃固体物都将会减弱光热辐射对人体的损伤效应。近爆炸中心的任何可燃物质都将会被光热辐射化为灰烬,所以,距爆炸中心近的人员伤亡率较高。处于爆炸中心处的人员,死亡率可达100%。但是,人员伤亡率取决于核武器爆炸当量、爆炸高度、气候和地形地物等环境条件。

冲击波几乎同时产生直接的超压效应和间接的气流动压效应。气流动压是致人员伤亡的最主要因素;超压不会由爆炸中心向周围传播太远,常被动压效应和光热辐射效应所掩盖。动压效应持续的时间长短与爆炸当量、爆炸高度和离爆炸中心的距离有关。虽然冲击波的持续时间较短,但十分猛烈,比最强的飓风还猛烈,可以移动大型战车,使建筑物倒塌,致人体受到挤压伤。冲击波能抛掷人体,致人体受冲击伤。表14.1给出了受直接冲击或被抛掷而致人体严重损伤所需的距离。表14.2给出的是不同爆炸当量、不同速度的冲击波致人体严重非致死性损伤移位3 m的距离。处于可防御光热辐射和冲击波的防御工事内或处在装甲车内的人员可能会受到超压冲击波的直接作用,这取决于与爆炸中心的距离。冲击波进入建筑物内并在建筑物内反射从而强度增加。冲击波的变化受压力、超压峰值和持续时间的影响。

表 14.1　被抛掷人员受严重伤害所需的距离

核武器的当量，kt	发生不同严重损伤发生率的距离/km		
	1%	50%	99%
1	0.28	0.22	0.17
10	0.73	0.57	0.44
20	0.98	0.76	0.58
50	1.4	1.1	0.84
100	1.9	1.5	1.1
200	2.5	1.9	1.5
500	3.6	2.7	2.1
1000	4.8	3.6	2.7

表 14.2　不同速度冲击波致 70 kg 人体移动 3 m 的距离

核武器的当量，kt	不同速度冲击波的作用距离/km		
	2.6m/s	6.6m/s	7.0m/s
1	0.38	0.27	0.19
10	1.0	0.75	0.53
20	1.3	0.99	0.71
50	1.9	1.4	1.0
100	2.5	1.9	1.4
200	3.2	2.5	1.9
500	4.6	3.6	2.7
1000	5.9	4.8	3.6

受冲击波伤害的人员需要对其按照创伤后生命支持疗法的治疗方案进行急性外科评估和处理。外科手术应优先考虑急性危及生命的外伤，而不是放射性损伤。鼓膜破裂的治疗可以延后。

二、早期贯穿辐射和放射性沾染效应

早期贯穿辐射指的是在核武器爆炸最初的十几秒钟内释放出的大量高能 γ 光子和高能中子。早期贯穿辐射的持续时间约 1 min，但由其诱发的感生放射性核素却依然存在于局部地区。人和动物会受到早期贯穿辐射照射，受照剂量大者会立即死亡，或发生急性放射病；受照剂量较小者，出现皮肤和黏膜出血、毛发脱落和白细胞数目减少，几周以后能恢复。人体受照剂量的大小与爆炸当量和距爆炸中心的远近有关，也与是否有掩体有关。

原子弹爆炸时，易裂变材料的核碎片和尚未"燃烧"的核材料在高温火球中将被汽化，冷却后形成球形的气溶胶粒子分布于蘑菇状烟云内，一部分随蘑菇状烟云进入大气层的平流层中；另一部分由于自身重力效应逐渐沉降到爆炸中心附近的地面、农作物和牧草叶面、露天水体和人体及动物体表面，这种放射性污染称为早期落下灰放射性沾染，多为短寿命的 β、γ 混合辐射体核素，易致人体裸露部位皮肤烧伤；摄入早期落下灰易致体内污染，导致内照射。由于气象条件的影响，在爆炸中心的下风向会形成特异的人工核素污染带，污染带范围内的人员受照情况与离爆炸中心的距离有关。地面爆炸时，放射性沾染重，在爆炸地点的污染范围大；空中爆炸时，对爆炸地区的污染轻。两者都可以在下风向形成污染带，也称云迹区污染带。爆炸比高大于 120 的中空核爆炸，由于烟云与尘柱不相接触，所以爆区地面污染主要是土壤感生放射性造成的，比较轻微。

氢弹爆炸的破坏和杀伤效应比原子弹爆炸时的大，因为氢弹爆炸释放的能量比原子弹爆炸时释放出的能量大 100 倍以上。

第三节 核武器袭击的防护

一、对光热辐射、冲击波和贯穿辐射的防护

(一) 个人应急动作

发现核武器爆炸的闪光,应当利用地形、地物避开建筑物,立即就地背向爆炸中心卧倒、闭眼、屏气、掩耳,这些应急动作可以避免视网膜受光的损伤,避免呼吸道受热烧伤,避免冲击波对鼓膜的损伤,避免因建筑物倒塌而受到挤压伤。

(二) 利用简单的物料防护

以浅色布料遮掩身躯,可以反射光热辐射,减轻皮肤对红外线的吸收;白色布料的防护效果更好;雨衣、防火布、伪装网、烟幕、水幕和偏振光眼镜等,也有良好的防护效果。

(三) 利用大型兵器防护

隐蔽于装甲车辆和舰艇舱室内可以减轻光热辐射、冲击波和贯穿辐射对人体伤害的程度。但是不能开窗,也不能开潜望镜,并应确保车辆和舱室内不会发生火灾。夜视装备(NVA)通过电子方式可以扩增和复制可见光,但决不可以扩增红外线及有害波长(400~500 nm)的光,在这种条件下夜视装备不会引起视网膜损伤。

(四) 工事防护

永久性防御工事是抗震、抗压、消波和能屏蔽贯穿辐射的"人防"设施,它是对抗核武器爆炸危害的重要防护工事。露天工事也有一定的防护作用。

近年,美国陆军卫生部针对核武器爆炸而设计了一个适用于部队人员受照情况(RES)的集体剂量标准,如下所示:

RES	0	<0.5 mGy
RES	1A	0.5~5 mGy
RES	1B	5~50 mGy
RES	1C	50~100 mGy
RES	1D	100~250 mGy
RES	1E	250~750 mGy
RES	2	0.75~1.5 Gy
RES	3	>1.5 Gy

这个标准不适用于个体伤员。当受照情况(RES)低于1.25 Gy时不会降低部队的战斗力;当RES高于1.25 Gy时,战斗指挥官需要考虑部队战斗力降低的问题。

二、对放射性沾染的防护

(一) 探测放射性沾染

放射性沾染探测包括对人员服装和体表沾染的探测以及随后的沾染洗消后的探测。对怀

疑有体内污染人员的甲状腺、血液、尿和粪便中的人工放射性核素污染量的探测和估算,能为医学促排药物的应用提供依据;对战地救护所或医院受沾染的探测,有助于确定去污洗消方案;对食物和饮用水中的人工放射性核素含量的探测,能提供是否可以食用的信息。

(二)外照射防护措施

总的原则是:限制人员进入沾染区执行任务的时间,即时间防护。在核武器爆炸当天,当沾染区地表外照射剂量率大于 $0.05\ Gy\cdot h^{-1}$ 时,允许人员进入沾染区执行任务的时间 t 由下式估算:

$$t = 0.5\ Gy/\dot{D} \tag{14.1}$$

式中,0.5 Gy 为常数;$\dot{D}$ 为沾染区地表外照射剂量率($Gy\cdot h^{-1}$);t 为允许人员在沾染区的停留时间(h)。

进入沾染区执行任务的人员须预先服用抗放射性药物。最好隐蔽在有外照射防护功能的车辆内或大型兵器内,可以明显地减少人员受到的外照射剂量。

(三)放射性沾染的防护措施

如果必须在沾染区较长时间(数天)地执行任务,那么,沾染区内早期落下灰在空气中的起始浓度不应大于 $40\ Bq\cdot L^{-1}$;进入沾染区的人员应提前 30 min 服用 100 mg 碘化钾;要穿戴个人防护衣具,例如穿防护服装、长筒靴,戴手套和防护眼镜,以及佩戴个人空气呼吸器等。在沾染区内不可以坐、卧,也不可以脱去个人防护衣具,但可以饮用自带的清洁水。撤离沾染区时,脱掉个人防护衣具,检测体表污染情况,污染超过控制水平时应当立即洗消去污染。

(四)表面沾染活度及其 γ 剂量率的控制

早期落下灰表面沾染活度及其 γ 剂量率的控制水平,见表 14.3。

表 14.3 早期落下灰表面沾染活度及其 γ 剂量率的控制水平

表面	β 活度/($Bq\cdot cm^{-2}$)	γ 剂量率[①]/($pGy\cdot h^{-1}$)
皮肤、内衣	1×10^4	40
手	1×10^4	—
伤口	3×10^3	—
炊具、餐具	3×10^2	—
服装、防护用具、轻武器	2×10^4	80
建筑物、工事、车辆内部	2×10^4	150
大型兵器、装备、露天工事	4×10^4	250

①为爆炸后 10 d 内的数值,爆炸后 10~30 d 间的数值是表中数值的 2 倍。

第四节 辐射布放器及其袭击的防护

一、辐射布放器

辐射布放器(RDD)是把放射性物质有目的地布放在某一区域的装置。用常规炸药引爆辐射布放器以放射性污染形式分布于目的区域。辐射布放器可以被拥有常规武器和核材料的恐怖分子或战争狂人轻易地制造和使用。核材料可以来自核废物处理厂、核电站、大学研究设备、放射治疗设备或某些工厂及企业。辐射布放器用的放射性核素包括镅-241、铯-137、钴-60、贫铀、放射性碘、磷-32、钚-238 和钚-239、镭-226、锶-90 和氚等。

二、贫铀辐射及其防护

贫铀是天然铀中的铀-235 含量从 0.714% 降到 0.2% 的金属铀,呈银白色,比钢略软且易延展,有弱磁性,密度较高,表面易形成一层黑色的氧化膜。贫铀可以用来制造弹壳或穿甲弹,也可以用以制作导弹平衡器或制造盛装高活度钴-60 源的屏蔽容器。

20 世纪 70 年代美国首先研制生产了各种贫铀穿甲弹和坦克、直升机的防弹装甲。在 1991 年的海湾战争中,美国首次实战使用了贫铀弹。据报道,在那次战争中美国约使用了 320 t 贫铀弹。由于贫铀弹具有很强的穿透能力,而且易着火,铀粉易自燃,这就增加了其破坏力。在海湾战争中,有 29 辆美军军车被自己的贫铀弹击中,造成数十名美军伤亡,并导致放射性污染。由于在海湾战争和北约对南斯拉夫的战争中使用了贫铀弹,无疑增加了人们对贫铀弹这一危险因素对环境辐射影响的担忧。

贫铀并不产生明显的辐射和化学危害,也不是大规模杀伤性武器。贫铀的原子核衰变时释放 α 粒子和 β 粒子及弱的 γ 光子。由于贫铀的密度较高,在其内部产生的大部分辐射通常不会达到其全层表面,这是贫铀的"自屏蔽"效应所致。铀-238、钍-234 和镤-234 是贫铀的主要成分。完整的贫铀弹是密封型的,α 粒子和 β 粒子不能穿透密封壳,γ 光子的辐射剂量很小。例如,满载贫铀弹的装甲车辆的乘员在连续行动几个月以后,受照剂量会超过对公众成员规定的年有效剂量限值($1 \text{ mSv} \cdot a^{-1}$)。操作贫铀的工作人员年最大受照剂量为 50 mSv。美国卫生部禁止其服役军人收集使用过的贫铀弹碎片作为纪念品。但是,当大量的贫铀弹爆炸时由于高温燃烧会使铀汽化形成高分散度的放射性气溶胶,这种气溶胶扩散在空气中若被人体吸入,可蓄积在肺中,对肺部产生内照射危害;这种铀尘微粒还会污染地面和露天水源水以及动植物和人们的食品;铀尘经食物和水进入人的消化道后会蓄积在肾脏和骨骼中,对肾脏和骨骼产生内照射损害。

含有贫铀的伤口易形成包囊,并溶解吸收贫铀。这一点已经在海湾战争中受贫铀弹片伤害的美国退役军人的身上得到证实。科学研究也证实,伤口处的贫铀可以缓慢地被吸收并分布于血液中,主要的蓄积部位是肾脏和骨骼。贫铀对肾的长期慢性作用产生的生物效应还不十分清楚。迄今对海湾战争伤员的观察和对实验模型的观察,都没有发现肾脏的损伤。

服用 $NaHCO_3$ 可以降低贫铀离子在肾的近端曲细管的沉积量,佐以利尿剂有利于贫铀离子由肾脏的排除。须尽可能早地清除伤口中的贫铀,不提倡延期扩创手术。实验室检查应包括 24 h 尿铀的分析和鉴定、血清尿素氮、肌酐、$β_2$-微球蛋白、肌酐清除率和肝功能检查。

附 录

表1 以1990年建议书为根据的次级限值
工作人员摄入量限值 ALI(Bq)——ICRP 第61号出版物

核素	分类	吸入 f_1	吸入 ALI	食入 f_1	食入 ALI
氢*	Y	1.0	1×10^9	1.0	1×10^9
H-3					
(12.35 a)					
铍					
Be-7	W	5×10^{-3}	3×10^8	5×10^3	6×10^8
(53.3 d)	Y	5×10^{-3}	2×10^8		
Be-10	W	5×10^{-3}	2×10^6	5×10^{-3}	1×10^7
(1.6×10^6 a)	Y	5×10^{-3}	2×10^5		
碳**					
C-11	c	1.0	6×10^9	1.0	6×10^9
(20.38 min)	m	1.0	2×10^{10}		
	d	1.0	9×10^9		
C-14	c	1.0	4×10^7	1.0	4×10^7
(5730 a)	m	1.0	3×10^{10}		
	d	1.0	3×10^9		
氟					
F-18	D	1.0	9×10^8	1.0	4×10^8
(109.77 min)	W	1.0	1×10^9		
	Y	1.0	9×10^8		
钠					
Na-22	D	1.0	1×10^7	1.0	7×10^6
(2.602 a)					
Na-24	D	1.0	6×10^7	1.0	5×10^7
(15.00 h)					
镁					
Mg-28	D	0.5	2×10^7	0.5	8×10^6
(20.91 h)	W	0.5	1×10^7		

* 表示蒸气形式 ** c、m、d 分别表示标记的有机化合物、CO 和 CO_2。

续表1

核素	分类	吸入		食入	
		f_1	ALI	f_1	ALI
铝					
Al-26	D	0.01	1×10^6	0.01	4×10^6
(7.16×10^5 a)	W	0.01	1×10^6		
硅					
Si-31	D	0.01	4×10^8	0.01	2×10^8
(157.3 min)	W	0.01	4×10^8		
	Y	0.01	4×10^8		
Si-32	D	0.01	3×10^6	0.01	2×10^7
(450 a)	W	0.01	1×10^6		
	Y	0.01	7×10^4		
磷					
P-32	D	0.8	1×10^7	0.8	8×10^6
(14.29 d)	W	0.8	5×10^6		
P-33	D	0.8	1×10^8	0.8	8×10^7
(25.4 d)	W	0.8	3×10^7		
硫					
S-35	D	0.8	2×10^8	0.8	1×10^8
(87.44 d)	W	0.8	3×10^7	0.1	7×10^7
	Y	1.0	2×10^8		
氯					
Cl-36	D	1.0	3×10^7	1.0	2×10^7
(3.01×10^5 a)	W	1.0	3×10^6		
Cl-38	D	1.0	5×10^8	1.0	2×10^8
(37.21 min)	W	1.0	6×10^8		
Cl-39	D	1.0	6×10^8	1.0	2×10^8
(55.6 min)	W	1.0	7×10^8		
钾					
K-40	D	1.0	6×10^6	1.0	4×10^6
(1.289 a)					
K-42	D	10	5×10^7	1.0	5×10^7
(12.36 h)					
K-43	D	1.0	1×10^8	1.0	9×10^7
(22.6 h)					
K-44	D	10	8×10^8	1.0	2×10^8
(22.13 min)					

续表1

核素	分类	吸入		食入	
		f_1	ALI	f_1	ALI
K-45 (20 min)	D	1.0	1×10^9	1.0	4×10^8
钙					
Ca-41 (1.4×10^5 a)	W	0.3	7×10^7	0.3	7×10^7
Ca-45 (163 d)	W	0.3	1×10^7	0.3	2×10^7
Ca-47 (4.53 d)	W	0.3	1×10^7	0.3	1×10^7
钪					
Sc-43 (3.891 h)	Y	1×10^{-4}	3×10^8	1×10^{-4}	1×10^8
Sc-44 (3.927 h)	Y	1×10^{-4}	2×10^8	1×10^{-4}	6×10^7
Sc-44m (58.6 h)	Y	1×10^{-4}	9×10^6	1×10^{-4}	6×10^6
Sc-46 (83.83 d)	Y	1×10^{-4}	3×10^6	1×10^{-4}	1×10^7
Sc-47 (3.351 d)	Y	1×10^{-4}	3×10^7	1×10^{-4}	3×10^7
Sc-48 (43.7 h)	Y	1×10^{-4}	2×10^7	1×10^{-4}	1×10^7
Sc-49 (57.4 min)	Y	1×10^{-4}	7×10^8	1×10^{-4}	3×10^8
钛					
Ti-44 (47.3 a)	D	0.01	2×10^5	0.01	3×10^6
	W	0.01	4×10^5		
	Y	0.01	7×10^4		
Ti-45 (3.08 h)	D	0.01	4×10^8	0.01	1×10^8
	W	0.01	4×10^8		
	Y	0.01	4×10^8		
钒					
V-47 (32.6 min)	D	0.01	1×10^9	0.01	3×10^8
	W	0.01	1×10^9		
V-48	D	0.01	2×10^7	0.01	8×10^6

续表 1

核素	分类	吸入		食入	
		f_1	ALI	f_1	ALI
(16.238 d)	W	0.01	7×10^6		
V-49	D	0.01	5×10^8	0.01	9×10^8
(330 d)	W	0.01	2×10^8		
铬					
Cr-48	D	0.1	2×10^8	0.1	9×10^7
(22.96 h)	W	0.1	9×10^7	0.01	8×10^7
	Y	0.1	8×10^7		
Cr-49	D	0.1	1×10^9	0.01	4×10^8
(42.09 min)	W	0.1	1×10^9	0.01	4×10^8
	Y	0.1	1×10^9		
Cr-51	D	0.1	7×10^8	0.1	5×10^8
(27.704 d)	W	0.1	3×10^8	0.01	4×10^8
	Y	0.1	2×10^8		
锰					
Mn-51	D	0.1	6×10^8	0.1	2×10^8
(46.2 min)	W	0.1	8×10^8		
Mn-52	D	0.1	2×10^7	0.1	1×10^7
(5.591 d)	W	0.1	1×10^7		
Mn-52m	D	0.1	1×10^9	0.1	3×10^8
(21.1 min)	W	0.1	1×10^9		
Mn-53	D	0.1	4×10^8	0.1	6×10^8
(3.7×10^6 a)	W	0.1	2×10^8		
Mn-54	D	0.1	2×10^7	0.1	3×10^7
(312.5 d)	W	0.1	1×10^7		
Mn-56	D	0.1	2×10^8	0.1	9×10^7
(2.5785 h)	W	0.1	2×10^8		
铁					
Fe-52	D	0.1	4×10^7	0.1	1×10^7
(8.275 h)	W	0.1	4×10^7		
Fe-55	D	0.1	3×10^7	0.1	1×10^8
(2.7 a)	W	0.1	6×10^7		
Fe-59	D	0.1	5×10^6	0.1	1×10^7
(44.529 d)	W	0.1	6×10^6		
Fe-60	D	0.1	1×10^5	0.1	5×10^5
(1×10^5 a)	W	0.1	3×10^5		

续表1

核素	分类	吸入		食入	
		f_1	ALI	f_1	ALI
钴					
Co-55	W	0.05	4×10^7	0.05	2×10^7
(17.54 h)	Y	0.05	3×10^7	0.3	2×10^7
Co-56	W	0.05	3×10^6	0.05	7×10^6
(78.76 d)	Y	0.05	2×10^6	0.3	6×10^6
Co-57	W	0.05	3×10^7	0.05	9×10^7
(270.9 d)	Y	0.05	8×10^6	0.3	6×10^7
Co-58	W	0.05	1×10^7	0.05	2×10^7
(70.80 d)	Y	0.05	7×10^6	0.3	2×10^7
Co-58m	W	0.05	1×10^9	0.05	8×10^8
(9.15 h)	Y	0.05	8×10^8	0.3	9×10^8
Co-60	W	0.05	2×10^6	0.05	7×10^6
(5.271 a)	Y	0.05	4×10^5	0.3	3×10^6
Co-60m	W	0.05	5×10^{10}	0.05	1×10^{10}
(10.47 min)	Y	0.05	4×10^{10}	0.3	1×10^{10}
Co-61	W	0.05	8×10^8	0.05	3×10^8
(1.65 h)	Y	0.05	7×10^8	0.3	3×10^8
Co-62m	W	0.05	2×10^9	0.05	4×10^8
(13.91 min)	Y	0.05	2×10^9	0.3	4×10^8
镍					
Ni-56	D	0.05	3×10^7	0.05	2×10^7
(6.10 d)	W	0.05	2×10^7		
	Y	1.0	2×10^7		
Ni-57	D	0.05	7×10^7	0.05	2×10^7
(36.08 h)	W	0.05	4×10^7		
	Y	1.0	1×10^8		
Ni-59	D	0.05	6×10^7	0.05	3×10^8
(7.5×10^4 a)	W	0.05	8×10^7		
	Y	1.0	3×10^7		
Ni-63	D	0.05	2×10^7	0.05	1×10^8
(96 a)	W	0.05	3×10^7		
	Y	1.0	1×10^7		
Ni-65	D	0.05	3×10^8	0.05	1×10^8

续表1

核素	分类	吸入		食入	
		f_1	ALI	f_1	ALI
(2.520 h)	W	0.05	4×10^8		
	Y	1.0	2×10^8		
Ni-66	D	0.05	2×10^7	0.05	5×10^6
(54.6 h)	W	0.05	8×10^6		
	Y	1.0	4×10^7		
铜					
Cu-60	D	0.5	1×10^9	0.5	3×10^8
(23.2 min)	W	0.5	1×10^9		
	Y	0.5	1×10^9		
Cu-61	D	0.5	4×10^8	0.5	2×10^8
(3.408 h)	W	0.5	4×10^8		
	Y	0.5	4×10^8		
Cu-64	D	0.5	4×10^8	0.5	2×10^8
(12.701 h)	W	0.5	3×10^8		
	Y	0.5	3×10^8		
Cu-67	D	0.5	1×10^8	0.5	5×10^7
(61.86 h)	W	0.5	6×10^7		
	Y	0.5	5×10^7		
锌					
Zn-62	Y	0.5	4×10^7	0.5	2×10^7
(9.26 h)					
Zn-63	Y	0.5	9×10^8	0.5	3×10^8
(38.1 min)					
Zn-65	Y	0.5	4×10^6	0.5	5×10^6
(243.9 d)					
Zn-69	Y	0.5	2×10^9	0.5	7×10^8
(57 min)					
Zn-69m	Y	0.5	9×10^7	0.5	5×10^7
(13.76 h)					
Zn-71m	Y	0.5	2×10^8	0.5	9×10^7
(3.92 h)					

续表1

核素	分类	吸入		食入	
		f_1	ALI	f_1	ALI
Zn-72	Y	0.5	1×10^7	0.5	1×10^7
(46.5 h)					
镓					
Ga-65	D	1×10^{-3}	2×10^9	1×10^{-3}	6×10^8
(15.2 min)	W	1×10^{-3}	3×10^9		
Ga-66	D	1×10^{-3}	5×10^7	1×10^{-3}	2×10^7
(9.40 h)	W	1×10^{-3}	4×10^7		
Ga-67	D	1×10^{-3}	2×10^8	1×10^{-3}	8×10^7
(78.26 h)	W	1×10^{-3}	1×10^8		
Ga-68	D	1×10^{-3}	5×10^8	1×10^{-3}	2×10^8
(68.0 min)	W	1×10^{-3}	7×10^8		
Ga-70	D	1×10^{-3}	2×10^9	1×10^{-3}	7×10^8
(21.15 min)	W	1×10^{-3}	3×10^9		
Ga-72	D	1×10^{-3}	5×10^7	1×10^{-3}	2×10^7
(14.1 h)	W	1×10^{-3}	4×10^7		
Ga-73	D	1×10^{-3}	2×10^8	1×10^{-3}	8×10^7
(4.91 h)	W	1×10^{-3}	2×10^8		
锗					
Ge-66	D	1.0	3×10^8	1.0	3×10^8
(2.27 h)	W	1.0	2×10^8		
Ge-67	D	1.0	1×10^9	1.0	3×10^8
(18.7 min)	W	1.0	1×10^9		
Ge-68	D	1.0	5×10^7	1.0	7×10^7
(288 d)	W	1.0	1×10^6		
Ge-69	D	1.0	2×10^8	1.0	2×10^8
(39.05 h)	W	1.0	9×10^7		
Ge-71	D	1.0	5×10^9	1.0	8×10^9
(11.8 d)	W	1.0	6×10^8		
Ge-75	D	1.0	1×10^9	1.0	5×10^8
(82.78 min)	W	1.0	1×10^9		
Ge-77	D	1.0	1×10^8	1.0	1×10^8

续表1

核素	分类	吸入		食入	
		f_1	ALI	f_1	ALI
(11.30 h)	W	1.0	7×10^7		
Ge-78	D	1.0	3×10^8	1.0	2×10^8
(87 min)	W	1.0	2×10^8		
砷					
As-69	W	0.5	1×10^9	0.5	4×10^8
(15.2 min)					
As-70	W	0.5	6×10^8	0.5	2×10^8
(52.6 min)					
As-71	W	0.5	5×10^7	0.5	4×10^7
(64.8 h)					
As-72	W	0.5	2×10^7	0.5	1×10^7
(26.0 h)					
As-73	W	0.5	2×10^7	0.5	8×10^7
(80.30 d)					
As-74	W	0.5	9×10^6	0.5	2×10^7
(17.76 d)					
As-76	W	0.5	2×10^7	0.5	1×10^7
(26.32 h)					
As-77	W	0.5	6×10^7	0.5	5×10^7
(38.8 h)					
As-78	W	0.5	3×10^8	0.5	1×10^8
(90.7 min)					
硒					
Se-70	D	0.8	4×10^8	0.8	2×10^8
(41.0 min)	W	0.8	5×10^8	0.05	2×10^8
Se-73	D	0.8	2×10^8	0.8	9×10^7
(7.15 h)	W	0.8	2×10^8	0.05	5×10^7
Se-73m	D	0.8	2×10^9	0.8	8×10^8
(39 min)	W	0.8	2×10^9	0.05	5×10^8
Se-75	D	0.8	1×10^7	0.8	9×10^6
(119.8 d)	W	0.8	1×10^7	0.05	4×10^7

续表1

核素	分类	吸入		食入	
		f_1	ALI	f_1	ALI
Se-79	D	0.8	2×10^7	0.8	1×10^7
(65000 a)	W	0.8	1×10^7	0.05	5×10^7
Se-81	D	0.8	3×10^9	0.8	8×10^8
(18.5 min)	W	0.8	3×10^9	0.05	8×10^8
Se-81m	D	0.8	8×10^8	0.8	4×10^8
(57.25 min)	W	0.8	9×10^8	0.05	4×10^8
Se-83	D	0.8	1×10^9	0.8	4×10^8
(22.5 min)	W	0.8	2×10^9	0.05	4×10^8
溴					
Br-74	D	1.0	8×10^8	1.0	2×10^8
(25.3 min)	W	1.0	1×10^9		
Br-74m	D	1.0	4×10^8	1.0	1×10^8
(41.5 min)	W	1.0	5×10^8		
Br-75	D	1.0	5×10^8	1.0	3×10^8
(98 min)	W	1.0	6×10^8		
Br-76	D	1.0	6×10^7	1.0	5×10^7
(16.2 h)	W	1.0	5×10^7		
Br-77	D	1.0	4×10^8	1.0	2×10^8
(56 h)	W	1.0	3×10^8		
Br-80	D	1.0	2×10^9	1.0	7×10^8
(17.4 min)	W	1.0	3×10^9		
Br-80m	D	1.0	2×10^8	1.0	2×10^8
(4.42 h)	W	1.0	2×10^8		
Br-82	D	1.0	6×10^7	1.0	4×10^7
(35.30 h)	W	1.0	5×10^7		
Br-83	D	1.0	8×10^8	1.0	5×10^8
(2.39 h)	W	1.0	8×10^8		
Br-84	D	1.0	7×10^8	1.0	2×10^8
(31.80 min)	W	1.0	8×10^8		
铷					
Rb-79	D	1.0	1×10^9	1.0	4×10^8

续表1

核素	分类	吸入		食入	
		f_1	ALI	f_1	ALI
(22.9 min)					
Rb-81	D	1.0	5×10^8	1.0	4×10^8
(4.58 h)					
Rb-81m	D	1.0	3×10^9	1.0	2×10^9
(32 min)					
Rb-82m	D	1.0	3×10^8	1.0	2×10^8
(6.2 h)					
Rb-83	D	1.0	2×10^7	1.0	1×10^7
(86.2 d)					
Rb-84	D	1.0	1×10^7	1.0	8×10^6
(32.77 d)					
Rb-86	D	1.0	1×10^7	1.0	8×10^6
(18.66 d)					
Rb-87	D	1.0	2×10^7	1.0	2×10^7
(4.710 a)					
Rb-88	D	1.0	8×10^8	1.0	2×10^8
(17.8 min)					
Rb-89	D	1.0	2×10^9	1.0	4×10^8
(15.2 min)					
锶					
Sr-80	D	0.3	2×10^8	0.3	7×10^7
(100 min)	Y	0.01	2×10^8	0.01	7×10^7
Sr-81	D	0.3	8×10^8	0.3	3×10^8
(25.5 min)	Y	0.01	1×10^9	0.01	3×10^8
Sr-82	D	0.3	5×10^6	0.3	3×10^6
(25 d)	Y	0.01	1×10^6	0.01	2×10^6
Sr-83	D	0.3	1×10^8	0.3	4×10^7
(32.4 h)	Y	0.01	5×10^7	0.01	3×10^7
Sr-85	D	0.3	4×10^7	0.3	4×10^7
(64.84 d)	Y	0.01	1×10^7	0.01	5×10^7
Sr-85m	D	0.3	9×10^9	0.3	4×10^9

续表1

核素	分类	吸入		食入	
		f_1	ALI	f_1	ALI
(69.5 min)	Y	0.01	9×10^9	0.01	4×10^9
Sr-87m	D	0.3	2×10^9	0.3	7×10^8
(2.805 h)	Y	0.01	2×10^9	0.01	7×10^8
Sr-89	D	0.3	1×10^7	0.3	6×10^6
(50.5 d)	Y	0.01	2×10^6	0.01	6×10^6
Sr-90	D	0.3	4×10^5	0.3	6×10^5
(29.12 a)	Y	0.01	6×10^4	0.01	5×10^6
Sr-91	D	0.3	8×10^7	0.3	3×10^7
(9.5 h)	Y	0.01	5×10^7	0.01	3×10^7
Sr-92	D	0.3	1×10^8	0.3	5×10^7
(2.71 h)	Y	0.01	1×10^8	0.01	4×10^7
钇					
Y-86	W	1×10^{-4}	5×10^7	1×10^{-4}	2×10^7
(14.74 h)	Y	1×10^{-4}	5×10^7		
Y-86m	W	1×10^{-4}	9×10^8	1×10^{-4}	3×10^8
(48 min)	Y	1×10^{-4}	8×10^8		
Y-87	W	1×10^{-4}	4×10^7	1×10^{-4}	3×10^7
(80.3 h)	Y	1×10^{-4}	4×10^7		
Y-88	W	1×10^{-4}	4×10^6	1×10^{-4}	1×10^7
(106.64 d)	Y	1×10^{-4}	3×10^6		
Y-90	W	1×10^{-4}	8×10^6	1×10^{-4}	5×10^6
(64.0 h)	Y	1×10^{-4}	7×10^6		
Y-90m	W	1×10^{-4}	1×10^8	1×10^{-4}	9×10^7
(3.19 h)	Y	1×10^{-4}	1×10^8		
Y-91	W	1×10^{-4}	2×10^6	1×10^{-4}	5×10^6
(58.51 d)	Y	1×10^{-4}	1×10^6		
Y-91m	W	1×10^{-4}	3×10^9	1×10^{-4}	2×10^9
(49.71 min)	Y	1×10^{-4}	2×10^9		
Y-92	W	1×10^{-4}	1×10^8	1×10^{-4}	4×10^7
(3.54 h)	Y	1×10^{-4}	1×10^8		
Y-93	W	1×10^{-4}	4×10^7	1×10^{-4}	2×10^7

续表1

核素	分类	吸入		食入	
		f_1	ALI	f_1	ALI
(10.1 h)	Y	1×10^{-4}	3×10^7		
Y-94	W	1×10^{-4}	1×10^9	1×10^{-4}	3×10^8
(19.1 min)	Y	1×10^{-4}	1×10^9		
Y-95	W	1×10^{-4}	2×10^9	1×10^{-4}	4×10^8
(10.7 min)	Y	1×10^{-4}	2×10^9		
锆					
Zr-86	D	2×10^{-3}	6×10^7	2×10^{-3}	2×10^7
(16.5 h)	W	2×10^{-3}	4×10^7		
	Y	2×10^{-3}	3×10^7		
Zr-88	D	2×10^{-3}	4×10^6	2×10^{-3}	5×10^7
(83.4 d)	W	2×10^{-3}	7×10^6		
	Y	2×10^{-3}	3×10^6		
Zr-89	D	2×10^{-3}	5×10^7	2×10^{-3}	2×10^7
(78.43 h)	W	2×10^{-3}	3×10^7		
	Y	2×10^{-3}	3×10^7		
Zr-93	D	2×10^{-3}	5×10^5	2×10^{-3}	7×10^7
(1.53×10^6 a)	W	2×10^{-3}	2×10^6		
	Y	2×10^{-3}	1×10^6		
Zr-95	D	2×10^{-3}	5×10^6	2×10^{-3}	2×10^7
(63.98 d)	W	2×10^{-3}	5×10^5		
	Y	2×10^{-3}	3×10^6		
Zr-97	D	2×10^{-3}	3×10^7	2×10^{-3}	8×10^6
(16.90 h)	W	2×10^{-3}	2×10^7		
	Y	2×10^{-3}	2×10^7		
铌					
Nb-88	W	0.01	3×10^9	0.01	5×10^8
(14.3 min)	Y	0.01	3×10^9		
Nb-89	W	0.01	2×10^8	0.01	8×10^7
(122 min)	Y	0.01	2×10^8		
Nb-89	W	0.01	4×10^8	0.01	2×10^8
(66 min)	Y	0.01	4×10^8		

续表1

核素	分类	吸入		食入	
		f_1	ALI	f_1	ALI
Nb-90	W	0.01	4×10^7	0.01	1×10^7
(14.60 h)	Y	0.01	3×10^7		
Nb-93m	W	0.01	2×10^7	0.01	1×10^8
(13.6 a)	Y	0.01	3×10^6		
Nb-94	W	0.01	2×10^6	0.01	9×10^6
(2.03×10^4 a)	Y	0.01	2×10^5		
Nb-95	W	0.01	2×10^7	0.01	3×10^7
(35.15 d)	Y	0.01	1×10^7		
Nb-95m	W	0.01	3×10^7	0.01	2×10^7
(86.6 h)	Y	0.01	3×10^7		
Nb-96	W	0.01	3×10^7	0.01	2×10^7
(23.35 h)	Y	0.01	3×10^7		
Nb-97	W	0.01	1×10^9	0.01	4×10^8
(72.1 min)	Y	0.01	9×10^8		
Nb-98	W	0.01	6×10^8	0.01	2×10^8
(51.5 min)	Y	0.01	6×10^8		
钼					
Mo-90	D	0.8	1×10^8	0.8	6×10^7
(5.67 h)	Y	0.05	6×10^7	0.05	3×10^7
Mo-93	D	0.8	1×10^8	0.8	8×10^7
(3.53 a)	Y	0.05	3×10^6	0.05	3×10^8
Mo-93m	D	0.8	3×10^8	0.8	1×10^8
(6.85 h)	Y	0.05	2×10^8	0.05	7×10^7
Mo-99	D	0.8	5×10^7	0.8	3×10^7
(66.0 h)	Y	0.05	2×10^7	0.05	1×10^7
Mo-101	D	0.8	2×10^9	0.8	5×10^8
(14.62 min)	Y	0.05	2×10^9	0.05	5×10^8
锝					
Tc-93	D	0.8	9×10^8	0.8	5×10^8
(2.75 h)	W	0.8	1×10^9		
Tc-93m	D	0.8	2×10^9	0.8	9×10^8

续表1

核素	分类	吸入		食入	
		f_1	ALI	f_1	ALI
(43.5 min)	W	0.8	3×10^9		
Tc-94	D	0.8	2×10^8	0.8	1×10^8
(293 min)	W	0.8	3×10^8		
Tc-94m	D	0.8	4×10^8	0.8	2×10^8
(52 min)	W	0.8	7×10^8		
Tc-95	D	0.8	3×10^8	0.8	1×10^8
(20 h)	W	0.8	3×10^8		
Tc-95m	D	0.8	6×10^7	0.8	4×10^7
(61 d)	W	0.8	2×10^7		
Tc-96	D	0.8	4×10^7	0.8	2×10^7
(4.28 d)	W	0.8	3×10^7		
Tc-96m	D	0.8	3×10^9	0.8	2×10^9
(51.5 min)	W	0.8	3×10^9		
Tc-97	D	0.8	4×10^8	0.8	3×10^8
(2.6×10^6 a)	W	0.8	7×10^7		
Tc-97m	D	0.8	5×10^7	0.8	4×10^7
(87 d)	W	0.8	1×10^7		
Tc-98	D	0.8	2×10^7	0.8	1×10^7
(4.2×10^6 a)	W	0.8	3×10^6		
Tc-99	D	0.8	4×10^7	0.8	3×10^7
(2.13×10^5 a)	W	0.8	8×10^6		
Tc-99m	D	0.8	2×10^9	0.8	1×10^9
(6.02 h)	W	0.8	2×10^9		
Tc-101	D	0.8	4×10^9	0.8	1×10^9
(14.2 min)	W	0.8	5×10^9		
Tc-104	D	0.8	8×10^8	0.8	3×10^8
(18.2 min)	W	0.8	1×10^9		
钌					
Ru-94	D	0.05	6×10^8	0.05	3×10^8
(51.8 min)	W	0.05	7×10^8		
	Y	0.05	7×10^8		

续表1

核素	分类	吸入		食入	
		f_1	ALI	f_1	ALI
Ru-97	D	0.05	3×10^8	0.05	1×10^8
(2.9 d)	W	0.05	2×10^8		
	Y	0.05	2×10^8		
Ru-103	D	0.05	2×10^7	0.05	2×10^7
(39.28 d)	W	0.05	1×10^7		
	Y	0.05	8×10^6		
Ru-105	D	0.05	2×10^8	0.05	7×10^7
(4.44 h)	W	0.05	2×10^8		
	Y	0.05	2×10^8		
Ru-106	D	0.05	1×10^6	0.05	2×10^6
(368.2 d)	W	0.05	6×10^5		
	Y	0.05	2×10^5		
铑					
Rh-99	D	0.05	4×10^7	0.05	3×10^7
(16 d)	W	0.05	3×10^7		
	Y	0.05	2×10^7		
Rh-99m	D	0.05	1×10^9	0.05	3×10^8
(4.7 h)	W	0.05	1×10^9		
	Y	0.05	1×10^9		
Rh-100	D	0.05	8×10^7	0.05	3×10^7
(20.8 h)	W	0.05	6×10^7		
	Y	0.05	6×10^7		
Rh-101	D	0.05	7×10^6	0.05	3×10^7
(3.2 a)	W	0.05	9×10^6		
	Y	0.05	2×10^6		
Rh-101m	D	0.05	2×10^8	0.05	7×10^7
(4.34 d)	W	0.05	1×10^8		
	Y	0.05	9×10^7		
Rh-102	D	0.05	1×10^6	0.05	7×10^6
(2.9 a)	W	0.05	3×10^6		
	Y	0.05	7×10^5		

续表1

核素	分类	吸入		食入	
		f_1	ALI	f_1	ALI
Rh-102m	D	0.05	7×10^6	0.05	1×10^7
(207 d)	W	0.05	4×10^6		
	Y	0.05	2×10^6		
Rh-103m	D	0.05	1×10^{10}	0.05	6×10^9
(56.12 min)	W	0.05	2×10^{10}		
	Y	0.05	2×10^{10}		
Rh-105	D	0.05	1×10^8	0.05	4×10^7
(35.36 h)	W	0.05	8×10^7		
	Y	0.05	7×10^7		
Rh-106m	D	0.05	4×10^8	0.05	1×10^8
(132 min)	W	0.05	5×10^8		
	Y	0.05	4×10^8		
Rh-107	D	0.05	3×10^9	0.05	9×10^8
(21.7 min)	W	0.05	4×10^9		
	Y	0.05	3×10^9		
钯					
Pd-100	D	5×10^{-3}	3×10^7	5×10^{-3}	2×10^7
(3.63 d)	W	5×10^{-3}	2×10^7		
	Y	5×10^{-3}	2×10^7		
Pd-101	D	5×10^{-3}	5×10^8	5×10^{-3}	2×10^8
(8.27 h)	W	5×10^{-3}	4×10^8		
	Y	5×10^{-3}	4×10^8		
Pd-103	D	5×10^{-3}	1×10^8	5×10^{-3}	7×10^7
(16.96 d)	W	5×10^{-3}	5×10^7		
	Y	5×10^{-3}	4×10^7		
Pd-107	D	5×10^{-3}	4×10^8	5×10^{-3}	3×10^8
(6.5×10^6 a)	W	5×10^{-3}	9×10^7		
	Y	5×10^{-3}	6×10^6		
Pd-109	D	5×10^{-3}	1×10^8	5×10^{-3}	3×10^7
(13.427 h)	W	5×10^{-3}	7×10^7		
	Y	5×10^{-3}	7×10^7		

续表1

核素	分类	吸入		食入	
		f_1	ALI	f_1	ALI
银					
Ag-102	D	0.05	2×10^9	0.05	5×10^8
(12.9 min)	W	0.05	3×10^9		
	Y	0.05	3×10^9		
Ag-103	D	0.05	1×10^9	0.05	5×10^8
(65.7 min)	W	0.05	2×10^9		
	Y	0.05	1×10^9		
Ag-104	D	0.05	1×10^9	0.05	4×10^8
(69.22 min)	W	0.05	2×10^9		
	Y	0.05	2×10^9		
Ag-104m	D	0.05	1×10^9	0.05	4×10^8
(33.5 min)	W	0.05	2×10^9		
	Y	0.05	1×10^9		
Ag-105	D	0.05	2×10^7	0.05	4×10^7
(41.0 d)	W	0.05	2×10^7		
	Y	0.05	2×10^7		
Ag-106	D	0.05	2×10^9	0.05	7×10^8
(23.96 min)	W	0.05	3×10^9		
	Y	0.05	3×10^9		
Ag-106m	D	0.05	1×10^7	0.05	1×10^7
(8.41 d)	W	0.05	1×10^7		
	Y	0.05	1×10^7		
Ag-108m	D	0.05	3×10^6	0.05	1×10^7
(127 a)	W	0.05	3×10^6		
	Y	0.05	3×10^5		
Ag-110m	D	0.05	2×10^6	0.05	7×10^6
(249.9 d)	W	0.05	3×10^6		
	Y	0.05	1×10^6		
Ag-111	D	0.05	2×10^6	0.05	1×10^7
(7.45 d)	W	0.05	1×10^7		
	Y	0.05	1×10^7		

续表 1

核素	分类	吸入		食入	
		f_1	ALI	f_1	ALI
Ag-112	D	0.05	1×10^8	0.05	5×10^7
(3.2 h)	W	0.05	1×10^8		
	Y	0.05	1×10^8		
Ag-115	D	0.05	1×10^9	0.05	3×10^8
(20.0 min)	W	0.05	1×10^9		
	Y	0.05	1×10^9		
镉					
Cd-104	D	0.05	1×10^9	0.05	4×10^8
(57.5 min)	W	0.05	2×10^9		
	Y	0.05	1×10^9		
Cd-107	D	0.05	9×10^8	0.05	3×10^8
(6.49 h)	W	0.05	8×10^8		
	Y	0.05	7×10^8		
Cd-109	D	0.05	1×10^6	0.05	9×10^6
(464 d)	W	0.05	3×10^6		
	Y	0.05	2×10^6		
Cd-113	D	0.05	9×10^4	0.05	8×10^5
(9.315 a)	W	0.05	3×10^5		
	Y	0.05	3×10^5		
Cd-113m	D	0.05	9×10^4	0.05	9×10^5
(13.6 a)	W	0.05	3×10^5		
	Y	0.05	3×10^5		
Cd-115	D	0.05	2×10^7	0.05	1×10^7
(53.46 h)	W	0.05	2×10^7		
	Y	0.05	2×10^7		
Cd-115m	D	0.05	2×10^6	0.05	5×10^6
(44.6 d)	W	0.05	2×10^6		
	Y	0.05	2×10^6		
Cd-117	D	0.05	2×10^8	0.05	8×10^7
(2.49 h)	W	0.05	2×10^8		
	Y	0.05	1×10^8		

续表 1

核素	分类	吸入		食入	
		f_1	ALI	f_1	ALI
Cd-117m	D	0.05	2×10^8	0.05	7×10^7
(3.36 h)	W	0.05	2×10^8		
	Y	0.05	2×10^8		
铟					
In-109	D	0.02	7×10^8	0.02	3×10^8
(4.2 h)	W	0.02	1×10^9		
In-110	D	0.02	3×10^8	0.02	9×10^7
(4.9 h)	W	0.02	3×10^8		
In-110	D	0.02	6×10^8	0.02	2×10^8
(69.1 min)	W	0.02	7×10^8		
In-111	D	0.02	1×10^8	0.02	5×10^7
(2.83 d)	W	0.02	9×10^7		
In-112	D	0.02	7×10^9	0.02	2×10^9
(14.4 min)	W	0.02	1×10^{10}		
In-113m	D	0.02	2×10^9	0.02	9×10^8
(1.658 h)	W	0.02	2×10^9		
In-114m	D	0.02	1×10^6	0.02	3×10^6
(49.51 d)	W	0.02	1×10^6		
In-115	D	0.02	3×10^4	0.02	6×10^5
(5.115 a)	W	0.02	1×10^5		
In-115m	D	0.02	6×10^8	0.02	2×10^8
(4.486 h)	W	0.02	6×10^8		
In-116m	D	0.02	1×10^9	0.02	4×10^8
(54.15 min)	W	0.02	1×10^9		
In-117	D	0.02	2×10^9	0.02	7×10^8
(43.8 min)	W	0.02	3×10^9		
In-117m	D	0.02	5×10^8	0.02	2×10^8
(116.5 min)	W	0.02	5×10^8		
In-119m	D	0.02	2×10^9	0.02	4×10^8
(18.0 min)	W	0.02	2×10^9		

锡

续表1

核素	分类	吸入		食入	
		f_1	ALI	f_1	ALI
Sn-110	D	0.02	2×10^8	0.02	6×10^7
(4.0 h)	W	0.02	2×10^8		
Sn-111	D	0.02	3×10^9	0.02	9×10^8
(35.3 min)	W	0.02	3×10^9		
Sn-113	D	0.02	2×10^7	0.02	2×10^7
(115.1 d)	W	0.02	7×10^6		
Sn-117m	D	0.02	4×10^7	0.02	2×10^7
(13.61 d)	W	0.02	2×10^7		
Sn-119m	D	0.02	4×10^7	0.02	4×10^7
(293.0 d)	W	0.02	1×10^7		
Sn-121	D	0.02	2×10^8	0.02	7×10^7
(27.06 h)	W	0.02	1×10^8		
Sn-121m	D	0.02	1×10^7	0.02	3×10^7
(55 a)	W	0.02	6×10^6		
Sn-123	D	0.02	9×10^6	0.02	6×10^6
(129.2 d)	W	0.02	2×10^6		
Sn-123m	D	0.02	2×10^9	0.02	6×10^8
(40.08 min)	W	0.02	2×10^9		
Sn-125	D	0.02	1×10^7	0.02	4×10^6
(9.46 d)	W	0.02	4×10^6		
Sn-126	D	0.02	1×10^6	0.02	3×10^6
(1.0×10^5 a)	W	0.02	7×10^5		
Sn-127	D	0.02	3×10^8	0.02	1×10^8
(2.10 h)	W	0.02	2×10^8		
Sn-128	D	0.02	4×10^8	0.02	2×10^8
(59.1 min)	W	0.02	4×10^8		
锑					
Sb-115	D	0.1	3×10^9	0.1	9×10^8
(31.8 min)	W	0.01	4×10^9	0.01	9×10^8
Sb-116	D	0.1	3×10^9	0.1	8×10^8
(15.8 min)	W	0.01	4×10^9	0.01	8×10^8

续表1

核素	分类	吸入		食入	
		f_1	ALI	f_1	ALI
Sb-116m	D	0.1	1×10^9	0.1	3×10^8
(60.3 min)	W	0.01	1×10^9	0.01	3×10^8
Sb-117	D	0.1	3×10^9	0.1	1×10^9
(2.80 h)	W	0.01	4×10^9	0.01	1×10^9
Sb-118m	D	0.1	3×10^8	0.1	1×10^8
(5.00 h)	W	0.01	3×10^8	0.1	9×10^7
Sb-119	D	0.1	6×10^8	0.1	2×10^8
(38.1 h)	W	0.01	3×10^8	0.01	2×10^8
Sb-120	D	0.1	5×10^9	0.1	1×10^9
(15.89 min)	W	0.01	7×10^9	0.01	1×10^9
Sb-120	D	0.1	3×10^7	0.1	1×10^7
(5.76 min)	W	0.01	2×10^7	0.01	1×10^7
Sb-122	D	0.1	3×10^7	0.1	8×10^6
(2.70 d)	W	0.01	1×10^7	0.01	8×10^6
Sb-124	D	0.1	1×10^7	0.1	6×10^6
(60.20 d)	W	0.01	3×10^6	0.01	6×10^6
Sb-124m	D	0.1	8×10^9	0.1	3×10^9
(20.2 min)	W	0.01	7×10^9	0.01	3×10^9
Sb-125	D	0.1	4×10^7	0.1	2×10^7
(2.77 a)	W	0.01	6×10^6	0.01	2×10^7
Sb-126	D	0.1	2×10^7	0.1	7×10^6
(12.4 d)	W	0.01	6×10^6	0.01	6×10^6
Sb-126m	D	0.1	2×10^9	0.1	6×10^8
(19.0 min)	W	0.01	3×10^9	0.01	6×10^8
Sb-127	D	0.1	3×10^7	0.1	8×10^6
(3.85 d)	W	0.01	1×10^7	0.01	8×10^6
Sb-128	D	0.1	4×10^9	0.1	9×10^8
(10.4 min)	W	0.01	5×10^9	0.01	9×10^8
Sb-128	D	0.1	6×10^7	0.1	2×10^7
(9.01 h)	W	0.01	5×10^7	0.01	2×10^7
Sb-129	D	0.1	1×10^8	0.1	5×10^7

续表1

核素	分类	吸入		食入	
		f_1	ALI	f_1	ALI
(4.32 h)	W	0.01	1×10^8	0.01	5×10^7
Sb-130	D	0.1	7×10^8	0.1	2×10^8
(40 min)	W	0.01	9×10^8	0.01	2×10^8
Sb-131	D	0.1	4×10^8	0.1	2×10^8
(23 min)	W	0.01	4×10^8	0.01	2×10^8
碲					
Te-116	D	0.2	3×10^8	0.2	1×10^8
(2.49 h)	W	0.2	3×10^8		
Te-121	D	0.2	7×10^7	0.2	5×10^6
(17 d)	W	0.2	4×10^7		
Te-121m	D	0.2	7×10^6	0.2	1×10^6
(154 d)	W	0.2	6×10^6		
Te-123	D	0.2	1×10^7	0.2	3×10^7
(113 a)	W	0.2	3×10^7		
Te-123m	D	0.2	1×10^7	0.2	2×10^7
(119.7 d)	W	0.2	8×10^6		
Te-125m	D	0.2	2×10^7	0.2	2×10^7
(58 d)	W	0.2	1×10^7		
Te-127	D	0.2	3×10^8	0.2	1×10^8
(9.35 h)	W	0.2	2×10^8		
Te-127m	D	0.2	8×10^6	0.2	9×10^6
(109 d)	W	0.2	4×10^6		
Te-129	D	0.2	8×10^8	0.2	4×10^8
(69.6 min)	W	0.2	1×10^9		
Te-129m	D	0.2	9×10^6	0.2	5×10^6
(33.6 d)	W	0.2	3×10^6		
Te-131	D	0.2	1×10^8	0.2	6×10^7
(25.0 min)	W	0.2	1×10^8		
Te-131m	D	0.2	1×10^7	0.2	6×10^6
(30 h)	W	0.2	8×10^6		
Te-132	D	0.2	6×10^6	0.2	5×10^6

续表 1

核素	分类	吸入		食入	
		f_1	ALI	f_1	ALI
(78.2 h)	W	0.2	5×10^6		
Te-133	D	0.2	5×10^8	0.2	3×10^8
(12.45 min)	W	0.2	6×10^8		
Te-133m	D	0.2	1×10^8	0.2	7×10^7
(55.4 min)	W	0.2	1×10^8		
Te-134	D	0.2	4×10^8	0.2	2×10^8
(41.8 min)	W	0.2	5×10^8		
碘					
I-120	D	1.0	1×10^8	1.0	6×10^7
(81.0 min)					
I-120m	D	1.0	2×10^8	1.0	9×10^7
(53 min)					
I-121	D	1.0	4×10^8	1.0	2×10^8
(2.12 h)					
I-123	D	1.0	2×10^8	1.0	9×10^7
(13.2 h)					
I-124	D	1.0	2×10^6	1.0	1×10^6
(4.18 d)					
I-125	D	1.0	2×10^6	1.0	1×10^6
(60.14 d)					
I-126	D	1.0	1×10^6	1.0	6×10^5
(13.02 d)					
I-128	D	1.0	1×10^9	1.0	4×10^8
(24.99 min)					
I-129	D	1.0	3×10^5	1.0	2×10^5
(1.577 a)					
I-130	D	1.0	2×10^7	1.0	1×10^7
(12.36 h)					
I-131	D	1.0	1×10^6	1.0	8×10^5
(8.04 d)					
I-132	D	1.0	1×10^8	1.0	7×10^7

续表1

核素	分类	吸入		食入	
		f_1	ALI	f_1	ALI
(2.30 h)					
I-132m	D	1.0	2×10^8	1.0	9×10^7
(83.6 min)					
I-133	D	1.0	8×10^6	1.0	4×10^6
(20.8 h)					
I-134	D	1.0	5×10^8	1.0	2×10^8
(52.6 min)					
I-135	D	1.0	4×10^7	1.0	2×10^7
(6.61 h)					
铯					
Cs-125	D	1.0	2×10^9	1.0	6×10^8
(45 min)					
Cs-127	D	1.0	1×10^9	1.0	8×10^8
(6.25 h)					
Cs-129	D	1.0	5×10^8	1.0	3×10^8
(32.06 h)					
Cs-130	D	1.0	2×10^9	1.0	7×10^8
(29.9 min)					
Cs-131	D	1.0	5×10^8	1.0	3×10^8
(9.69 d)					
Cs-132	D	1.0	6×10^7	1.0	4×10^7
(6.475 d)					
Cs-134	D	1.0	2×10^6	1.0	1×10^6
(2.062 a)					
Cs-134m	D	1.0	2×10^9	1.0	1×10^9
(2.90 h)					
Cs-135	D	1.0	2×10^7	1.0	1×10^7
(2.3×10^6 a)					
Cs-135	D	1.0	3×10^9	1.0	1×10^9
(53 min)					
Cs-136	D	1.0	1×10^7	1.0	7×10^6

续表1

核素	分类	吸入		食入	
		f_1	ALI	f_1	ALI
(13.1 d)					
Cs-137	D	1.0	2×10^6	1.0	1×10^6
(30.0 a)					
Cs-138	D	1.0	6×10^8	1.0	2×10^8
(32.3 min)					
钡					
Ba-126	D	0.1	2×10^8	0.1	1×10^8
(96.5 min)					
Ba-128	D	0.1	2×10^7	0.1	6×10^6
(2.43 d)					
Ba-131	D	0.1	1×10^8	0.1	4×10^7
(11.8 d)					
Ba-131m	D	0.1	1×10^{10}	0.1	4×10^9
(14.6 min)					
Ba-133	D	0.1	1×10^7	0.1	2×10^7
(10.74 a)					
Ba-133m	D	0.1	1×10^8	0.1	3×10^7
(38.9 h)					
Ba-135m	D	0.1	1×10^8	0.1	4×10^7
(28.7 h)					
Ba-139	D	0.1	4×10^8	0.1	2×10^8
(82.7 min)					
Ba-140	D	0.1	2×10^7	0.1	6×10^6
(12.74 d)					
Ba-141	D	0.1	9×10^8	0.1	3×10^8
(18.27 min)					
Ba-142	D	0.1	2×10^9	0.1	7×10^8
(10.6 min)					
镧					
La-131	D	1×10^{-3}	1×10^9	1×10^{-3}	7×10^8
(59 min)	W	1×10^{-3}	2×10^9		

续表 1

核素	分类	吸入		食入	
		f_1	ALI	f_1	ALI
La-132	D	1×10^{-3}	1×10^8	1×10^{-3}	5×10^7
(4.8 h)	W	1×10^{-3}	2×10^8		
La-135	D	1×10^{-3}	2×10^9	1×10^{-3}	6×10^8
(19.5 h)	W	1×10^{-3}	1×10^9		
La-137	D	1×10^{-3}	1×10^6	1×10^{-3}	2×10^8
(6×10^4 a)	W	1×10^{-3}	4×10^6		
La-138	D	1×10^{-3}	7×10^4	1×10^{-3}	1×10^7
(1.3511 a)	W	1×10^{-3}	3×10^5		
La-140	D	1×10^{-3}	2×10^7	1×10^{-3}	8×10^6
(40.272 h)	W	1×10^{-3}	1×10^7		
La-141	D	1×10^{-3}	1×10^8	1×10^{-3}	6×10^7
(3.93 h)	W	1×10^{-3}	1×10^8		
La-142	D	1×10^{-3}	3×10^8	1×10^{-3}	1×10^8
(92.5 min)	W	1×10^{-3}	4×10^8		
La-143	D	1×10^{-3}	1×10^9	1×10^{-3}	3×10^8
(14.23 min)	W	1×10^{-3}	1×10^9		
铈					
Ce-134	W	1×10^{-3}	8×10^6	3×10^{-4}	6×10^6
(72.0 h)	Y	3×10^{-4}	8×10^6		
Ce-135	W	3×10^{-4}	5×10^7	3×10^{-4}	2×10^7
(17.6 h)	Y	3×10^{-4}	5×10^7		
Ce-137	W	3×10^{-4}	2×10^9	3×10^{-4}	7×10^8
(9.0 h)	Y	3×10^{-4}	2×10^8		
Ce-137m	W	3×10^{-4}	5×10^7	3×10^{-4}	3×10^7
(34.4 h)	Y	3×10^{-4}	5×10^7		
Ce-139	W	3×10^{-4}	1×10^7	3×10^{-4}	5×10^7
(137.66 d)	Y	3×10^{-4}	8×10^6		
Ce-141	W	3×10^{-4}	9×10^6	3×10^{-4}	2×10^7
(32.501 d)	Y	3×10^{-4}	8×10^6		
Ce-143	W	3×10^{-4}	2×10^7	3×10^{-4}	1×10^7
(33.0 h)	Y	3×10^{-4}	2×10^7		

续表1

核素	分类	吸入		食入	
		f_1	ALI	f_1	ALI
Ce-144	W	3×10^{-4}	5×10^5	3×10^{-4}	2×10^6
(284.3 d)	Y	3×10^{-4}	2×10^5		
镨					
Pr-136	W	3×10^{-4}	3×10^9	3×10^{-4}	6×10^8
(13.1 min)	Y	3×10^{-4}	3×10^9		
Pr-137	W	3×10^{-4}	2×10^9	3×10^{-4}	6×10^8
(76.6 min)	Y	3×10^{-4}	2×10^9		
Pr-138m	W	3×10^{-4}	6×10^8	3×10^{-4}	2×10^8
(2.1 h)	Y	3×10^{-4}	6×10^8		
Pr-139	W	3×10^{-4}	2×10^9	3×10^{-4}	6×10^8
(4.51 h)	Y	3×10^{-4}	1×10^9		
Pr-142	W	3×10^{-4}	3×10^7	3×10^{-4}	1×10^7
(19.13 h)	Y	3×10^{-4}	2×10^7		
Pr-142m	W	3×10^{-4}	2×10^9	3×10^{-4}	1×10^9
(14.6 min)	Y	3×10^{-4}	2×10^9		
Pr-143	W	3×10^{-4}	9×10^6	3×10^{-4}	1×10^7
(13.56 d)	Y	3×10^{-4}	8×10^6		
Pr-144	W	3×10^{-4}	2×10^9	3×10^{-4}	4×10^8
(17.28 min)	Y	3×10^{-4}	2×10^9		
Pr-145	W	3×10^{-4}	1×10^8	3×10^{-4}	5×10^7
(5.98 h)	Y	3×10^{-4}	1×10^8		
Pr-147	W	3×10^{-4}	3×10^9	3×10^{-4}	6×10^8
(13.6 min)	Y	3×10^{-4}	2×10^9		
钕					
Nd-136	W	3×10^{-4}	7×10^8	3×10^{-4}	2×10^8
(50.65 min)	Y	3×10^{-4}	6×10^8		
Nd-138	W	3×10^{-4}	9×10^7	3×10^{-4}	3×10^7
(5.04 h)	Y	3×10^{-4}	8×10^7		
Nd-139	W	3×10^{-4}	4×10^9	3×10^{-4}	1×10^9
(29.7 min)	Y	3×10^{-4}	4×10^9		
Nd-139m	W	3×10^{-4}	2×10^8	3×10^{-4}	8×10^7

续表 1

核素	分类	吸入		食入	
		f_1	ALI	f_1	ALI
(5.5 h)	Y	3×10^{-4}	2×10^8		
Nd-141	W	3×10^{-4}	8×10^9	3×10^{-4}	3×10^9
(2.49 h)	Y	3×10^{-4}	8×10^9		
Nd-147	W	3×10^{-4}	1×10^7	3×10^{-4}	1×10^7
(10.98 d)	Y	3×10^{-4}	1×10^7		
Nd-149	W	3×10^{-4}	3×10^8	3×10^{-4}	1×10^8
(1.73 h)	Y	3×10^{-4}	3×10^8		
Nd-151	W	3×10^{-4}	2×10^9	3×10^{-4}	6×10^8
(12.44 min)	Y	3×10^{-4}	2×10^9		
钷					
Pm-141	W	3×10^{-4}	2×10^9	3×10^{-4}	6×10^8
(20.90 min)	Y	3×10^{-4}	2×10^9		
Pm-143	W	3×10^{-4}	1×10^7	3×10^{-4}	7×10^7
(265 d)	Y	3×10^{-4}	7×10^6		
Pm-144	W	3×10^{-4}	2×10^6	3×10^{-4}	2×10^7
(363 d)	Y	3×10^{-4}	1×10^6		
Pm-145	W	3×10^{-4}	4×10^6	3×10^{-4}	1×10^8
(17.7 a)	Y	3×10^{-4}	3×10^6		
Pm-146	W	3×10^{-4}	9×10^5	3×10^{-4}	2×10^7
(2020 d)	Y	3×10^{-4}	5×10^5		
Pm-147	W	3×10^{-4}	4×10^6	3×10^{-4}	5×10^7
(2.6234 a)	Y	3×10^{-4}	2×10^6		
Pm-148	W	3×10^{-4}	6×10^6	3×10^{-4}	5×10^6
(5.37 d)	Y	3×10^{-4}	6×10^6		
Pm-148m	W	3×10^{-4}	4×10^6	3×10^{-4}	9×10^6
(41.3 d)	Y	3×10^{-4}	3×10^6		
Pm-149	W	3×10^{-4}	2×10^7	3×10^{-4}	1×10^7
(53.08 h)	Y	3×10^{-4}	2×10^7		
Pm-150	W	3×10^{-4}	2×10^8	3×10^{-4}	8×10^7
(2.68 h)	Y	3×10^{-4}	2×10^8		
Pm-151	W	3×10^{-4}	4×10^7	3×10^{-4}	2×10^7

续表 1

核素	分类	吸入		食入	
		f_1	ALI	f_1	ALI
(28.40 h)	Y	3×10^{-4}	4×10^7		
钐					
Sm-141 (10.2 min)	W	3×10^{-4}	2×10^9	3×10^{-4}	5×10^8
Sm-141m (22.6 min)	W	3×10^{-4}	1×10^9	3×10^{-4}	3×10^8
Sm-142 (72.49 min)	W	3×10^{-4}	3×10^8	3×10^{-4}	1×10^8
Sm-145 (340 d)	W	3×10^{-4}	9×10^6	3×10^{-4}	7×10^7
Sm-146 (1.038 a)	W	3×10^{-4}	1000	3×10^{-4}	6×10^5
Sm-147 (1.0611 a)	W	3×10^{-4}	2000	3×10^{-4}	6×10^5
Sm-151 (90 a)	W	3×10^{-4}	4×10^6	3×10^{-4}	12×10^8
Sm-153 (46.7 h)	W	3×10^{-4}	3×10^7	3×10^{-4}	2×10^7
Sm-155 (22.1 min)	W	3×10^{-4}	3×10^9	3×10^{-4}	7×10^8
Sm-156 (9.4 h)	W	3×10^{-4}	1×10^8	3×10^{-4}	7×10^7
铕					
Eu-145 (5.94 d)	W	1×10^{-3}	3×10^7	1×10^{-3}	2×10^7
Eu-146 (4.61 d)	W	1×10^{-3}	2×10^7	1×10^{-3}	1×10^7
Eu-147 (24 d)	W	1×10^{-3}	2×10^7	1×10^{-3}	3×10^7
Eu-148 (54.5 d)	W	1×10^{-3}	5×10^6	1×10^{-3}	1×10^7

续表1

核素	分类	吸入		食入	
		f_1	ALI	f_1	ALI
Eu-149 (93.1 d)	W	1×10^{-3}	4×10^7	1×10^{-3}	1×10^8
Eu-150 (12.62 h)	W	1×10^{-3}	1×10^8	1×10^{-3}	5×10^7
Eu-150 (34.2 a)	W	1×10^{-3}	4×10^5	1×10^{-3}	1×10^7
Eu-152 (13.33 a)	W	1×10^{-3}	4×10^5	1×10^{-3}	1×10^7
Eu-152m (9.32 h)	W	1×10^{-3}	9×10^7	1×10^{-3}	4×10^7
Eu-154 (8.8 a)	W	1×10^{-3}	3×10^5	1×10^{-3}	7×10^6
Eu-155 (4.96 a)	W	1×10^{-3}	3×10^6	1×10^{-3}	4×10^7
Eu-156 (15.19 d)	W	1×10^{-3}	5×10^6	1×10^{-3}	6×10^6
Eu-157 (15.15 h)	W	1×10^{-3}	6×10^7	1×10^{-3}	3×10^7
Eu-158 (45.9 min)	W	1×10^{-3}	8×10^8	1×10^{-3}	2×10^8
钆					
Gd-145 (22.9 min)	D	3×10^{-4}	2×10^9	3×10^{-4}	5×10^8
	W	3×10^{-4}	2×10^9		
Gd-146 (48.3 d)	D	3×10^{-4}	2×10^6	3×10^{-4}	1×10^7
	W	3×10^{-4}	4×10^6		
Gd-147 (38.1 h)	D	3×10^{-4}	7×10^7	3×10^{-4}	3×10^7
	W	3×10^{-4}	5×10^7		
Gd-148 (93 a)	D	3×10^{-4}	400	3×10^{-4}	6×10^5
	W	3×10^{-4}	1000		
Gd-149 (9.4 d)	D	3×10^{-4}	4×10^7	3×10^{-4}	3×10^7
	W	3×10^{-4}	3×10^7		

续表1

核素	分类	吸入		食入	
		f_1	ALI	f_1	ALI
Gd-151	D	3×10^{-4}	1×10^7	3×10^{-4}	7×10^7
(120 d)	W	3×10^{-4}	2×10^7		
Gd-152	D	3×10^{-4}	500	3×10^{-4}	8×10^5
(1.0814 a)	W	3×10^{-4}	2000		
Gd-153	D	3×10^{-4}	5×10^6	3×10^{-4}	5×10^7
(242 d)	W	3×10^{-4}	1×10^7		
Gd-159	D	3×10^{-4}	1×10^8	3×10^{-4}	3×10^7
(18.56 h)	W	3×10^{-4}	7×10^7		
铽					
Tb-147	W	3×10^{-4}	4×10^8	3×10^{-4}	1×10^8
(1.65 h)					
Tb-149	W	3×10^{-4}	1×10^7	3×10^{-4}	8×10^7
(4.15 h)					
Tb-150	W	3×10^{-4}	3×10^8	3×10^{-4}	8×10^7
(3.27 h)					
Tb-151	W	3×10^{-4}	1×10^8	3×10^{-4}	5×10^7
(17.6 h)					
Tb-153	W	3×10^{-4}	1×10^8	3×10^{-4}	6×10^7
(2.34 d)					
Tb-154	W	3×10^{-4}	6×10^7	3×10^{-4}	3×10^7
(21.4 h)					
Tb-155	W	3×10^{-4}	9×10^7	3×10^{-4}	7×10^7
(5.32 d)					
Tb-156	W	3×10^{-4}	2×10^7	3×10^{-4}	1×10^7
(5.34 d)					
Tb-156m	W	3×10^{-4}	9×10^7	3×10^{-4}	8×10^7
(24.4 h)					
Tb-156m	W	3×10^{-4}	3×10^8	3×10^{-4}	2×10^8
(5.0 h)					
Tb-157	W	3×10^{-4}	1×10^7	3×10^{-4}	5×10^8
(150 a)					

续表 1

核素	分类	吸入		食入	
		f_1	ALI	f_1	ALI
Tb-158 (150 a)	W	3×10^{-4}	4×10^5	3×10^{-4}	1×10^7
Tb-160 (72.3 d)	W	3×10^{-4}	3×10^6	3×10^{-4}	9×10^6
Tb-161 (6.91 d)	W	3×10^{-4}	2×10^7	3×10^{-4}	2×10^7
镝					
Dy-155 (10.0 h)	W	3×10^{-4}	3×10^8	3×10^{-4}	1×10^8
Dy-157 (8.1 h)	W	3×10^{-4}	1×10^9	3×10^{-4}	3×10^8
Dy-159 (144.4 d)	W	3×10^{-4}	4×10^7	3×10^{-4}	1×10^8
Dy-165 (2.334 h)	W	3×10^{-4}	6×10^8	3×10^{-4}	2×10^8
Dy-166 (81.6 h)	W	3×10^{-4}	8×10^6	3×10^{-4}	7×10^6
钬					
Ho-155 (48 min)	W	3×10^{-4}	2×10^9	3×10^{-4}	6×10^8
Ho-157 (12.6 min)	W	3×10^{-4}	1×10^{10}	3×10^{-4}	3×10^9
Ho-159 (33 min)	W	3×10^{-4}	1×10^{10}	3×10^{-4}	3×10^9
Ho-161 (2.5 h)	W	3×10^{-4}	5×10^9	3×10^{-4}	2×10^9
Ho-162 (15 min)	W	3×10^{-4}	3×10^{10}	3×10^{-4}	6×10^9
Ho-162m (68 min)	W	3×10^{-4}	3×10^9	3×10^{-4}	9×10^8
Ho-164	W	3×10^{-4}	8×10^9	3×10^{-4}	2×10^9

续表1

核素	分类	吸入		食入	
		f_1	ALI	f_1	ALI
(29 min)					
Ho-164m	W	3×10^{-4}	4×10^9	3×10^{-4}	1×10^9
(37.5 min)					
Ho-166	W	3×10^{-4}	2×10^7	3×10^{-4}	1×10^7
(26.80 h)					
Ho-166m	W	3×10^{-4}	1×10^5	3×10^{-4}	9×10^6
(1.203 a)					
Ho-167	W	3×10^{-4}	7×10^8	3×10^{-4}	3×10^8
(3.1 h)					
铒					
Er-161	W	3×10^{-4}	9×10^8	3×10^{-4}	3×10^8
(3.24 h)					
Er-165	W	3×10^{-4}	3×10^9	3×10^{-4}	9×10^8
(10.36 h)					
Er-169	W	3×10^{-4}	3×10^7	3×10^{-4}	3×10^7
(9.3 d)					
Er-171	W	3×10^{-4}	1×10^8	3×10^{-4}	5×10^7
(7.25 h)					
Er-172	W	3×10^{-4}	2×10^7	3×10^{-4}	1×10^7
(49.3 h)					
铥					
Tm-162	W	3×10^{-4}	3×10^9	3×10^{-4}	7×10^8
(21.7 min)					
Tm-166	W	3×10^{-4}	2×10^8	3×10^{-4}	7×10^7
(7.70 h)					
Tm-167	W	3×10^{-4}	2×10^7	3×10^{-4}	2×10^7
(9.24 d)					
Tm-170	W	3×10^{-4}	3×10^6	3×10^{-4}	1×10^7
(128.6 d)					
Tm-171	W	3×10^{-4}	1×10^7	3×10^{-4}	1×10^8
(1.92 a)					

续表1

核素	分类	吸入		食入	
		f_1	ALI	f_1	ALI
Tm-172 (63.6 h)	W	3×10^{-4}	1×10^7	3×10^{-4}	8×10^6
Tm-173 (8.24 h)	W	3×10^{-4}	2×10^8	3×10^{-4}	6×10^7
Tm-175 (15.2 min)	W	3×10^{-4}	3×10^9	3×10^{-4}	7×10^8
镱					
Yb-162 (18.9 min)	W	3×10^{-4}	4×10^9	3×10^{-4}	1×10^9
	Y	3×10^{-4}	3×10^9		
Yb-166 (56.7 h)	W	3×10^{-4}	3×10^7	3×10^{-4}	2×10^7
	Y	3×10^{-4}	2×10^7		
Yb-167 (17.5 min)	W	3×10^{-4}	9×10^9	3×10^{-4}	3×10^9
	Y	3×10^{-4}	8×10^9		
Yb-169 (32.01 d)	W	3×10^{-4}	1×10^7	3×10^{-4}	2×10^7
	Y	3×10^{-4}	9×10^6		
Yb-175 (4.19 d)	W	3×10^{-4}	4×10^7	3×10^{-4}	3×10^7
	Y	3×10^{-4}	4×10^7		
Yb-177 (1.9 h)	W	3×10^{-4}	6×10^8	3×10^{-4}	2×10^8
	Y	3×10^{-4}	5×10^8		
Yb-178 (74 min)	W	3×10^{-4}	5×10^8	3×10^{-4}	2×10^8
	Y	3×10^{-4}	5×10^8		
镥					
Lu-169 (34.06 h)	W	3×10^{-4}	4×10^7	3×10^{-4}	4×10^7
	Y	3×10^{-4}	5×10^7		
Lu-170 (2.00 d)	W	3×10^{-4}	3×10^7	3×10^{-4}	2×10^7
	Y	3×10^{-4}	3×10^7		
Lu-171 (8.22 d)	W	3×10^{-4}	2×10^7	3×10^{-4}	2×10^7
	Y	3×10^{-4}	2×10^7		
Lu-172 (6.70 d)	W	3×10^{-4}	1×10^7	3×10^{-4}	1×10^7
	Y	3×10^{-4}	1×10^7		
Lu-173	W	3×10^{-4}	8×10^6	3×10^{-4}	6×10^7

续表1

核素	分类	吸入		食入	
		f_1	ALI	f_1	ALI
(1.37 a)	Y	3×10^{-4}	3×10^6		
Lu-174	W	3×10^{-4}	5×10^6	3×10^{-4}	5×10^7
(3.31 a)	Y	3×10^{-4}	2×10^6		
Lu-174m	W	3×10^{-4}	6×10^6	3×10^{-4}	3×10^7
(142 d)	Y	3×10^{-4}	3×10^6		
Lu-176	W	3×10^{-4}	3×10^5	3×10^{-4}	8×10^6
(3.6010 a)	Y	3×10^{-4}	1×10^5		
Lu-176m	W	3×10^{-4}	3×10^8	3×10^{-4}	1×10^8
(3.68 h)	Y	3×10^{-4}	3×10^8		
Lu-177	W	3×10^{-4}	3×10^7	3×10^{-4}	2×10^7
(6.71 d)	Y	3×10^{-4}	3×10^7		
Lu-177m	W	3×10^{-4}	2×10^6	3×10^{-4}	8×10^6
(160.9 d)	Y	3×10^{-4}	1×10^6		
Lu-178	W	3×10^{-4}	2×10^9	3×10^{-4}	4×10^8
(28.4 min)	Y	3×10^{-4}	2×10^9		
Lu-178m	W	3×10^{-4}	2×10^9	3×10^{-4}	5×10^8
(22.7 min)	Y	3×10^{-4}	2×10^9		
Lu-179	W	3×10^{-4}	3×10^8	3×10^{-4}	1×10^8
(4.59 h)	Y	3×10^{-4}	2×10^8		
铪					
Hf-170	D	2×10^{-3}	9×10^7	2×10^{-3}	3×10^7
(16.01 h)	W	2×10^{-3}	6×10^7		
Hf-172	D	2×10^{-3}	4×10^5	2×10^{-3}	1×10^7
(1.87 a)	W	2×10^{-3}	1×10^6		
Hf-173	D	2×10^{-3}	2×10^8	2×10^{-3}	8×10^7
(24.0 h)	W	2×10^{-3}	2×10^8		
Hf-175	D	2×10^{-3}	2×10^7	2×10^{-3}	4×10^7
(70 d)	W	2×10^{-3}	1×10^7		
Hf-177m	D	2×10^{-3}	8×10^8	2×10^{-3}	3×10^8
(51.4 min)	W	2×10^{-3}	1×10^9		
Hf-178m	D	2×10^{-3}	5×10^4	2×10^{-3}	4×10^6

续表 1

核素	分类	吸入		食入	
		f_1	ALI	f_1	ALI
(31 a)	W	2×10^{-3}	2×10^5		
Hf-179m	D	2×10^{-3}	1×10^7	2×10^{-3}	1×10^7
(25.1 d)	W	2×10^{-3}	7×10^6		
Hf-180m	D	2×10^{-3}	4×10^8	2×10^{-3}	1×10^8
(5.5 h)	W	2×10^{-3}	4×10^8		
Hf-181	D	2×10^{-3}	8×10^6	2×10^{-3}	1×10^7
(42.4 d)	W	2×10^{-3}	6×10^6		
Hf-182	D	2×10^{-3}	4×10^4	2×10^{-3}	7×10^6
(9×10^6 a)	W	2×10^{-3}	1×10^5		
Hf-182m	D	2×10^{-3}	1×10^9	2×10^{-3}	5×10^8
(61.5 min)	W	2×10^{-3}	2×10^9		
Hf-183	D	2×10^{-3}	7×10^8	2×10^{-3}	3×10^8
(64 min)	W	2×10^{-3}	6×10^8		
Hf-184	D	2×10^{-3}	1×10^8	2×10^{-3}	4×10^7
(4.12 h)	W	2×10^{-3}	9×10^7		
钽					
Ta-172	W	1×10^{-3}	2×10^9	1×10^{-3}	2×10^8
(36.8 min)	Y	1×10^{-3}	1×10^9		
Ta-173	W	1×10^{-3}	3×10^8	1×10^{-3}	1×10^8
(3.65 h)	Y	1×10^{-3}	2×10^8		
Ta-174	W	1×10^{-3}	1×10^9	1×10^{-3}	4×10^8
(1.2 h)	Y	1×10^{-3}	1×10^9		
Ta-175	W	1×10^{-3}	2×10^8	1×10^{-3}	9×10^7
(10.5 h)	Y	1×10^{-3}	2×10^8		
Ta-176	W	1×10^{-3}	2×10^8	1×10^{-3}	6×10^7
(8.08 h)	Y	1×10^{-3}	2×10^8		
Ta-177	W	1×10^{-3}	2×10^8	1×10^{-3}	1×10^8
(56.6 h)	Y	1×10^{-3}	2×10^8		
Ta-178	W	1×10^{-3}	1×10^9	1×10^{-3}	3×10^8
(2.2 h)	Y	1×10^{-3}	9×10^8		
Ta-179	W	1×10^{-3}	6×10^7	1×10^{-3}	2×10^8

续表1

核素	分类	吸入		食入	
		f_1	ALI	f_1	ALI
(664.9 d)	Y	1×10^{-3}	1×10^7		
Ta-180	W	1×10^{-3}	4×10^6	1×10^{-3}	2×10^7
(1.013 a)	Y	1×10^{-3}	3×10^5		
Ta-180m	W	1×10^{-3}	9×10^8	1×10^{-3}	3×10^8
(8.1 h)	Y	1×10^{-3}	8×10^8		
Ta-182	W	1×10^{-3}	3×10^6	1×10^{-3}	9×10^6
(115.0 d)	Y	1×10^{-3}	2×10^9		
Ta-182m	W	1×10^{-3}	7×10^9	1×10^{-3}	2×10^9
(15.84 min)	Y	1×10^{-3}	5×10^9		
Ta-183	W	1×10^{-3}	1×10^7	1×10^{-3}	1×10^7
(5.1 d)	Y	1×10^{-3}	1×10^7		
Ta-184	W	1×10^{-3}	7×10^7	1×10^{-3}	3×10^7
(8.7 h)	Y	1×10^{-3}	7×10^7		
Ta-185	W	1×10^{-3}	1×10^9	1×10^{-3}	3×10^8
(49 min)	Y	1×10^{-3}	9×10^8		
Ta-186	W	1×10^{-3}	3×10^9	1×10^{-3}	6×10^8
(10.5 min)	Y	1×10^{-3}	3×10^9		
钨					
W-176	D	0.3	8×10^8	0.01	2×10^8
(2.3 h)				0.3	2×10^8
W-177	D	0.3	1×10^9	0.01	3×10^8
(135 min)				0.3	4×10^8
W-178	D	0.3	3×10^8	0.01	6×10^7
(21.7 d)				0.3	8×10^7
W-179	D	0.3	2×10^{10}	0.01	7×10^9
(37.5 min)				0.3	2×10^8
W-181	D	0.3	6×10^8	0.01	2×10^8
(121.2 d)				0.3	2×10^8
W-185	D	0.3	1×10^8	0.01	3×10^7
(75.1 d)				0.3	4×10^7
W-187	D	0.3	1×10^8	0.01	2×10^7

续表1

核素	分类	吸入		食入	
		f_1	ALI	f_1	ALI
(23.9 h)				0.3	3×10^7
W-188	D	0.3	2×10^7	0.01	5×10^6
(69.4 d)				0.3	7×10^6
铼					
Re-177	D	0.8	3×10^9	0.8	1×10^9
(14.0 min)	W	0.8	4×10^9		
Re-178	D	0.8	3×10^9	0.8	8×10^8
(13.2 min)	W	0.8	4×10^9		
Re-181	D	0.8	9×10^7	0.8	5×10^7
(20 h)	W	0.8	1×10^8		
Re-182	D	0.8	1×10^8	0.8	8×10^7
(12.7 h)	W	0.8	2×10^8		
Re-182	D	0.8	3×10^7	0.8	2×10^7
(64.0 h)	W	0.8	2×10^7		
Re-184	D	0.8	4×10^7	0.8	3×10^7
(38.0 d)	W	0.8	1×10^7		
Re-184m	D	0.8	2×10^7	0.8	2×10^7
(165 d)	W	0.8	5×10^6		
Re-186	D	0.8	2×10^7	0.8	2×10^7
(90.64 h)	W	0.8	2×10^7		
Re-186m	D	0.8	2×10^7	0.8	1×10^7
(2.0×10^5 a)	W	0.8	2×10^6		
Re-187	D	0.8	7×10^9	0.8	5×10^9
(510 a)	W	0.8	1×10^9		
Re-188	D	0.8	3×10^7	0.8	2×10^7
(16.98 h)	W	0.8	3×10^7		
Re-188m	D	0.8	1×10^9	0.8	7×10^8
(18.6 min)	W	0.8	1×10^9		
Re-189	D	0.8	5×10^7	0.8	3×10^7
(24.3 h)	W	0.8	5×10^7		

续表1

核素	分类	吸入		食入	
		f_1	ALI	f_1	ALI
锇					
Os-180	D	0.01	4×10^9	0.01	1×10^9
(22 min)	W	0.01	6×10^9		
	Y	0.01	5×10^9		
Os-181	D	0.01	7×10^8	0.01	2×10^8
(105 min)	W	0.01	6×10^8		
	Y	0.01	6×10^8		
Os-182	D	0.01	9×10^7	0.01	3×10^7
(22 h)	W	0.01	6×10^7		
	Y	0.01	5×10^7		
Os-185	D	0.01	1×10^7	0.01	3×10^7
(94 d)	W	0.01	1×10^7		
	Y	0.01	8×10^6		
Os-189m	D	0.01	3×10^9	0.01	1×10^9
(6.0 h)	W	0.01	3×10^9		
	Y	0.01	3×10^9		
Os-191	D	0.01	4×10^7	0.01	2×10^7
(15.4 d)	W	0.01	2×10^7		
	Y	0.01	2×10^7		
Os-191m	D	0.01	5×10^8	0.01	2×10^8
(13.03 h)	W	0.01	3×10^8		
	Y	0.01	2×10^8		
Os-193	D	0.01	6×10^7	0.01	2×10^7
(30.0 h)	W	0.01	4×10^7		
	Y	0.01	3×10^7		
Os-194	D	0.01	1×10^6	0.01	5×10^6
(6.0 a)	W	0.01	9×10^5		
	Y	0.01	1×10^5		
铱					
Ir-182	D	0.01	1×10^9	0.01	4×10^8
(15 min)	W	0.01	2×10^9		

续表 1

核素	分类	吸入		食入	
		f_1	ALI	f_1	ALI
	Y	0.01	1×10^9		
Ir-184	D	0.01	4×10^8	0.01	1×10^8
(3.02 h)	W	0.01	4×10^8		
	Y	0.01	4×10^8		
Ir-185	D	0.01	2×10^8	0.01	7×10^7
(14.0 h)	W	0.01	2×10^8		
	Y	0.01	1×10^8		
Ir-186	D	0.01	1×10^8	0.01	4×10^7
(15.8 h)	W	0.01	9×10^7		
	Y	0.01	8×10^7		
Ir-187	D	0.01	5×10^8	0.01	2×10^8
(10.5 h)	W	0.01	4×10^8		
	Y	0.01	4×10^8		
Ir-188	D	0.01	7×10^7	0.01	3×10^7
(41.5 h)	W	0.01	5×10^7		
	Y	0.01	5×10^7		
Ir-189	D	0.01	9×10^7	0.01	5×10^7
(13.3 d)	W	0.01	5×10^7		
	Y	0.01	4×10^7		
Ir-190	D	0.01	2×10^7	0.01	1×10^7
(12.1 d)	W	0.01	1×10^7		
	Y	0.01	1×10^7		
Ir-190m	D	0.01	3×10^8	0.01	2×10^9
(1.2 h)	W	0.01	2×10^8		
	Y	0.01	2×10^8		
Ir-192	D	0.01	6×10^6	0.01	1×10^7
(74.02 d)	W	0.01	4×10^6		
	Y	0.01	3×10^6		
Ir-192m	D	0.01	2×10^6	0.01	6×10^7
(241 a)	W	0.01	4×10^6		
	Y	0.01	2×10^5		

续表1

核素	分类	吸入		食入	
		f_1	ALI	f_1	ALI
Ir-194 (19.15 h)	D	0.01	4×10^7	0.01	1×10^7
	W	0.01	3×10^7		
	Y	0.01	2×10^7		
Ir-194m (171 d)	D	0.01	2×10^6	0.01	7×10^6
	W	0.01	2×10^6		
	Y	0.01	1×10^6		
Ir-195 (2.5 h)	D	0.01	6×10^8	0.01	2×10^8
	W	0.01	6×10^8		
	Y	0.01	6×10^8		
Ir-195m (3.8 h)	D	0.01	3×10^8	0.01	1×10^8
	W	0.01	3×10^8		
	Y	0.01	3×10^8		
铂					
Pt-186 (2.0 h)	D	0.01	7×10^8	0.01	2×10^8
Pt-188 (10.2 d)	D	0.01	3×10^7	0.01	2×10^7
Pt-189 (10.87 h)	D	0.01	5×10^8	0.01	2×10^8
Pt-191 (2.8 d)	D	0.01	1×10^8	0.01	5×10^7
Pt-193 (50 a)	D	0.01	5×10^8	0.01	4×10^8
Pt-193m (4.33 d)	D	0.01	9×10^7	0.01	3×10^7
Pt-195m (4.02 d)	D	0.01	7×10^7	0.01	2×10^7
Pt-197 (18.3 h)	D	0.01	1×10^8	0.01	4×10^7
Pt-197m (94.4 min)	D	0.01	6×10^8	0.01	2×10^8

续表1

核素	分类	吸入		食入	
		f_1	ALI	f_1	ALI
Pt-199 (30.8 min)	D	0.01	2×10^9	0.01	5×10^8
Pt-200 (12.5 h)	D	0.01	5×10^7	0.01	1×10^7
金					
Au-193 (17.65 h)	D	0.1	4×10^8	0.1	1×10^8
	W	0.1	3×10^8		
	Y	0.1	2×10^8		
Au-194 (39.5 h)	D	0.1	1×10^8	0.1	4×10^7
	W	0.1	8×10^7		
	Y	0.1	7×10^7		
Au-195 (183 d)	D	0.1	2×10^8	0.1	5×10^7
	W	0.1	2×10^7		
	Y	0.1	6×10^6		
Au-198 (2.696 d)	D	0.1	5×10^7	0.1	1×10^7
	W	0.1	2×10^7		
	Y	0.1	2×10^7		
Au-198m (2.30 d)	D	0.1	4×10^7	0.1	1×10^7
	W	0.1	1×10^7		
	Y	0.1	1×10^7		
Au-199 (3.139 d)	D	0.1	1×10^8	0.1	3×10^7
	W	0.1	5×10^7		
	Y	0.1	4×10^7		
Au-200 (48.4 min)	D	0.1	8×10^8	0.1	3×10^8
	W	0.1	1×10^9		
	Y	0.1	9×10^8		
Au-200m (18.7 h)	D	0.1	5×10^7	0.1	2×10^7
	W	0.1	4×10^7		
	Y	0.1	3×10^7		
Au-201 (26.4 min)	D	0.1	3×10^9	0.1	9×10^8
	W	0.1	3×10^9		

续表1

核素	分类	吸入		食入	
		f_1	ALI	f_1	ALI
	Y	0.1	3×10^9		
汞					
Hg-193	D	0.02*	7×10^8	0.02*	2×10^8
(3.5 h)	W	0.02*	6×10^8	1.0**	7×10^8
	D	1.0**	9×10^8	0.4**	3×10^8
	Y	1.0	4×10^8		
Hg-193m	D	0.02*	1×10^8	0.02*	4×10^7
(11.1 h)	W	0.02*	1×10^8	1.0**	2×10^8
	D	1.0**	2×10^8	0.4**	6×10^7
	Y	1.0	1×10^8		
Hg-194	D	0.02*	7×10^5	0.02*	1×10^7
(260 a)	W	0.02*	2×10^6	1.0**	4×10^5
	D	1.0**	6×10^5	0.4**	9×10^5
	Y	1.0	5×10^5		
Hg-195	D	0.02*	6×10^8	0.02*	2×10^8
(9.9 h)	W	0.02*	5×10^8	1.0**	6×10^8
	D	1.0**	8×10^8	0.4**	3×10^8
	Y	1.0	4×10^8		
Hg-195m	D	0.02*	8×10^7	0.02*	3×10^7
(41.6 h)	W	0.02*	4×10^7	1.0**	9×10^7
	D	1.0**	1×10^8	0.4**	4×10^7
	Y	1.0	5×10^7		
Hg-197	D	0.02*	2×10^8	0.02*	6×10^7
(64.1 h)	W	0.02*	1×10^8	1.0**	2×10^8
	D	1.0**	3×10^8	0.4**	9×10^7
	Y	1.0	1×10^8		
Hg-197m	D	0.02*	1×10^8	0.02*	3×10^7
(23.8 h)	W	0.02*	6×10^7	1.0**	1×10^8
	D	1.0**	2×10^8	0.4**	5×10^7
	Y	1.0	7×10^7		
Hg-199m	D	0.02*	2×10^9	0.02*	7×10^8

* 表示无机汞化合物 ** 表示有机汞化合物。

续表1

核素	分类	吸入		食入	
		f_1	ALI	f_1	ALI
(42.6 min)	W	0.02*	2×10^9	1.0**	7×10^8
	D	1.0**	2×10^9	0.4**	7×10^8
	Y	1.0	1×10^9		
Hg-203	D	0.02*	2×10^7	0.02*	3×10^7
(46.60 d)	W	0.02*	1×10^7	1.0**	1×10^7
	D	1.0**	2×10^7	0.4**	2×10^7
	Y	1.0	1×10^7		
铊					
Tl-194	D	1.0	8×10^9	1.0	
(33 min)					
Tl-194m	D	1.0	2×10^9	1.0	5×10^8
(32.8 min)					
Tl-195	D	1.0	2×10^9	1.0	8×10^8
(1.16 h)					
Tl-197	D	1.0	2×10^9	1.0	1×10^8
(2.84 h)					
Tl-198	D	1.0	5×10^8	1.0	3×10^8
(5.3 h)					
Tl-198m	D	1.0	7×10^8	1.0	4×10^8
(1.87 h)					
Tl-199	D	1.0	1×10^9	1.0	8×10^8
(7.42 h)					
Tl-200	D	1.0	2×10^8	1.0	1×10^8
(26.1 h)					
Tl-201	D	1.0	4×10^8	1.0	3×10^8
(3.044 d)					
Tl-202	D	1.0	8×10^7	1.0	5×10^7
(12.23 d)					
Tl-204	D	1.0	4×10^7	1.0	3×10^7
(3.779 a)					

* 表示无机汞化合物 ** 表示有机汞化合物。

续表 1

核素	分类	吸入		食入	
		f_1	ALI	f_1	ALI
铅					
Pb-195m (15.8 min)	D	0.2	2×10^9	0.2	7×10^8
Pb-195m (15.8 min)	D	0.2	2×10^9	0.2	7×10^8
Pb-198 (2.4 h)	D	0.2	1×10^9	0.2	5×10^8
Pb-199 (90 min)	D	0.2	1×10^9	0.2	4×10^8
Pb-200 (21.5 h)	D	0.2	1×10^8	0.2	4×10^7
Pb-201 (9.4 h)	D	0.2	3×10^8	0.2	1×10^8
Pb-202 (3×10^5 a)	D	0.2	9×10^5	0.2	2×10^6
Pb-202m (3.62 h)	D	0.2	5×10^8	0.2	2×10^8
Pb-203 (52.05 h)	D	0.2	2×10^8	0.2	6×10^7
Pb-205 (1.43×10^7 a)	D	0.2	3×10^7	0.2	6×10^7
Pb-209 (3.253 h)	D	0.2	9×10^8	0.2	4×10^8
Pb-210 (22.3 a)	D	0.2	1×10^4	0.2	2×10^4
Pb-211 (36.1 min)	D	0.2	9×10^6	0.2	1×10^8
Pb-212 (10.64 h)	D	0.2	5×10^5	0.2	2×10^6
Pb-214 (26.8 min)	D	0.2	1×10^7	0.2	1×10^8

续表 1

核素	分类	吸入		食入	
		f_1	ALI	f_1	ALI
铋					
Bi-200	D	0.05	1×10^9	0.05	4×10^8
(36.4 min)	W	0.05	1×10^9		
Bi-201	D	0.05	5×10^8	0.05	2×10^8
(108 min)	W	0.05	5×10^8		
Bi-202	D	0.05	7×10^8	0.05	2×10^8
(1.67 h)	W	0.05	1×10^9		
Bi-203	D	0.05	1×10^8	0.05	4×10^7
(11.76 h)	W	0.05	1×10^8		
Bi-205	D	0.05	5×10^7	0.05	2×10^7
(15.31 d)	W	0.05	2×10^7		
Bi-206	D	0.05	2×10^7	0.05	9×10^6
(6.243 d)	W	0.05	1×10^7		
Bi-207	D	0.05	3×10^7	0.05	1×10^7
(38 a)	W	0.05	4×10^6		
Bi-210	D	0.05	9×10^6	0.05	1×10^7
(5.012 d)	W	0.05	4×10^5		
Bi-210m	D	0.05	2×10^5	0.05	1×10^6
(3.0×10^6 a)	W	0.05	1×10^4		
Bi-212	D	0.05	5×10^6	0.05	9×10^7
(60.55 min)	W	0.05	4×10^6		
Bi-213	D	0.05	6×10^6	0.05	1×10^8
(45.65 min)	W	0.05	5×10^6		
Bi-214	D	0.05	1×10^7	0.05	2×10^8
(19.9 min)	W	0.05	1×10^7		
钋					
Po-203	D	0.1	1×10^9	0.1	4×10^8
(36.7 min)	W	0.1	1×10^9		
Po-205	D	0.1	7×10^8	0.1	4×10^8
(1.80 h)	W	0.1	7×10^8		
Po-207	D	0.1	4×10^8	0.1	1×10^8

续表1

核素	分类	吸入		食入	
		f_1	ALI	f_1	ALI
(350 min)	W	0.1	5×10^8		
Po-210	D	0.1	2×10^4	0.1	9×10^4
(138.38 d)	W	0.1	1×10^4		
砹					
At-207	D	1.0	3×10^7	1.0	8×10^7
(1.80 h)	W	1.0	3×10^7		
At-211	D	1.0	9×10^5	1.0	2×10^6
(7.214 h)	W	1.0	7×10^5		
钫					
Fr-222	D	1.0	6×10^6	1.0	3×10^7
(14.4 min)					
Fr-223	D	1.0	1×10^7	1.0	9×10^6
(21.8 min)					
镭					
Ra-223	W	0.2	1×10^4	0.2	2×10^5
(11.434 d)					
Ra-224	W	0.2	2×10^4	0.2	3×10^5
(3.66 d)					
Ra-225	W	0.2	1×10^4	0.2	3×10^5
(14.8 d)					
Ra-226	W	0.2	9000	0.2	9×10^4
(1600 a)					
Ra-227	W	0.2	3×10^8	0.2	4×10^8
(42.2 min)					
Ra-228	W	0.2	2×10^4	0.2	7×10^4
(5.75 a)					
锕					
Ac-224	D	1×10^{-3}	8×10^5	1×10^{-3}	2×10^7
(2.9 h)	W	1×10^{-3}	7×10^5		
	Y	1×10^{-3}	7×10^5		
Ac-225	D	1×10^{-3}	1×10^4	1×10^{-3}	5×10^5

续表1

核素	分类	吸入		食入	
		f_1	ALI	f_1	ALI
(10.0 d)	W	1×10^{-3}	9000		
	Y	1×10^{-3}	9000		
Ac-226	D	1×10^{-3}	8×10^4	1×10^{-3}	1×10^6
(29 h)	W	1×10^{-3}	6×10^4		
	Y	1×10^{-3}	7×10^4		
Ac-227	D	1×10^{-3}	20	1×10^{-3}	9000
(21.773 a)	W	1×10^{-3}	70		
	Y	1×10^{-3}	70		
Ac-228	D	1×10^{-3}	4×10^5	1×10^{-3}	4×10^7
(6.13 h)	W	1×10^{-3}	1×10^6		
	Y	1×10^{-3}			
钍					
Th-226	W	2×10^{-4}	2×10^6	2×10^{-4}	6×10^7
(30.9 min)	Y	2×10^{-4}	2×10^6		
Th-227	W	2×10^{-4}	6000	2×10^{-4}	2×10^6
(18.718 d)	Y	2×10^{-4}	5000		
Th-228	W	2×10^{-4}	500	2×10^{-4}	3×10^5
(1.9131 a)	Y	2×10^{-4}	200		
Th-229	W	2×10^{-4}	70	2×10^{-4}	4×10^4
(7340 a)	Y	2×10^{-4}	60		
Th-230	W	2×10^{-4}	400	2×10^{-4}	3×10^5
(7.7×10^4 a)	Y	2×10^{-4}	400		
Th-231	W	2×10^{-4}	9×10^7	2×10^{-4}	5×10^7
(25.52 h)	Y	2×10^{-4}	8×10^7		
Th-232	W	2×10^{-4}	90	2×10^{-4}	5×10^4
(1.4×10^{10} a)	Y	2×10^{-4}	90		
Th-234	W	2×10^{-4}	2×10^6	2×10^{-4}	4×10^6
(24.10 d)	Y	2×10^{-4}	2×10^6		
镤					
Pa-227	W	1×10^{-3}	2×10^6	1×10^{-3}	5×10^7
(38.3 min)	Y	1×10^{-3}	2×10^6		

续表1

核素	分类	吸入		食入	
		f_1	ALI	f_1	ALI
Pa-228	W	1×10^{-3}	5×10^5	1×10^{-3}	2×10^7
(22 h)	Y	1×10^{-3}	2×10^5		
Pa-230	W	1×10^{-3}	8×10^4	1×10^{-3}	1×10^7
(17.4 d)	Y	1×10^{-3}	5×10^4		
Pa-231	W	1×10^{-3}	100	1×10^{-3}	1×10^4
(3.28×10^4 a)	Y	1×10^{-3}	100		
Pa-232	W	1×10^{-3}	2×10^6	1×10^{-3}	2×10^7
(1.31 d)	Y	1×10^{-3}	1×10^6		
Pa-233	W	1×10^{-3}	9×10^6	1×10^{-3}	2×10^7
(27.0 d)	Y	1×10^{-3}	7×10^6		
Pa-234	W	1×10^{-3}	1×10^8	1×10^{-3}	4×10^7
(6.70 h)	Y	1×10^{-3}	1×10^8		
铀					
U-230	D	0.05	2×10^{-4}	0.05	2×10^5
(20.8 d)	W	0.05	5000	2×10^{-3}	5×10^5
	Y	2×10^{-3}	4000		
U-231	D	0.05	2×10^8	0.05	5×10^7
(4.2 d)	W	0.05	7×10^7	2×10^{-3}	5×10^7
	Y	2×10^{-3}	6×10^7		
U-232	D	0.05	2×10^4	0.05	2×10^5
(72 a)	W	0.05	6000	2×10^{-3}	2×10^6
	Y	2×10^{-3}	100		
U-233	D	0.05	8×10^4	0.05	7×10^5
(1.58×10^5 a)	W	0.05	1×10^4	2×10^{-3}	3×10^6
	Y	2×10^{-3}	500		
U-234	D	0.05	8×10^4	0.05	7×10^5
(2.45×10^5 a)	W	0.05	1×10^4	2×10^{-3}	3×10^6
	Y	2×10^{-3}	600		
U-235	D	0.05	8×10^4	0.05	7×10^5
(7.04×10^8 a)	W	0.05	1×10^4	2×10^{-3}	3×10^6
	Y	2×10^{-3}	600		

续表 1

核素	分类	吸入		食入	
		f_1	ALI	f_1	ALI
U-236	D	0.05	8×10^4	0.05	7×10^5
(2.34×10^7 a)	W	0.05	1×10^4	2×10^{-3}	3×10^6
	Y	2×10^{-3}	600		
U-237	D	0.05	6×10^7	0.05	2×10^7
(6.75 d)	W	0.05	2×10^7	2×10^{-3}	2×10^7
	Y	2×10^{-3}	2×10^7		
U-238	D	0.05	9×10^4	0.05	8×10^5
(4.47×10^9 a)	W	0.05	1×10^4	2×10^{-3}	3×10^6
	Y	2×10^{-3}	600		
U-239	D	0.05	2×10^9	0.05	7×10^8
(23.54 min)	W	0.05	2×10^9	2×10^{-3}	7×10^8
	Y	2×10^{-3}	2×10^9		
U-240	D	0.05	5×10^7	0.05	2×10^7
(14.1 h)	W	0.05	4×10^7	2×10^{-3}	2×10^7
	Y	2×10^{-3}	3×10^7		
镎					
Np-232	W	1×10^{-3}	1×10^8	1×10^{-3}	2×10^9
(14.7 min)					
Np-233	W	1×10^{-3}	4×10^{10}	1×10^{-3}	1×10^{10}
(36.2 min)					
Np-234	W	1×10^{-3}	4×10^7	1×10^{-3}	3×10^7
(4.4 d)					
Np-235	W	1×10^{-3}	3×10^7	1×10^{-3}	2×10^8
(396.1 d)					
Np-236	W	1×10^{-3}	1000	1×10^{-3}	2×10^5
(1.15×10^5 a)					
Np-236	W	1×10^{-3}	2×10^6	1×10^{-3}	6×10^7
(22.5 h)					
Np-237	W	1×10^{-3}	300	1×10^{-3}	3×10^4
(2.14×10^6 a)					
Np-238	W	1×10^{-3}	3×10^6	1×10^{-3}	2×10^7

续表1

核素	分类	吸入		食入	
		f_1	ALI	f_1	ALI
(2.117 d)					
Np-239	W	$1×10^{-3}$	$3×10^7$	$1×10^{-3}$	$2×10^7$
(2.355 d)					
Np-240	W	$1×10^{-3}$	$1×10^9$	$1×10^{-3}$	$3×10^8$
(65 min)					
钚					
Pu-234	W	$1×10^{-3}$	$3×10^6$	$1×10^{-3}$	$1×10^8$
(8.8 h)	Y	$1×10^{-5}$	$3×10^6$	$1×10^{-4}$	$1×10^8$
				$1×10^{-5}$	$1×10^8$
Pu-235	W	$1×10^{-3}$	$4×10^{10}$	$1×10^{-3}$	$1×10^{10}$
(25.3 min)	Y	$1×10^{-5}$	$3×10^{10}$	$1×10^{-4}$	$1×10^{10}$
				$1×10^{-5}$	$1×10^{10}$
Pu-236	W	$1×10^{-3}$	800	$1×10^{-3}$	$1×10^5$
(2.851 a)	Y	$1×10^{-5}$	700	$1×10^{-4}$	$8×10^5$
				$1×10^{-5}$	
Pu-237	W	$1×10^{-3}$	$5×10^7$	$1×10^{-3}$	$1×10^8$
(45.3 d)	Y	$1×10^{-5}$	$4×10^7$	$1×10^{-4}$	$1×10^8$
				$1×10^{-5}$	$1×10^8$
Pu-238	W	$1×10^{-3}$	300	$1×10^{-3}$	$4×10^4$
(87.74 a)	Y	$1×10^{-5}$	300	$1×10^{-4}$	$3×10^5$
				$1×10^{-5}$	$2×10^6$
Pu-239	W	$1×10^{-3}$	300	$1×10^{-3}$	$4×10^4$
(24065 a)	Y	$1×10^{-5}$	300	$1×10^{-4}$	$3×10^5$
				$1×10^{-5}$	$2×10^6$
Pu-240	W	$1×10^{-3}$	300	$1×10^{-3}$	$4×10^4$
(6537 a)	Y	$1×10^{-5}$	300	$1×10^{-4}$	$3×10^5$
				$1×10^{-5}$	$2×10^6$
Pu-241	W	$1×10^{-3}$	$2×10^4$	$1×10^{-3}$	$2×10^6$
(14.4 a)	Y	$1×10^{-5}$	$2×10^4$	$1×10^{-4}$	$2×10^7$
				$1×10^{-5}$	$1×10^8$
Pu-242	W	$1×10^{-3}$	300	$1×10^{-3}$	$4×10^4$

续表1

核素	分类	吸入		食入	
		f_1	ALI	f_1	ALI
(3.76×10^5 a)	Y	1×10^{-5}	300	1×10^{-4}	3×10^5
				1×10^{-5}	2×10^6
Pu-243	W	1×10^{-3}	5×10^8	1×10^{-3}	2×10^8
(4.956 h)	Y	1×10^{-5}	5×10^8	1×10^{-4}	2×10^8
				1×10^{-5}	2×10^8
Pu-244	W	1×10^{-3}	300	1×10^{-3}	4×10^4
(8.26×10^7 a)	Y	1×10^{-5}	300	1×10^{-4}	3×10^5
				1×10^{-5}	1×10^6
Pu-245	W	1×10^{-3}	6×10^7	1×10^{-3}	3×10^7
(10.5 h)	Y	1×10^{-5}	6×10^7	1×10^{-4}	3×10^7
				1×10^{-5}	3×10^7
Pu-246	W	1×10^{-3}	3×10^6	1×10^{-3}	4×10^6
(10.85 d)	Y	1×10^{-5}	3×10^6	1×10^{-4}	4×10^6
				1×10^{-5}	4×10^6
镅					
Am-237	W	1×10^{-3}	3×10^9	1×10^{-3}	1×10^9
(73.0 min)					
Am-238	W	1×10^{-3}	1×10^8	1×10^{-3}	7×10^8
(98 min)					
Am-239	W	1×10^{-3}	2×10^8	1×10^{-3}	8×10^7
(11.9 h)					
Am-240	W	1×10^{-3}	4×10^7	1×10^{-3}	3×10^7
(50.8 h)					
Am-241	W	1×10^{-3}	300	1×10^{-3}	3×10^4
(432.2 a)					
Am-242m	W	1×10^{-3}	300	1×10^{-3}	4×10^4
(152 a)					
Am-242	W	1×10^{-3}	2×10^6	1×10^{-3}	5×10^7
(16.02 h)					
Am-243	W	1×10^{-3}	300	1×10^{-3}	3×10^4
(7380 a)					

续表1

核素	分类	吸入		食入	
		f_1	ALI	f_1	ALI
Am-244m (26 min)	W	1×10^{-3}	2×10^8	1×10^{-3}	7×10^8
Am-244 (10.1 h)	W	1×10^{-3}	7×10^6	1×10^{-3}	4×10^7
Am-245 (2.05 h)	W	1×10^{-3}	1×10^9	1×10^{-3}	5×10^8
Am-246m (25.0 min)	W	1×10^{-3}	2×10^9	1×10^{-3}	6×10^8
Am-246 (39 min)	W	1×10^{-3}	1×10^9	1×10^{-3}	4×10^8
锔					
Cm-238 (2.4 h)	W	1×10^{-3}	2×10^7	1×10^{-3}	3×10^8
Cm-240 (27 d)	W	1×10^{-3}	1×10^4	1×10^{-3}	1×10^6
Cm-241 (32.8 d)	W	1×10^{-3}	7×10^5	1×10^{-3}	1×10^6
Cm-242 (162.8 d)	W	1×10^{-3}	6000	1×10^{-3}	9×10^5
Cm-243 (28.5 a)	W	1×10^{-3}	400	1×10^{-3}	5×10^4
Cm-244 (18.11 a)	W	1×10^{-3}	500	1×10^{-3}	6×10^4
Cm-245 (8500 a)	W	1×10^{-3}	300	1×10^{-3}	3×10^4
Cm-246 (4730 a)	W	1×10^{-3}	300	1×10^{-3}	3×10^4
Cm-247 (1.56×10^7 a)	W	1×10^{-3}	300	1×10^{-3}	4×10^4
Cm-248 (3.39×10^5 a)	W	1×10^{-3}	80	1×10^{-3}	9000

续表1

核素	分类	吸入		食入	
		f_1	ALI	f_1	ALI
Cm-249 (64.15 min)	W	1×10^{-3}	6×10^8	1×10^{-3}	8×10^8
Cm-250 (6900 a)	W	1×10^{-3}	10	1×10^{-3}	2000
锫					
Bk-245 (4.94 d)	W	1×10^{-3}	2×10^7	1×10^{-3}	2×10^7
Bk-246 (1.83 d)	W	1×10^{-3}	5×10^7	1×10^{-3}	4×10^7
Bk-247 (1380 a)	W	1×10^{-3}	200	1×10^{-3}	3×10^4
Bk-249 (320 d)	W	1×10^{-3}	1×10^5	1×10^{-3}	1×10^7
Bk-250 (3.222 h)	W	1×10^{-3}	2×10^7	1×10^{-3}	2×10^8
锎					
Cf-244 (19.4 min)	W	1×10^{-3}	9×10^6	1×10^{-3}	3×10^8
	Y	1×10^{-3}	8×10^6		
Cf-246 (35.7 h)	W	1×10^{-3}	1×10^5	1×10^{-3}	4×10^6
	Y	1×10^{-3}	1×10^5		
Cf-248 (333.5 d)	W	1×10^{-3}	3000	1×10^{-3}	4×10^5
	Y	1×10^{-3}	2000		
Cf-249 (350.6 a)	W	1×10^{-3}	200	1×10^{-3}	3×10^4
	Y	1×10^{-3}	300		
Cf-250 (13.08 a)	W	1×10^{-3}	500	1×10^{-3}	6×10^4
	Y	1×10^{-3}	400		
Cf-251 (898 a)	W	1×10^{-3}	200	1×10^{-3}	3×10^4
	Y	1×10^{-3}	300		
Cf-252 (2.638 a)	W	1×10^{-3}	900	1×10^{-3}	1×10^5
	Y	1×10^{-3}	500		
Cf-253	W	1×10^{-3}	3×10^4	1×10^{-3}	7×10^6

续表1

核素	分类	吸入		食入	
		f_1	ALI	f_1	ALI
(17.81 d)	Y	1×10^{-3}	2×10^4		
Cf-254	W	1×10^{-3}	400	1×10^{-3}	3×10^4
(60.5 d)	Y	1×10^{-3}	300		
锿					
Es-250	W	1×10^{-3}	3×10^7	1×10^{-3}	9×10^8
(2.1 h)					
Es-251	W	1×10^{-3}	2×10^7	1×10^{-3}	9×10^7
(33 h)					
Es-253	W	1×10^{-3}	2×10^4	1×10^{-3}	2×10^6
(20.47 d)					
Es-254m	W	1×10^{-3}	2×10^5	1×10^{-3}	3×10^6
(39.3 h)					
Es-254	W	1×10^{-3}	3000	1×10^{-3}	4×10^5
(275.7 d)					
镄					
Fm-252	W	1×10^{-3}	2×10^5	1×10^{-3}	6×10^6
(22.7 h)					
Fm-253	W	1×10^{-3}	1×10^5	1×10^{-3}	1×10^7
(3.00 d)					
Fm-254	W	1×10^{-3}	1×10^6	1×10^{-3}	5×10^7
(3.240 h)					
Fm-255	W	1×10^{-3}	3×10^5	1×10^{-3}	6×10^6
(20.07 h)					
Fm-257	W	1×10^{-3}	4000	1×10^{-3}	7×10^5
(100.5 d)					
钔					
Md-257	W	1×10^{-3}	2×10^6	1×10^{-3}	1×10^8
(5.2 h)					
Md-258	W	1×10^{-3}	6000	1×10^{-3}	9×10^5
(55 d)					

表 2 作为申报豁免基础的豁免水平：放射性核素的豁免活度浓度与豁免活度

（四舍五入为整数）

核素	活度浓度/(Bq/g)	活度/Bq	核素	活度浓度/(Bq/g)	活度/Bq
H-3	1E+06	1E+09	Cr-51	1E+03	1E+07
Be-7	1E+03	1E+07	Mn-51	1E+01	1E+05
C-14	1E+04	1E+07	Mn-52	1E+01	1E+05
O-15	1E+02	1E+09	Mn-52m	1E+01	1E+05
F-18	1E+01	1E+06	Mn-53	1E+04	1E+09
Na-22	1E+01	1E+06	Mn-54	1E+01	1E+06
Na-24	1E+01	1E+05	Mn-56	1E+01	1E+05
Si-31	1E+03	1E+06	Fe-52	1E+01	1E+06
P-32	1E+03	1E+05	Fe-55	1E+04	1E+06
P-33	1E+05	1E+08	Fe-59	1E+01	1E+06
S-35	1E+05	1E+08	Co-55	1E+01	1E+06
Cl-36	1E+04	1E+06	Co-56	1E+01	1E+05
Cl-38	1E+01	1E+05	Co-57	1E+02	1E+06
Ar-37	1E+06	1E+08	Co-58	1E+01	1E+06
Ar-41	1E+02	1E+09	Co-58m	1E+04	1E+07
K-40	1E+02	1E+06	Co-60	1E+01	1E+05
K-42	1E+02	1E+06	Co-60m	1E+03	1E+06
K-43	1E+01	1E+06	Co-61	1E+02	1E+06
Ca-45	1E+04	1E+07	Co-62m	1E+01	1E+05
Ca-47	1E+01	1E+06	Ni-59	1E+04	1E+08
Sc-46	1E+01	1E+06	Ni-63	1E+05	1E+08
Sc-47	1E+02	1E+06	Ni-65	1E+01	1E+06
Sc-48	1E+01	1E+05	Cu-64	1E+02	1E+06
V-48	1E+01	1E+05	Zn-65	1E+01	1E+06
Zn-69	1E+04	1E+06	Zr-97*	1E+01	1E+05
Zn-69m	1E+02	1E+06	Nb-93m	1E+04	1E+07
Ga-72	1E+01	1E+05	Nb-94	1E+01	1E+06
Ge-71	1E+04	1E+08	Nb-95	1E+01	1E+06
As-73	1E+03	1E+07	Nb-97	1E+01	1E+06
As-74	1E+01	1E+06	Nb-98	1E+01	1E+05
As-76	1E+02	1E+05	Mo-90	1E+01	1E+06

续表 2

核素	活度浓度/(Bq/g)	活度/Bq	核素	活度浓度/(Bq/g)	活度/Bq
As-77	1E+03	1E+06	Mo-93	1E+03	1E+08
Se-75	1E+02	1E+06	Mo-99	1E+02	1E+06
Br-82	1E+01	1E+06	Mo-101	1E+01	1E+06
Kr-74	1E+02	1E+09	Tc-96	1E+01	1E+06
Kr-76	1E+02	1E+09	Tc-96m	1E+03	1E+07
Kr-77	1E+02	1E+09	Tc-97	1E+03	1E+08
Kr-79	1E+03	1E+05	Tc-97m	1E+03	1E+07
Kr-81	1E+04	1E+07	Tc-99	1E+02	1E+07
Kr-83m	1E+05	1E+12	Tc-99m	1E+02	1E+07
Kr-85	1E+05	1E+04	Ru-97	1E+02	1E+07
Kr-85m	1E+03	1E+10	Ru-103	1E+02	1E+06
Kr-87	1E+02	1E+09	Ru-105	1E+01	1E+06
Kr-88	1E+02	1E+09	Ru-106*	1E+02	1E+05
Rb-86	1E+02	1E+05	Ph-103m	1E+04	1E+08
Sr-85	1E+02	1E+06	Ph-105	1E+02	1E+07
Sr-85m	1E+02	1E+07	Pd-103	1E+03	1E+08
Sr-87	1E+02	1E+06	Pd-109	1E+03	1E+06
Sr-89	1E+03	1E+06	Ag-105	1E+02	1E+06
Sr-90*	1E+02	1E+04	Ag-110m	1E+01	1E+06
Sr-91	1E+01	1E+05	Ag-111	1E+03	1E+06
Sr-92	1E+01	1E+06	Cd-109	1E+04	1E+06
Y-90	1E+03	1E+05	Cd-115	1E+02	1E+06
Y-91	1E+03	1E+06	Cd-115m	1E+03	1E+06
Y-91m	1E+02	1E+06	In-111	1E+02	1E+06
Y-92	1E+02	1E+05	In-113m	1E+02	1E+06
Y-93	1E+02	1E+05	In-114m	1E+02	1E+06
Zr-93*	1E+03	1E+07	In-115m	1E+02	1E+06
Zr-95	1E+01	1E+06	Sn-113	1E+03	1E+07
Sn-125	1E+02	1E+05	Cs-135	1E+04	1E+07
Sb-122	1E+02	1E+04	Cs-136	1E+01	1E+05
Sb-124	1E+01	1E+06	Cs-137*	1E+01	1E+04
Sb-125	1E+02	1E+06	Cs-138	1E+01	1E+04

附 录

续表2

核素	活度浓度/(Bq/g)	活度/Bq	核素	活度浓度/(Bq/g)	活度/Bq
Te-123m	1E+02	1E+07	Ba-131	1E+02	1E+06
Te-125m	1E+03	1E+07	Ba-140*	1E+01	1E+05
Te-127	1E+03	1E+06	La-140	1E+01	1E+05
Te-127m	1E+03	1E+07	Ce-139	1E+02	1E+06
Te-129	1E+02	1E+06	Ce-141	1E+02	1E+07
Te-129m	1E+03	1E+06	Ce-143	1E+02	1E+06
Te-131	1E+02	1E+05	Ce-144*	1E+02	1E+05
Te-131	1E+02	1E+05	Pr-142	1E+02	1E+05
Te-131m	1E+01	1E+06	Pr-143	1E+04	1E+06
Te-132	1E+02	1E+07	Nd-147	1E+02	1E+06
Te-133	1E+01	1E+05	Nd-149	1E+02	1E+06
Te-133m	1E+01	1E+05	Pm-147	1E+04	1E+07
Te-134	1E+01	1E+06	Pm-149	1E+03	1E+06
I-123	1E+02	1E+07	Sm-151	1E+04	1E+08
I-125	1E+03	1E+06	Sm-153	1E+02	1E+06
I-126	1E+02	1E+06	Eu-152	1E+01	1E+06
I-129	1E+02	1E+05	Eu-152m	1E+02	1E+06
I-130	1E+01	1E+06	Eu-154	1E+01	1E+06
I-131	1E+02	1E+06	Eu-155	1E+02	1E+07
I-132	1E+01	1E+05	Gd-153	1E+02	1E+07
I-133	1E+01	1E+06	Gd-159	1E+03	1E+06
I-134	1E+01	1E+05	Tb-160	1E+01	1E+06
I-135	1E+01	1E+06	Dy-165	1E+03	1E+06
Xe-131m	1E+04	1E+04	Dy-166	1E+03	1E+06
Xe-133	1E+03	1E+04	Ho-166	1E+03	1E+05
Xe-135	1E+03	1E+10	Er-169	1E+04	1E+07
Cs-129	1E+02	1E+05	Er-171	1E+02	1E+06
Cs-131	1E+03	1E+06	Tm-170	1E+03	1E+06
Cs-132	1E+01	1E+05	Tm-171	1E+04	1E+08
Cs-134m	1E+03	1E+05	Yb-175	1E+03	1E+07
Cs-134	1E+01	1E+04	Lu-177	1E+03	1E+07
Hf-181	1E+01	1E+06	Po-205	1E+01	1E+06

续表2

核素	活度浓度/(Bq/g)	活度/Bq	核素	活度浓度/(Bq/g)	活度/Bq
Ta-182	1E+01	1E+04	Po-207	1E+01	1E+06
W-181	1E+03	1E+07	Po-210	1E+01	1E+04
W-185	1E+04	1E+07	At-211	1E+03	1E+07
W-187	1E+02	1E+06	Rn-220*	1E+04	1E+07
Re-186	1E+03	1E+06	Rn-222*	1E+01	1E+08
Re-188	1E+02	1E+05	Ra-223*	1E+02	1E+05
Os-185	1E+01	1E+06	Ra-224*	1E+01	1E+05
Os-191	1E+02	1E+07	Ra-225	1E+02	1E+05
Os-191m	1E+03	1E+07	Ra-226*	1E+01	1E+04
Os-193	1E+02	1E+06	Ra-227	1E+02	1E+06
Ir-190	1E+01	1E+06	Ra-228*	1E+01	1E+05
Ir-192	1E+01	1E+04	Ac-228	1E+01	1E+06
Ir-194	1E+02	1E+05	Th-226*	1E+03	1E+07
Pt-191	1E+02	1E+06	Th-227	1E+01	1E+04
Pt-193m	1E+03	1E+07	Th-228*	1E+00	1E+04
Pt-197	1E+03	1E+06	Th-229*	1E+00	1E+03
Pt-197m	1E+02	1E+06	Th-230	1E+00	1E+04
Au-198	1E+02	1E+06	Th-231	1E+03	1E+07
Au-199	1E+02	1E+06	Th-天然（包括Th-232)	1E+00	1E+03
Hg-197	1E+02	1E+07			
Hg-197m	1E+02	1E+06	Th-234*	1E+03	1E+05
Hg-203	1E+02	1E+05	Pa-230	1E+01	1E+06
Tl-200	1E+01	1E+06	Pa-231	1E+00	1E+03
Tl-201	1E+02	1E+06	Pa-233	1E+02	1E+07
Tl-202	1E+02	1E+06	U-230*	1E+01	1E+05
Tl-204	1E+04	1E+04	U-231	1E+02	1E+07
Pb-203	1E+02	1E+06	U-232*	1E+00	1E+03
Pb-210*	1E+01	1E+04	U-233	1E+01	1E+04
Pb-212*	1E+01	1E+05	U-234	1E+01	1E+04
Bi-206	1E+01	1E+05	U-235*	1E+01	1E+04
Bi-207	1E+01	1E+06	U-236	1E+01	1E+04
Bi-210	1E+03	1E+06	U-237	1E+02	1E+06

续表2

核素	活度浓度/(Bq/g)	活度/Bq	核素	活度浓度/(Bq/g)	活度/Bq
Bi-212*	1E+01	1E+05	U-238*	1E+01	1E+04
Po-203	1E+01	1E+06	U-天然	1E+00	1E+03
U-239	1E+02	1E+06	Cm-242	1E+02	1E+05
U-240	1E+03	1E+07	Cm-243	1E+00	1E+04
U-240*	1E+01	1E+06	Cm-244	1E+01	1E+04
Np-237*	1E+00	1E+03	Cm-245	1E+00	1E+03
Np-239	1E+02	1E+07	Cm-246	1E+00	1E+03
Np-240	1E+01	1E+06	Cm-247	1E+00	1E+04
Pu-234	1E+02	1E+07	Cm-248	1E+00	1E+03
Pu-235	1E+02	1E+07	Bk-249	1E+03	1E+06
Pu-236	1E+01	1E+04	Cf-246	1E+03	1E+06
Pu-237	1E+03	1E+07	Cf-248	1E+01	1E+04
Pu-238	1E+00	1E+04	Cf-249	1E+00	1E+03
Pu-239	1E+00	1E+04	Cf-250	1E+01	1E+04
Pu-240	1E+00	1E+03	Cf-251	1E+00	1E+03
Pu-241	1E+02	1E+05	Cf-252	1E+01	1E+04
Pu-242	1E+00	1E+04	Cf-253	1E+02	1E+05
Pu-243	1E+03	1E+07	Cf-254	1E+00	1E+03
Pu-244	1E+00	1E+04	Es-253	1E+02	1E+05
Am-241	1E+00	1E+04	Es-254	1E+01	1E+04
Am-242	1E+03	1E+06	Es-254m	1E+02	1E+06
Am-242m*	1E+00	1E+04	Fm-254	1E+04	1E+07
Am-243*	1E+00	1E+08	Fm-255	1E+03	1E+06

表 2 说明：

*长期平衡中的母核及其子体如下所列：	
Sr-90	Y-90
Zr-93	Nb-93m
Zr-97	Nb-97
Ru-106	Rh-106
Cs-137	Ba-137m
Ba-140	La-140
Ce-134	La-134
Ce-144	Pr-144
Pb-210	Bi-210,Po-210
Pb-212	Bi-212,Tl-208(0.36),Po-212(0.64)
Bi-212	Tl-208(0.36),Po-212(0.64)
Rn-220	Po-216
Rn-222	P0-218,Pb-214,Bi-214,Po-214
Ra-223	Rn-219,Po-215,Pb-211,Bi-211,Tl-207
Ra-224	Rn-220,Po-216,Pb-212,Bi-212,Tl-208(0.36),Po-210(0.64)
Ra-226	Rn-222,Po-218,Pb-214,Bi-214,Po-214,Pb-210,Bi-210,Po-210
Ra-228	Ac-228
Th-226	Ra-222,Rn-218,Po-214
Th-228	Ra-224,Rn-220,Po-216,Pb-212,Bi-212,Tl-208(0.36),Po-212(0.64)
Th-229	Ra-225,Ac-225,Fr-221,At-217,Bi-213,Po-213,Pb-209
Th-天然	Ra-228,Ac-228,Th-228,Ra-224,Rn-220,Po-216,Pb-212,Bi-212,Tl-208(0.36),Po-212(0.64)
Th-234	Pa-234m
U-230	Th-226,Ra-222,Rn-218,Po-214
U-232	Th-228,Ra-224,Rn-220,Po-216,Pb-212,Bi-212,Tl-208(0.36),Po-212(0.64)
U-235	Th-231
U-238	Th-234,Pa-234m
U-天然	Th-234,Pa-234m,U-234,Th-230,Ra-226,Rn-222,Po-218,Pb-214,Bi-214,Po-214,Pb-210,Bi-210,Po-210
U-240	Np-240m
Np-237	Pa-233
Am-242m	Am-242
Am-243	Np-239

表3 X射线摄影受检者器官的剂量转换系数
（补充件）

3a 在X射线摄影中成年男性和成年女性、儿童的器官剂量转换系数列于表3a～3n。

表3a X射线摄影检查成年人甲状腺的剂量转换系数 C_r(mGy/Gy)

投照项目	投照方位	FFD/cm	照射野(cm×cm)	半值层(mmAl)					
				1.5	2.0	2.5	3.0	3.5	4.0
头颅	AP	102	25.4×30.5	216	273	316	351	378	399
	PA	102	25.4×30.5	9	15	23	31	41	52
	LAT	102	30.5×25.4	87	110	137	160	180	198
腹部①	AP	102	35.6×43.2	<0.01	<0.01	<0.01	<0.01	<0.01	<0.01
	PA	102	35.6×43.2	0.02	0.07	0.1	0.2	0.5	0.6
	LAT	102	35.6×43.2	<0.01	<0.01	<0.01	<0.01	<0.01	<0.01
腰椎	AP	102	35.6×43.2	0.06	0.2	0.3	0.6	0.9	1.3
	LAT	102	35.6×43.2	<0.01	<0.01	<0.01	<0.01	<0.01	<0.01
肩胛骨(仅一侧)	AP	102	25.4×30.5	13	17	25	32	39	45
颈椎	AP	102	20.3×25.4	593	738	848	930	991	1040
	AP	102	25.4×30.5	603	753	868	956	1202	1070
	LAT	102	20.3×25.4	16	25	36	47	58	69
	LAT	102	25.4×30.5	38	56	75	93	110	128
上消化道	AP	102	35.6×43.2	0.3	0.9	1.6	2.5	3.7	5.0
肩(仅一侧)	AP	102	25.4×30.5	13	18	24	30	35	40
	LAT	102	25.4×30.5	254	312	362	406	444	480
胆囊造影	PA	102	25.4×30.5	0.1	0.3	0.6	0.9	1.4	1.8
胸	AP	183	35.6×43.2	212	270	317	356	389	414
	PA	183	35.6×43.2	11	21	32	46	62	78
	LAT	183	35.6×43.2	69	93	115	133	151	164
肋、钡吞咽	AP	102	35.6×43.2	198	252	297	332	362	386
	PA	102	35.6×43.2	11	20	30	43	56	72
	LAT	102	35.6×43.2	43	58	71	84	95	105
胸椎	AP	102	35.6×43.2	70	94	116	136	155	171
	AP	102	17.8×43.2	68	89	106	123	138	148
	LAT	102	35.6×43.2	2	4	7	10	14	18
骨盆、腰骨盆、髋尿道摄影、膀胱摄影、股骨、肱骨	—	102	—	<0.01	<0.01	<0.01	<0.01	<0.01	<0.01
	AP	102	17.8×43.2	1.2	2.3	3.4	4.9	6.6	8.2

①腹部检查包括逆行肾盂造影，肾、输尿管和膀胱检查，钡灌肠，静脉肾盂造影和肾动脉造影。

表 3b X 射线摄影检查成年人卵巢的剂量转换系数 C_r (mGy/Gy)

投照项目	投照方位	FFD /cm	照射野 (cm×cm)	半值层(mmAl)					
				1.5	2.0	2.5	3.0	3.5	4.0
骨盆、腰骨盆	AP	102	43.2×35.6	113	174	237	301	366	430
	LAT	102	35.6×43.2	22	39	60	84	112	141
腹部①	AP	102	35.6×43.2	112	171	233	297	360	422
	PA	102	35.6×43.2	69	115	168	228	293	365
	LAT	102	35.6×43.2	21	38	57	80	107	136
腰椎	AP	102	35.6×43.2	105	160	216	274	331	386
	LAT	102	35.6×43.2	17	31	47	67	87	110
髋(仅左或右一侧)	AP	102	25.4×30.5	54	82	112	141	170	199
	LAT	102	25.4×30.5	16	29	44	61	80	101
尿道膀胱摄影	AP	102	25.4×30.5	101	154	207	260	310	360
上消化道	AP	102	35.6×43.2	15	25	37	51	64	80
	PA	102	35.6×43.2	4.8	10	16	25	33	44
	LAT	102	35.6×43.2	1.0	3.1	5	10	16	18
股骨(单侧)	AP	102	17.8×43.2	1.4	2.5	4.1	6.0	8.1	11
胆囊造影	PA	102	25.4×30.5	0.9	1.8	3.4	5.5	8.1	11
胸	AP	183	35.6×43.2	0.5	1.0	2.0	3.2	4.8	0.8
	PA	183	35.6×43.2	0.2	0.6	1.0	1.8	3.2	5.2
	LAT	183	35.6×43.2	0.1	0.2	0.6	0.9	1.6	2.5
肋、钡吞咽	AP	102	35.6×43.2	0.1	0.3	0.7	1.3	1.8	2.6
	PA	102	35.6×43.2	0.07	0.2	0.3	0.8	1.4	2.4
	LAT	102	35.6×43.2	0.03	0.08	0.2	0.3	0.7	1.0
胸椎	AP	102	35.6×43.2	0.2	0.7	1.3	2.0	3.1	4.4
	AP	102	17.8×43.2	0.2	0.3	0.6	0.9	1.6	1.7
	LAT	102	35.6×43.2	0.05	0.1	0.2	0.5	0.7	1.3
头颅、颈椎、肩胛骨、肩、肱骨	—	102		<0.01	<0.01	<0.01	<0.01	<0.01	<0.01

①腹部检查包括逆行肾盂造影,肾、输尿管和膀胱检查,钡灌肠,静脉肾盂造影和肾动脉造影。

表 3c X 射线摄影检查成年人睾丸的剂量转换系数 C_r (mGy/Gy)

投照项目	投照方位	FFD /cm	射野 (cm×cm)	半值层(mmAl)					
				1.5	2.0	2.5	3.0	3.5	4.0
骨盆、腰骨盆	AP	102	43.2×35.6	47	69	90	108	125	141
	LAT	102	35.6×43.2	11	18	26	34	45	54
腹部①	AP	102	35.6×43.2	7.5	13	18	25	32	39
	PA	102	35.6×43.2	3.1	5.7	9.1	14	18	25
	LAT	102	35.6×43.2	0.9	2.0	3.3	4.9	7.0	9.2
腰椎	AP	102	35.6×43.2	1.2	2.5	4.2	6.4	9	11
	LAT	102	35.6×43.2	0.2	0.5	0.8	1.2	1.8	2.6
髋(单侧)	AP	102	25.4×30.5	543	641	711	762	799	827
	LAT	102	25.4×30.5	15	24	34	46	57	70
尿道、膀胱摄影	AP	102	25.4×30.5	335	404	455	494	526	550
上消化道	AP	102	35.6×43.2	0.08	0.2	0.3	0.9	0.9	1.3
股骨(单侧)	AP	102	17.8×43.2	130	189	218	243	262	278
胆囊造影	PA	102	25.4×30.5	<0.1	<0.1	<0.1	<0.1	<0.1	<0.1
胸	AP	183	35.6×43.2	<0.01	<0.01	<0.01	<0.01	<0.01	<0.01
	PA	183	35.6×43.2	<0.01	<0.01	<0.01	<0.01	<0.01	<0.01
	LAT	183	35.6×43.2	<0.1	<0.1	<0.1	<0.1	<0.1	<0.1
肋、钡吞咽、头颅、胸椎、颈椎、肩胛骨、肩、肱骨	—	102	—	<0.01	<0.01	<0.01	<0.01	<0.01	<0.01

①腹部检查包括逆行肾盂造影,肾、输尿管和膀胱检查,钡灌肠,静脉肾盂造影和肾动脉造影。

表 3d X 射线摄影检查成年人肺的剂量转换系数 $C_r^①$ (mGy/Gy)

投照项目	投照方位	FFD /cm	照射野 (cm×cm)	半值层(mmAl)					
				1.5	2.0	2.5	3.0	3.5	4.0
骨盆、腰骨盆	AP	102	43.2×35.6	0.5	1.0	1.4	2.6	3.3	4.5
	LAT	102	35.6×43.2	0.1	0.2	0.4	0.7	1.0	1.4
腹部②	AP	102	35.6×43.2	5.2	8.9	13	17	23	28
	PA	102	35.6×43.2	4.7	7.7	13	16	21	25
	LAT	102	35.6×43.2	1.0	2.1	3.3	4.8	6.3	8.2
腰椎	AP	102	35.6×43.2	45	62	79	95	109	123
	LAT	102	35.6×43.2	6	10	14	17	22	26
肩(仅左或右一侧)	AP	102	25.4×30.4	69/41	86/57	102/72	117/86	131/98	146/108
上消化道	AP	102	35.6×43.2	152/108	206/148	253/184	294/216	330/246	361/273

续表 3d

投照项目	投照方位	FFD /cm	射野 (cm×cm)	半值层(mmAl)					
				1.5	2.0	2.5	3.0	3.5	4.0
上消化道	PA	102	35.6×43.2	105	149	191	227	259	286
	LAT	102	35.6×43.2	53	76	97	116	135	151
肱骨(仅左或右一侧)	AP	102	17.8×43.2	52	70	86	99	110	120
胆囊造影	PA	102	25.4×30.4	59	80	101	118	135	148
胸	AP	183	35.6×43.2	277/206	381/353	473/353	553/419	624/480	685/536
	PA	183	35.6×43.2	243/250	335/355	419/451	496/535	565/610	628/674
	LAT	183	35.6×43.2	102/115	148/169	193/220	236/267	276/310	313/351
肋、钡吞咽	AP	102	35.6×43.2	244/275	332/239	413/298	483/352	544/401	598/447
	PA	102	35.6×43.2	213/210	293/298	366/376	432/447	491/505	545/557
	LAT	102	35.6×43.2	75/87	107/127	139/167	171/202	204/236	235/266
胸椎	AP	102	17.8×43.2	90/63	125/88	156/113	185/133	210/154	227/168
	AP	102	35.6×43.2	242/172	332/237	412/296	482/348	543/397	597/442
	LAT	102	35.6×43.2	74/87	107/128	139/167	170/201	198/235	224/265
髋、股骨、尿道摄影①、膀胱摄影、	—	102	—	<0.01	<0.01	<0.01	<0.01	<0.01	<0.01
	AP	102	25.4×30.4	<0.1	<0.1	<0.1	<0.1	<0.1	<0.1
	AP	102	25.4×30.4	0.6	1.0	1.5	2.1	2.4	3.7
头颅	PA	102	25.4×30.4	0.5	0.8	1.3	1.8	2.5	3.3
	LAT	102	30.4×25.4	0.7	1.3	2.0	2.8	3.7	4.8
颈椎	AP	102	20.3×25.4	3.9	6.2		11	15	17
	LAT	102	20.3×25.4	8.3	13	17	23	28	32
	AP	102	30.4×25.4	10	15	20	25	31	36
	LAT	102	30.4×25.4	15	23	31	39	47	55
肩胛骨(仅左或右一侧)	AP	102	25.4×30.4	99	133	163	190	212	230

①表中凡给出两个数值者,前者为男性患者的数值,后者为女性患者的数值;②腹部检查包括逆行肾盂造影,肾、输尿管和膀胱检查,钡灌肠,静脉肾盂造影和肾动脉造影。

表 3e　X 射线摄影检查成年女性乳腺的剂量转换系数 C_r[①]（mGy/Gy）

投照项目	投照方位	FFD /cm	照射野 (cm×cm)	半值层(mmAl)					
				1.5	2.0	2.5	3.0	3.5	4.0
肩（单侧）	AP	102	35.6×43.2	148	176	198	215	228	238
	LAT	102	35.6×43.2	148	176	198	215	228	238
上消化道	AP	102	35.6×43.2	13	18	25	31	37	43
	PA	102	35.6×43.2	4.3	7.7	11	17	22	29
	LAT	102	35.6×43.2	6.8	9.5	13	15	17	21
胸	AP	183	35.6×43.2	624	744	836	906	961	1004
	PA	183	35.6×43.2	18	32	49	69	91	116
	LAT	183	35.6×43.2	192	218	255	287	316	343
肋、钡吞咽	AP	102	35.6×43.2	635	742	826	895	952	1000
	PA	102	35.6×43.2	13	24	37	51	66	79
	LAT	102	35.6×43.2	145	166	193	218	240	260
胸椎	AP	102	35.6×43.2	615	734	823	892	945	987
	AP	102	17.8×43.2	308	367	412	446	473	493
	LAT	102	35.6×43.2	3.0	5.6	9.0	13	17	23
骨盆（腰骨盆）、腹部[①]、髋、尿道摄影、膀胱摄影、股骨、胆囊造影、头颅、颈椎、肩胛骨、肱骨、腰椎、脊柱	—	102	—	没有计算，不过同上面所列的投照相比，甚小					

[①]腹部检查包括逆行肾盂造影，肾、输尿管和膀胱检查，钡灌肠，静脉肾盂造影和肾动脉造影。

表 3f　X 射线摄影检查成年人子宫（胚胎）的剂量转换系数 C_r（mGy/Gy）

投照项目	投照方位	FFD /cm	照射野 (cm×cm)	半值层(mmAl)					
				1.5	2.0	2.5	3.0	3.5	4.0
骨盆、腰骨盆	AP	102	43.2×35.6	163	244	325	406	484	559
	LAT	102	35.6×43.2	15	29	45	64	86	112
腹部[①]	AP	102	35.6×43.2	153	229	305	379	451	519
	PA	102	35.6×43.2	64	103	149	200	255	314
	LAT	102	35.6×43.2	15	26	43	61	82	105
腰椎	AP	102	35.6×43.2	147	217	287	355	421	482
	LAT	102	35.6×43.2	11	20	31	45	61	78
髋（一侧）	AP	102	35.4×30.4	121	176	230	281	328	373
	LAT	102	35.4×30.4	11	22	33	48	66	83

续表 3f

投照项目	投照方位	FFD /cm	照射野 (cm×cm)	半值层(mmAl)					
				1.5	2.0	2.5	3.0	3.5	4.0
尿道、膀胱摄影、	AP	102	25.4×30.4	155	230	305	376	444	507
上消化道	AP	102	35.6×43.2	11	18	29	39	52	64
	PA	102	35.6×43.2	3.5	7.6	13	19	26	34
	LAT	102	35.6×43.2	1.2	2.3	3.8	5.6	7.8	10
股骨(一侧)、	AP	102	17.8×43.2	1.8	3.5	5.5	8	11	14
胆囊造影、	PA	183	25.4×30.4	0.8	1.7	3.0	4.7	6.9	9.5
胸	AP	183	35.6×43.2	0.3	0.8	1.5	2.3	3.5	4.9
	PA	183	35.6×43.2	0.3	0.7	1.3	2.3	3.0	5.2
	LAT	102	35.6×43.2	0.1	0.3	0.6	0.9	1.4	2.1
肋、钡吞咽	APT	102	35.6×43.2	0.1	0.3	0.6	1.0	1.5	2.3
	PA	102	35.6×43.2	0.1	0.3	0.6	1.0	1.7	2.5
	LAT	102	35.6×43.2	0.03	0.09	0.2	0.3	0.5	0.7
胸椎	AP	102	35.6×43.2	0.2	0.5	0.9	1.5	2.4	3.0
	AP	102	17.8×43.2	0.1	0.3	0.6	0.9	1.5	1.7
	LAT	102	35.6×43.2	0.05	0.1	0.3	0.5	0.6	0.9
头颅、颈椎、肩胛骨、肱骨	—	102	—	<0.01	<0.01	<0.01	<0.01	<0.01	<0.01

①腹部检查包括逆行肾盂造影,肾、输尿管和膀胱检查,钡灌肠,静脉肾盂造影和肾动脉造影。

表 3g X 射线摄影检查成年人红骨髓的剂量转换系数 C_r[①] (mGy/Gy)

投照项目	投照方位	FFD (cm)	照射野 (cm×cm)	半值层(mmAl)					
				1.5	2.0	2.5	3.0	3.5	4.0
骨盆、腰骨盆	AP	102	43.2×35.6	14	23	37	54	76	101
	LAT	102	35.6×43.2	11	28	26	38	51	66
腹部[②]	AP	102	35.6×43.2	15	25	38	55	76	101
	PA	183	35.6×43.2	57	85	117	154	195	240
	LAT	102	35.6×43.2	10	17	25	36	47	62
腰椎	AP	102	35.6×43.2	15	24	37	53	71	93
	LAT	102	35.6×43.2	9.4	15	22	31	43	55
髋(单侧)	AP	102	25.4×30.5	5.4	9.3	15	21	30	39
	LAT	102	25.4×30.5	7.2	11	17	24	32	41
尿道、膀胱摄影、	AP	102	25.4×30.4	6.4	11	18	28	39	53
上消化道	AP	102	35.6×43.2	14/13	21/18	30/26	40/36	54/48	70/62

续表3g

投照项目	投照方位	FFD /cm	照射野 (cm×cm)	半值层(mmAl)					
				1.5	2.0	2.5	3.0	3.5	4.0
	PA	102	35.6×43.2	28	43	61	83	107	135
	LAT	102	35.6×43.2	4.6	8.6	13	18	25	33
股骨(单侧)	AP	102	17.8×43.2	2.0	3.0	5.3	7.7	11	14
胆囊造影	PA	102	25.4×30.5	20	28	38	51	64	80
胸	AP	183	35.6×43.2	25/25	36/36	48/48	63/62	79/78	98/97
	PA	183	35.6×43.2	49/43	69/63	92/86	117/112	146/141	178/172
	LAT	183	35.6×43.2	20/14	28/21	37/29	48/38	61/48	76/59
肋、钡吞咽	AP	102	35.6×43.2	21/18	30/25	39/33	51/41	63/51	78/60
	PA	102	35.6×43.2	39/28	54/43	72/59	92/77	115/97	139/120
	LAT	102	35.6×43.2	14/10	20/16	26/22	34/29	43/37	53/45
胸椎	AP	102	17.8×43.2	11/9.2	16/13	20/15	25/21	34/29	38/31
	AP	102	35.6×43.2	21/17	29/23	39/31	49/40	63/52	77/63
	LAT	102	35.6×43.2	13/9.0	18/14	24/18	32/24	40/31	49/39
头颅	AP	102	25.4×30.5	5.5	8.4	11	16	21	28
	PA	102	25.4×30.5	16	23	31	39	48	57
	LAT	102	30.5×25.4	18	25	34	44	54	67
颈椎	AP	102	20.3×25.4	5.3	7.9	11	16	21	26
	LAT	102	20.3×25.4	8.6	13	17	23	30	37
	AP	102	25.4×30.5	8.2	11	17	22	29	37
	LAT	102	25.4×30.5	11	17	24	31	40	49
肩胛骨(单侧)	AP	102	25.4×30.5	6.9	9.5	13	16	20	24
肩(单侧)	AP	102	25.4×30.5	5.3	7.4	10	13	15	18
	LAT	102	25.4×30.5	18	22	26	30	34	39
肱骨(单侧)	AP	102	17.8×43.2	4.0	5.6	7.5	9.4	11	14

①表中凡给两个数值者,前者为男性受检查的数值,后者为女性受检查的数值;②腹部检查包括逆行肾盂造影,肾、输尿管和膀胱检查,钡灌肠,静脉肾盂造影和肾动脉造影。

表 3h　X射线摄影检查成年人全身的平均剂量转换系数 C_r [①②] (mGy/Gy)

投照项目	投照方位	FFD /cm	照射野 (cm×cm)	半值层(mmAl)					
				1.5	2.0	2.5	3.0	3.5	4.0
骨盆、腰骨盆	AP	102	43.2×35.6	62	83	102	121	137	153
	LAT	102	35.6×43.2	29	37	46	54	61	69
腹部[③]	AP	102	35.6×43.2	62	83	102	121	138	153
	PA	102	35.6×43.2	66	86	122	125	144	161
	LAT	102	35.6×43.2	29	38	46	54	62	69
腰椎	AP	102	35.6×43.2	62	83	102	121	137	152
	LAT	102	35.6×43.2	26	38	43	51	59	66
髋(单侧)	AP	102	25.4×30.5	28	37	45	53	60	67
	LAT	102	25.4×30.5	16	23	29	34	40	45
尿道、膀胱摄影、	AP	102	25.4×30.5	33	44	54	64	74	82
上消化道	AP	102	35.6×43.2	55/53	75/69	92/85	107/99	122/113	135/126
	PA	102	35.6×43.2	45	63	80	97	112	124
	LAT	102	35.6×43.2	25	36	45	54	62	69
股骨(单侧)、	AP	102	17.8×43.2	26	34	43	50	56	62
胆囊造影	PA	102	25.4×30.5	26	38	51	60	70	80
胸	AP	102	35.6×43.2	78/70	103/93	126/114	147/135	166/153	183/169
	PA	183	35.6×43.2	83/66	108/93	131/118	153/140	174/161	192/178
	LAT	183	35.6×43.2	44/36	57/51	60/64	83/77	94/89	106/99
肋、钡吞咽	AP	102	35.6×43.2	61/40	80/62	98/78	114/91	129/98	141/102
	PA	102	35.6×43.2	63/45	84/63	101/83	118/97	135/110	149/115
	LAT	102	35.6×43.2	29	38	47	55	63	70
胸椎	AP	102	17.8×43.2	33/25	45/34	53/40	60/48	70/55	76/61
	AP	102	35.6×43.2	61/47	82/63	100/77	116/91	131/103	144/115
	LAT	102	35.6×43.2	28/22	36/32	44/40	52/48	60/55	67/62
头颅	AP	102	25.4×30.5	15	21	24	28	31	34
	PA	102	25.4×30.5	16	21	25	29	32	36
	LAT	102	30.5×25.4	24	31	38	44	48	53
颈椎	AP	102	20.3×25.4	17	23	28	32	37	40
			25.4×30.5	23	31	38	44	49	54
	LAT	102	20.3×25.4	15	18	22	25	29	32
			25.4×30.5	20	25	31	36	41	46
肩胛骨(单侧)	AP		25.4×30.5	18	24	29	33	38	41
肩(单侧)	AP	102	25.4×30.5	14/14	17/18	22/23	25/26	28/29	30/32
	LAT		25.4×30.5	30	37	41	47	52	55
肱骨(单侧)	AP	102	17.8×43.2	11	15	17	21	23	24

①平均剂量(mGy)乘以 $7×10^{-2}$(J/mGy)换算为用焦耳表示的积分剂量;②表中凡给两个数值者,前者为男性受检者的数值,后者为女性受检者的数值;③腹部检查包括逆行肾盂造影,肾、输尿管和膀胱检查,钡灌肠,静脉肾盂造影和肾动脉造影。

表 3i X 射线摄影检查儿童甲状腺的剂量转换系数 C_r(mGy/Gy)

投照项目	年龄(岁)	投照方位	FFD /cm	照射野① (cm×cm)	半值层(mmAl)②			
					2.0	2.5	3.0	3.5
头颅	0	AP	102	20.3×25.4	784	922	986	—
		LAT	102	25.4×20.3	(529)	(529)	(529)	—
	1	AP	102	20.3×25.4	585	621	673	—
				25.4×30.4				
		PA	102	20.3×25.4	(149)	(149)	(149)	—
				25.4×30.4				
		LAT	102	25.4×20.3	(345)	(345)	(345)	—
				30.4×25.4	(437)	(437)	(437)	—
头颅	5	AP	91.4	25.4×30.4	537	609	731	—
		LAT	91.4	25.4×30.4	(103)	(103)	(103)	—
		AP	91.4	30.4×25.4	370	419	489	—
颈	1	AP	102	(16×14)	585	621		
				20.3×25.4				
		LAT	102	(15×13)	(425)	(425)	(425)	—
				20.3×25.4	(540)	(540)	(540)	—
胸	0	AP	102	(13×16)	784	922	986	
				20.3×25.4				
		PA	183	(13×15)	158	197	247	—
				20.3×25.4	223	304	362	—
		ALT	102	(13×16)	(471)	(471)	(471)	—
				20.3×25.4	(690)	(690)	(690)	—
	1	AP	102	(17×23)	585	621	673	—
				25.4×30.4				
		PA	183	(17×23)	(138)	(138)	(138)	—
				25.4×30.4	(218)	(218)	(218)	—
		LAT	102	(16×14)	(437)	(437)	(437)	—
				25.4×30.4	(552)	(552)	(552)	—
	5	AP	183	(21×30)	—	747	885	1010
				27.9×35.6				
		PA	183	(21×30)	—	(184)	(184)	(184)
				27.9×35.6	—	(218)	(218)	(218)

续表 3i

投照项目	年龄（岁）	投照方位	FFD/cm	照射野①(cm×cm)	半值层(mmAl)②			
					2.0	2.5	3.0	3.5
		LAT	183	(21×30) 27.9×35.6	—	506	586	644
	5	OBL	183	(21×30) 27.9×35.6	—	713	828	989
肾	0	AP	102	(11×8) 25.4×20.3	(7) (69)	(7) (69)	(7) (69)	— —
	1	AP	102	(16×14) 25.4×20.3	(2) (6)	(2) (6)	(2) (6)	— —
	5	AP	102	(20×18) 30.4×25.4	(1) (2)	(1) (2)	(1) (2)	— —
腹部立式	5	AP	102	(23×30) 27.9×35.6	(6)	(6)	(6)	—
腹部	0	AP	102	(13×13) 20.3×25.4	(6) (29)	(6) (29)	(6) (29)	— —
		PA	102	(13×13) 20.3×25.4	(2) (23)	(2) (23)	(2) (23)	— —
		LAT	102	(13×14) 20.3×25.4	(3) (34)	(3) (34)	(3) (34)	— —
	1	AP	102	(18×21) 25.4×30.4	* (10)	* (10)	* (10)	— —
		PA	102	(18×21) 25.4×30.4	(7) (16)	(7) (16)	(7) (16)	— —
		LAT	102	(18×21) 25.4×30.4	(3) (11)	(3) (11)	(3) (11)	— —
	5	AP	102	(23×30) 27.9×35.6	* (3)	* (3)	* (3)	— —
		PA	102	(23×30) 27.9×35.6	(1) (10)	(1) (10)	(1) (10)	— —
		LAT	102	(21×31) 27.9×35.6	*	*	*	—
膀胱	1.5	OBL	102	20.3×25.4				

续表 3i

投照项目	年龄（岁）	投照方位	FFD /cm	照射野① (cm×cm)	半值层(mmAl)②			
					2.0	2.5	3.0	3.5
骨盆	0,1,5	AP		25.4×20.3	*	*	*	
		OBL		25.4×30.4				
		PA	102	25.4×20.3				
				30.4×25.4	*	*	*	—
				35.6×27.9				
髋（单侧）	1,5	OBL	102	20.3×25.4				
		AP	102	20.3×25.4				
		OBL	102	20.3×25.4				

①括号内的数值表示身体上的照射野；②表中剂量值加圆括号者系这些值的变异系数大，故按对 3 种射束品质的平均值给出。*表示此类摄影生产的剂量测不出。

表 3j　X 射线摄影儿童检查卵巢的剂量转换系数 C_r(mGy/Gy)

投照项目	年龄（岁）	投照方位	FFD (cm)	照射野② (cm×cm)	半值层(mmAl)①			
					2.0	2.5	3.0	3.5
颈	1	AP	102	(16×14)	*	*	*	—
				20.3×25.4	(3)	(3)	(3)	
		LAT	102	(15×13)	*	*	*	
				20.3×25.4				
胸	0	AP	102	(13×16)	(7)	(7)	(7)	—
				20.3×25.4	(57)	(57)	(57)	
胸		AP	183	(13×15)	(14)	(14)	(14)	
				20.3×25.4	(69)	(69)	(69)	
		LAT	102	(13×16)	(6)	(6)	(6)	
				20.3×25.4	(69)	(69)	(69)	
	1	AP	102	(17×23)	(22)	(22)	(22)	
				25.4×30.4	(26)	(26)	(26)	
		PA	183	(17×23)	(2)	(2)	(2)	
				25.4×30.4	(5)	(5)	(5)	
		LAT	102	(16×14)	(15)	(15)	(15)	
				25.4×30.4	(46)	(46)	(46)	
	5	AP	183	(21×30)	—	(2)	(2)	(2)
				27.9×35.6	—	(3)	(3)	(3)
		PA	183	(21×30)	—	(9)	(9)	(9)
				27.9×35.6	—	(23)	(23)	(23)

续表 3j

投照项目	年龄（岁）	投照方位	FFD /cm	照射野② (cm×cm)	半值层(mmAl)①			
					2.0	2.5	3.0	3.5
		LAT	183	(21×30)	—	(11)	(11)	(11)
				27.9×35.6	—	(22)	(22)	(22)
		OBL	183	(21×30)	—	(7)	(7)	(7)
				27.9×35.6	—			
肾	0	AP	102	(11×8)	(46)	(46)	(46)	—
				25.4×20.3	448	644	667	
	1	AP	102	(16×14)	(172)	(172)	(172)	—
				25.4×20.3	(241)	(241)	(241)	
	5	AP	102	(20×18)	(80)	(80)	(80)	—
				30.4×25.4	310	425	460	
膀胱	1	OBL	102	(16×16)	287	402	425	—
				20.3×25.4				
	5	AP	102	(18×19)	310	425	460	—
				25.4×20.3				
		OBL	102	(22×22)	287	287	287	
				25.4×30.4				
腹部立式	5	AP	102	(23×30)	310	425	460	—
				27.9×35.6				
腹部	0	AP	102	(13×13)	448	644	667	—
				20.3×25.4				
		PA	102	(13×13)	(494)	(494)	(494)	—
				20.3×25.4				
		LAT	102	(13×14)	(494)	(494)	(494)	—
				20.3×25.4				
	1	AP	102	(18×21)	310	425	460	—
				25.4×30.4				
		PA	102	(18×21)	322	368	460	
				25.4×30.4				
		LAT	102	(18×21)	310	494	483	
				25.4×30.4				
	5	AP	102	(23×30)	310	425	460	—

续表 3j

投照项目	年龄(岁)	投照方位	FFD/cm	照射野②(cm×cm)	半值层(mmAl)①			
					2.0	2.5	3.0	3.5
骨盆	0	PA	102	27.9×35.6 (23×30)	253	287	322	—
		LAT	102	27.9×35.6 (21×31)	218	264	345	—
		AP	102	27.9×35.6 (15×15)	448	644	667	—
	1	AP	102	25.4×20.3 (21×21)	310	425	460	—
	5	AP	102	30.4×25.4 (28×25)	310	425	460	—
髋(单侧)	1	OBL	102	35.6×27.9 (10×16)	(322)	(322)	(322)	—
				20.3×25.4	(483)	(483)	(483)	—
	5	AP	102	(13×19)	(184)	(184)	(184)	—
				20.3×25.4	(241)	(241)	(241)	—
		OBL	102	(13×22)	(161)	(161)	(161)	—
				20.3×25.4	(276)	(276)	(276)	—
头颅	0,1,5	AP	102	20.3×25.4	*	*	*	—
		PA	102	25.4×30.4				
		LAT	91.4	25.4×30.4				
				30.4×25.4				

①表中剂量值加圆括号者系这些值的变异系数大,故按对3种射束品质的平均值给出;②括号内数值表示身体上的照射野。* 表示此类投照产生的卵巢剂量测不出。

表 3k X射线摄影儿童睾丸的剂量转换系数 C_r (mGy/Gy)

投照项目	年龄(岁)	投照方位	FFD/cm	照射野②(cm×cm)	半值层(mmAl)①			
					2.0	2.5	3.0	3.5
胸	0	AP	102	(13×16)	(8)	(8)	(8)	—
				20.3×25.4	(16)	(16)	(16)	—
		PA	183	(13×15)	(3)	(3)	(3)	—
				20.3×25.4	(21)	(21)	(21)	—
		LAT	102	(13×16)	(7)	(7)	(7)	—
				20.3×25.4	(9)	(9)	(9)	—
	1	AP	102	(17×23)	*	*	*	—

续表 3k

投照项目	年龄（岁）	投照方位	FFD /cm	照射野② (cm×cm)	半值层(mmAl)①			
					2.0	2.5	3.0	3.5
	5	PA	183	25.4×30.4 (17×23)	* *	* *	* *	— —
		AP	183	25.4×30.4 (21×30)	* *	* *	* *	— —
		PA	183	27.9×35.6 (21×30)	* —	* *	* *	* *
		LAT	183	27.9×35.6 (21×30)	* —	* *	* *	* *
		OBL	183	27.9×35.6 (21×30)	— —	(8) (5)	(8) (5)	(8) (5)
肾	0	AP	102	27.9×35.6 (11×8)	— (9)	(21) (9)	(21) (9)	(21) —
	1	AP	102	25.4×30.4 (16×14)	(126) (14)	(126) (14)	(126) (14)	— —
	5	AP	102	25.4×20.3 (20×18)	(22) (5)	(22) (5)	(22) (5)	— —
膀胱	1	OBL	102	30.4×25.4 (16×16)	(23) (977)	(23) (977)	(23) (977)	— —
	5	AP	102	20.3×25.4 (18×19)	(1230)	(1230)	(1230)	—
		OBL	102	25.4×20.3 (22×22)	920	1035	1092	—
腹部立式	5	AP	102	25.4×30.4 (23×30)	(57)	(57)	(57)	—
腹部	0	AP	102	27.9×35.6 (13×13)	(172) 99	(172) 166	(172) 175	— —
		PA	102	20.3×25.4 (13×13)	1046 (121)	1150 (121)	1288 (121)	— —
		LAT	102	20.3×25.4 (13×14)	(506) (345)	(506) (345)	(506) (345)	— —
				20.3×25.4	(552)	(552)	(552)	—

续表 3k

投照项目	年龄（岁）	投照方位	FFD/cm	照射野② (cm×cm)	半值层(mmAl)① 2.0	2.5	3.0	3.5
腹部	1	AP	102	(18×21)	(121)	(121)	(121)	—
				25.4×30.4	(1230)	(1230)	(1230)	—
		PA	102	(18×21)	(54)	(54)	(54)	
				25.4×30.4	230	241	299	—
		LAT	102	(18×21)	(80)	(80)	(80)	
				25.4×30.4	(276)	(276)	(276)	
	5	AP	102	(23×30)	(144)	(144)	(144)	
				27.0×35.6	(1230)	(1230)	(1230)	
		PA	102	(23×30)	46	126	161	
				27.9×35.6				
		LAT	102	(21×31)	(149)	(149)	(149)	
				27.9×25.6	(207)	(207)	(207)	
骨盆	0	AP	102	(15×15)	1046	1150	1288	
				25.4×20.3				
	1	AP	102	(21×21)	(1230)	(1230)	(1230)	—
				30.4×25.4				
	5	AP	102	(28×25)	(1230)	(1230)	(1230)	—
				35.6×27.9				
髋（单侧）	1	OBL	102	(10×16)	(1035)	(1035)	(1035)	—
				20.3×25.4				
	5	AP	102	(13×19)	(483)	(483)	(483)	
				20.3×25.4	(1230)	(1230)	(1230)	
		OBL	102	(13×22)	(897)	(897)	(897)	
				20.3×25.4	(1035)	(1035)	(1035)	
头颅	0,1	AP	102	20.3×25.4				
		PA	102	25.4×30.4	*	*	*	—
		LAT	91.4	25.4×20.3				
				30.4×25.4				
颈	1	AP	102	20.3×25.4				
		PA			*	*	*	—

①表中剂量值加圆括号者系这些值的变异系数大，故按对 3 种射束品质的平均值给出；②括号内数值表示身体上的照射野。*表示此类投照产生的卵巢剂量测不出。

表 31　X 射线摄影检查儿童肺的剂量转换系数 C_r (mGy/Gy)

投照项目	年龄(岁)	投照方位	FFD/cm	照射野② (cm×cm)	半值层(mmAl)①			
					2.0	2.5	3.0	3.5
头颅	0	AP	102	20.3×25.4	54	78	83	—
		LAT	102	25.4×20.3	18	26	36	—
	1	AP	102	20.3×25.4	21	26	36	—
				25.4×30.4	76	89	94	—
		PA	102	20.3×25.4	20	26	30	—
				25.4×30.4	69	87	90	—
		LAT	102	25.4×20.3	10	17	21	—
				30.4×25.4	24	28	33	—
	5	AP	91.4	25.4×30.4	32	46	49	—
		PA	91.4	25.4×30.4	31	46	54	—
		LAT	91.4	30.4×25.4	11	18	20	—
颈	1	AP	102	(16×14)	47	62	72	—
				20.3×25.4	269	330	346	—
		LAT	102	(15×13)	37	46	52	—
				20.3×25.4	179	244	277	—
胸	0	AP	102	(13×16)	609	701	724	—
				20.3×25.4				
		PA	183	(13×15)	603	665	701	—
				20.3×25.4	642	724	795	—
		LAT	102	(13×16)	680	799	828	—
				20.3×25.4	753	892	956	—
	1	AP	102	(17×23)	512	600	637	—
				25.4×30.4	523	629	674	—
		PA	183	(17×23)	550	652	705	—
				25.4×30.4	561	675	734	—
		LAT	102	(16×14)	626	723	812	—
				25.4×30.4	634	752	839	—
	5	AP	183	(21×30)				
				27.9×35.6	—	618	754	754
		PA	183	(21×30)	—	605	729	727
				27.9×35.6	—	621	749	759

续表 31

投照项目	年龄(岁)	投照方位	FFD /cm	照射野(cm×cm)	半值层(mmAl)			
					2.0	2.5	3.0	3.5
		LAT	183	(21×30)	—	575	681	704
				27.9×35.6	—	619	720	708
		OBL	183	(21×30)	—	504	615	659
				27.9×35.6	—	546	641	660
肾	0	AP	102	(11×8)	205	231	246	—
				25.4×20.3	565	635	820	—
	1	AP	102	(20×18)	44	55	59	—
				30.4×25.4	182	206	237	—
	5	AP	102	(20×18)	33	44	51	—
				30.4×25.4	148	178	209	—
腹部立式	5	AP	102	(23×30)	136	156	174	—
				27.9×35.6	201	253	278	—
膀胱	1	OBL	102	(16×16)	2	4	5	—
				20.3×25.4	8	13	14	—
	5	AP	102	(18×19)	(1)	(1)	(1)	—
				25.4×20.3				
		OBL	102	(22×22)	1	1	1	—
				25.4×30.4	2	3	5	—
腹部	0	AP	102	(13×13)	56	76	77	—
				20.3×25.4	505	572	573	—
		PA	102	(13×13)	53	71	77	—
				20.3×25.4	476	528	574	—
		LAT	102	(13×13)	85	100	98	—
				20.3×25.4	600	675	722	—
	1	AP	102	(18×21)	40	55	63	—
				25.4×30.4	261	293	333	—
		PA	102	(18×21)	43	59	64	—
				25.4×30.4	258	298	325	—
		LAT	102	(18×21)	37	49	62	—
				25.4×30.4	267	307	337	—
	5	AP	102	(23×30)	45	54	62	—

投照项目	年龄（岁）	投照方位	FFD /cm	照射野② (cm×cm)	半值层(mmAl)①			
					2.0	2.5	3.0	3.5
骨盆	0	PA	102	27.9×35.6	117	141	155	—
				(23×30)	40	54	59	—
		AP	102	27.9×35.6	110	145	164	—
				(15×15)	21	28	30	—
	1	AP	102	25.4×20.3	53	69	76	—
				(21×21)	(7)	(7)	(7)	—
	5	AP	102	30.4×25.4	(15)	(15)	(15)	—
				(28×25)	(2)	(2)	(2)	—
髋（单侧）	1			35.6×27.9	(5)	(5)	(5)	—
		OBL	102	(10×16)	1	2	3	—
	5	AP	102	20.3×25.4	11	13	17	—
				(13×19)	(1)	(1)	(1)	—
				20.3×25.4	(2)	(2)	(2)	—
		OBL	102	(13×22.3)	1	1	1	—
				20.3×25.4	1	2	2	—

①剂量加圆括号者系这些值的变异系数人，故按对三种射束品质的平均值给出；②括号内数值表示身体上的射野。

表 3m　X 射线摄影检查儿童红骨髓的剂量转换系数 C_r (mGy/Gy)

投照项目	年龄（岁）	投照方位	FFD /cm	照射野① (cm×cm)	半值层(mmAl)			
					2.0	2.5	3.0	3.5
头颅	0	AP	102	20.3×25.4	52	67	71	—
		LAT	102	25.4×20.3	40	53	55	—
	1	AP	102	20.3×25.4	30	40	41	—
				25.4×30.4	44	59	62	—
		PA	102	20.3×25.4	37	49	53	—
				25.4×30.4	57	78	83	—
		LAT	102	25.4×20.3	32	44	45	—
				30.4×25.4	39	54	59	—
	5	AP	91.4	25.4×30.4	30	39	43	—
		PA	91.4	25.4×30.4	40	55	59	—
		LAT	91.4	30.4×25.4	30	40	44	—
颈	1	AP	102	(16×14)	23	32	34	—
				20.3×25.4	62	82	87	—
		LAT	102	(15×13)	26	37	40	—

续表 3m

投照项目	年龄（岁）	投照方位	FFD/cm	照射野[2] (cm×cm)	半值层(mmAl)[1]			
					2.0	2.5	3.0	3.5
胸	0	AP	102	20.3×25.4	69	93	100	—
				(13×16)	93	128	133	—
		PA	183	20.3×25.4	148	194	216	—
				(13×15)	156	202	215	—
		LAT	102	20.3×25.4	264	340	359	—
				(13×16)	117	168	199	—
	1	AP	102	20.3×25.4	184	259	323	—
				(17×23)	79	106	116	—
		AP	102	25.4×30.4	97	130	140	—
				(17×23)	79	106	116	—
		PA	183	25.4×30.4	97	130	140	—
				(17×23)	141	186	194	—
		LAT	102	25.4×30.4	178	232	253	—
				(16×14)	95	138	172	—
	5	AP	183	25.4×30.4	116	169	209	—
				(21×30)	—	101	139	146
		PA	183	27.9×35.6	—	118	161	176
				(21×30)	—	166	225	237
		LAT	183	27.9×35.6	—	195	267	284
				(21×30)	—	107	152	159
		OBL	183	27.9×35.6	—	128	176	168
				(21×30)	—	103	144	155
				27.9×35.6	—	115	166	177
肾	0	AP	102	(11×8)	45	62	66	—
				25.4×20.3	171	237	246	—
	1	AP	102	(16×14)	41	60	66	—
				25.4×20.3	77	113	120	—
	5	PA	102	(20×18)	31	45	51	—
				30.4×25.4	57	84	90	—
膀胱	1	OBL	102	(16×16)	54	76	84	—
				20.3×25.4	79	112	121	—
	5	AP	102	(18×19)	38	56	61	—
				25.4×20.3	51	71	78	—
腹部立式	5	AP	102	(23×30)	66	95	102	—
				27.9×35.6	85	126	133	—

续表 3m

投照项目	年龄(岁)	投照方位	FFD/cm	照射野[2] (cm×cm)	半值层(mmAl)[1]			
					2.0	2.5	3.0	3.5
腹部	0	AP	102	(13×13)	105	146	158	—
				20.3×25.4	183	243	259	—
		PA	102	(13×13)	218	284	298	—
				20.3×25.4	317	415	432	—
		LAT	102	(13×13)	174	228	239	—
				20.3×25.4	248	322	339	—
	1	AP	102	(18×21)	79	115	129	—
				25.4×30.4	114	161	174	—
		PA	102	(18×21)	170	227	246	—
				25.4×30.4	213	286	306	—
		LAT	102	(18×21)	123	172	175	—
				25.4×30.4	156	209	224	—
	5	AP	102	(23×30)	63	95	103	—
				27.9×35.6	79	116	129	—
		PA	102	(23×30)	155	210	227	—
				27.9×35.6	171	238	259	—
		LAT	102	(21×31)	95	128	144	—
				27.9×35.6	103	146	152	—
骨盆	0	AP	102	(15×15)	112	152	159	—
				25.4×20.3	135	178	189	—
	1	AP	102	(21×21)	77	110	120	—
				30.4×25.4	87	122	137	—
	5	AP	102	(28×25)	55	83	87	—
				35.6×27.9	57	84	92	—
髋(单侧)	1	OBL	102	(10×16)	43	57	66	—
				20.3×25.4	84	118	126	—
	5	AP	102	(13×19)	24	36	38	—
				20.3×25.4	33	48	53	—
		OBL	102	(13×22)	11	18	22	—
				20.3×25.4	24	39	41	—

[1]括号内数值表示身体上的射野。

表 3n X 射线摄影检查儿童全身的剂量转换系数 C_r[①] (mGy/Gy)

投照项目	年龄(岁)	投照方位	FFD/cm	照射野[①] (cm×cm)	半值层(mmAl)			
					2.0	2.5	3.0	3.5
头颅	0	AP	102	20.3×25.4	316	353	373	—
		LAT	102	25.4×20.3	276	308	320	—
	1	AP	102	20.3×25.4	185	216	228	—
				25.4×30.4	230	267	285	—
		PA	102	20.3×25.4	178	207	221	—
				25.4×30.4	224	260	277	—
		LAT	102	25.4×20.3	191	221	233	—
				30.4×25.4	225	261	275	—
	5	AP	91.4	25.4×30.4	123	143	153	—
		PA	91.4	25.4×30.4	121	143	151	—
		LAT	91.4	30.4×25.4	123	144	153	—
颈	1	AP	102	(16×14)	113	132	143	—
				20.3×25.4	235	276	292	—
		LAT	102	(15×13)	107	124	135	—
				20.3×25.4	235	274	292	—
胸	0	AP	102	(13×16)	276	315	332	—
				20.3×25.4	514	576	614	—
		PA	183	(13×15)	296	336	358	—
				20.3×25.4	547	618	653	—
		LAT	102	(13×16)	281	340	368	—
				20.3×25.4	498	598	647	—
	1	AP	102	(17×23)	223	261	276	—
				25.4×30.4	319	368	393	—
		PA	183	(17×23)	251	290	308	—
				25.4×30.4	358	411	442	—
		LAT	102	(16×14)	212	266	296	—
				25.4×30.4	308	383	425	—
	5	AP	183	(21×30)	—	243	293	300
				27.9×35.6	—	314	371	385
		PA	183	(21×30)	—	245	296	301
				27.9×35.6	—	310	375	382

续表 3n

投照项目	年龄（岁）	投照方位	FFD /cm	照射野② (cm×cm)	半值层(mmAl)①			
					2.0	2.5	3.0	3.5
		LAT	183	(21×30)	—	213	259	264
				27.9×35.6	—	283	338	343
		OBL	183	(21×30)	—	239	291	297
				27.9×35.6	—	300	363	371
肾	0	AP	102	(11×8)	115	131	140	—
				25.4×20.3	398	447	473	—
	1	AP	102	(16×14)	112	131	139	—
				25.4×20.3	200	231	248	—
	5	AP	102	(20×18)	98	116	125	—
				30.4×25.4	171	201	215	—
腹部立式	5	AP	102	(23×30)	183	217	232	—
				27.9×35.6	236	278	298	—
膀胱	1	OBL	102	(16×16)	113	130	140	—
				20.3×25.4	198	229	244	—
	5	AP	102	(18×19)	91	108	115	—
				25.4×20.3	128	151	161	—
		OBL	102	(22×22)	103	123	131	—
				25.4×30.4	154	179	192	—
腹部	0	AP	102	(13×13)	214	244	260	—
				20.3×25.4	431	482	506	—
		PA	102	(13×13)	218	251	267	—
				20.3×25.4	436	491	519	—
		LAT	102	(13×13)	229	258	275	—
				20.3×25.4	413	463	489	—
	1	AP	102	(18×21)	192	225	241	—
				25.4×30.4	302	351	371	—
		PA	102	(18×21)	195	229	245	—
				25.4×30.4	304	351	376	—
		LAT	102	(18×21)	175	206	218	—
				25.4×30.4	260	300	322	—
	5	AP	102	(23×30)	182	216	232	—

续表 3n

投照项目	年龄（岁）	投照方位	FFD /cm	照射野② (cm×cm)	半值层(mmAl)①			
					2.0	2.5	3.0	3.5
骨盆	0	PA	102	27.9×35.6	232	275	294	—
				(23×30)	185	221	237	—
		LAT	102	27.9×35.6	237	278	298	—
				(21×31)	154	181	194	—
		AP	102	27.9×35.6	182	213	228	—
				(15×15)	244	271	286	—
	1	AP	102	25.4×20.3	344	382	404	—
				(21×21)	191	221	235	—
	5	AP	102	30.4×25.4	253	286	307	—
				(28×25)	161	190	201	—
髋（单侧）	1	OBL	102	35.6×27.9	183	214	229	—
				(10×16)	82	95	102	—
	5	AP	102	20.3×25.4	212	245	258	—
				(13×19)	60	71	76	—
		OBL	102	20.3×25.4	107	128	137	—
				(13×22)	60	71	77	—
				20.3×25.4	98	116	124	—

①对新生儿(0岁)、1岁和5岁儿童，全身剂量值(mGy)分别乘以 $3.96×10^3$、$10.4×10^3$ 和 $20×10^3$，换算为用焦耳表示的积分剂量；②括号内数值表示身体上的照射野。

表 4 钇-90 的衰变因子和生成因子
表 4a 钇-90 的衰变因子

$\dfrac{t_3-t_2}{h}$	$e^{-\lambda(t_3-t_2)}$	$\dfrac{t_3-t_2}{h}$	$e^{-\lambda(t_3-t_2)}$	$\dfrac{t_3-t_2}{h}$	$e^{-\lambda(t_3-t_2)}$
0.0	1.0000	10.0	0.8976	26.0	0.7552
0.5	0.9946	10.5	0.8928	27.0	0.7471
1.0	0.9893	11.0	0.8880	28.0	0.7391
1.5	0.9839	11.5	0.8832	29.0	0.7311
2.0	0.9786	12.0	0.8785	30.0	0.7233
2.5	0.9734	12.5	0.8737	31.0	0.7155
3.0	0.9681	13.0	0.8690	32.0	0.7078
3.5	0.9629	13.5	0.8644	33.0	0.7002
4.0	0.9577	14.0	0.8597	34.0	0.6927

续表 4a

$\dfrac{t_3-t_2}{h}$	$e^{-\lambda(t_3-t_2)}$	$\dfrac{t_3-t_2}{h}$	$e^{-\lambda(t_3-t_2)}$	$\dfrac{t_3-t_2}{h}$	$e^{-\lambda(t_3-t_2)}$
4.5	0.9526	15.0	0.8505	35.0	0.6853
5.0	0.9474	16.0	0.8413	36.0	0.6779
5.5	0.9423	17.0	0.8323	37.0	0.6706
6.0	0.9373	18.0	0.8234	38.0	0.6634
6.5	0.9322	19.0	0.8145	39.0	0.6563
7.0	0.9272	20.0	0.8058	40.0	0.6493
7.5	0.9222	21.0	0.7971	41.0	0.6423
8.0	0.9172	22.0	0.7885	42.0	0.6354
8.5	0.9123	23.0	0.7801	43.0	0.6286
9.0	0.9074	24.0	0.7717	44.0	0.6219
9.5	0.9025	25.0	0.7634	45.0	0.6151

表 4b　钇-90 的生成因子

$t_1/$d	$1-e^{-\lambda t_1}$	$t_1/$d	$1-e^{-\lambda t_1}$	$t_1/$d	$1-e^{-\lambda t_1}$	$t_1/$d	$1-e^{-\lambda t_1}$
0.00	0.000	3.50	0.5963	10.0	0.9251	17.00	0.9878
0.25	0.0627	4.00	0.6453	10.5	0.9342	18.00	0.9906
0.50	0.1215	4.50	0.6884	11.0	0.9422	19.00	0.9927
0.75	0.1766	5.00	0.7263	11.5	0.9492	20.00	0.9944
1.00	0.2283	5.50	0.7596	12.0	0.9554	21.00	0.9957
1.25	0.2767	6.00	0.7888	12.5	0.9608	22.00	0.9967
1.50	0.3221	6.50	0.8145	13.0	0.9656	23.00	0.9974
1.75	0.3646	7.00	0.8370	13.5	0.9697	24.00	0.9980
2.00	0.4045	7.50	0.8568	14.0	0.9734	25.00	0.9985
2.25	0.4418	8.00	0.8742	14.5	0.9766	26.00	0.9988
2.50	0.4768	8.5	0.8896	15.0	0.9795	27.00	0.9991
2.75	0.5097	9.00	0.9029	15.5	0.9820		
3.00	0.5404	9.50	0.9147	16.0	0.9842		

主要参考文献

[1] 电离辐射源与效应,UNSCEAR 1993 年向联合国大会提交的报告和科学附件,中国核工业总公司安防环保卫生局,中国辐射防护学会译,北京:原子能出版社,1995

[2] 电离辐射源与效应,UNSCEAR2000 年向联合国大会提交的报告及科学附件,卷Ⅰ:辐射源,中国核学会辐射防护学会译,太原:山西科学技术出版社,2002

[3] ICRP Publication 60. Recommendations of the International Commission on Radiological Protection,1990

[4] ICRP Publication 61. Annual Limits on Intake Radionnuclides by Workers Based on the 1990 Recommendations,ICRP,Pergaman Press,1991

[5] 中华人民共和国国家标准(GB18871-2002).电离辐射防护与辐射安全基本标准.2003

[6] 李德平,潘自强主编.辐射防护手册(第三分册).北京:原子能出版社,1990

[7] 李星洪等编.辐射防护基础.北京:原子能出版社,1990

[8] 刘克良,姜德智编.放射损伤与防护.北京:原子能出版社,1995

[9] 冯宁远等编.实用放射治疗物理学.北京:北京大学、中国协和医科大学联合出版社,1998

[10] 宗贤均编著.现代生物医学仪器.北京:原子能出版社,1988

[11] 古雪夫主编.华明川,鲍世宽译.电离辐射防护(第一卷、第二卷).北京:原子能出版社,1988

[12] ICRP Publication 52. Protection of the Patient in Nuclear Medicine. ICRP,Pergaman Press,1987

[13] ICRP Publication 34. Protection of the Patient in Diagnostic Radiology. ICRP,Pergaman Press,1982

[14] 国际放射防护委员会第三专门委员会报告.国际放射防护委员会关于现行放射诊断中患者防护原则的概述.王作元译.北京:原子能出版社,1991

[15] ICRP Publication 44. Protection of the Patient in Radiation Therapy. ICRP,Pergaman Press,1985

[16] 国际放射防护委员会第 75 号出版物.工作人员辐射防护的一般原则.张延生,张静译.北京:原子能出版社,2000

[17] IAEA 实用辐射安全手册.冷瑞等译.北京:原子能出版社,1994

[18] 中华人民共和国国家标准(GB/T4960·5-1996).核科学技术术语,辐射防护与辐射源安全.1996

[19] International Atomic Energy Agency. Radiological safety of Gamma and Electron Irradition Facilities. Safety Series No. 107,IAEA,Vienna,1992

[20] 中华人民共和国国家标准(GB17568-1998).γ辐照装置设计建造和使用规范,1999

[21] 中华人民共和国国家标准(GB9133-88).放射性废物分类标准.1988

[22] 中华人民共和国国家标准(GB14500-2002).放射性废物管理规定.2002

[23] 中华人民共和国国家标准(GB16387-1996).放射工作人员的健康标准.2002

[24] 中华人民共和国环境保护行业标准(HJ/T61-2001).辐射环境监测技术规范.2001

[25][日]山越和雄著.姜德智,强亦忠,朱南康译.低水平放射性测量.北京:原子能出版社,1985

[26]国外辐射防护规程汇编.第五册.环境放射性监测规定.国务院环境保护委员会办公室译.核工业部华清环境保护技术公司发行,1984

[27]程大民主编.军事预防医学概论.北京:人民军医出版社,1999.44

[28]强永刚,张林编.医学影像辐射防护学.世界图书出版公司,2001

[29]于会明,程子权编.电离辐射危害与防护.北京:人民卫生出版社,2002